U0188160

红花生药学研究

Pharmacognostical Studies on Chinese Materia Medica Carthami Flos

主 编

郭美丽

副主编

韩 婷 高 越

上海科学技术出版社

图书在版编目（CIP）数据

红花生药学研究 / 郭美丽主编
. -- 上海 ：上海科学技术出版社，2021.12
 ISBN 978-7-5478-5618-5

Ⅰ．①红… Ⅱ．①郭… ②韩… ③高… Ⅲ．①红花－
生药学－研究 Ⅳ．①R282.71

中国版本图书馆CIP数据核字(2021)第275222号

本书出版受到以下基金支持：

国家重点研发计划——中药物种功能基因组挖掘(2019YFC1711102)；

国家科技重大专项——中药一类新药复脑素注射液的临床前研究Ⅱ(2009ZX09102 - 131)；

国家"863"项目——药用植物红花品质性状基因的筛选及鉴定(2008AA02Z137)；

国家"863"项目——脑缺血保护新药复脑素的临床前研究(2002AA214051)；

国家自然科学基金——基于反向柔性对接分析策略的羟基红花黄色素 A 生物合成关键基因的功能验证及途径解析(81973421)；

国家自然科学基金——药油兼用红花品质形成的分子机制研究(81473300)；

国家自然科学基金——基于 cDNA 文库基因测序及芯片分析技术的羟基红花黄色素 A 生物合成途径的研究(81173484)；

国家自然科学基金——基于 BSA 策略及 cDNA - AFLP 技术的与红花品质相关基因的克隆及功能研究(30772734)；

国家自然科学基金——红花资源的品质评价(39700012)；

国家自然科学基金——应用 AFLP 技术筛选与红花品质相关的分子标记(30271588)；

国家中医药管理局课题——红花品质的分子标记研究(02 - 03ZP54)；

上海市科技攻关重大专项——脑缺血保护一类新药复脑素注射液的临床前研究(03DZ19516)；

上海市基础研究重点项目——红花品质性状分子标记的建立及应用(043919313)；

上海-联合利华研究与发展基金——红花防治脑缺血活性成分研究(9905)。

红花生药学研究

主编　郭美丽　　副主编　韩　婷　高　越

上海世纪出版(集团)有限公司
上海科学技术出版社　出版、发行
(上海市闵行区号景路 159 弄 A 座 9F - 10F)
邮政编码 201101　　www.sstp.cn
当纳利（上海）信息技术有限公司印刷
开本 787×1092　1/16　印张 23.75　插页 18
字数：500 千字
2021 年 12 月第 1 版　2021 年 12 月第 1 次印刷
ISBN 978 - 7 - 5478 - 5618 - 5/R · 2446
定价：268.00 元

内容提要

本书是一部全面、系统阐述我国常用活血化瘀中药红花的生药学研究成果的专著，主要内容基于作者多年对红花系统的资源评价及开发利用的研究成果编写而成。全书重点对我国红花的应用历史和资源分布、药材的质量评价和种内变异、重要性状的分子标记及新品种选育、新药研发、功能基因等进行了系统的整理和总结，旨在为今后更好地利用和开发红花资源提供参考，也为其他中药资源的研究与开发提供借鉴。

本书适合致力于生药学、中药学及药学研究的科研院所、大专院校的工作人员、教师、研究生以及相关制药企业研究人员阅读和参考。

编 委 会

主 编

郭美丽

副主编

韩 婷 高 越

编委

(以姓氏笔画为序)

王皓天　王璐暖　卢　敏　冯坤苗　任　伟　刘　程
齐书艺　李炳锋　何贝轩　辛海量　张文彬　张珊珊
张彦洁　夏天爽　郭丹丹　黄宝康　蒋益萍

主编简介

郭美丽，中共党员，博士，教授，中国人民解放军海军军医大学药学系（原第二军医大学药学院）生药学和中药学博士研究生导师，专业技术四级，文职二级。军队优秀专业技术人才岗位津贴获得者，荣立三等功1次。

主要研究方向：中药资源及品质调控，中药活性物质基础及药理机制，对红花、青葙子、毛裂蜂斗菜等有系统研究。作为负责人承担科研课题18项，包括国家"863"项目2项、国家科技重大专项（重大新药创制）3项、国家自然科学基金6项、国家中医药管理局以及上海市科技攻关重大专项等国家及省部级项目7项，参加国家重点研发计划项目1项；以第一或通讯作者发表学术论文60余篇（其中SCI论文收录30余篇）；以第一发明人获国家发明专利授权23项；以第一负责人获治疗急性缺血性脑卒中的中药一类新药临床批件2个；培养硕士、博士研究生54名，其中博士研究生9名；以第一完成人获军队科技进步奖三等奖1项、上海市药学科技奖一等奖1项、上海市科技进步奖二等奖1项。

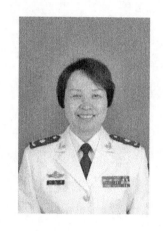

前　言

中药红花 Carthami Flos 是菊科植物红花 *Carthamus tinctorius* L. 的干燥管状花,具有活血通经,散瘀止痛之功效,是传统的活血化瘀中药,在我国已有 2100 多年的栽培和用药历史,在现代医学中是预防和治疗心脑血管疾病的重要中药,在我国的历版药典中均有收载。红花的花除供药用外,还是食品和化妆品等轻工业的原料。红花油还是一种优质食用油,油中亚油酸含量为 73%~85%。从 20 世纪 70 年代后期开始,红花已成为药油兼用的经济作物,在我国新疆大面积栽培。

由于长期的自然选择和人工选择,红花种内已形成了丰富的形态、生态和遗传多样性。我国的科学工作者从 1976 年开始先后收集了红花的品种资源 2800 多份,并对这些资源的油用价值进行了系统的评估。在我国药学研究领域,围绕红花药材的化学成分及药理作用的研究也进行了许多工作,但是长期以来,红花药材品种混乱、品质参差不齐以及红花制剂特别是注射液成分复杂,质量难以控制的问题一直没有得到很好地解决。课题组自 1993 年以来,对我国红花进行了系统的生药学研究。

采用药效评价与化学成分研究相结合的方法,选择能够代表红花活血化瘀作用的药理指标进行药理作用试验,并采用色谱和光谱技术,对红花进行多种化学成分研究,以模式识别调优为基本出发点,优化确立了红花药材的质量评价指标;对我国红花种质资源进行了系统的收集与评价,在确定红花药材质量评价指标的基础上,通过系统收集有代表性的红花种质资源,进行异地栽培试验,分析不同品种的活性成分积累及其生物学性状、经济性状的变化规律,考察各品种的遗传稳定性,证明了红花不同品种在形态性状、经济性状以及活性成分积累量等方面存在的差异主要由遗传因素决定,环境因素的影响居次要地位,筛选出了高品质红花种质资源,制定了优质资源的指纹图谱。

基于红花的传统功效,对其进行深入的化学与药理作用研究,并通过跟踪筛选,发现了红花中治疗急性脑卒中的有效单体成分——羟花苷,并对羟花苷进行了系统的新药创制研究工作,研制出了治疗急性脑卒中的中药 1 类新药复脑素注射液。采用多种模型研究了复脑素对急性脑缺血的治疗作用。复脑素注射液与红花注射液的药效学比较试验结果表明，复脑素注射液的药效学强度明显强于红花注射液，复脑素注射液治疗时间窗≥6 h，而红花注射液的治疗时间窗≤3 h。药理作用机制研究表明，复脑素注射液的抗脑缺血作用可能与其降低全血黏度、抗血小板聚集、抑制血栓形成、抑制兴奋性谷氨酸收缩、保护神经元、抑制神经元细胞凋亡和上调脑血管内皮细胞中 eNOS 的表达及促进半暗带的自噬有关。

采用现代分子生物学技术，整合遗传学、分析学等技术，获得了与红花高品质紧密连锁的特异性分子标记，以及与红花苞叶刺紧密连锁的分子标记。通过在红花多个品种中进行验证，证明了所获标记与红花对应的性状紧密连锁；并采用分子标记辅助育种技术，育成了高产、优质、少刺的红花新品种——新红花 7 号。为了阐明红花品质形成的分子机制，研究了红花黄酮合成途径中一系列相关基因及关键酶基因的表达调控特征和生物学功能，为红花中重要药效成分的合成生物学研究奠定了坚实基础。

本书是笔者通过对红花多年系统的研究形成的，内容涵盖红花的应用历史、资源分布、种内变异及分子标记、化学成分、药理作用、品质评价、新品种选育、新药研发、功能基因等。红花的研究工作曾获国家"863"项目、国家科技重大专项、国家自然科学基金等多项国家和省部级项目的资助，获国家发明专利授权 10 项，发表科研论文 60 余篇，培养博士研究生 5 名、硕士研究生 20 余名。

红花的研究工作近年来发展迅速，对红花的认识水平也不断提高，相信随着科技技术的进步，红花的研究工作将会越来越深入，研究成果也将更好地为人类健康服务。

郭美丽

2021.10.28

常用术语缩略词

缩略词	英文全称	中文全称
2 - OG	α-hydroxyglutaric acid	2-羟戊二酸
3 - MA	3-methyladenine	3-甲基腺嘌呤
4CL	4-coumarate:CoA ligase dihydroflavonol	4-香豆酰辅酶 A 连接酶
8 - OHDG	8-hydroxydeoxyguanosine	8-羟基脱氧鸟苷
α - SMA	α-smooth muscle actin	α-平滑肌肌动蛋白
γ - GT	γ-glutamyltransferase	γ-谷氨酰转移酶
AA	arachidonic acid	花生四烯酸
ACC	1-aminocyclopropane-1-carboxylic acid	1-氨基环丙烷羧酸
ACN	acetonitrile	乙腈
ACO	1-aminocyclopropane-1-carboxylic acid oxidase	1-氨基环丙烷羧酸氧化酶
ADP	adenosine diphosphate	二磷酸腺苷
AFLP	amplified fragment length Polymorphism	扩增片段长度多态性
ALB	albumin	白蛋白
ALP	alkaline phosphatase	碱性磷酸酶
ALT	alanine aminotransferase	丙氨酸转氨酶
AMHC	3-[2-(N, N-diethyl-N-methylammonium) ethyl]-7-hydroxy-4-methylcoumarin	3-[2-(N,N-二乙基- N-甲基铵)乙基]-7-羟基-4-甲基香豆素
AMP	ampicillin	氨苄青霉素
AMV	avian myeloblatosis virus	禽类成髓细胞性白血病病毒
ANOVA	analysis of variance	方差
AP	ammonium persulfate	过硫酸铵
AST	aspartate aminotransferase	天冬氨酸转氨酶
ATP	adenosine triphosphate	腺嘌呤核苷三磷酸
AUC	area under the curve	曲线下面积
BBH	bidirectional best hit method	双向最佳匹配法
BCA	bicinchoninic acid	二喹啉甲酸
Bcl - 2	B-cell lymphoma-2	B 淋巴细胞瘤-2

缩略词	英文全称	中文全称
BD	birding domain	结合域
BFC	7-benzyloxy-4-trifluoromethylcoumarin	7-苄氧基-4-三氟甲基香豆素
bHLH	basic helix-loop-helix	碱性螺旋-环-螺旋
BLM	bleomycin	博来霉素
BSA	bulk segregate analysis	分群分析法
BSA	bovine serum albumin	牛血清白蛋白
BUN	blood urea nitrogen	尿素氮
C4H	cinnamate-4-hydroxylase unigenes	肉桂酸-4-羟化酶单基因
CCA	common carotid artery	颈总动脉
CCK-8	cell counting kit-8	细胞计数试剂盒-8
CCS	circular consensus Read	环状一致性序列
CDS	coding sequence	编码序列
CEC	7-ethoxy-3-cyanocoumarin	3-氰基-7-乙氧基香豆素
CFDA	China Food and Drug Administration	国家食品药品监督管理总局
CHC	7-hydroxy-3-cyanocoumarin	3-羟基-7-羟基香豆素
CHCA	hydroxycinnamic acid	羟基苯丙烯酸
CHI	chalcone isomerase unigenes	查尔酮异构酶单基因
CHIL	CHI-like proteins	查尔酮样蛋白
CHO	Chinese hamster ovary	中国仓鼠卵巢
CHS	chalcone synthase unigenes	查尔酮合酶单基因
CID	charge injection device	电荷注入检测器
CK	creatine Kinase	肌酸激酶
CLO	Chinese hamster lung	中国仓鼠肺
C_{max}	maximum concentration	最大血浆浓度
COG	cluster of orthologous groups of proteins	蛋白质同源群簇
COX-2	cyclooxygenase-2	环氧合酶-2
CRE	creatinine	肌酐
CT	clotting time	凝血时间
DAPI	4′,6-diamidino-2-phenylindole	4′,6-二脒基-2-苯基吲哚
DEPC	water treated bydiethyl pyrocarbonateand sterilized under high temperature and high pressure	超纯水（一级水）
DEPT	distortionless enhancement by polarization transfer	无畸变极化转移增强
DFR	dihydroflavonol-4- reductase	二氢黄酮醇还原酶
DMEM	dulbecco's modified eagle medium	含各种氨基酸和葡萄糖的培养基
DMF	N,N-dimethylformamide	N,N-二甲基甲酰胺
DMSO	dimethyl sulfoxide	二甲基亚砜
DMSO-d_6	dimethyl sulfoxide-deuteration 6	氘代二甲亚砜
DPBB	double-psi-beta-barrel	双-ψ-β-管

缩略词	英文全称	中文全称
DTT	dithiothreitol	二硫苏糖醇
EA	ethyl acetate	醋酸乙酯
EBI	European Bioinformatics Institute	欧洲生物信息学研究所
EC	Enzyme Commission	国际酶学委员会
ECA	external carotid artery	颈外动脉
ED_{50}	median effective dose	半数有效量
EDTA	ethylene diamine tetraacetic acid	二胺四乙酸
EG	ethylene glycol	乙二醇
EI - MS	electron impact mass spectrum	电子轰击质谱
eNOS	endothelial nitric oxide synthase	内皮型一氧化氮合酶
ESI	electrospray ionization	电喷雾电离
EST	expressed sequence tag	表达序列标签
EtOAc	ethyl acetate	乙酸乙酯
EXP	expansin	膨胀素（扩展蛋白）
F3H	flavanone 3-hydroxylase	黄烷酮-3-羟化酶
FAA	mixed stationary solution of formalin, acetic and alcohol	福尔马林、乙酸和乙醇混合固定液
FAB - MS	fast atom bombardment mass spectrum	快速原子轰击质谱
Fbg	fibrinogen	纤维蛋白原
FBS	fetal bovine serum	胎牛血清
FCA	formal concept analysis	形式概念分析
FDR	false discovery rat	误报率
FID	flame ionization detector	火焰离子化检测仪
FITC	fluorescein isothiocyanate isomer	异硫氰酸荧光素
FLS	flavonol synthase	黄酮醇合成酶
FNS	nicotiflorin	山奈酚-3-O-β-D-芸香糖苷
G - 6 - P	glucose-6-phosphate	6-磷酸葡萄糖
GFP	green fluorescent protein	绿色荧光蛋白
GLU	blood glucose	血糖
GO	gene ontology	基因本体
GS	genetic similarity	遗传相似系数
GSH	glutathione	谷胱甘肽
GSP	gene-specific primers	基因特异性引物
GUS	β-glucuronidase gene	β-葡萄糖苷酸酶基因
Hb	hemoglobin	血红蛋白
HCL	hierarchical clustering	分层聚类
HE	hematoxylin-eosin	苏木精-伊红
HEPES	4-hydroxyethylpiperazine ethanesulfonic acid	4-羟乙基哌嗪乙磺酸

缩略词	英文全称	中文全称
HFC	7-hydroxy-4-trifluoromethylcoumarin	7-羟基-4-三氟甲基香豆素
HK-2	human kidney 2	人肾小管上皮细胞
HNN	Hopfield neural network	霍普菲尔顿神经网络
HPLC	high performance liquid chromatography	高效液相色谱
HPLC-VWD	high performance liquid chromatography variable wavelength scanning UV detector	高效液相色谱可变波长扫描紫外检测器
HSC	hepatic stellate cells	肝星状细胞
HSYA	hydroxysafflor yellow A	羟基红花黄色素 A
HUVEC	human umbilical vein endothelial cell	人脐静脉内皮细胞
ICA	internal carotid artery	颈内动脉
ICR	Institute of Cancer Research	美国癌症研究所
iNOS	inducible nitricoxidesynthase	诱导型一氧化氮合酶
IPTG	isopropyl-β-D-thiogalactopyranoside	异丙基-β-D-硫代半乳糖苷
IR	infrared spectroscopy	红外光谱
IS	internal standard substances	内标物
ISSR	inter-simple sequence repeat	简单序列间重复
IκB	inhibitor of NF-κB	核因子 κB 的抑制蛋白
JNK	c-Jun N-terminal kinase	c-Jun 氨基末端激酶
KAAS	KEGG automatic annotation server	KEGG 自动注释服务器
KEGG	Kyoto Encyclopedia of Genes and Genomes	京都基因和基因组数据库
KOG	clusters of orthologous groups for eukaryotic complete genomes	真核生物蛋白相邻类的聚簇
LAD	left anterior descending coronary	左冠状动脉前降支
LB	Luria-Bertani	
LBK	LB medium containing kanamycin (100 mg/L)	含卡那霉素(100 mg/L)的 LB 培养基
LC/MS/MS	liquid chromatography-tandem mass spectrometry	液相色谱/串联质谱法
LD_{50}	median lethal dose	半数致死量
LDH	lactate dehydrogenase	乳酸脱氢酶
LDL-C	low-density lipoprotein cholesterol	低密度脂蛋白胆固醇
LF	lung fibroblasts	肺成纤维细胞
LIR	LC3 interaction region	LC3 相互作用区
LLOQ	quantification limit	定量限
LOD	log odds score	对数优势比
LPS	lipopolysaccharide	脂多糖
LSR	least significant ranges	最小显著极差测验法
M00/E00	primer combination for pre-amplification	预扩增引物组合
MA	methyl acrylate	丙烯酸甲酯

缩略词	英文全称	中文全称
Maldi - TOF - TOF	matrix-assisted laser desorption and ionization time-of-flight	飞行时间质谱仪
MAP	mitogen-activated protein	丝裂原活化蛋白
MBP	maltose binding protein	麦芽糖结合蛋白
MCA	middle cerebral artery	大脑中动脉
MCAO	middle cerebral artery occlusion	大脑中动脉栓塞模型
MCH	mean red blood cell hemoglobin	平均红细胞血红蛋白
MCHC	mean red Blood cell hemoglobin concentration	平均红细胞血红蛋白浓度
MCV	mean red blood cell volume	平均红细胞容积
MDA	malondialdehyde	丙二醛
MEME	multiple em for motif elicitation	序列元件多重分析
MES	morpholinoethanesulfonic acid	吗啉乙磺酸
MFC	7-methoxy-4-trifluoromethylcoumarin	7-甲氧基-4-(三氟甲基)香豆素
MMG	modeled microgravity	模拟微重力
MNPCE	polychromaticerythrocytes with micronuclei	含微核的嗜多染红细胞
MOI	multiplicity of infection	感染复数
MONO%	mononuclear cell ratio	单核细胞比例
MP	melting point	熔点
MRT	mean residence time	平均停留时间
MS	mass spectrum	质谱
MS	Murashige and Skoog	
MTD	maximum tolerance daily	一日最大耐受量
mTOR	mammalian target of rapamycin	雷帕霉素靶蛋白
mtPTP	mitochondrial permeability transition pore	线粒体通透性转换孔
Mw	molecular weight	分子量大小
NAA	1-naphthylacetic acid	α-萘乙酸
NADP	nicotinamide adenine dinucleotide phosphate	烟酰胺腺嘌呤二核苷酸磷酸
NADPH	nicotinamide adenine dinucleotide phosphate	还原型辅酶Ⅱ
NBT/BCIP	nitro-blue-tetrazolium/ 5-bromo-4-chloro-3-indolyl-phosphate	四唑氮蓝/5-溴-4-氯-3-吲哚-磷酸盐
NC	nitrocellulose filter membrane	硝酸纤维素
NCE	normochromatic erythrocyte	正染红细胞
NEB	New England Biolabs	美国纽英伦生物技术公司
NET	norepinephrine transporter	去甲肾上腺素转运体
NF-κB	nuclear factor κB	核因子κB
NIH	National Institutes of Health	美国国立卫生研究院

缩略词	英文全称	中文全称
NJ	neighbor-joining	相邻节点
NMDA	N-methyl-D-aspartic acid	N-甲基-D-天冬氨酸
NMR	nuclear magnetic resonance	核磁共振
NS	normal saline	正常生理盐水对照组
NUP	nested universal primer	巢式通用引物
OD	optical density	光密度
OF	ovarian fibroblasts	卵巢成纤维细胞
OGD/R	oxygen and glucose deprivation	氧糖剥夺/再供给
OMT	O-methyltransferase	O-甲基转移酶
ORFs	open reading frames	开放式阅读框
PAF	platelet activating factor	血小板活化因子
PAGE	polyacrylamide gel electrophoresis	聚丙烯酰胺凝胶电泳
PAL	phenylalanine ammonia-lyase unigenes	苯丙氨酸解氨酶单基因
PBS	phosphate buffered saline	磷酸缓冲盐溶液
PBST	phosphate buffered salineadded Tween	磷酸盐吐温缓冲液
PCA	principal component analysis	主成分分析
PCE	bone marrow polychromaticerythrocytes	骨髓嗜多染红细胞
PCR	polymerase chain reaction	聚合酶链式反应
PDBID	protein data bank identity document	蛋白质数据库身份标识号
PE	phosphatidy lethanola-mine	磷脂酰乙醇胺
PEG	polyethylene glycol	聚乙二醇
Pfam	protein family	蛋白质家族数据库
PGE_2	prostaglandin E_2	前列腺素 E_2
pI	theoretical isoelectric point	理论等电点
PLS-DA	partial least squares-discriminant analysis	偏最小二乘法-判别分析
PLT	platelets	血小板
PMF	probability mass function	概率质量函数
PMN	polymorphonuclear neutrophils	多形核中性粒细胞
PPARr	peroxisome proliferators-activated receptors	过氧化物酶体增殖活化受体
PPP	platelet-poor plasma	贫血小板血浆
P-R	P-R interval	P-R 间期（心房除极开始到心室开始除极所需要的时间）
PRP	platelet-rich plasma	富血小板血浆
PSORT	protein subcellular localization prediction tool	蛋白质亚细胞定位预测软件
qRT-PCR	real-time quantitative reverse transcription PCR	实时定量逆转录聚合酶链反应（实时定量逆转录 PCR）
RACE	rapid amplification of cDNA end	cDNA 末端快速扩增法

缩略词	英文全称	中文全称
RANKL	receptor activator of nuclear factor-κB ligand	核因子- κB 配体
RAPD	random amplified polymorphic DNA	随机扩增多态性 DNA
RBC	red blood cell	红细胞
RCV	red blood cell volume	红细胞容积
RET	reticulocyte	网织红细胞
Rf	retention factor(value)	比移(值)
RFLP	restriction fragment length polymorphism	限制性酶切片段长度多态性
ROS	reactive oxygen species	活性氧
RSD	relative standard deviation	相对标准偏差
RT - PCR	reverse transciption-PCR	逆转录聚合酶链反应(逆转录 PCR)
RVLM	rostral ventrolateral medulla	延髓头端腹外侧区
S9	liver microsomal enzyme	肝微粒体酶
SAHN	sequential,agglomer-ative,hierarchical and nested clustering methodes	时序、集群、层次和嵌套聚类方法
SD	Sprague-Dawley	
SDR	short-chain dehydrogenases/reductases	短链脱氢酶
SDS	sodium dodecyl sulfate,sodium salt	十二烷基硫酸钠
SDS - PAGE	SDS-polyacrylamide gel electrophoresis	十二烷基硫酸钠-聚丙烯酰胺凝胶电泳
SERT	serotonin transporter	血清素转运体
SFDA	State Food and Drug Administration	国家食品药品监督管理总局
SMART	simple molecule architectureresearch tool	蛋白质结构域数据库
SMRT	single molecule real-time technology	单分子实时技术
SOD	superoxide dismutase	超氧化物歧化酶
SPD	sulfapyridine	磺胺吡啶
SPF	specific pathogen free	无特定病原体动物
SRAP	sequence-related amplified polymorphisim	序列相关扩增多态性
SRM	selective reaction monitoring	选择反应检测扫描
SSR	simple sequence repeat	简单序列重复
ST	ST-segment	ST 段(心电图上 QRS 波终点,至 T 波开始前的一段水平线)
$T_{1/2}$	half-life time	消除半衰期
TBE	45 mmol/L Tris-boric acid;1 mmol/L EDTA	含 45 mmol/L 三硼酸、1 mmol/L EDTA 的缓冲液
T - BiL	total bilirubin	总胆红素
TBST	tris HCl buffered saline solution Tween	三聚盐酸盐吐温缓冲液
T - CHO	total cholesterol	总胆固醇
TDF	transcript-derived fragments	转录衍生片段
TE	tris HCl (pH 8. 0) buffer with EDTA	含乙二胺四乙酸的三聚盐酸(pH 8. 0)缓冲液

缩略词	英文全称	中文全称
TEMED	N,N,N′,N′-Tetramethylethylenediamine	四甲基乙二胺
TFA	trifluoroacetic acid	三氟乙酸
TG	triglycerides	甘油三酯
TMHMM	transMembrane prediction using Hidden markov models	蛋白质跨膜结构分析的预测软件
TP	total protein	总蛋白
TSSP	transcription start site Prediction	转录起始点预测
TTC	2,3,5-triphenyltetrazolium chloride	2,3,5—氯化三苯基四氮唑
TUNEL	terminal deoxynucleotidyl transferase (TdT)mediated dUTP nick-end Labeling	脱氧核糖核苷酸末端转移酶介导的缺口末端标记法
UDP	uridine diphosphate galactose	尿苷二磷酸半乳糖
UGT	UDP-glycosyltransferases	尿苷二磷酸半乳糖-糖基转移酶
UHPLC	ultra high performance liquid chromatography	超高效液相色谱仪
UPGMA	unweighted pair-group method with arithmetic mean	非加权配对算数平均法
UPLC - Q - TOF/MS	ultra high performance liquid chromatography time of flight mass spectrometry	超高效液相色谱-飞行时间质谱联用技术
UPM	universal primer	通用引物
UV	ultraviolet	紫外线
VLDL - C	very low-density lipoprotein cholesterol	极低密度脂蛋白胆固醇
WBC	white blood cell	白细胞
WDR	WD40 Repeats	WD40 重复蛋白
XEH	xyloglucan endohydrolase	内切水解酶
XET	xyloglucan endotransglucosylase	内转糖基酶
XTH	xyloglucan endotransglucosylase/ hydrolase	木葡聚糖内转葡糖基酶/水解酶
YPD	yeast extract peptone dextrose medium	酵母膏胨葡萄糖琼脂培养基
YPDA	yeast extract peptone dextrose adenine medium	酵母浸出粉胨葡萄糖腺嘌呤培养基
ZMW	zero-mode wave guide	零模波导孔

目　录

红花的本草考证及分类学研究

第一节

红花的本草考证

中药红花为菊科一年生草本植物红花（*Carthamus tinctorius* L.）的干燥管状花。红花又名红蓝花,是菊科(Compositae)一或二年生草本植物,在北方春天播种,当年夏秋收获,在南方晚秋播种,次年初夏收获。

根据本草考证,红花始载于《开宝本草》,列为中品。《证类本草》引《开宝本草》云:"红蓝花味辛,温,无毒。主治产后血运口噤,腹内恶血不尽、绞痛……"《证类本草》曰:"红蓝花即红花也,生梁汉及西域,今处处有之,人家场圃所种,冬而布子于熟地,至春生苗,夏乃有花,下作球汇多刺,花蕊出球上,圃人乘露采之,采已复出,至尽而罢。球中结实,白颗如小豆大,其花暴干以染真红,又作胭脂。主治产后病为胜。"《博物志》云:"张骞得种于西域,今魏地亦种之。"明代《本草纲目》记载:"红花二月、八月、十二月皆可以下种,雨后布子,如种麻法。初生嫩叶、苗亦可食。其叶如小蓟叶,至五月开花,如大蓟花而红色。侵晨采花捣熟,以水淘,布袋绞去黄汁,又捣以酸粟米泔清,又淘,又绞袋去汁,以青蒿覆一宿,晒干,或捏成薄饼,阴干收之,入药搓碎用。其子五月收采,淘净捣碎煎汁,入醋拌蔬食,极肥美,又可为车脂及烛。"

我国历版药典均记载红花为菊科植物红花 *Carthamus tinctorius* L. 的干燥花,夏季花由黄变红时采摘,阴干或晒干。

第二节

红花的分布

红花在我国栽培历史悠久,已有 2100 多年的栽培和用药历史,其管状花冠不仅作为药用部位入药,而且还可作染料,为食品和化妆品等轻工原料,其果实从 20 世纪 70 年代后期开始用于榨取优质食用油,成为药油兼用的经济作物。红花由于具有耐干旱、耐瘠薄、抗性强的特点,栽培地域非常广阔,几乎遍及全国各地,从高海拔的青藏高原到低海拔的江苏、浙江、福建沿海地区都有红花分布,形成了适合不同气候条件栽培的品种类型。

我国红花的播种面积每年在 40 万~85 万亩,正常年份每年可收购 1500~2000 吨,不仅可以满足国内需求,还可以出口国外。目前我国红花的主要产区是新疆,栽培面积和药材产量、种子产量均居全国第一,占全国的 80% 以上。另外,河南、四川、云南等地也均有栽培。

在世界范围内,红花的种植主要集中在印度、美国、墨西哥、加拿大、澳大利亚、中国、伊朗、叙利亚、土耳其、埃塞俄比亚、苏丹以及欧洲部分国家,其中以印度、墨西哥、美国产量最大,约占全世界产量的 70%。

一、我国红花的主要产区

(一) 新疆

新疆是我国红花的最大产区,种植面积和产量几乎占全国的 80% 以上。色泽鲜亮的红花药材销往全国各地,或单方使用,或用于成方制剂中。新疆红花主要分布在塔城、伊犁、昌吉、巴音郭楞等地,其中塔城地区的种植面积最大,产量也最高,为新疆的主产区。吉木萨尔是新疆红花的主产地之一,不但产量高,而且花的质量好,色泽鲜亮。新疆红花除作药用外,已成为新疆四种主要油料作物之一。另外,红花还是新疆的主要油料作物之一。新疆气候干燥,光照时间长,热量资源丰富,在红花生长季内降雨量少,是红花的理想生存环境。新疆红花药材色泽鲜亮,品质上乘;果实含油率高,不饱和脂肪酸亚油酸含量高,生产的红花油质量好。

(二) 河南

河南是我国历史上著名的红花产区,主产于新乡、延津、卫辉、封丘等地,已有 2100 多年的栽培历史。河南红花色赤红,味较辛,过去在国内享有盛誉。据调查,河南主要种植品种为河南无刺大红袍。近年余永亮等采用系统选育的方法选育出了综合性状优良的红花新品种豫红花 1 号,豫红花 1 号具有高产稳产、优质、适应性广和综合抗性强等特点,于 2018 年 1 月通过河南省中药材品种审定专业委员会审定,是河南通过审定的第一个红花中药材新品种。

(三) 四川

四川是我国红花的另一大产区,干花产量仅次于新疆,主要分布简阳、资阳、遂宁和金堂一带,栽培历史也较长,以其色泽鲜艳,具油润而著名。据《简阳县志》记载:"清乾隆时,州(简阳)产红花最盛,远商云集,甲于河南、川北等地……州花染彩,鲜艳异常。"目前,川红花资源主要集中在四川东部和东北部地区,其中达川地区种植面积最大,另外,纳溪、青神、江安等地也有种植。

(四) 云南

云南是我国红花的另一大产区之一,主产于云南西部、南部的干旱河谷地带,如巍山、昌宁、凤庆、漾濞、保山、个旧等地。其中巍山红花色赤黄,品质较优。巍山早在清代康熙年间就开始种植红花。由于巍山特有的气候条件,使得红花成熟期早、黄色素含量高。巍山于 1978 年正式列为云南红花生产基地。从 1988 年开始,巍山红花就远销我国台湾地区与日本等地。每年初夏时节,"云药之乡"巍山的滇红花竞相绽放,当地彝族群众纷纷走进滇红花盛开的田间,抓紧采摘滇红花。

二、世界范围内红花的分布

红花自古以来一直作为世界重要的染料来源之一,在各国广泛栽培。随后,由于发现红花种子含有丰富的不饱和脂肪酸,红花又被作为食用油料大范围的种植。世界红花的种植主要集中在印度、美国、墨西哥、加拿大、澳大利亚、中国、伊朗、叙利亚、土耳其、埃塞俄比亚、苏丹以及欧洲部分国家,其中以印度、墨西哥、美国产量最大,约占全世界产量的 70%。

在印度,红花的栽培面积长期以来占全世界红花面积的一半以上,主要作为染料与食用油料使用,但过去由于管理粗放,面积虽大,但产量并不高。自 20 世纪 80 年代开始注意栽培技术并选育良种,产量得以逐步提升。随着世界市场对红花的需求不断增加,红花种植面积也不断扩大,目前,红花籽产量占世界产量的三分之一,栽培面积占世界红花总面积的二分之一。红花栽培面积和红花籽产量均居世界第一,但也面临着成本增长、含油量低、病虫害多等问题。

北美洲本无红花,直到 19 世纪末 20 世纪初才被引入,在 20 世纪 40 年代,美国培育出含油量较高的品种,红花生产也得以快速发展,60 年代达到高峰,栽培面积达 17.7 万公顷,近些年保持在 10 万公顷左右,为世界第三大红花生产国。而墨西哥种植红花的历史相对较短,到 20 世纪下半叶红花播种面积飞速增长,是播种面积增速最快的国家。目前,墨西哥红花栽培面积和红花籽产量居世界第二,其产量仍在快速地增长。

另外,在埃塞俄比亚、苏丹、澳大利亚、法国、西班牙、土耳其、巴基斯坦、叙利亚、日本等许多国家也有红花种植的历史。在我国自西汉时期就将红花引入内地,至今在新疆、云南等地仍有大规模的种植。目前全世界有 30 多个国家和地区种植红花,遍及除南极洲外的六大洲。

红花的鉴定

本节从红花的原植物形态、组织特征、药材性状及其粉末特征四个方面进行了总结，旨在为红花的真伪鉴定提供参考。

一、红花的原植物鉴定

红花，菊科一年或两年生草本植物。茎直立，圆柱形，基部较粗，至上部分枝处渐细；茎上有纵向沟条，中上部有分枝，高 70～150 cm；主茎、分枝均光滑无毛，呈浅绿色。叶片长椭圆形或卵状倒披针形，基部窄狭或圆形，微抱茎，长 4～15 cm，宽 1～5 cm，中部叶最大，上部叶渐小，全缘或有锯齿；无叶柄。头状花序（俗称花球）直径 3～4 cm；总苞近球形，被毛或近光滑，外层苞片呈叶状，椭圆形或披针形，内层苞片覆瓦状排列，尖端常为刺状；花序托扁平或稍微弯曲，其上覆以许多刺毛；花冠橘黄色或橘红色，花瓣呈管状，先端五裂，裂片呈狭条形，长 5～8 cm；雄蕊 5，花药聚合成桶状，黄白色；花柱细长，成熟时伸出花冠管外面，柱头长圆柱形，略分叉。果实为瘦果，椭圆形或倒卵形，长 0.5～0.7 cm，基部稍歪斜，有 4 棱，无冠毛。花期 6—7 月，果期 7—8 月。（附图 1-1）

二、红花花冠、花粉粒的扫描电镜特征

（一）材料和方法

新疆吉木萨尔红花、河南新乡红花、四川简阳红花和云南巍山红花种子均采自 1994 年 8 月，并于同年 10 月 31 日栽培于第二军医大学药学院药用植物园。试验地土壤肥力中等，种植面积 4 m×1.5 m，种植密度 0.33 m×0.20 m，播种前施足底肥（人粪尿），浇足底墒水，出苗后及时间苗和定苗，并于 1995 年 5 月 13 日治虫 1 次、5 月 16 日浇水 1 次。

取不同红花品种的干燥花冠及花粉粒置于贴有两面胶纸的铜台上，喷金后于 Hitachi S-520 型扫描电子显微镜下观察，描述并拍照。

（二）结果

1. 花冠 · 上表皮角质层一级纹理呈长条状或两头渐尖，二级纹理呈块状突起或不规则突起（图 1-1）。

2. 花粉粒 · 花粉近球形或椭圆球形，直径为 35～72 μm；具 3 孔，孔口近圆形，孔膜突出，膜端部有疣状突起；外壁厚 3～5 μm，表面具有齿状纹饰。新疆红花齿状突起基部多见小网状穿孔，河南和四川红花偶见，云南红花齿状突起周围呈细网格状（图 1-2）。

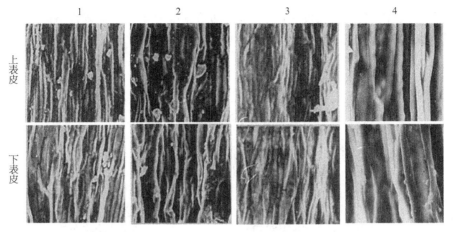

图 1-1　红花花冠表皮电镜特征(×500)

(1.新疆;2.河南;3.四川;4.云南)

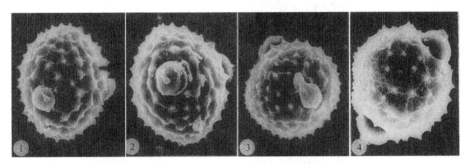

图 1-2　红花花粉粒电镜特征

(1.新疆;2.河南;3.四川;4.云南)

三、红花的组织特征

(一) 材料和方法

不同品种相同部位的新鲜材料,经 FAA 固定,按常规制片步骤,经番红、固绿染色,制成 $15\,\mu m$ 或 $18\,\mu m$ 的石蜡切片,进行观察。

(二) 不同红花品种的组织特征

1. 新疆红花

(1)根

1)初生构造:表皮细胞 1 列,近方形,排列紧密,无细胞间隙,偶见根毛,外壁不木质化;皮层宽广,薄壁细胞类圆形,皮层最内一层薄壁细胞类方形,较小,排列紧密;中柱鞘由 1 列排列紧密的薄壁细胞组成;初生木质部属二原型,发育方式为外始式;无髓。

2）次生构造：表皮细胞和皮层细胞破裂，木栓层由5～8层木栓细胞组成，基部有呈环状排列的分泌道，栓内层较发达，次生木质部的宽度要比次生韧皮部宽度大；维管射线3～5列细胞；初生木质部仍然保留在根的中央；无髓（图1-3）。

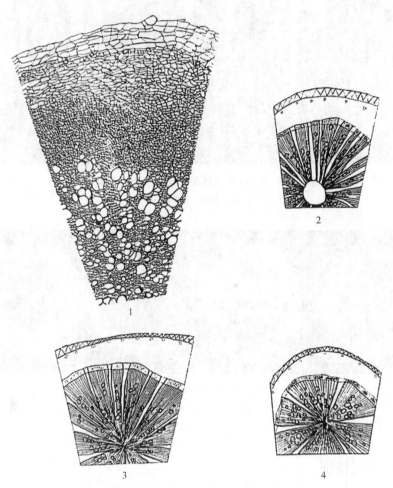

图1-3　不同红花品种根的次生构造（×20）

[1.新疆红花（×60）；2.河南红花；3.四川红花；4.云南红花]

（2）茎：表皮细胞类方形，小而排列紧密；皮层由多层细胞组成，靠近表皮部分的细胞含叶绿体，壁薄，皮层具厚角组织，茎的棱角处更明显；分泌道位于韧皮部外侧；维管束大小不等，排列成近多角形的环，维管束有初生木质部，初生韧皮部和束中形成层；髓发达，薄壁细胞近球形（图1-4）。

（3）叶：表皮细胞近方形，外被角质层，具气孔；叶为近等面型叶，位于上表皮之下的栅栏组织，由2层排列紧密的圆柱状细胞组成，富含叶绿体，位于下表皮之上的栅栏组织由1～2层细胞组成；主脉上表皮的内侧有1～2层厚角细胞，主脉下表皮层内侧是不连续的3～4层含叶绿体的薄壁细胞，与维管束对应的下表皮内侧是厚角组织；维管束外韧型，外侧有分泌道（图1-5）。

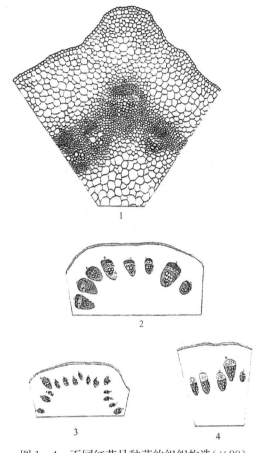

图 1-4　不同红花品种茎的组织构造(×20)

[1.新疆红花(×60)；2.河南红花；3.四川红花；4.云南红花]

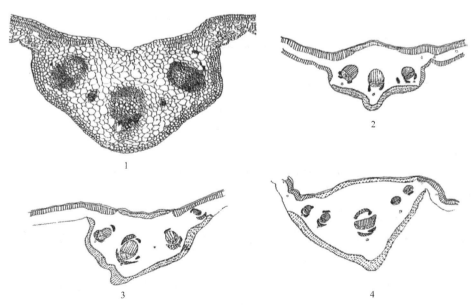

图 1-5　不同红花品种叶的组织构造(×20)

[1.新疆红花(×40)；2.河南红花；3.四川红花；4.云南红花]

（4）苞叶：表皮由一列细胞组成，外被角质层，下表皮可见多细胞非腺毛，其顶端已断去，基部柱脚细胞较宽，由3个细胞组成，有气孔；叶肉为多层椭圆状薄壁细胞，含叶绿体，叶缘上下表皮内侧可见栅栏组织，上表皮内侧是1～2层厚壁细胞；主脉处下表皮内有2～3层厚角细胞；维管束外韧型，有中柱鞘纤维包围，韧皮部外侧有分泌道（图1-6）。

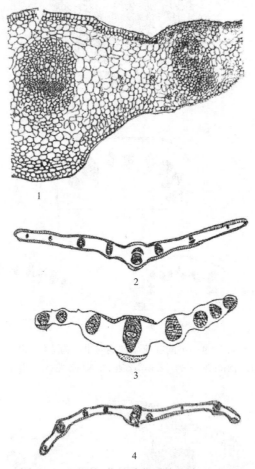

图1-6　不同红花品种苞叶的构造（×30）

[1.新疆红花（×50）；2.河南红花；3.四川红花；4.云南红花]

（5）管状花：花冠裂片表皮细胞近圆形，排列紧密，具角质层，其内是1～5层薄壁细胞，裂片中间细胞层数较少，两边较多，其间有2个小的维管束，外侧各有1个分泌道。

（6）花柱：近圆形，表皮细胞近椭圆形，壁稍厚，外被角质层，柱头表皮细胞外突；维管束2个，外韧型，其外侧各有一个分泌道。

（7）花药：表皮细胞较小，大小不等，形状不规则，花粉囊壁由1层细胞组成，细胞方形或柱形，壁加厚，药隔基本为薄壁组织，近外侧有1维管束（图1-7）。

（8）果实：外果皮是石细胞层，胞腔小，由15层左右的细胞组成，细胞形状类圆形，细胞长约 $130\,\mu m$，中果皮呈不规则的网格状，细胞内含有色素，连接成连续的环；内果皮石细胞胞腔甚小，直径约 $100\,\mu m$，排列紧密；外种皮石细胞径向延长，排列成栅栏状，细胞长

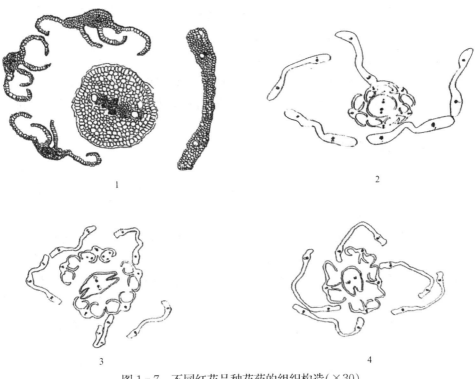

图1-7　不同红花品种花药的组织构造(×30)

[1.新疆红花(×100);2.河南红花;3.四川红花;4.云南红花]

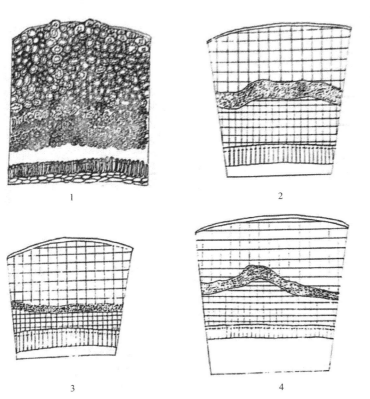

图1-8　不同红花品种果实的构造(×100)

(1.新疆红花;2.河南红花;3.四川红花;4.云南红花)

约170 μm,上有光辉带;内种皮由2～4层薄壁细胞组成(图1-8)。

2. 河南红花·与新疆红花的不同点如下。

(1) 根:初生和次生构造均有明显的髓(图1-3)。

(2) 茎:维管束排列成近环状,存在中柱鞘纤维,其外侧有分泌道(图1-4)。

(3) 苞叶:主脉上表皮内侧无厚壁细胞,主脉两侧上表皮下有2～3层厚壁细胞,下表皮上侧具1～2层栅栏细胞(图1-6)。

(4) 果实:外果皮石细胞胞腔较小(图1-8)。

3. 四川红花·与新疆红花的不同点如下。

(1) 叶:异面型叶,栅栏组织和海绵组织分化明显,维管束周围有中柱鞘纤维(图1-5)。

(2) 苞叶:主脉中柱鞘纤维发达(图1-6)。

(3) 果实:外果皮石细胞加厚明显,胞腔甚小,外种皮栅栏状细胞排列紧密(图1-8)。

4. 云南红花·与新疆红花的不同点如下。

(1) 叶:异面型叶,叶肉中栅栏组织和海绵组织分化明显,维管周围有较稀疏的中柱鞘纤维(图1-5)。

(2) 苞叶:等面型叶,主脉中柱鞘纤维发达。主脉下表皮细胞内侧有1～2层栅栏细胞(图1-6)。

(3) 果实:外果皮石细胞近球形,胞腔大,壁加厚较弱,内种皮薄壁细胞3～4层(图1-8)。

四、红花药材的性状

红花生药为干燥不带子房的管状花,长1.4～2.0 cm,橘红色、橘黄色或赤红色,筒状部分呈细长管状,先端5裂,裂片条状线形,顶端渐尖。雄蕊五枚,花药聚合成筒状,黄色或微棕黄色。柱头长圆柱形,露出花药筒外,顶端微分叉。质柔软,气微香,味微苦(附图1-2)。不同红花品种药材的性状特征见表1-1。

表1-1 红花不同品种药材的性状特征

品种名称	花色	花冠裂片上分泌道数目	管状花长(cm)	花冠裂片宽(cm)
新疆红花	橘红	2	1.49	0.57
河南红花	赤红	2	1.57	0.68
四川红花	橘黄	2(偶见3)	1.60	0.64
云南红花	橘黄	3(偶见2)	1.60	0.59

五、红花药材的粉末特征

1. 新疆红花·粉末橘红色。粉末特征:①分泌细胞呈长管道状,宽15～45 μm,胞腔充满红棕色分泌物。分泌细胞伴同导管自花冠基部分出直至花冠裂片、花丝及柱头各部分。②花粉粒深黄色,呈类圆形、椭圆形或橄榄形,直径 $35\sim60\ \mu m$,具有 3 个孔,孔口类圆形。极面观外壁有齿状突起。③草酸钙结晶存在于薄壁细胞中,呈方形或长方柱形,偶见六面形,直径 $5\sim8\ \mu m$,长 $14\sim16\ \mu m$。④花柱碎片深黄色,表皮细胞分化成单细胞毛,呈圆锥形,平直或稍弯曲,先端尖,直径 $7\sim20\ \mu m$,长 $95\sim110\ \mu m$,壁薄。⑤花冠裂片表皮细胞表面观呈长方形或长条形,直径 $8\sim22\ \mu m$,垂周壁菲薄,波状或微波状弯曲。裂片顶端细胞深黄色,壁稍厚,外壁呈乳头状突起。⑥花粉囊内壁细胞表面观呈长方形或类方形,排列较整齐,壁稍厚,角隅处加厚明显。⑦花药基部细胞呈类方形或长方形,排列较整齐,有 $5\sim7$ 个细胞高,壁稍厚。⑧网纹细胞(药隔)呈长方形,垂周壁连珠状增厚,网孔较密,椭圆形(图 $1-9$)。

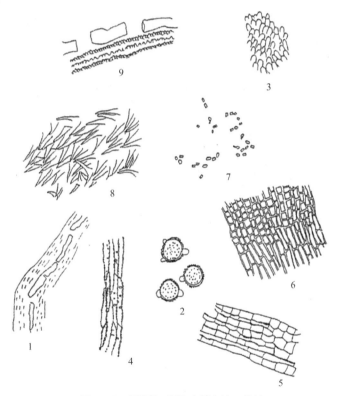

图 $1-9$　新疆红花粉末特征($\times400$)

(1.分泌细胞;2.花粉粒;3.花冠裂片表皮细胞;4.网纹细胞;5.花粉囊
内壁细胞;6.花药基部细胞;7.草酸钙方晶;8.花柱碎片;9.螺纹导管)

　　2. 河南红花 · 粉末赤红色。和新疆红花的不同点是:①花柱碎片部分单细胞表皮毛顶部或中部分叉,偶见二细胞。②花药基部细胞有 $11\sim12$ 个细胞高。

　　3. 四川红花 · 粉末橘黄色。和新疆红花的不同点是:①花粉粒直径 $60\sim72\ \mu m$。②草酸钙结晶多见六面形和长方柱形,偶见方形或菱形。③花药基部细胞有 $11\sim12$ 个细胞高。

　　4. 云南红花 · 粉末棕黄色。和新疆红花的不同点是:①草酸钙结晶有柱形、方形、六面形。②花药基部细胞有 11～12 个细胞高。

第四节

红花的种内变异

　　种内变异是指同种生物不同个体间的表型或遗传差异,其广泛存在于自然界各种生物品种中,是进化生物学和遗传学研究的核心主题之一;它为自然选择提供了原材料,亦是生物进化的基本要素之一,达尔文《物种起源》的开篇就详细讨论并强调了种内变异和种间变异的连续变化。通过对种内变异的人工选择,能够创造具有某种特性的新品种,而种内遗传变异的丧失被认为是野生物种濒危的重要原因。对大多数生物来说,种内变异主要通过遗传变异和表型可塑性两种机制共同作用产生。种内变异至少可以分为种群水平、种群内个体间和个体内的变异三个层次,同时涉及等位基因、DNA 序列等遗传变异,以及形态、发育、生理、生活史等由遗传和环境因素共同决定的功能性状变异。

　　红花在我国栽培历史悠久,由于长时间的自然选择与人工选择,形成了适合不同地区栽培的品种类型,造成了药材质量的参差不齐。19 世纪 90 年代,我们将我国不同产地(新疆吉木萨尔、河南新乡、四川简阳和云南巍山)的红花品种引种到同一生态条件下进行栽培试验,比较了不同红花品种的化学成分含量,探讨红花的种内变异,为红花药材的质量评价、引种栽培以及优良品种的选育提供了资料。

一、不同红花品种中黄色素、多糖和腺苷的含量

(一) 试验方法

　　试验材料均来自 1994 年 7～8 月,分别采自我国 4 大红花主产区(新疆吉木萨尔、河南新乡、四川简阳和云南巍山)。

　　1. 黄色素含量测定

　　(1) 样品液制备及测定:精密称取不同品种红花粉末各 200 mg,加 50 mL 70％甲醇溶液浸泡过夜,过滤,残渣加 20 mL 70％甲醇浸泡 2 h,过滤。用 70％甲醇洗涤 3 次(每次 5 mL),合并滤液,定容至 100 mL,得母液 A,精密吸取 10 mL 母液 A,定容至 100 mL,用 UV - 265 在 403 nm 处测吸光度。根据标准曲线计算百分含量。

　　(2) 标准曲线制备:精密吸取黄色素对照品(购自日本和光纯药工业株式会社)103.8 mg,置 100 mL 容量瓶中,加入 70％甲醇溶液溶解至刻度,摇匀。从制成的溶液中依次精密吸取 1.5 mL、3.0 mL、4.5 mL、6.0 mL、7.5 mL、9.0 mL、10.5 mL,分别置于 50 mL 容量瓶中,加 70％甲醇溶液至刻度,摇匀。在 403 nm 处测吸光度,以黄色素溶液为自变量,吸光值为因变量,求得回归方程:$Y = A + BX$, $Y = 0.002\,0 + 0.050\,1X$, $r = 0.999\,9$。

　　(3) 回收率测定:精密吸取吉木萨尔红花母液 10 mL,加入黄色素标准液 1 mL,定容

至 100 mL，测定吸收值，计算回收率为 98.12%。

（4）统计学方法：采用方差分析结合采用最小显著极差测验法（LSR）比较不同品种间差异。

2. 多糖含量测定

（1）红花多糖制备与精制：取新疆红花 60 ℃烘干，研碎，过 40 目筛，称取 150 g，加入 80%乙醇 1800 mL，回流 1 h，趁热过滤，滤渣加入 1500 mL 水，煮沸 1 h，趁热过滤，滤液浓缩至 120 mL，加入 95%乙醇，使含醇量达到 80%，静置过夜，收集沉淀，用水溶解，加入 95%乙醇，使含醇量达到 80%，静置过夜，收集沉淀，反复 5 次，再以 0.1%的活性炭脱色，加入 95%乙醇，使含醇量达到 80%，收集沉淀，依次用无水乙醇、丙酮洗涤 3 次。置真空干燥器中干燥。

（2）标准曲线制备：精密称取 80 ℃烘干至恒重的无水葡萄糖 36.0 mg，加蒸馏水溶解，并稀释定容至 100 mL，精密吸取 1.0 mL、3.0 mL、5.0 mL、7.0 mL、9.0 mL、11.0 mL 和 13.0 mL，分别置于 50 mL 量瓶中，加蒸馏水稀释至刻度。精密吸取 2.0 mL 稀释后溶液于具塞试管中，加入 1.0 mL 苯酚溶液，再垂直加入 5.0 mL 浓硫酸，静置 5 min，振摇，置沸水浴中保温 15 min，冷却，在 490 nm 波长处测吸光度。以葡萄糖量为横坐标，吸光度为纵坐标，得到回归方程。

（3）换算因子测定：精密称取红花多糖 10.00 mg，加蒸馏水溶解并稀释至 100 mL，摇匀，吸取 2.0 mL 于具塞试管中，按标准曲线的制备方法进行操作，测吸光度，从回归方程中求出供试液中葡萄糖量后计算出换算因子。

（4）样品液制备及测定：精密称取不同产地红花粉末 100 mg，于 100 mL 平底烧瓶中，加入体积分数为 80%的乙醇 50 mL，回流 1 h，趁热过滤，滤渣以体积分数为 80%的乙醇洗涤 3 次，每次 50 mL。药渣置平底烧杯中，加蒸馏水 50 mL，回流 1 h，过滤，用蒸馏水洗涤 3 次，每次 5 mL，转移滤液于 100 mL 量瓶中，冷却后定容。精密吸取 2.0 mL 置具塞试管中，按标准曲线的制备方法进行操作，测吸光度，计算多糖含量。

（5）回收率测定：精密称取吉木萨尔红花粉末 100 mg，加入 20 mg 红花多糖，按样品测定方法进行操作，测定吸收度，计算回收率为 105.79%。

3. 腺苷含量测定

（1）仪器和色谱条件：Waters - 486 高效液相色谱仪（美国 Waters 公司），色谱柱为 Sumlichuosorb RP - 18（20 cm×0.5 cm），检测波长 254 nm，流动相为乙酸-乙腈-水（0.1∶6.0∶93.9），流速 0.6 mL/min，室温 18 ℃。

（2）标准曲线制备：精密称取腺苷对照品（上海丽珠东风生物技术有限公司）100.0 mg，定容至 100 mL，得母液 A，精密吸取 10 mL 母液定容至 100 mL，得母液 B；精密吸取 0.5 mL、3.5 mL、6.5 mL、9.5 mL、12.5 mL、15.5 mL 的母液 B，分别定容至 50 mL。用微量进样器吸取 10 μL 进入高效液相色谱仪（HPLC）。以腺苷进样量为横坐标，峰面积为纵坐标，得回归方程。

（3）样品液制备及测定：精密称定约 1 g 的红花样品，加入 20 mL 水，在 70 ℃保温 2 h，提取 2 次，合并滤液并定容至 50 mL。吸取 10 μL 进样，根据标准曲线计算腺苷含量（μg/g）。

（4）回收率测定：精密称取腺苷对照品 9.1 mg,70℃溶解,待冷后定容至 25 mL。吸取 0.5 mL,加入吉木萨尔红花经 2 次提取的水提液中,定容至 50 mL。吸取 20 μL,进入 HPLC,测定峰面积,计算回收率为 90.57%。

（二）试验结果

不同红花品种异地栽培前和异地栽培后的化学成分含量如图 1-10 所示。

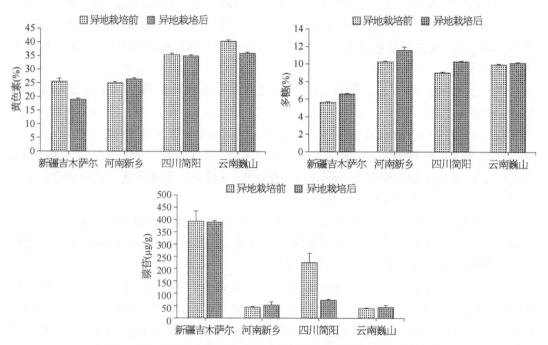

图 1-10　不同红花品种异地栽培前和异地栽培后的化学成分含量

红花生药学研究

1. 不同红花品种黄色素含量·吉木萨尔、新乡、简阳、巍山 4 个红花栽培品种的黄色素含量存在差异（$p < 0.01$）,分别为 25.57%、24.90%、35.40% 和 40.34%,其中巍山红花位居第一（$p < 0.05$）,简阳红花位居第二（$p < 0.01$）,新乡红花位居第三（$p < 0.01$）,吉木萨尔红花和新乡红花间无显著差异（$p > 0.05$）。

吉木萨尔、新乡、简阳和巍山 4 个红花栽培品种的黄色素含量分别为 18.78%、26.43%、34.76% 和 36.04%。与在原产地相比,吉木萨尔、新乡、巍山 3 个栽培品种的黄色素含量均出现差异（$p < 0.01$）,简阳红花差异未达显著水平（$p > 0.05$）,但从总体上观察可知,在原产地含量高的栽培品种,异地栽培后仍然具有较高含量。

2. 不同红花品种多糖含量·吉木萨尔、新乡、简阳、巍山 4 个红花栽培品种的多糖含量分别为 5.62%、10.22%、8.99% 和 9.88%。其中新乡、简阳、巍山 3 个品种的多糖含量间差异不显著（$p > 0.05$）,它们的多糖含量均高于吉木萨尔品种（$p < 0.01$）。与在原产地相比,在其绝对量水平并不具有显著差异（$p > 0.05$）,而含量差异的规律性表现一致,上述 4 个红花品种异地栽培后的多糖含量分别为 6.56%、11.56%、10.27% 和 10.09%。

3. 不同红花品种腺苷含量·吉木萨尔红花的腺苷含量最高（$p<0.01$），简阳红花居第二（$p<0.05$），新乡红花位居第三（$p<0.05$），巍山红花居第四。与在原产地相比，吉木萨尔红花、新乡红花、巍山红花在绝对量上与原产地差异不显著（$p>0.05$），只是简阳红花较原产地下降幅度大（$p<0.01$），但总体上讲，在原产地含量高的品种，异地栽培后含量仍较高。

比较4个不同的红花品种后发现：花冠是黄色素积累的主要器官，其含量显著高于根、茎、叶等器官，品种间含量顺序为巍山品种＞简阳品种＞新乡品种＞吉木萨尔品种；叶片是腺苷积累的主要器官，叶中的腺苷含量高出花冠5.5~12.7倍，且以吉木萨尔品种最高，分别高于简阳品种、新乡品种和巍山品种，所以应重视其红花叶片资源的利用（图1-11）。

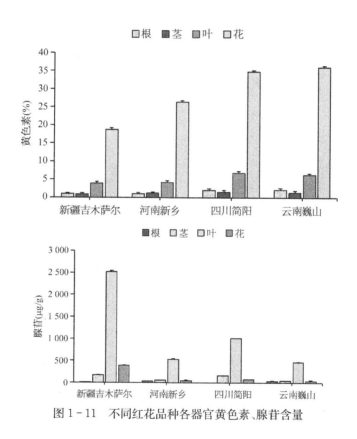

图1-11　不同红花品种各器官黄色素、腺苷含量

二、不同红花品种中脂肪酸的成分和含量

（一）试验方法

1. 脂肪酸提取·精密称定不同红花品种花冠、果实各2g，置索氏提取器中，用石油醚45℃回流12h，用油重法计算红花油脂含量，每个样品平均测3次。

2. 样品处理·精密称定不同红花品种果实油及花油各60mg，加入刻度试管中，加

0.4 mol/L 的 NaOH 甲醇溶液 0.5 mL，60 ℃皂化 15 min，冷却；加入 12.5% BF₃ 甲醇溶液 0.5 mL，混合均匀，于同温度下酯化 2 min，冷却；准确加入石油醚 1 mL，旋摇提取 1 min，加入饱和食盐水 2 mL；精密吸取石油醚层 1 μL，进样。

3. 标准曲线的制备·精密称定棕榈酸、油酸、亚油酸对照品各 60 mg，用上述方法进行处理，分别吸取 0 μL、0.2 μL、0.4 μL、0.6 μL、0.8 μL、1.0 μL 进样。以进样量为横坐标(mg)，峰面积为纵坐标(mAU·min)，进行线性回归，得回归方程。

4. 统计学方法·采用方差分析结合采用最小显著极差测验法(LSR)比较不同品种间差异。

(二) 试验结果

1. 不同红花品种油脂含量·红花花冠和果实的油脂含量存在很大差异，4 个栽培品种花冠油脂含量为 7.32%～8.14%，而果实油脂含量是花冠的 4.0～4.5 倍，为 18.32%～25.35%；同时，不同栽培品种同一器官的油脂含量也存在着一定差异。花和果实的油脂含量均以新疆吉木萨尔红花为高($p < 0.05$；$p < 0.01$)，高于其他品种(图 1-12)。

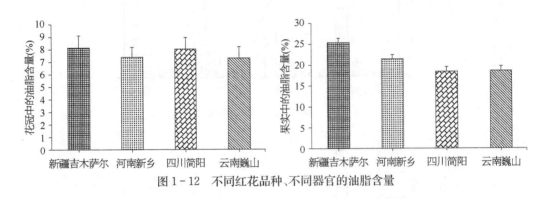

图 1-12 不同红花品种、不同器官的油脂含量

2. 不同红花品种油脂中脂肪酸成分·试验结果表明 4 个红花栽培品种花冠油脂中棕榈酸、油酸、亚油酸含量分别为 32.73%～35.53%、4.23%～5.98%、4.79%～8.94%。方差分析结果表明：4 个红花栽培品种花冠油脂的棕榈酸含量无显著差异；四川简阳红花的油酸含量高于新疆吉木萨尔红花、河南新乡红花、云南巍山红花($p < 0.05$)，而后三者差异不显著；亚油酸含量在新疆吉木萨尔红花与河南新乡红花间存在差异($p < 0.05$)，而这两个品种的含量又高于四川简阳红花和云南巍山红花($p < 0.01$)，后两者间差异不显著。

4 个栽培品种红花果实中主要脂肪酸成分及其含量分别为：棕榈酸 8.77%～9.92%、油酸 11.18%～13.97%、亚油酸 44.94%～48.60%。方差分析结果表明：不同红花栽培品种果实油脂中棕榈酸含量无显著差异；油酸和亚油酸含量在品种间存在显著差异($p < 0.05$)；四川简阳红花、河南新乡红花、云南巍山红花间油酸含量无显著差异，而这 3 个品种红花的油酸含量均显著高于新疆吉木萨尔红花($p < 0.05$)；新疆吉木萨尔红花的亚油酸含量最高($p < 0.05$)，而其他 3 个品种红花间的差异无显著性(图 1-13)。

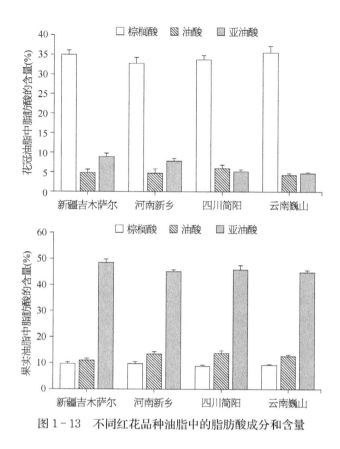

图 1-13　不同红花品种油脂中的脂肪酸成分和含量

三、不同红花品种果实油中生育酚的含量

从红花干燥成熟果实中提取的红花油是一种优质食用油,富含多种生物活性成分(如亚油酸、棕榈酸和生育酚等),这些成分与红花油的降血脂、软化血管、防治老年性肥胖等药理作用密切相关。

(一)试验方法

分别采用新疆吉木萨尔、河南新乡、四川简阳、云南巍山不同红花栽培品种的成熟果实为研究材料,利用 Waters-486 高效液相色谱仪(510 泵、810 工作台、U6K 进样阀)定量分析不同红花品种果实油中的生育酚含量。具体步骤如下。

1. 样品提取和分析 · 将红花果实研碎,于石油醚(30~60 ℃)中回流提取 12 h,过滤,滤液减压浓缩,剩下的油分在 100 ℃的烘箱中烘至恒质量。精密称量红花油样品 8 g 置于平底烧瓶中,加无水乙醇 20 mL,抗坏血酸 2 g,加 8 mol/L NaOH 乙醇试剂 15 mL,53 ℃提取 30 min;冷却后加入 50 mL 蒸馏水,振摇;溶液移入分液漏斗,依次用 100 mL、50 mL、30 mL 乙醚提取;合并乙醚提取液,并用水洗涤至中性,加适量无水 Na_2SO_4 过滤,滤液在氮气流下微热蒸干。残渣用无水乙醇溶解,并定容至 10 mL,精密吸取 20 μL 进行色谱分析。

2. **色谱条件** · 色谱柱 Sumlichuosorb RP-18(20.0 cm×0.5 cm),检测波长 280 nm,流动相甲醇,流速 0.6 mL/min,室温 20 ℃。

3. **标准曲线制备** · 精密称量生育酚对照品 215.3 mg,用无水乙醇定容至 100 mL(临用前新鲜配制)。分别吸生育酚对照品 2 mL、4 mL、6 mL、8 mL、10 mL,按果实油样品的预处理方法处理后定容至 10 mL。精密吸取 25 μL,进样,记录峰面积,以峰面积 Y 为纵坐标(mAU·min),生育酚的量 X 为横坐标(μg),进行线性回归,得标准回归方程。

4. **回收率测定** · 精密称量吉木萨尔红花果实油 8 g,加入 2 mL 生育酚对照品标准液,按预处理方法进行处理后测定回收率。

(二)试验结果

吉木萨尔、新乡、简阳、巍山栽培品种红花果实油生育酚含量分别为(1 051.95±60.77)μg/g、(915.89±66.25)μg/g、(774.52±36.23)μg/g 和(718.58±4.22)μg/g。不同红花品种生育酚含量存在非常显著性差异($p < 0.01$)。吉木萨尔品种位居第一,新乡品种位居第二,简阳品种和巍山品种分别位居第三和第四,但后两者差异不显著(图 1-14)。

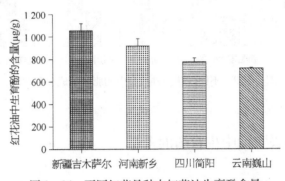

图 1-14 不同红花品种中红花油生育酚含量

四、结论和讨论

不同红花品种化学成分含量的差异主要与遗传因素有关。同时,不同品种间黄色素和腺苷含量差异的规律性不同,以获取黄色素为目的时,选择巍山品种最好,以获取腺苷为目的时,选择吉木萨尔品种最好。另外,生态环境的适宜与否,对其化学成分含量也有一定的影响。

红花果实中油脂含量高于花冠,前者是后者的 3 倍左右,油脂中脂肪酸成分主要是棕榈酸、油酸和亚油酸,花中以棕榈酸含量最高,果实中以亚油酸含量最高。

不同红花品种的油脂含量及油脂中脂肪酸成分和含量存在差异,新疆吉木萨尔红花油脂含量及油脂中的亚油酸含量均较高。不同红花品种果实油生育酚含量存在非常显著性差异,吉木萨尔品种含量最高。

这些研究结果对于红花药材的质量评价、红花的引种栽培以及红花优良栽培品种的选育具有重要参考价值。

---- 参考文献 ----

［1］郭美丽.红花的生药学研究［D］.上海：第二军医大学,1996.

［2］郭美丽,胡立波,张芝玉,等.UV、HPLC测定红花中黄色素、多糖和腺苷含量［J］.中国药学杂志,1999,34(8)：550－552.

［3］郭美丽,张汉明,张美玉.红花本草考证［J］.中药材,1996(4)：202－203.

［4］郭美丽,张芝玉,张汉明,等.不同栽培居群红花各器官的组织构造和化学成分含量［J］.第二军医大学学报,1999,20(7)：441－444.

［5］郭美丽,张芝玉,张汉明,等.我国不同栽培居群红花的组织构造及脂肪酸成分和含量比较［J］.第二军医大学学报,1998,19(3)：240－243.

［6］郭美丽,张芝玉,张汉明,等.不同栽培居群红花油中生育酚含量的定量分析［J］.第二军医大学学报,1998,19(1)：59.

［7］郭美丽,张芝玉,张汉明,等.红花化学成分的种内变异［J］.中国野生植物资源,1998(增刊)：127－128.

［8］郭美丽,张芝玉,张汉明,等.不同栽培居群红花的孢粉特征、同工酶谱及化学成分含量［J］.中国药学杂志,1999(11)：10－12.

［9］任超翔,吴沂芸,唐小慧,等.红花的起源与产地变迁［J］.中国中药杂志,2017,42(11)：2219－2222.

［10］余永亮,梁慧珍,许兰杰,等.红花新品种豫红花1号的选育研究［J］.中药材,2019,42(7)：1461－1465.

［11］字开春.云南巍山红花赢得国内外商家青睐［J］.农村实用技术,2000(3)：58.

第一章　红花的本草考证及分类学研究

红花的分子标记研究及应用

　　种质资源的鉴定与评价是种质资源研究的中心环节,是对种质资源有效利用的基础。它不但可以作为直接的生产资料,也是新品种选育和资源保护的物质基础,是遗传、生态、生理、分类,以及起源、演变等方面理论研究的可靠依据。关键基因的发现和利用是品种选育取得突破性进展的基础。对药用植物品质的遗传规律进行研究,进而从分子水平揭示其规律性,对于促进我国药用植物育种学的发展,确保中药材优良品种的选育具有非常重要的意义。红花具有油药兼用的经济价值,研究红花的遗传多样性,从分子水平对红花种质资源进行深入有效的评价,并对与红花药用性状基因相关的分子标记进行筛选,将对红花油药兼用品种的选育、提高红花的综合经济价值具有十分重要的意义。

　　遗传标记是与目标性状紧密连锁的可遗传的标识(可以是形态特征、蛋白质及同工酶或特异的 DNA 片段),是目的基因的间接或直接标记形式,是遗传育种工作中对目标基因进行鉴定、定位和选择的重要工具。1985 年,DNA 聚合酶链式反应(PCR)技术的诞生,使直接体外扩增 DNA 以检测多态性成为可能。它以一对特定的寡核苷酸片段为引物,在耐热的 Taq DNA 聚合酶作用下,体外合成特异的 DNA 片段,在数小时内可将目的基因扩增上百万倍。该技术给整个分子生物学领域带来了一次重大革命,出现了一系列以 PCR 为基础的分子标记技术,包括 RAPD(随机扩增多态性 DNA)、AFLP(扩增片段长度多态性)、SRAP(序列相关扩增多态性)等,从而使遗传标记的范围大为拓宽。理想的分子标记技术应具备以下特点:①遗传多态性高。②共显性遗传,信息完整。③在基因组中大量存在且分布均匀。④选择中性。⑤稳定性重现性好。⑥信息量大,分析效率高。⑦检测手段简单快捷,易于实现自动化。⑧开发成本和使用成本低。分子标记的这些特性,使其迅速得到广泛应用。

　　RAPD 的原理是用 10 个核苷酸的随机序列寡聚核苷酸为引物,对所研究物种的基因组 DNA 进行扩增,产生长度为 200~2 000 bp 的 DNA 片段,经电泳分离即可检测 DNA 的多态性。RAPD 所用的引物没有特异性,合成一套引物可以用于不同种生物的遗传分析,实验操作易行,不用克隆制备同位素标记、DNA 印迹等步骤,具有快速、灵敏、易检测、所需 DNA 样品量少等优点。

AFLP 是由 Zabeau 等 1993 年发明的一项 DNA 分子标记新技术。其基本原理是，通过对基因组 DNA 酶切片段的选择性扩增来检测 DNA 酶切片段长度的多态性。它结合了 RFLP 与 PCR 的优点，选择性地扩增经过限制性内切酶消化后的 DNA 片段，所用引物需特殊设计，所扩增的 DNA 片段也要先连上一种特殊的接头，这使得该方法比较复杂，但检测的位点数可比 RAPD 多 10 倍，可以快速分析数千个独立的基因位点。非常适合遗传多样性分析、种质鉴定、基因定位、快速构建遗传图谱等研究。

SRAP 是 Li 等发展的新型分子标记技术，它是一种新型的基于 PCR 的标记系统。它针对基因外显子里 GC 含量丰富而启动子和内含子里 AT 含量丰富的特点来设计引物进行扩增，因不同个体的内含子、启动子与间隔区长度不等而产生多态性。SRAP 利用独特的引物设计对 ORFs（开放式阅读框）进行扩增。正向引物长 17 bp，5′端的前 10 bp 是一段非特异性的填充序列，紧接着是 CCGG，它们一起组成核心序列，然后是靠着 3′端的 3 个选择性碱基，对外显子进行扩增。反向引物长 18 bp，即由 5′的 11 个无特异性的填充序列和紧接着的 AATT 组成的核心序列，及 3′的 3 个选择性碱基，对内含子和启动子区域进行特异扩增；因个体不同以及物种的内含子、启动子与间隔长度不等而产生多态性扩增产物。与常用的分子标记 AFLP、RFLP（限制性酶切片段长度多态性）、ISSR（简单序列间重复）、SSR（简单序列重复）和 RAPD 比较，SRAP 具有其他分子标记所不具有的优点。AFLP 操作步骤繁琐，不易对每一步骤进行优化，虽然借助于 AFLP 试剂盒可取得比较好的效果，但研究费用高；RFLP 实验过程复杂，不易实现自动化，DNA 要求高，量大；RAPD 重复性低，产率低。SRAP 标记将 AFLP 和 RAPD 两者的优点有机地结合起来，具有简便、稳定、产率高、便于克隆目标片段的特点，适用于基因定位、基因克隆、生物多样性研究、重要性状基因标记、遗传图谱构建、cDNA 指纹图谱构建、预测杂种优势、比较基因组学等诸多研究方面。

1995—2010 年，我们利用以上几种分子标记技术，研究了红花种质资源的遗传多样性，对其进行了分子鉴定，研究获得了红花重要性状的分子标记，并利用分子标记辅助育种技术，培育了红花新品种——新红花 7 号。

第一节

红花种质资源的遗传多样性分析及分子鉴定

遗传资源多样性研究是资源有效利用的关键环节。红花以自花传粉为主，自交率 90％以上，但适合的外界条件也可以使红花的异交率达到 50％以上，因此，很容易在群体内形成多样性。Knowles 根据红花的变异性，提出了"相似中心论"，并根据不同中心大多数红花的相似性，于 1969 年提出世界上存在 7 个红花多样性中心，即：远东、印度、中东、埃及、苏丹、埃塞俄比亚，以及欧洲中心。

随着分子生物学技术的迅猛发展，关于分子生物技术在种质资源评价中应用的报道也越来越多，且在许多作物中已经广泛应用，对种质的评价鉴定已经从表型性状深入到微观水平。前期我们对中国 9 个省份的 22～28 个红花种质资源先后进行了 RAPD 及

AFLP 分析,结果表明,红花种内存在一定的遗传变异,我国北方,特别是新疆地区的品种亲缘关系较近,南方品种间遗传差异性较大。本研究中,我们首次运用 SRAP 标记分析了红花的遗传多样性,并对其种质资源进行了鉴定,以期进一步为红花资源的保护和有效开发利用提供科学依据,从分子水平上为选育红花优良品种提供理论依据。同时筛选与红花中主要活性成分羟基红花黄色素 A(HSYA)含量高低相关的分子标记,为 HSYA 的定向调控及分子标记辅助育种奠定基础。

一、实验方法

(一) 实验材料

本研究实验材料为 25 个红花品种,包括 24 个红花栽培种(*Carthamus tinctorius* L.)和 1 个野生种——绵毛红花(*C. lanatus* L.),栽培种为国外引进后在新疆种植的品种。25 个红花品种的编号及生物学性状见表 2-1。

表 2-1　25 个供试材料的编号和生物学性状

编号	保存号	生物学性状
1	W6974	黄花、多刺
2	PI544063	黄花、多刺、矮
3	PI613457	深红、无刺或少刺
4	PI613438	黄色、刺极多、狭长叶
5	PI613431	多刺、茎短、圆叶
6	PI613430	多刺、白花
7	PI613407	少刺、全株黄
8	PI613406	黄花中刺、枝茎长、多皮叶
9	PI613395	有刺、苞叶特多
10	PI613391	黄花、多刺、灯笼状雄蕊
11	PI613387	红花、中刺、茎软
12	PI613385	黄花、中多刺、矮、个别垂茎
13	XJ2400251	黄色、刺极多、狭长叶
14	PI613382	黄花、少无刺、分枝近顶部
15	PI613380	红花、无刺、直立分枝集中
16	PI613375	红花、中刺、大叶
17	PI613370	黄花、多中刺、矮、早熟
18	PI613362	红花、多刺
19	PI613356	矮小、无刺
20	PI560162	多刺、白花、雄性不育
21	PI537695	中刺、花色淡黄
22	PI537687	多刺、黄花、花无苞叶
23	PI537673	多刺、黄花、极早熟
24	PI537669	中刺、黄花、皱叶
25	PI537668	多刺、黄花、分枝强

（二）红花 DNA 的制备

用砂培法将红花种子种在软塑料钵中，放在昼夜温度 25 ℃ 的温室内生长，大约 10日，待其长出三四片叶子时取其幼苗嫩叶，用冰块保温箱携至室内，取 100 mg 左右的嫩叶放入研钵中用液氮速冻磨碎。用离心柱法提取红花 DNA，并保存于 100 μL 的 TE 中。

具体操作步骤如下。

（1）称取红花的幼嫩叶片 100 mg 加入液氮充分研磨。

（2）充分研磨后将研磨物转入装有 700 μL GP1 的 1.5 mL 的离心管中（实验前在GP1 中加入巯基乙醇，使其终浓度为 1%，v/v），放置 65 ℃ 水浴 20 min，在水浴过程中颠倒离心管以混合样数次。

（3）加入 700 μL 氯仿，充分混匀，13 000 rpm 离心 5 min。

（4）小心地将上一步所得上层水相转入一个新的离心管中，加入 700 μL 缓冲液 GP2，充分混匀。

（5）将混匀的液体转入吸附柱 CB3 中，13 000 rpm 离心 30 s，弃掉废液（先加入 700 μL离心，弃废液，再加入剩余的溶液，再次离心）。

（6）向吸附柱 CB3 中加入 500 μL 去蛋白液 GD，13 000 rpm 离心 30 s，弃掉废液。

（7）加入 700 μL 漂洗液 GW，13 000 rpm 离心 30 s，弃掉废液。

（8）加入 500 μL 漂洗液 GW，13 000 rpm 离心 30 s，弃掉废液。

（9）将吸附柱 CB3 放回废液收集管中，13 000 rpm 离心 2 min，目的是将吸附柱中残余的漂洗液去除。将吸附柱 CB3 置于室温放置数分钟，以彻底晾干吸附材料中残余的漂洗液。

（10）将吸附柱 CB3 转入一个干净的离心管中，向吸附膜的中间部位悬空滴加 100 μL经 65 ℃ 水浴预热的洗脱缓冲液 EB，室温放置 3 min，13 000 rpm 离心 30 s。

（11）离心得到的溶液再加入吸附柱 CB3 中，室温放置 2 min，13 000 rpm 离心 2 min。

（三）红花 DNA 浓度与质量检测

用 Beckman 紫外-可见分光光度计测定样品 DNA 的光密度值（OD 值），由此测算DNA 浓度。用 1.0% 琼脂糖凝胶电泳检测 DNA 质量。

（四）SRAP 分析

1. SRAP 反应所用引物序列 · 见表 2-2。

表 2-2　扩增引物序列

正　向　引　物	反　向　引　物
Me1：5′- TGAGTCCAAACCGGATA - 3′	Em1：5′- GACTGCGTACGAATTAAT - 3′
Me2：5′- TGAGTCCAAACCGGAGC - 3′	Em2：5′- GACTGCGTACGAATTTGC - 3′
Me3：5′- TGAGTCCAAACCGGAAT - 3′	Em3：5′- GACTGCGTACGAATTGAC - 3′

正 向 引 物	反 向 引 物
Me4：5′- TGAGTCCAAACCGGACC - 3′ Me5：5′- TGAGTCCAAACCGGAAG - 3′	Em4：5′- GACTGCGTACGAATTTGA - 3′ Em5：5′- GACTGCGTACGAATTAAC - 3′ Em6：5′- GACTGCGTACGAATTGCA - 3′

2. SRAP - PCR 反应程序及体系·SRAP 反应体系（25.0 μL）：dNTP（2.5 mmol/L）2.5 μL，PCR Buffer（10×）2.5 μL，$MgCl_2$（25 mmol/L）3.0 μL，Taq DNA 聚合酶（2.5 U/μL）0.2 μL，正向引物（3 mol/L）2.5 μL，反向引物（3 mol/L）2.5 μL，DNA 模板 2.0 μL，双蒸水 9.8 μL。

PCR 反应程序：94 ℃ 5 min；94 ℃ 30 s，35 ℃ 1 min，72 ℃ 2 min，5 个循环；94 ℃ 1 min，50 ℃ 1 min，72 ℃ 2 min，30 个循环；72 ℃ 5 min；4 ℃保存。

1.2%琼脂糖电泳检测扩增产物，4 ℃保存备用。

3. 引物筛选·以红花 25 个品种的 DNA 作模板，采用已经建立的红花 SRAP 反应优化体系，用合成的 30 对引物进行 PCR 扩增，对红花的遗传多样性进行检测，对其种质资源进行分子鉴定。PCR 产物先用琼脂糖凝胶检测，在保证所有的品种都扩增出条带的情况下，选择多态性好的引物进行聚丙烯酰胺凝胶电泳，电泳后银染，最后显色，统计其多态性条带。

4. SRAP 扩增产物的电泳检测

（1）制胶：将玻璃板用洗洁精洗涤，用双蒸水漂洗干净，玻璃板晾干后，用无水乙醇蘸在拭镜纸上擦洗，晾干。重复一次。处理短板：加 3 mL 剥离硅烷于玻板上，用拭镜纸将其均匀涂抹在整个表面。室温干燥 30 min，重复一次，晾干。处理长板：将亲和硅烷加于玻板上，用拭镜纸抹满整个平面，室温 30 min，用双蒸水冲洗一遍，晾干。准备 1 cm 间隔条，加样梳和金属夹，将处理好的玻板置于制胶模具上，准备灌胶。

（2）灌胶：取 70 mL 6%凝胶储备液，迅速加入 TEMED，加入 10%新鲜配制的 AP 1000 μL，用 50 mL 注射器吸取凝胶，慢慢灌入准备好的模具中，边灌边用手轻拍玻板，以防气泡的出现。模具注满后，用梳子平端推入灌胶口约 1 cm 深，用夹子夹紧，待胶凝聚完全，即可电泳。

（3）电泳：将凝聚完全的胶撤去梳子，安装到电泳槽内，上下电泳槽内各加入适量 1×TBE 电泳缓冲液，接通电源 1800 V，100 W 恒功率预电泳 30 min。用移液枪小心冲洗凝胶上界面，冲去析出的尿素和碎胶。将选扩产物与 10×Loading Buffer 按 3∶1 体积比混合，置于水浴锅 95 ℃变性 8 min，立即置于冰上，3 min 后开始点样。每个点样孔上样 10 μL。上样后，1800 V，100 W 恒功率电泳至溴汾兰条带接近胶底，停止电泳。

5. 银染检测

（1）固定：在固定专用托盘中加入固定液（100 mL 冰醋酸加入 900 mL 双蒸水）至浸没凝胶，充分振荡 20 min。

（2）洗胶：用超纯水振荡洗胶，轻摇 10 min，倒去纯净水，重复 2 次。

（3）凝胶染色：把凝胶浸入染色溶液（1 g AgNO₃ 和 1.5 mL 甲醛溶于 1 L 双蒸水）中充分摇动 30 min。

（4）洗胶：从染色溶液中迅速取出凝胶放入装有超纯水的托盘中浸洗 4 s。

（5）显影：在 4℃ 预冷好的显影液（60 g Na₂CO₃ 溶于 2 L 双蒸水中，冰浴至 4℃，使用之前加 3 mL 37% 甲醛和 400 μL 10 mg/mL Na₂S₂O₃）。一半倒入托盘中，充分振荡，直至模板带开始显现，再把剩下的一半显影液倒入，振摇，直至条带全部显现。另取常温放置显色液显色作为对照。

（6）固定凝胶：将固定液倒入，终止显色。然后用双蒸水漂洗 10 min。

（五）红花 SRAP 遗传多样性的数据分析

选用 30 对引物对 25 个红花品种材料的基因组 DNA 进行扩增，并用琼脂糖凝胶进行检测，进行初选。从中选出扩增条带多态性较好的 9 对引物进行聚丙烯酰胺凝胶电泳，对该 9 对引物的 SRAP 谱带进行统计分析。

（六）数据的统计分析

每对 SRAP 引物检测一个位点，视每条多态性带为 1 个等位基因。将观察到的每条带视为 1 个性状，条带清晰可辨的记为 1，缺失的记为 0，不具多态性的条带不予统计，构成 0～1 数据矩阵。在 0～1 数据矩阵的基础上，统计每个引物扩增出的其中的多态性带数，计算多态性条带的百分比。

分别依据 SRAP 分析的 0～1 数据矩阵，在 NTSYS–pc（2.0 版）统计分析软件系统中，按 Nei & Li 相似系数法（也称为 Dice 法）求得品种 i 和 j 之间的相似系数 GS_{ij}，构成遗传相似系数矩阵。计算公式为：

$$GS_{ij} = 2a/(2a + b + c)$$

a：i 和 j 共有的扩增带数目；b：i 有而材料 j 中缺失的扩增带数目；c：j 中有而材料 i 中没有的扩增带数目

根据遗传相似系数矩阵，按非加权配对算数平均法（UPGMA）进行 SAHN 聚类分析，再用 Tree Plot（树图）功能绘出聚类图。

（七）红花特异性条带的克隆及测序

用锋利的刀片切下有多态性 SRAP 片段的凝胶，用 10 μL 双蒸水浸泡，取回收到的聚丙烯酰胺凝胶 DNA 为模板，用与开始扩增时相同的引物重新扩增。扩增产物经琼脂糖检测后再回收特异性片段，并将回收片段与载体连接，转化感受态大肠杆菌细胞，经筛选后从转化平皿上随机挑取单菌落，进行培养，摇菌 PCR 检测，后送出测序。主要步骤如下。

1. 切胶回收·切胶以回收目的基因片段。

（1）取 EP 管，称重，标记。

（2）割取尽量小的含 DNA 的琼脂糖块放入管中，再次称重，求得琼脂糖质量。

（3）每 100 mg 琼脂糖加入 300 μL S1 液，如琼脂糖质量小于 100 mg，用双蒸水补充至

100 mg。

（4）50℃水浴 10 min，每 2 min 颠倒混匀一次，使琼脂糖完全溶化。

（5）将溶化后的琼脂糖液移入吸附柱，12 000 rpm 离心 30 s，倒掉收集管中的液体，再将吸附柱放入同一收集管中。

（6）在吸附柱中加入 500 μL W1 液，静置 1 min 后，12 000 rpm 离心 15 s，倒掉收集管中的液体。

（7）再将吸附柱放入同一收集管中，重复上一步骤。

（8）离心 1 min。

（9）将吸附柱放入干净的 EP 管中，在吸附膜中央加入 30 μL T1 液，50℃水浴 2 min 后，12 000 rpm 离心 1 min。

（10）1.0%琼脂糖凝胶电泳检测回收的片段，将回收得到的 DNA 于 −20℃保存。

2. 克隆·将回收的目的基因片段克隆到 PMD18 - T 载体上。连接反应体系：连接液 I 5.0 μL，DNA 片段 4.0 μL，PMD18 - T 载体 1.0 μL，共 10 μL。16℃连接反应过夜。

3. 转化·转化大肠杆菌感受态细胞。取 1.5 mL EP 管，于冰浴中预冷；取 DH5α 感受态细胞置于冰浴上融化，取 50 μL 菌液加入 EP 管中；将连接产物加入 EP 管，轻轻旋转混匀内容物，在冰浴上放置 30 min；置于 42℃水浴中 90 s，不动摇；迅速将离心管转移到冰浴中，放置 3 min；加入 800 μL 空白 LB 培养基，置于 37℃摇床，180 rpm 培养 45 min；5 000 rpm 离心 5 min；弃上清液 750 μL，用枪头轻轻吹打底部菌液，重悬；将菌液吸到含有 150 mg/L 氨苄的 LB 培养基平皿上，用无菌弯头玻璃棒轻轻地将菌液均匀涂开；封口膜将平皿封口，倒置 37℃烘箱过夜培养 12～16 h。

4. 挑斑、摇菌·从转化平皿上随机挑取单菌落，于每支 1.5 mL 离心管中加入 750 μL LB＋抗生素（100 mg/L）培养基，将每管进行编号，置于 37℃摇床，180 rpm 培养 2～3 h；挑出菌液混浊的进行 PCR 检测，剩余菌液加 15%甘油保存于 −70℃冰箱。

5. PCR 检测·PCR 反应体系：dNTP（2.5 mmol/L）2.5 μL，PCR Buffer（10×）2.5 μL，MgCl$_2$（25 mmol/L）3.0 μL，Taq DNA 聚合酶（2.5 U/μL）0.2 μL，正向引物（3 mol/L）2.5 μL，反向引物（3 mol/L）2.5 μL，菌液 2.0 μL，双蒸水 9.8 μL。

PCR 反应程序：94℃ 5 min；94℃ 1 min，35℃ 1 min，72℃ 2 min，5 个循环；94℃ 1 min，50℃ 1 min，72℃ 2 min，30 个循环；72℃ 5 min；4℃保存。

1.2%琼脂糖电泳检测扩增产物，4℃保存备用。

6. 测序·选取 PCR 阳性菌落，送测序。

二、实验结果与分析

（一）引物筛选

进行 SRAP 分析时，不同生物的基因组可以使用同一套引物，但对某一特定的基因组而言，不同引物的扩增效率是不同的。引物的扩增效率高低由它产生多态性条带的数量决定。遗传多态性是指基因组中任何座位上的相对差异。多态性条带即是指在供试样品中对某一特定扩增而言,有的样品有,有的样品没有。为了提高工作效率,本试验选用30对引物对25个红花品种材料的基因组DNA进行扩增,用琼脂糖凝胶检测,进行初选。从中选出扩增条带多态性较好的9对引物进行聚丙烯酰胺凝胶电泳,本文对该9对引物的SRAP谱带进行统计分析。筛选出的9对引物组合为:P15(Me3+Em3)、P17(Me3+Em5)、P12(Me2+Em6)、P14(Me3+Em2)、P18(Me3+Em6)、P29(Me5+Em5)、P13(Me3+Em1)、P10(Me2+Em4)和P19(Me4+Em1)。

(二) SRAP标记的多态性

用9对引物对25个红花样品的DNA进行扩增,引物在25个红花品种中的PCR扩增结果见图2-1~图2-6。

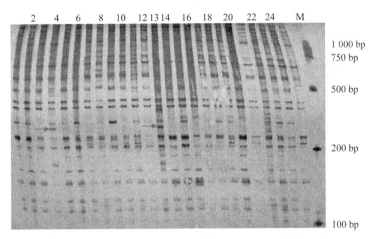

图2-1　引物P15在25个红花品种中的PCR扩增结果

(箭头表示4和13特有的扩增片段;M为DL1000Marker)

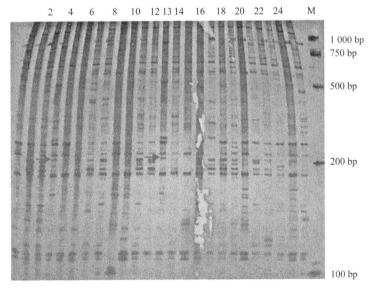

图2-2　引物P17在25个红花品种中的PCR扩增结果

(箭头表示4和13特有的扩增片段;M为DL1000Marker)

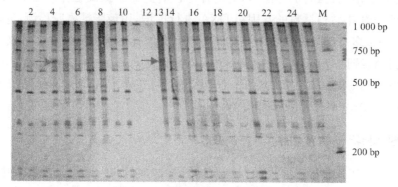

图 2-3　引物 P10 在 25 个红花品种中的 PCR 扩增结果

（箭头表示 4 和 13 特有的扩增片段；M 为 DL1000Marker）

红花生药学研究

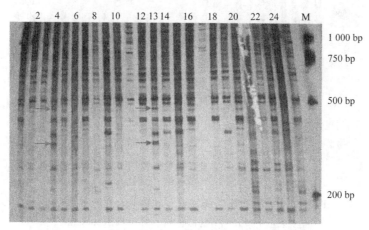

图 2-4　引物 P13 在 25 个红花品种中的 PCR 扩增结果

（箭头表示 4 和 13 特有的扩增片段；M 为 DL1000Marker）

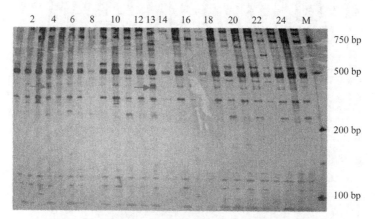

图 2-5　引物 P18 在 25 个红花品种中的 PCR 扩增结果

（箭头表示 4 和 13 特有的扩增片段；M 为 DL1000Marker）

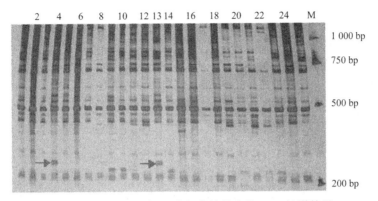

图 2-6　引物 P29 在 25 个红花品种中的 PCR 扩增结果

（箭头表示 4 和 13 特有的扩增片段；M 为 DL1000Marker）

从 SRAP 扩增条带统计结果来看，9 对引物共扩增出 483 条带，其中多态性带 274 条，平均每对引物可扩增出 53 条 DNA 片段，30 条多态性带，占总位点的 57%。各引物扩增和多态位点的情况见表 2-3。

表 2-3　9 对引物在 25 个红花品种中检测到的多态性

引物号	序列组合	扩增的总条带	多态性条带总数	多态性条带百分率（%）
P15	Me3＋Em3	78	50	64
P17	Me3＋Em5	65	45	69
P12	Me2＋Em6	67	33	49
P14	Me3＋Em2	50	23	46
P18	Me3＋Em6	42	25	59
P29	Me5＋Em5	43	26	60
P13	Me3＋Em1	50	29	58
P10	Me2＋Em4	36	15	42
P19	Me4＋Em1	52	28	53
总计		483	274	57

（三）部分红花品种特有的 SRAP 标记

在不同引物的扩增中，仅个别品种在某一片段大小处有谱带出现，这种与其他品种不具备的条带可作为该品种的特殊标记。目前，品种的特殊标记已作为重要的分子标记用于作物品种的鉴定。利用各种材料特有的 SRAP 标记或特殊的谱带能快速、有效、准确地将供试材料区分开来。在引物 P14、P15 和 P19 的扩增条带中，22 号和 13 号各有两条特异性带，3 号有 1 条特异性带；4 号和 13 号在 4 对引物的扩增中在 200～500 bp 间重复出现特异性条带，这些带对鉴别不同的红花品种起着重要的作用。

为了更好地认识其特异性，更好地鉴别不同的品种，我们对 4 号和 13 号品种出现的特异性条带进行了回收、克隆、测序。4 对引物 P15、P17、P13、P18 所获得的特异性片段分别命名为：SPW237、SPW219、SPW371、SPW292、SPW206。其精确长度和序列分别如下。

1. SPW237·精确长度为 237 bp,序列如下。

TGAGTCCAAACCGGAATTGAGAACCAGATCCATCAGTTACAGACCGATGT
ACAGGAGATCAAAGCTTCATTGAAGGCGTTGGAGGTAGATGAAGACGAAGAG
AAGGGATTCCGAGCTTACATGATGGCGTGGGTGAAGAACCAACACAGCAAAC
ACCCAGAAGGAGGGGATTCATTGGGATCTCGGTTAACTCCTCCTCCCCTCACA
CCTCCGTTCAATGTCAATTCGTACGCAGTC

2. SPW219·精确长度为 219 bp,序列如下。

TGAGTCCAAACCGGAATCAATTGAGGGCATGAGGAGTACCCAATACTTGT
GGTGGTCCAGTCATAGACTGCGCTACCTCCCAGACCAGTCAAAGACTGTGGTT
GGGCTCTTACGCTGTAGCCGGGACAACGACGGATTAGTAGGCTACCTGTGAATA
CCTGATACTACCGAAAAAATGTGCATATATTCATGATAGTCGTTCGTTAATT
CGTACGCAGTC

3. SPW371·精确长度为 371 bp,序列如下。

GACTGCGTACGAATTAATATTCAACTGGAAACCCAATAATTTAGGAGCA
ACCATTCCATCTGGATCTGACGTCCAATCCTTGGTGTTGGAATTCATCATCAC
ATTCTATCTCATGTTTGTTATCTCCGGGGTTGCCACCGATAACCGAGCTGTAA
GTATCATATTTCATTTTTCCATTCTCACGACTTTAGATATTTATCAGTTTTTA
AAACATAAAAACCAATTCCTTCCAAGAAAGGTATATCTGTAAAAATAGGCAA
AAGTGTATATTTTATATAATAACACATTAAACTAATAAATTCTATTATAAT
TGGAGTTGACTTTTGAACTGTTAAAGCTTATCATTTATTTTAATTCCGGTT
TGGACTCA

4. SPW292·精确长度为 292 bp,序列如下。

TGAGTCCAAACCGGAATCGAGTTACATGTCCAAAAAAGTCGGATTCTAGA
GATCGGGTTAGTTTGGGTTATGTGGGCTGGGTAAATTTTGGTTTTTCGGATG
GGAATTTTGGGTTTTCGGATTTGGTCGAGTTTTGCTCACCTTTAATCAGTGAG
GCGATTATCTTGAAAGAGGAGCAATCTGTATATTGAGGGGCATATATAATGG
TACATGATACCTTGTTCTACATAGTTTTAGTGGGTAGAATGGAACACGCATA
TCGACTCTTGTTCTAATTAATTCGTACGCAGTC

5. SPW206·精确长度为 206 bp,序列如下。

TGAGTCCAAACCGGAATCTAACATCAGATTTCAGGATACGGTCCATGGCA
GTGTTCACATAGTCTATCGGGATGACTTCTGTATTCGCAGTTATTCCATGCTT
TGCTGCAAAATCAAGCATTTCTTGAGTCTCTTTTAACCCTCCAATTCTAGTAC
CAGCAACGATTTTCCTCCCTGTCTCGGTATCATGCAATTCGTACGCAGTC

(四) 数据分析结果

利用计算机软件 NTSYS-pc(2.0版)统计 SRAP 数据,按 Nei & Li 相似系数法进行
聚类分析。具体用 SHAN 功能,按照 UPGMA 法进行聚类分析,再用 Tree Plot 功能绘

出聚类分析树状图。

1. 遗传相似度的分析·对扩增结果用 Nei & Li 遗传相似系数(GS)计算方法,得到供试材料的遗传相似矩阵,见表 2 - 4。SRAP 分析 GS 的值在 0.01~0.85 之间,平均值为 0.43。13 号红花属野生种绵毛红花(*Carthamus lanatus* L.)与栽培种供试材料间的遗传相似系数较低,在 0.01~0.58 间,其中 3、14、18、19、24 和 13 之间的 GS 值最小,为 0.01,说明它们间的遗传相似程度最低,遗传距离最远。GS 值在 0.2 以下的占 80%,表现出了较大的遗传差异性,揭示了红花属野生种与栽培种之间明显的遗传差异,为野生种与栽培种的分子鉴定提供了重要科学依据。在栽培种的不同品种之间的遗传相似系数在 0.01~0.85 间,只有 45% 的 GS 值大于平均值 0.43,其中以 1 和 2 间的 GS 值最大,为 0.85,遗传相似程度最高,说明其亲缘关系最近;6 和 5,6 和 2 间的 GS 值也比较大,均为 0.82,说明 5 和 6 间亲缘关系也比较近;其中 4 号品种和其他的栽培品种间的 GS 值除了 2 号、5 号间为 0.40 和 13 号间为 0.58 外,其他值几乎全在 0.3 以下,即小于平均值,说明 4 号品种和 13 号野生种间的遗传相似度较大,而和其他栽培品种间的遗传相似度较小。

2. 树形图的聚类分析·25 个红花品种的 SRAP 标记统计数据聚类分析见图 2 - 7。

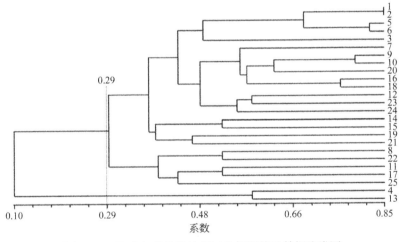

图 2 - 7 25 个红花品种的 SRAP 标记统计数据聚类图

基于遗传相系数矩阵,利用 UPGMA 法进行聚类分析。供试材料分类结果如图 2 - 7 所示,利用 SRAP 标记能将 25 份红花材料完全分开。第一等级划分以红花材料 GS 值 0.29 为阈值,可将红花分为两大类,野生种 13 和栽培品种 4 聚在一起,其他的栽培种则聚在一起。4 号品种虽然被认为是栽培品种,但它的形态特性表现与野生种最为相似,花为黄色,狭长叶,刺极多,另外用 Jaccard's 系数对红花进行遗传相似度及聚类分析,4 号和 13 号品种也被聚到了一起,说明 4 号栽培种和野生种的亲缘关系最近。GS 值为 0.29 的划分突出了野生种和栽培种间的遗传差异性,揭示了红花种间存在十分可观的遗传差异和种内较高的遗传相似性。第二等级划分以 GS 平均值为阈值,可将 25 个红花品种划分成 6 个大类,第一类仍把野生种和 4 号品种独立出来,其他 3 类则是由栽培品种间构成

表 2 - 4 25个红花品种间的遗传相似矩阵

	1	2	3	4	5	6	7	8	9	10	11	12	13	14	15	16	17	18	19	20	21	22	23	24	25
1	1.00																								
2	0.85	1.00																							
3	0.58	0.61	1.00																						
4	0.31	0.40	0.01	1.00																					
5	0.55	0.70	0.31	0.40	1.00																				
6	0.67	0.82	0.43	0.34	0.82	1.00																			
7	0.55	0.52	0.37	0.28	0.40	0.52	1.00																		
8	0.52	0.49	0.28	0.13	0.37	0.37	0.25	1.00																	
9	0.52	0.55	0.40	0.19	0.37	0.49	0.61	0.28	1.00																
10	0.49	0.64	0.49	0.22	0.46	0.58	0.58	0.37	0.79	1.00															
11	0.25	0.28	0.49	-0.13	0.16	0.10	0.16	0.49	0.25	0.22	1.00														
12	0.43	0.34	0.43	0.04	0.16	0.28	0.46	0.19	0.49	0.40	0.46	1.00													
13	0.19	0.34	0.01	0.58	0.40	0.40	0.04	0.07	0.07	0.16	-0.13	-0.13	1.00												
14	0.28	0.25	0.34	-0.04	0.07	0.19	0.31	0.28	0.40	0.43	0.31	0.49	0.01	1.00											
15	0.34	0.37	0.16	0.07	0.31	0.37	0.43	0.34	0.58	0.55	0.25	0.37	0.07	0.52	1.00										
16	0.52	0.55	0.52	0.25	0.31	0.43	0.55	0.10	0.58	0.61	0.25	0.55	0.07	0.46	0.40	1.00									
17	0.13	0.22	0.31	-0.07	0.10	0.10	0.22	0.43	0.31	0.40	0.52	0.22	-0.13	0.43	0.25	0.31	1.00								
18	0.46	0.43	0.34	0.19	0.19	0.31	0.55	0.22	0.52	0.49	0.43	0.55	0.01	0.40	0.34	0.76	0.43	1.00							
19	0.49	0.40	0.31	0.04	0.28	0.34	0.46	0.37	0.49	0.34	0.46	0.52	-0.01	0.49	0.31	0.49	0.34	0.49	1.00						
20	0.52	0.55	0.58	0.19	0.37	0.43	0.49	0.28	0.64	0.61	0.31	0.37	0.19	0.52	0.40	0.70	0.43	0.52	0.49	1.00					
21	0.43	0.34	0.13	0.16	0.16	0.28	0.34	0.37	0.31	0.28	0.22	0.46	-0.07	0.43	0.31	0.43	0.28	0.43	0.46	0.31	1.00				
22	0.28	0.37	0.16	0.01	0.25	0.31	0.31	0.52	0.28	0.31	0.43	0.19	0.07	0.34	0.46	0.22	0.31	0.28	0.43	0.34	0.31	1.00			
23	0.43	0.46	0.43	0.10	0.28	0.34	0.40	0.19	0.49	0.40	0.52	0.58	0.04	0.43	0.49	0.49	0.16	0.49	0.46	0.49	0.22	0.37	1.00		
24	0.52	0.49	0.46	0.19	0.19	0.31	0.49	0.10	0.52	0.43	0.31	0.55	0.01	0.34	0.40	0.52	0.13	0.58	0.37	0.46	0.31	0.22	0.55	1.00	
25	0.22	0.19	0.40	-0.16	0.13	0.13	0.19	0.40	0.34	0.37	0.49	0.31	-0.16	0.40	0.28	0.34	0.37	0.34	0.19	0.40	0.37	0.28	0.25	0.22	1.00

的。①第一类共 14 个品种,分别为 1、2、5、6、3、7、9、10、20、16、18、12、23、24 号。②第二类为 14 和 15 号品种。③第三类为 19 和 21 号品种。④第四类为 8 和 22 号品种。⑤第五类为 11,17 和 25 号品种。⑥第六类包括 4 和 13 号品种。本研究结果,揭示了野生种与栽培种之间明显的遗传差异,更为重要的是为从分子水平鉴定种质资源提供了科学依据。

三、结论和讨论

本研究从 30 对引物中选出的 9 对引物在 25 个红花品种中都具有较高的多态性,共扩增出 483 条带,其中多态性带 274 条,平均每对引物可扩增出 53 条 DNA 片段,30 条多态性带,占总位点的 57%。聚类分析在 GS 值为 0.29 时,25 个红花品种分别被聚成两类。4 号品种和 13 号绵毛红花被聚在一起,其他 23 个栽培品种聚在一起。可以推测,4 号栽培种可能来源于野生种,从而导致他们在形态和基因型上较大的相似性。而其他栽培品种则由于和野生种遗传距离较远而被分开。在 GS 值为 0.43 时,25 个品种被聚成六类,23 个栽培品种被聚成了五类。从总体看,25 个品种间的遗传相似系数不是很高,栽培种间 55% 的 GS 值在 0.43 以下,说明栽培种间的遗传距离相对较大,从生物学性状来看,品种间的表型差异也是比较大的。在扩增的特异性条带中,有不少谱带是某一红花类型特有的谱带。我们对引物 P15、P17、P13、P18 PCR 扩增 4 号和 13 号红花品种得到的特异性条带回收、克隆、测序,得到了 5 条特异性条带,即 SPW237、SPW219、SPW371、SPW292、SPW206。这些特异性条带序列的获得,为栽培种红花(*Carthamus tinctorius* L.)与野生种绵毛红花(*C. lanatus* L.)的分子鉴别提供了有效途径。

第二节

与红花品质紧密相关的 DNA‑SRAP 分子标记

红花是传统的活血化瘀中药,具有活血通经,祛瘀止痛的功效,而羟基红花黄色素 A(HSYA)则是其中活血化瘀的主要有效成分。由于长期的自然选择和人工选择,红花种内已产生了明显的分化,形成了丰富的种质资源。而红花中有效成分含量的高低,是影响红花品质的主要因素和筛选红花优良品种的重要依据,因此,我们采用 SRAP 分子标记对与 HSYA 相关的基因进行了筛选,以期为探索红花品质形成的基因表达与调控机制奠定基础,为红花分子标记辅助育种提供科学依据。

一、实验方法

河南无刺大红袍(No. 0016)和若羌有刺白(No. 0025)两种红花品系,由新疆农科院王兆木研究员提供,并经课题组多年自交纯化。由河南无刺大红袍和若羌有刺白两种红花进行杂交形成的 F_2 分离世代群体,作为红花高品质(高 HSYA 含量)筛选的主要研究材料,共计 498 株(2004 年种植采收)。

(一) 红花 SRAP 扩增体系的建立和优化

参考本章第一节。

(二) 红花含 HSYA 池和不含 HSYA 池的建立

1. HSYA 标准曲线建立实验方法及色谱系统适用性考察

(1) 对照品溶液的配制:称取 HSYA 对照品 11.0 mg,加纯水溶解并于 10 mL 容量瓶中定容,经 0.45 μm 微孔滤膜过滤,供 HPLC 测定使用。

(2) 样品供试液的配制:称取不同产地红花样品各 200 mg,加入纯水 20 mL,超声提取 1 h,冷却,提取液经微孔滤膜过滤,供 HPLC 测定使用。

(3) 标准曲线的建立:分别吸取 HSYA 对照品溶液 0.25 mL、0.5 mL、0.75 mL、1.0 mL、2.0 mL、4.0 mL 置于 10 mL 容量瓶中,加纯水定容至刻度,混匀,取 20 μL 进样,按上述色谱条件,测定峰面积。

(4) 精密度实验:取同一浓度 HSYA 对照品溶液 20 μL,连续进样 5 次,记录峰面积,计算 $RSD = 1.3\%$。

(5) 重复性实验:称取同一红花样品 6 份,分别按样品供试液的配制方法配制,取 20 μL 进样测定,记录峰面积,计算 $RSD = 2.3\%$。

(6) 稳定性实验:取同一供试品溶液,分别在 0 h、2 h、4 h、6 h、8 h、10 h、12 h、24 h 进样测定,记录峰面积,计算 $RSD = 2.1\%$。结果表示供试品溶液在 24 h 内具有良好的稳定性。

(7) 回收率试验:称取已知浓度的同一红花样品 6 份,每份 200 mg,分别加入浓度为 0.170 mg/mL 的 HSYA 对照品 20 mL,超声提取 1 h,冷却,提取液经微孔滤膜过滤,按上述色谱条件测定 HSYA 峰面积,计算平均回收率为 97.22%,$RSD = 2.2\%$(表 2-5)。

表 2-5 加样回收率测定结果记录

编号	已知 HSYA 含量(mg)	加入 HSYA 含量(mg)	测定 HSYA 含量(mg)	回收率(%)	平均回收率(%)	RSD(%)
1	3.472	3.400	6.692	97.37		
2	3.477	3.400	6.839	99.45		
3	3.465	3.400	6.569	95.69	97.22	2.20
4	3.481	3.400	6.889	100.12		
5	3.462	3.400	6.532	95.20		
6	3.479	3.400	6.570	95.51		

2. 红花 HSYA 动态积累研究 · 5 月底至 6 月中、下旬为红花的盛花期,红花花蕾发育从 5 月初开始,红花从发育到盛开间隔较长,达 2 周左右,且个体差异较大,不易统计。因此,按照红花花蕾的长度并结合红花盛开的状态进行采收,每一株设置 9 个采样点(表 2-6)。清晨,分别采收适当采样点的红花样品,于烘箱内 40 ℃ 低温烘干。按照以上液相

条件,分别测定烘干样品的 HSYA 的含量,经过统计,同一采摘点取 3 株红花 HSYA 含量平均值。

表2-6 红花采摘的时间点

序号	长度(cm)	状　态
1	0.1～0.25	开花前,花朵形成期
2	0.25～0.75	开花前,花朵生长期
3	0.75～1.8	开花前,花朵生长期
4	1.8～3.0	开花前 1 日(P0)
5	≥3.0	开花第 1 日(P1)
6	≥3.0	开花第 2 日(P2)
7	≥3.0	开花第 3 日(P3)
8	≥3.0	开花第 4 日(P4)
9	≥3.0	开花第 5 日(P5)

3. F_2 代红花 HSYA 含量红动态积累规律测定·称取不同产地红花样品各 200 mg,加入水 20 mL,50 ℃超声提取 1 h,提取液经微孔滤膜过滤,供 HPLC 测定使用。按照以上色谱条件,依次测量红花 F_2 代 HSYA 峰面积。

(三) 与红花 HSYA 相关的 SRAP 分子标记筛选

SRAP 扩增引物序列如表2-7所示。

表2-7　实验中所用引物序列

正 向 引 物	反 向 引 物
Me1：5′- TGAGTCCAAACCGGATA - 3′	Em1：5′- GACTGCGTACGAATTAAT - 3′
Me2：5′- TGAGTCCAAACCGGAGC - 3′	Em2：5′- GACTGCGTACGAATTTGC - 3′
Me3：5′- TGAGTCCAAACCGGAAT - 3′	Em3：5′- GACTGCGTACGAATTGAC - 3′
Me4：5′- TGAGTCCAAACCGGACC - 3′	Em4：5′- GACTGCGTACGAATTTGA - 3′
Me5：5′- TGAGTCCAAACCGGAAG - 3′	Em5：5′- GACTGCGTACGAATTAAC - 3′
Me6：5′- TGAGTCCTTTCCGGTAA - 3′	Em6：5′- GACTGCGTACGAATTGCA - 3′
Me7：5′- TGAGTCCTTTCCGGTCC - 3′	Em7：5′- GACTGCGTACGAATTCAA - 3′
Me8：5′- TGAGTCCTTTCCGGTGC - 3′	Em8：5′- GACTGCGTACGAATTCTG - 3′
Me9：5′- TGAGTCCAAACCGGTAG - 3′	Em9：5′- GACTGCGTACGAATTGAT - 3′
Me10：5′- TGAGTCCAAACCGGCAT - 3′	Em10：5′- GACTGCGTACGAATTCAG - 3′
Me11：5′- TGAGTCCAAACCGGTCT - 3′	Em11：5′- GACTGCGTACGAATTCCT - 3′
Me12：5′- TAAACAATGGCTACTCAAG - 3′	Em12：5′- CCAAAAACCTAAAACCAGGA - 3′
Me13：5′- CTGGTGAATGCCGCTCT - 3′	Em13：5′- TTCTTCTTCCTGGACACAAA - 3′
	Em14：5′- GGCTTGAACGAGTGACTGA - 3′

二、实验结果

（一）红花含 HSYA 池和不含 HSYA 池的建立

1. **HSYA 化学结构** · HSYA 为黄酮类查尔酮，在紫外 403 nm 处有强吸收，其化学结构如图 2-8 所示。

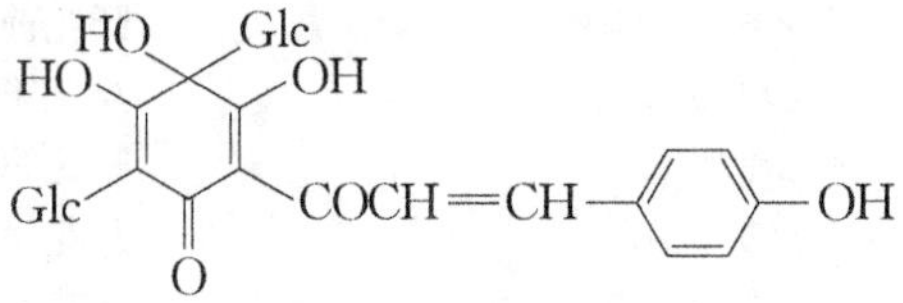

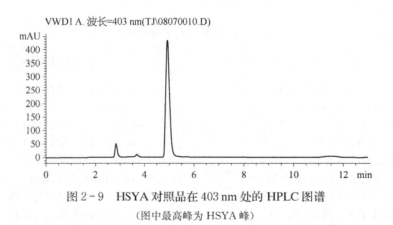

图 2-8　HSYA 的化学结构（$C_{27}H_{32}O_{16}$）

2. **HSYA 标准曲线的建立** · HSYA 对照品在 403 nm 处的 HPLC 图谱如图 2-9 所示。以进样浓度为横坐标，峰面积为纵坐标，得到线性回归方程：$Y = 42\,926X - 27.033(r = 1.000\,0)$。$X$ 为 HSYA 的进样浓度（mg/mL），Y 代表峰面积（mAU·min）。HSYA 在 $0.027\,5 \sim 0.440\,0$ mg/mL 的范围内成良好的线性关系。HPLC 方法具有高效、灵敏、选择性好的优点。对红花药材中 HSYA 进行含量测定，精密度 $RSD = 1.3\%$，平均回收率 $= 97.22\%$，方法快速、简单、易行。

VWD1 A. 波长=403 nm(TJ\08070010.D)

图 2-9　HSYA 对照品在 403 nm 处的 HPLC 图谱

（图中最高峰为 HSYA 峰）

3. **F_2 代红花中 HSYA 含量测定** · 红花 HSYA 动态积累规律，即红花管状花从发育开始即产生并积累 HSYA，由此可见，从红花发育开始，调控红花 HSYA 生物合成及积累的基因开始表达。红花开花以前，HSYA 主要积累部位为管状花的花冠上部；红花开花后，迅速伸长的花管部位也迅速积累 HSYA，在开花后第 3 日 HSYA 含量在整花中达到峰值，且红花中 HSYA 含量进入平台期，此时采摘红花能保证红花药材品质，过迟采摘则管状花发蔫，采摘困难，质量差。采回后阴干或用 40～50℃低温烘干，为防止主要活性成分 HSYA 的变化，烘干温度不宜过高。因此，我们后续用以研究红花品质相关基因的红花材料,适宜采摘时期为开花第 2、第 3 日,此时红花中 HSYA 含量较高,提示调控 HSYA 的相关基因大量表达,F₂ 代红花中 HSYA 含量在 0%～2.89%不等。采用分群分析法(BSA),以杂交 F₂ 代个体 HSYA 含量高、低的极端值为依据,选取 F₂ 群体中高 HSYA 及无 HSYA 红花各 10 株,按照 1 μg/μL 分别等量混合各株 DNA,构建了药用红花品质性状的两个近等基因池。

(二) 筛选与 HSYA 相关的 SRAP 分子标记

1. 扩增多态性筛选和 SRAP 标记的分析・通过 182 对引物对红花的高低池进行了扩增,用琼脂糖电泳检测。结果表明,176 对引物能扩增出条带,有效引物占 96.7%;从中选出条带多且清晰的 30 对引物进行聚丙烯酰胺凝胶电泳。30 对引物均能扩增出清晰可辨的条带,共扩增出 1560 条带,平均每对引物扩增 52 条带;最少的扩增出了 36 条,最多的扩增出了 68 条;其中在引物 P3、P4、P10 和 P23 的扩增下高低含量池之间表现出多态性。具体多态性条带如图 2-10～图 2-12 所示。

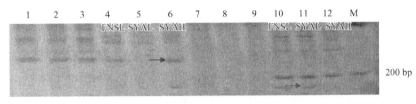

图 2-10　引物 P10(左)和 P4(右)在 HSYA 高低池中 PCR 扩增结果

(箭头显示多态性扩增片段;M 为 DL5000Marker)

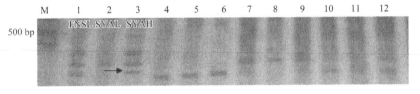

图 2-11　引物 P3 在 HSYA 高低池中 PCR 扩增结果

(箭头显示多态性扩增片段;M 为 DL5000Marker)

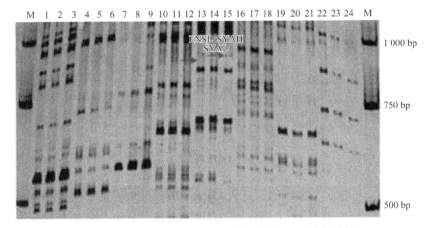

图 2-12　引物 P23 在 HSYA 高低池中 PCR 扩增结果

(箭头显示多态性扩增片段;M 为 DL1000Marker)

2. 特异条带的回收、克隆与测序·从 PAGE 胶上回收到的 SRAP 片段很少,难以达到克隆的目的。用琼脂糖回收 DNA 片段,经连接转化,挑 6 个单菌落进行培养,PCR 扩增,检测结果表明:6 个单克隆均有目的 DNA 片段的插入。经序列测定,用 SRAP 分子标记由 P3、P4 和 P10 扩增的特异片段经测序其精确长度分别为 397 bp、186 bp、221 bp。分别命名为:SYAM397、SYAM186、SYAM221。

(1) SYAM397,精确长度 397 bp,序列如下。

TGAGTCCAAACCGGATAGGAGTTATAAAATGGTGAATCCCTTTAGGGTG
CCGTGCTATCATATGGATATCATTCTTGTAATGCACAATTCTCTAATGCAAAC
TCATTTGATAATTTCACTCACTTTAACTTCTTGTTGCTACTCCTCCCACACCA
ATCATGGCCCGCACATCGTCCTCTAATGACCTTTTTGCAAAAAATATCATCTT
CTGACTATCTTATCTGAGGTCCGTGTTGAAAAGGAACCAACCTTACCAGGCTG
TGCGGCCTCAGATTCTCTTTCTCATCAATCACTTACATCCCAGTTACAAGTAT
CATACAGTTGCGTTGGAGCAAATATCTCTCGATTGAATATGTTTATACTTCT
GAAAAGATCTTTGGTCAATTCGTACGCAGTC

(2) SYAM186,精确长度 186 bp,序列如下。

TGAGTCCAAACCGGATATATCGTATAACCCATTTAGTGTGTTGATGGAA
CATGATAGAACATTCATATTGCCCTCTGACAAAAATAGAACTTTAAACAAAA
TTATTTTGATTCAACCATCTCTTTCTCGACTTGACTACTTGAATCGTATATTT
TGAATACCAACTAATCAAATTCGTACGCAGTC

(3) SYAM221,精确长度 221 bp,序列如下。

TGAGTCCAAACCGGAGCCAGTGATATCCCCCTTCCAACTTTCTACCACCGA
ACTGTCAACAGAGGCTACGGAAGAACAAGTCATGGAACAGTCACCTCTGGCTG
TCCTGACCATACCCAAAGCTGTTCCTGAACATCCCCGAGCTCTTCTCGTA
GAACATATGCTCAGGTGGTGAGGGAACCTTGTCTGGAGATTGTTCTCAAATT
CGTACGCAGTC

三、结论和讨论

本研究利用 SRAP 标记对控制红花羟基黄色素 A 含量的相关基因进行了标记。用 182 对引物进行琼脂糖凝胶电泳,选出条带清晰带多的 30 对引物进行变性聚丙烯酰胺凝胶电泳,有 4 对引物有多态性。其中 3 对引物得到的片段 SYAM397、SYAM186、SYAM221 的精确长度分别为 397 bp、186 bp、221 bp。这些基因片段可能与红花羟基黄色素 A 含量的高低相关。

第三节

与红花苞叶刺紧密相关的 DNA - SRAP 分子标记

重要农艺性状基因紧密连锁标记的获得,将可进行性状分子标记辅助选择,提高育种的选择效率与预见性，加快新品种的选育进程。本研究旨在采用 SRAP 技术，从 DNA 乃至 cDNA 水平筛选与红花苞叶刺性状相关的分子标记，利用 RACE 技术克隆其全长基因。为药用植物红花无刺品种种质资源的评价、选育提供依据，为红花的分子标记辅助育种奠定基础。

一、实验方法

（一）植物材料

以无刺红花品系 No. 0016 为母本，多刺红花品系 No. 0025 为父本在第二军医大学药学院药圃进行杂交，获得 F_1 代种子，F_1 代种子在海南进行自交加代获得的 F_2 种子，继续在第二军医大学药学院药圃种植，获得 F_2 代分离群体共计 498 个单株。

（二）红花有刺池和无刺池的建立

选取 F_2 群体中总苞叶片多刺及无刺红花各 10 株，分别等量混合各株 DNA，建成 DNA 有刺池和无刺池。以有刺、无刺两个基因池为模板，进行 DNA - SRAP 分析。

（三）红花苞叶刺性状相关 SRAP 分子标记的筛选

1. SRAP 反应程序及体系·参考本章第一节。
2. 引物筛选·以红花 DNA 为模板，采用 7 个正向引物和 10 个反向引物组合成 45 对引物进行 PCR 扩增，PCR 产物先用琼脂糖凝胶检测，选择扩增条带数目在 3 条以上，扩增带清晰，且 3 次以上重复稳定性好的引物对，用聚丙烯酰胺凝胶进行电泳，电泳后银染显色。
3. SRAP 扩增产物的电泳检测·参考本章第一节。
4. 变性聚丙烯酰胺凝胶电泳检测·参考本章第一节。
5. 测序凝胶的银染·参考本章第一节。

（四）红花苞叶刺性状相关特异性片段的克隆

用锋利的刀片切下有多态性 SRAP 片段的凝胶，用 10 μL 双蒸水浸泡，取回收到的聚丙烯酰胺凝胶 DNA 为模板，用与开始扩增时相同的引物重新扩增。扩增产物经琼脂糖检测后再回收特异性片段，并将回收片段与载体连接，转化感受态大肠杆菌细胞，经筛选后从转化平皿上随机挑取单菌落，进行培养，摇菌 PCR 检测，送测序。详参考本章第一节。

二、实验结果与分析

（一）SRAP 标记筛选

采用 7 个正向引物和 10 个反向引物组合成 45 对引物（表 2 - 8），以有刺、无刺基因池

DNA 为模板,对 45 对引物进行 PCR 扩增,PCR 扩增产物先用琼脂糖凝胶进行检测,选择扩增条带数目在 3 条以上,扩增带清晰,且 3 次以上重复稳定性好的引物对,用聚丙烯酰胺凝胶进行电泳,电泳后银染显色。结果显示,通过 45 对引物对红花基因池进行扩增,用琼脂糖电泳检测,43 对引物能扩增出条带,有效引物占 95.6%;从中选出条带多且清晰的 30 对引物进行聚丙烯酰胺凝胶电泳,30 对引物均能扩增出清晰可辨的条带,共扩增出 1 630 条带,平均每对引物扩增 54 条带,最少的扩增出了 32 条,最多的扩增出了 68 条,条带主要分布在 100~1 000 bp 之间,其中强带占到 80% 以上。

表 2-8　本试验中所用的 SRAP 标记正反向引物

正 向 引 物	反 向 引 物
Me1:TGA GTC CAA ACC GGA TA	Em1:GAC TGC GTA CGA ATT AAT
Me2:TGA GTC CAA ACC GGA GC	Em2:GAC TGC GTA CGA ATT TGC
Me3:TGA GTC CAA ACC GGA AT	Em3:GAC TGC GTA CGA ATT GAC
Me4:TGA GTC CAA ACC GGA CC	Em4:GAC TGC GTA CGA ATT TGA
Me5:TGA GTC CAA ACC GGA AG	Em5:GAC TGC GTA CGA ATT AAC
Me6:TGA GTC CAA ACC GGA CA	Em6:GAC TGC GTA CGA ATT GCA
Me7:TGA GTC CAA ACC GGA CG	Em7:GAC TGC GTA CGA ATT CAA
	Em8:GAC TGC GTA CGA ATT CAC
	Em9:GAC TGC GTA CGA ATT CAG
	Em10:GAC TGC GTA CGA ATT CAT

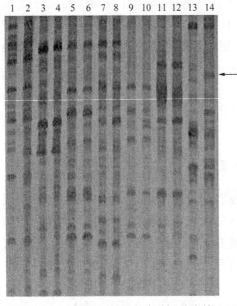

图 2-13　引物 Me3/Em3 在基因池中的 PCR
扩增结果(箭头显示差异条带)

[引物泳道:Me8/Em8(1、2)、Me7/Em10(3、4)、Me7/Em7(5、6)、Me1/Em3(7、8)、Me3/Em6(9、10)、Me3/Em5(11、12)、Me3/Em3(13、14);无刺池:1、3、5、7、9、11、13;有刺池:2、4、6、8、10、12、14]

进一步分析显示,共有 4 对引物(Me3/Em3、Me3/Em6、Me7/Em7、Me7/Em10)具有多态性带型,占引物组合的 13%。通过反复筛选,只有引物 Me3/Em3 在 2 个基因池中具有不同带型,表现出有刺池有特异带,而无刺池无特异带(图 2-13)。通过 F_2 代分离群体的 20 株苞叶多刺和 15 株苞叶无刺红花的单株验证,在苞叶有刺的 20 个单株中,有 16 株扩增出该特异性条带,4 株未扩增出该条带,无刺单株均无该条带,见图 2-14。经计算,该标记和有刺红花基因之间的交换值为 11.4%,说明两者之间紧密连锁。将特异带测序分析显示,该序列为 349 bp 的核苷酸,本研究将此标记命名为 M3E3。

(二) M3E3 特异片段克隆测序

特异片段 M3E3 经回收纯化后,将其连

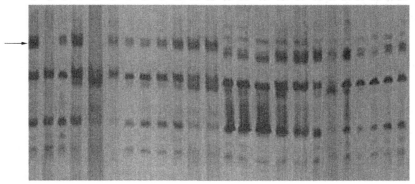

图 2-14　引物 Me3/Em3 的部分红花 DNA-SRAP 扩增情况（箭头示多态性条带）

（1～10：有刺 F_2 代个体株；11：♂ No.0025，有刺亲本；12：有刺基因池；13：无刺基因池；14：♀ No.0016，无刺亲本；15～24：无刺 F_2 代个体株；M：DL2000Marker）

接到 pMD-18T 载体上，转化大肠杆菌 DH5α，在含有氨苄抗性的培养基上生长，选取单个菌斑进行扩增。经 PCR 检测后，证实片段 M3E3 已经成功连接到质粒载体上。将鉴定的连接有 M3E3 目的片段的菌液进行测序，目的片段的序列如下。

<u>TGAGTCCAAACCGGAATTCGCTCCAATT</u>CGCCTTAGCCCGTCAAAACGCC
TGGTCTGGAGCAACAGCTTCGGAATCGAGACTTTCGGGGATCTCGTCTTGCCG
CCAGCTTATCAGGCAGGCACCCGCCTTCCGCTGATCATTGTTCAATATGACTC
GCGTGGATTCCTGCGAGGTGGGGCGGCCGACGAATTCCCAATACAAGCCTTTG
CGGCGCACGGGTTTGCCGTATTGAGCTTCAACCGACCGCCCTGGTACGCCTTA
GGGGGGCCGCCGCTTGACCTATTTGCCTTCCTGCGCGCCAATCAGAAGGATTG
GCTCGATCGCCGAAGT<u>GTCAATTCGTACGCAGTC</u>

（三）M3E3 片段序列分析

从序列测定结果可知，目的片段 M3E3 测定序列长 349 bp，其两端分别含有特异引物 Me3 序列和 Em3 反向互补序列（下划线部分所示），除去引物和接头部分，实际长度为 314 bp。该片段碱基组成序列中 A、T、C、G 的数目分别为 56、73、98、87，A＋T＝41.08%，A＋C＝49.04%。通过 GenBank 核酸序列数据库进行核苷酸序列比较发现，片段 M3E3 序列与无类囊体蓝藻（*Gloeobacter violaceus*）的基因组序列有 40.1% 的相似性；与水稻（*Oryza sativa* L.）的基因组序列有 34.2% 的相似性；与日本山茶（*Camellia japonica* L.）的基因组序列有 34.2% 的相似性；与小麦（*Triticum aestivum* L.）线粒体基因组有 34.2% 的序列相似性。

三、结论和讨论

本研究利用 BSA 法（分群分析法）与 SRAP 技术相结合，对红花苞叶刺的重要农艺性状进行研究，结果表明，SRAP 标记实验操作过程简单，扩增条带清晰，结果稳定，是一种兼有 RFLP、RAPD、SSR 和 AFLP 标记的优点,同时又克服了它们的一些缺点的新型 DNA 分子标记,适合用于红花分子标记的研究。在本实验中,利用 SRAP 标记对控制红花苞叶刺性状相关基因进行了标记。用 45 对引物进行琼脂糖凝胶电泳,选出条带多且清晰的 30 对引物进行变性聚丙烯酰胺凝胶电泳,经过聚丙烯酰胺凝胶电泳检测发现小片段条带明显增多,且条带比较稳定,重复性好。经过基因池、亲本、单株的共同验证,最终获得 1 个与红花苞叶刺紧密连锁的 SRAP 标记,命名为 M3E3,其精确长度为 349bp,初步认为 M3E3 基因片段与红花苞叶刺性状紧密相关。

研究与红花苞叶刺基因相关的优良农艺性状,对红花种质资源的可持续利用具有非常重要的意义。筛选出与红花苞叶刺性状紧密连锁的分子标记,为红花无刺品种种质资源的评价、选育、进一步克隆基因,以及红花的分子标记辅助育种等提供了重要的实验依据。

第四节

与红花品质紧密连锁的 DNA – AFLP 分子标记

本研究对红花基因组 AFLP 分析过程中模板的制备、酶切连接体系、扩增体系以及检测和银染反应体系进行了构建和分析,优化并建立了药用植物红花基因组 DNA 的 AFLP 技术体系,旨在建立其重要的品质性状分子标记研究的技术平台,为进一步进行红花品质性状的定向调控及分子辅助标记遗传育种研究奠定基础。

一、实验方法

(一)植物材料

红花杂交 F_2 代(♀×♂:No. 0016×No. 0025 的杂交 F_2 代)的叶片采自第二军医大学药用植物园。

(二)红花基因组 AFLP 反应体系的建立和优化

1. 限制性消化与接头连接

(1)酶切反应体系:DNA(100 ng/μL)2.5 μL, *Mse* I (12 U/μL)0.25 μL, *Eco*R I (10 U/μL)0.25 μL, 10× Buffer 4 μL, BSA(牛血清蛋白)0.2 μL,双蒸水 12.7 μL。酶切反应条件:37 ℃酶切 3 h,72 ℃ 10 min。

(2)连接体系:酶切完成的 DNA 样品 5 μL, MA(25 μmol/L)1.0 μL, EA(5 μmol/L)0.5 μL, ATP(10 mmol/L)0.25 μL, T4 DNA 连接酶(3 U/μL)0.15 μL, Buffer 1.0 μL,双蒸水 2.1 μL,16 ℃过夜。

2. 预扩增·预扩增反应体系:连接完成的 DNA 样品 1.0 μL, M_{00}(50 ng/μL)0.6 μL, E_{00}(50 ng/μL)0.6 μL, Taq Plus DNA 聚合酶(5 U/μL)0.2 μL, 10×Buffer

2.0 μL，dNTP(10 mmol/L each)0.4 μL，双蒸水 15.2 μL。

PCR 扩增程序：72 ℃ 5 min；95 ℃ 30 s，56 ℃ 30 s，72 ℃ 2 min，20 个循环；72 ℃ 5 min；4 ℃保存。

预扩增产物在 1.5%琼脂糖凝胶上检测，−20 ℃保存备用。

3. 选择性扩增·选择性扩增体系：预扩增混合液 5 μL，Mse I 引物（50 ng/μL）0.8 μL，EcoR I 引物（50 ng/μL）0.8 μL，Taq Plus DNA 聚合酶（2 U/μL）0.4 μL，dNTP（10 mmol/L each）0.4 μL，10×Buffer 2.0 μL，双蒸水 11 μL。

扩增程序：95 ℃ 2 min；95 ℃ 30 s，65 ℃ 30 s，72 ℃ 1 min，13 个循环，每循环降低 0.7 ℃；95 ℃ 30 s，56 ℃ 30 s，72 ℃ 1 min，25 个循环；72 ℃ 5 min；4 ℃保存。

1.2%琼脂糖电泳检测扩增产物，4 ℃保存备用。

（三）与红花品质相关的 AFLP 分子标记的筛选

1. AFLP 引物的合成与配制·引物序列见表 2 - 9，−20 ℃保存备用，工作液稀释成 50 ng/μL。

表 2 - 9　AFLP 实验中所用 EcoR I/Mse I 引物组合

Mse / EcoR	1	2	3	4	5	6	7	8
1	AAC/CAA	AAC/CAC	AAC/CAG	AAC/CAT	AAC/CTA	AAC/CTC	AAC/CTG	AAC/CTT
2	AAG/CAA	AAG/CAC	AAG/CAG	AAG/CAT	AAG/CTA	AAG/CTC	AAG/CTG	AAG/CTT
3	ACA/CAA	ACA/CAC	ACA/CAG	ACA/CAT	ACA/CTA	ACA/CTC	ACA/CTG	ACA/CTT
4	ACT/CAA	ACT/CAC	ACT/CAG	ACT/CAT	ACT/CTA	ACT/CTC	ACT/CTG	ACT/CTT
5	ACC/CAA	ACC/CAC	ACC/CAG	ACC/CAT	ACC/CTA	ACC/CTC	ACC/CTG	ACC/CTT
6	ACG/CAA	ACG/CAC	ACG/CAG	ACG/CAT	ACG/CTA	ACG/CTC	ACG/CTG	ACG/CTT
7	AGC/CAA	AGC/CAC	AGC/CAG	AGC/CAT	AGC/CTA	AGC/CTC	AGC/CTG	AGC/CTT
8	AGG/CAA	AGG/CAC	AGG/CAG	AGG/CAT	AGG/CTA	AGG/CTC	AGG/CTG	AGG/CTT

2. AFLP 接头合成与配制

（1）EcoR I adapter（5 μmol/L）的合成：合成的核苷酸顺序为 5′- CTCGTAGACTG CGTACC CATCTGACGCATGGTTAA - 5′。

（2）EcoR I adapter（5 μmol/L）的配制：在 0.5 mL 的离心管中，依次加入 EcoR I adapter（50 μmol/L）20 μL，双蒸水 160 μL，95 ℃ 5 min，室温冷却，分装成 50 μL 每管，−20 ℃保存备用。

（3）Mse I adapter（5 μmol/L）的合成：合成的核苷酸顺序为 5′- GACGATGAGTCC TGAG TACTCAGGACTCAT - 5′。

（4）Mse I adapter（5 μmol/L）的配制：方法同上。

（四）与红花品质相关特异性片段的克隆

1. AFLP 多态性片段在丙烯酰胺凝胶的回收与克隆·变性丙烯酰胺凝胶电泳结束

后，用刀片切下目的 AFLP 片段凝胶溶于 $400\,\mu L$ 的高盐溶液。

高盐溶液配方：20％乙醇，$1.0\,mol/L$ LiCl，$10\,mmol/L$ Tris－HCl，pH 7.5。室温放置 24 h；$65\,^{\circ}\!C$ 温育 2 h；离心取上清；用 2 倍体积无水乙醇沉淀 DNA；吹干后溶于 $20\,\mu L$ TE。

取回收的 DNA 为模板，用以下程序扩增：$95\,^{\circ}\!C\ 2\,min$；$95\,^{\circ}\!C\ 30\,s$，$65\,^{\circ}\!C\ 30\,s$，$72\,^{\circ}\!C\ 1\,min$，13 个循环，每循环降低 $0.7\,^{\circ}\!C$；$95\,^{\circ}\!C\ 30\,s$，$56\,^{\circ}\!C\ 30\,s$，$72\,^{\circ}\!C\ 1\,min$，25 个循环；$72\,^{\circ}\!C\ 5\,min$；$4\,^{\circ}\!C$ 保存。

1.2％琼脂糖电泳检测扩增产物，$4\,^{\circ}\!C$ 保存备用。

2. AFLP 多态性片段在琼脂糖凝胶的回收与克隆·取回收到的 DNA 为模板，用与选择性扩增时相同的引物重新扩增。扩增产物经琼脂糖电泳回收纯化后，连接 pMD－18T 载体，大肠埃希菌转化，随机挑单菌落，PCR 检测阳性菌落后，送测序。具体实验步骤同前。

二、实验结果与分析

（一）HPLC 测定红花 F_2 代 HSYA 含量

红花 F_2 代的 HSYA 的含量结果见表 2 - 10。

表 2 - 10　红花 F_2 代 HSYA 含量

单株编号（现有材料）	颜色	性状	状况	SY－A（％）			FNS（％）		
				I	II	平均	I	II	平均
1－380(鲜花)	黄色	有刺	健康	2.65％	2.94％	2.79％	0.17％	0.17％	0.17％
1－291(鲜花)	黄色	有刺	健康	2.13％	2.74％	2.44％	0.11％	0.13％	0.12％
2－7(DNA、RNA)	黄色	有刺	健康	2.43％	2.43％	2.43％	0.25％	0.20％	0.23％
1－170(鲜花)	黄色	有刺	健康	2.45％	2.40％	2.43％	1.13％	0.08％	0.60％
1－104(鲜花)	黄色	有刺	健康	2.41％	2.27％	2.34％	0.11％	0.12％	0.12％
1－251(鲜花)	黄色	有刺	健康	2.18％	2.26％	2.22％	0.28％	0.29％	0.28％
1－74(鲜花)	黄色	有刺	健康	2.15％	2.24％	2.19％	0.23％	0.23％	0.23％
2－301(鲜花)	黄色	少刺	健康	2.04％	2.02％	2.03％	0.31％	0.34％	0.32％
1－237(鲜花)	黄色	有刺	健康	1.97％	2.06％	2.02％	0.18％	0.16％	0.17％
2－303(鲜花)	黄色	有刺	健康	1.92％	2.08％	2.00％	0.18％	0.17％	0.17％
2－15(DNA、RNA)	黄色	有刺	健康	1.94％	1.94％	1.94％	0.30％	0.30％	0.30％
2－131(鲜花)	黄色	有刺	有病	1.90％	1.90％	1.90％	0.22％	0.21％	0.21％
1－30(鲜花)	黄色	有刺	健康	1.84％	1.92％	1.88％	0.19％	0.19％	0.19％
1－337(鲜花)	黄色	有刺	健康	2.22％	1.39％	1.80％	0.17％	0.17％	0.17％
2－102(鲜花)	黄色	有刺	健康	1.81％	1.78％	1.79％	0.12％	0.13％	0.13％
1－346(鲜花)	黄色	有刺	健康	1.76％	1.75％	1.76％	0.09％	0.08％	0.09％
1－379(鲜花)	黄色	有刺	健康	1.76％	1.74％	1.75％	0.22％	0.23％	0.23％

单株编号 （现有材料）	颜色	性状	状况	SY - A(%)			FNS(%)		
				Ⅰ	Ⅱ	平均	Ⅰ	Ⅱ	平均
2 - 82(鲜花)	黄色	少刺	有病	1.70%	1.68%	1.69%	0.24%	0.23%	0.23%
2 - 16(DNA、RNA)	黄色	有刺	健康	1.59%	1.59%	1.59%	0.28%	0.28%	0.28%
1 - 23(鲜花)	黄色	有刺	有病	1.55%	1.54%	1.54%	0.26%	0.26%	0.26%
2 - 14(DNA、RNA)	黄色	有刺	健康	1.55%	1.48%	1.51%	0.22%	0.19%	0.20%
1 - 22(鲜花)	黄色	有刺	有病	1.49%	1.51%	1.50%	0.14%	0.14%	0.14%
1 - 67(鲜花)	黄色	有刺	健康	1.48%	1.52%	1.50%	0.13%	0.12%	0.13%
1 - 331(鲜花)	黄色	有刺	健康	1.21%	1.49%	1.35%	0.09%	0.20%	0.14%
1 - 295(鲜花)	黄色	有刺	健康	1.33%	1.33%	1.33%	0.20%	0.20%	0.20%
2 - 18(DNA、RNA)	黄色	有刺	健康	1.40%	1.23%	1.31%	0.17%	0.18%	0.17%
1 - 301(鲜花)	黄色	有刺	有病	1.40%	1.21%	1.31%	0.77%	0.82%	0.79%
2 - 9(DNA、RNA)	黄色	有刺	健康	1.27%	1.33%	1.30%	0.14%	0.12%	0.13%
2 - 106(鲜花)	黄色	无刺	健康	1.29%	1.30%	1.30%	0.14%	0.14%	0.14%
1 - 130(鲜花)	黄色	有刺	健康	1.29%	1.29%	1.29%	0.06%	0.06%	0.06%
2 - 5(DNA、RNA)	黄色	有刺	健康	1.31%	1.27%	1.29%	0.11%	0.11%	0.11%
1 - 308(鲜花)	黄色	有刺	健康	1.28%	1.28%	1.28%	0.08%	0.08%	0.08%
1 - 77(鲜花)	黄色	有刺	有病	1.19%	1.22%	1.21%	0.18%	0.18%	0.18%
1 - 234(鲜花)	黄色	有刺	健康	1.29%	1.06%	1.17%	0.11%	0.11%	0.11%
1 - 345(鲜花)	黄色	有刺	健康	1.01%	1.25%	1.13%	0.12%	0.12%	0.12%
1 - 377(鲜花)	黄色	有刺	健康	1.30%	0.94%	1.12%	0.26%	0.27%	0.26%
1 - 329(鲜花)	黄色	有刺	健康	1.12%	1.12%	1.12%	0.27%	0.26%	0.27%
1 - 347(鲜花)	黄色	有刺	健康	1.14%	1.02%	1.08%	0.18%	0.18%	0.18%
1 - 260(鲜花)	黄色	有刺	健康	1.08%	1.04%	1.06%	0.13%	0.13%	0.13%
1 - 78(鲜花)	黄色	有刺	健康	0.88%	0.86%	0.87%	0.11%	0.11%	0.11%
1 - 262(鲜花)	黄色	有刺	健康	1.00%	0.72%	0.86%	0.16%	0.16%	0.16%
2 - 21(DNA、RNA)	黄色	有刺	健康	0.78%	0.75%	0.77%	0.22%	0.21%	0.22%
1 - 42(鲜花)	黄色	有刺	健康	0.78%	0.75%	0.77%	0.12%	0.11%	0.12%
1 - 256(鲜花)	黄色	有刺	健康	0.72%	0.72%	0.72%	0.19%	0.19%	0.19%
1 - 222(鲜花)	黄色	有刺	健康	0.66%	0.63%	0.65%	0.08%	0.08%	0.08%
1 - 148(鲜花)	黄色	有刺	健康	0.61%	0.58%	0.60%	0.02%	0.02%	0.02%
2 - 2(DNA、RNA)	黄色	有刺	有病	0.58%	0.57%	0.57%	0.08%	0.08%	0.08%
1 - 227(鲜花)	黄色	有刺	健康	0.39%	0.39%	0.39%	0.13%	0.12%	0.12%
1 - 238(鲜花)	黄色	有刺	健康	0.07%	0.07%	0.07%	0.18%	0.17%	0.18%
1 - 118(鲜花)	白色	有刺	健康	0.00%	0.00%	0.00%	1.86%	1.88%	1.87%
1 - 160(鲜花)	白色	有刺	健康	0.00%	0.00%	0.00%	4.18%	4.24%	4.21%
1 - 191(鲜花)	白色	有刺	健康	0.00%	0.00%	0.00%	1.66%	1.65%	1.65%
1 - 334(鲜花)	白色	有刺	健康	0.00%	0.00%	0.00%	1.92%	2.79%	2.35%
2 - 165(鲜花)	白色	有刺	健康	0.00%	0.00%	0.00%	3.35%	3.96%	3.65%
2 - 322(鲜花)	白色	少刺	健康	0.00%	0.00%	0.00%	3.93%	3.76%	3.84%
2 - 1(DNA、RNA)	白色	有刺	健康	0.00%	0.00%	0.00%	2.74%	2.68%	2.71%
2 - 3(DNA、RNA)	白色	有刺	健康	0.00%	0.00%	0.00%	2.40%	2.05%	2.22%
2 - 6(RNA)	白色	无刺	健康	0.00%	0.00%	0.00%	3.49%	3.70%	3.59%

单株编号 （现有材料）	颜色	性状	状况	SY－A(%)			FNS(%)		
				Ⅰ	Ⅱ	平均	Ⅰ	Ⅱ	平均
2－11(DNA、RNA)	白色	有刺	健康	0.00%	0.00%	0.00%	2.85%	2.84%	2.84%
2－12(DNA、RNA)	白色	有刺	健康	0.00%	0.00%	0.00%	2.94%	2.94%	2.94%
2－23(DNA、RNA)	白色	有刺	健康	0.00%	0.00%	0.00%	3.27%	3.18%	3.23%

红花中所含 HSYA 分析见表 2－11。

表 2－11　HSYA 红花 F_2 代含量统计

含量(%)	≤0.5	0.5～1.0	1.0～1.5	1.5～2.0	≥2.0	合计
株数	148	200	128	75	46	597
所含比例(%)	24.8	33.5	21.4	12.6	7.7	100

（二）红花 F_2 代多态性的筛选与扩增条带类型

红花 F_2 代多态性的引物筛选：用 16 个＋3/＋3 引物组合对红花 HSYA 高含量和 HSYA 低含量两个近等基因池进行选择性扩增，筛选出条带数目多且稳定的引物组合后，进而筛选与红花品质性状基因连锁的特异性 AFLP 片段。64 个引物组合共扩增出约 3 200 多个位点。其中有 48 对引物组合条带丰富，适合于红花，16 对引物组合条带少，不能较好地反映红花的多态性。条带数目多且稳定的引物组合序列如下。

$EcoR$Ⅰ－AAC＋MseⅠ－CTC	$EcoR$Ⅰ－AAC＋MseⅠ－CAT	$EcoR$Ⅰ－ACT＋MseⅠ－CAA
$EcoR$Ⅰ－ACC＋MseⅠ－CTG	$EcoR$Ⅰ－AAC＋MseⅠ－CTG	$EcoR$Ⅰ－AAG＋MseⅠ－CAC
$EcoR$Ⅰ－ACT＋MseⅠ－CAG	$EcoR$Ⅰ－ACC＋MseⅠ－CTT	$EcoR$Ⅰ－AAC＋MseⅠ－CTT
$EcoR$Ⅰ－AAG＋MseⅠ－CTA	$EcoR$Ⅰ－ACT＋MseⅠ－CTA	$EcoR$Ⅰ－ACG＋MseⅠ－CAA
$EcoR$Ⅰ－AAC＋MseⅠ－CAA	$EcoR$Ⅰ－AAG＋MseⅠ－CAT	$EcoR$Ⅰ－ACT＋MseⅠ－CTC
$EcoR$Ⅰ－ACG＋MseⅠ－CAG	$EcoR$Ⅰ－AAC＋MseⅠ－CAC	$EcoR$Ⅰ－AAG＋MseⅠ－CTC
$EcoR$Ⅰ－ACC＋MseⅠ－CAC	$EcoR$Ⅰ－ACG＋MseⅠ－CAT	$EcoR$Ⅰ－AAC＋MseⅠ－CAG
$EcoR$Ⅰ－AAG＋MseⅠ－CTG	$EcoR$Ⅰ－ACC＋MseⅠ－CAG	$EcoR$Ⅰ－ACG＋MseⅠ－CTA
$EcoR$Ⅰ－ACA＋MseⅠ－CTC	$EcoR$Ⅰ－AAG＋MseⅠ－CTT	$EcoR$Ⅰ－ACC＋MseⅠ－CAT
$EcoR$Ⅰ－ACG＋MseⅠ－CTT	$EcoR$Ⅰ－ACA＋MseⅠ－CAA	$EcoR$Ⅰ－ACA＋MseⅠ－CAA
$EcoR$Ⅰ－AGC＋MseⅠ－CAA	$EcoR$Ⅰ－AGG＋MseⅠ－CAA	$EcoR$Ⅰ－ACA＋MseⅠ－CAC
$EcoR$Ⅰ－ACA＋MseⅠ－CAC	$EcoR$Ⅰ－AGC＋MseⅠ－CAC	$EcoR$Ⅰ－AGG＋MseⅠ－CAC
$EcoR$Ⅰ－ACA＋MseⅠ－CAT	$EcoR$Ⅰ－ACA＋MseⅠ－CAG	$EcoR$Ⅰ－AGC＋MseⅠ－CAG
$EcoR$Ⅰ－AGG＋MseⅠ－CAG	$EcoR$Ⅰ－ACA＋MseⅠ－CTG	$EcoR$Ⅰ－ACA＋MseⅠ－CTG
$EcoR$Ⅰ－AGC＋MseⅠ－CAT	$EcoR$Ⅰ－AGG＋MseⅠ－CAT	$EcoR$Ⅰ－ACA＋MseⅠ－CTT
$EcoR$Ⅰ－ACC＋MseⅠ－CTC	$EcoR$Ⅰ－AGC＋MseⅠ－CTA	$EcoR$Ⅰ－AGG＋MseⅠ－CTA

(三) 确定红花 F₂ 代与红花品质相关的 AFLP 特异性片段

1. **筛选得到的特异性片段**·对红花两种极端类型基因池筛选得到具有多态性的引物组合和特异性片段如表 2-12。

表 2-12　AFLP 特异性片段

引物名称	引物组合	AFLP 标记名称	标记大小(bp)	特异性
AF26356	E-CAT+M-AGC	AFLP-1	750	高
AF26356	E-CAT+M-AGC	AFLP-3	550	低
AF26356	E-CAT+M-AGC	AFLP-4	335	低
AF26361	E-ACT+M-ACG	AFLP-5	936	高
AF26361	E-ACT+M-ACG	AFLP-7	852	高
AF26363	E-AAC+M-AGG	AFLP-9	550	高
AF26363	E-AAC+M-AGG	AFLP-10	350	高
AF26363	E-AAC+M-AGG	AFLP-12	250	高
AF26363	E-AAC+M-AGG	AFLP-14	150	低
AF26386	E-ACC+M-CTC	AFLP-15	730	高
AF26386	E-ACC+M-CTC	AFLP-16	277	高

2. **特异性片段的验证**·用多态性好的引物组合筛选与红花品质相关的基因连锁特异性 AFLP 片段后,用基因池、亲本及单株共同验证所筛选到的特异性片段。

经过亲本及单株的验证,确认 $EcoR$ Ⅰ-ACT-Mse Ⅰ-CAG、$EcoR$ Ⅰ-ACC-Mse Ⅰ-CTC 引物能筛选出与红花品质性状基因连锁的特异性 AFLP 片段的引物组合为 4 条,分别为 AFLP-5、AFLP-7、AFLP-15 和 AFLP-16。

确定与红花品质相关的基因连锁特异性 AFLP 片段引物为箭头所指示。引物 $EcoR$ Ⅰ-ACC-Mse Ⅰ-CTC 的 AFLP 扩增情况见图 2-15, $EcoR$ Ⅰ-ACT-Mse Ⅰ-CAG 的 AFLP 扩增情况见图 2-16。

筛选到的 $EcoR$ Ⅰ-ACC-Mse Ⅰ-CTC 的特异性片段命名为 AFLP-5、AFLP-7; $EcoR$ Ⅰ-ACT-Mse Ⅰ-CAG 的特异性片段命名为 AFLP-15、AFLP-16。

3. **特异性片段的连锁分析**·分别用上述两对引物组合对♂(No. 0025)×♀(No. 0016)的 F₂ 代群体的 29 个高 HSYA 含量(>1.3%)的红花和 12 个低 HSYA(=0%)含量的共 41 株红花进行 AFLP 分析。结果表明,F₂ 代单株的高含量连锁表现与多态性片段 AFLP-5,AFLP-7,AFLP-15,AFLP-16 均表现出明显的协同分离现象,具体如下。

(1) AFLP-5 标记在 29 个高含量单株中有 24 株扩增出标记片段,5 株未扩增出标记片段,其余低含量单株均无该片段;经计算,AFLP-5 标记和高含量羟基黄色素 A 基因之间的交换值为 12.2%,说明两者之间紧密连锁。

(2) AFLP-7 标记在 29 个高含量株系中有 23 株扩增出标记片段,8 株未扩增出标记片段,其余低含量单株均无该片段;经计算,AFLP-7 标记和高含量羟基黄色素 A 基因

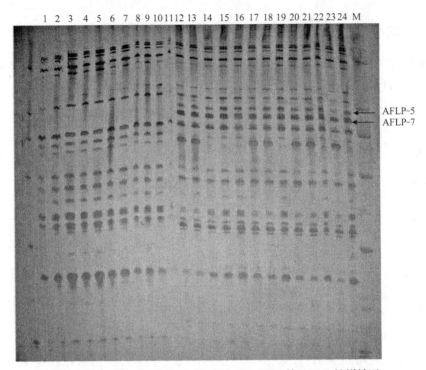

図 2-15　引物 $EcoR\,I$ - ACC - $Mse\,I$ - CTC 的 AFLP 扩增情况

（1～9：低含量 F_2 代个体株；10：♂ No. 0025；11：低含量基因池；12：高含量基因池；13：♀ No. 0016；14～24：高含量 F_2 代个体株，M：DL2000Marker）

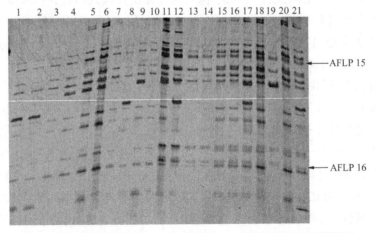

图 2-16　引物 $EcoR\,I$ - ACT - $Mse\,I$ - CAG 的 AFLP 扩增情况

（1～8：低含量 F_2 代个体株；9：♂ No. 0025；10：低含量基因池；11：高含量基因池；12：♀ No. 0016；13～21：高含量 F_2 代个体株）

之间的交换值为 14.6%，说明两者之间紧密连锁。

（3）AFLP-15 标记在 29 个高含量株系中有 25 株扩增出标记片段，4 株未扩增出标记片段，其余低含量单株均无该片段；经计算，AFLP-15 标记和高含量羟基黄色素 A 基因之间的交换值为 9.7%，说明两者之间紧密连锁。

（4）AFLP-16 标记在 29 个高含量株系中有 24 株扩增出标记片段，5 株未扩增出标记片段,其余低含量单株均无该片段;经计算,AFLP-16标记和高含量羟基黄色素A基因之间的交换值为12.2%,说明两者之间紧密连锁。

(四) AFLP 特异性片段 AFLP-5、AFLP-7、AFLP-15、AFLP-16 的序列信息

1. AFLP-5 · 精确长度为 936 bp,序列如下。

GTCGTTATTGCCGACTGCGTACCAATTCACTTTGATCATATTTCTGAGAATA
ATCTACTGGCAGGGGATAGAGTAATAACAGATCCTCTTGCAAGCCTTCAGCATG
GAAGCGGAAAATAAAAGATATAATATGGATTGCGCCAAGTGGTGGCAGGGACA
GGCCAGCTCCTCGATGTTTGTTCTGTGTGAACCTTCCATCAAACGATCCTATCAC
AAATCAGTAGGTATGCCCCCATGTGTCATTGGTCGCTTTTGAAATCGTGACTTG
CTAGGCCCAAAACTGTCATGCTAGCTTACTATATTTCGCAAGTCCGGCAGGGACA
GGAACGTCCGACTCACAAATCAGTTGCTAGGCTATGCCAGCGACTGCGTACCAAT
TCACTGTGATGTCGTCTTCGATGGCCCCCTCTTTTTTAGCTATGTGTCGGGGTAG
TCCATGTCATGTGCTGTATTGTAGTCGTCCACTAGCTGTGTGAGCTAGCATGCTA
GCTGTAGCCCCCCACACACTGTCTCTCAGGATAGCTTGTATGACAGGCCAGCATT
GCACAATCAGTGGAGGTGGCAGCTTACTGGGCTAAAGCTTCGTTCCAGTTCGTG
CTAGCTCTCTGGATTCCCCGATATTATCGGGGGCAGCTATTCTAGGCTAGCTTC
GATGATGAGTCCTGAGTAACAGCTCGATCGCGATTTTCTCAATGCTACTAAACA
GAGAGAGAGAACTACTTGATTTGGAAACATGAAATGACTAAGATATTGGGAAA
TTTAGATCTATTGACTTGTCAATAGAAGCTCACCGCCTTCGGACAATTCAAAAA
CTGGAATATGATTGACAGTTACAAATACAAGAAGTTTTCGGGCATCTAGGCTGC
AGTCGGGTCATGCCCCTGACCTTTGATGAGTCCTGAGTAACAGTTTGTAGCTTCA
GGCTAGGAACCCTA

2. AFLP-7 · 精确长度为 852 bp,序列如下。

ATTTTGGCAACTTTTGGACTGCGTACCAATTCACTTACTCTTTTTATGGATT
TGAAATATAGCACATCCTGGAGAGGTAAGAGATAGAGGAACATTCCAACTGCTT
AGTTGGTTAGGGGTGTTACTCCAGGACTCATCAGCTTCCTTCCAAANGGGGAGA
AGAGGAAAGCAAAGAAGATTGTGAAAGAAGCTAAATTTGAGGGGGACAACAAT
TTGAGGGGGAGCAGGAACAGCAATTTGAGGGGGAGCANGAACAGCCTGAGATCA
GTGTTACTTCCAGGGACTCATCACATCGAATCCTACCGACATCTGCATCATCTGA
TGACTGCGTACCAATTCACTAAATCACTCTTGTCTCTTGGCCTATGAACCTCTTG
TCTTACCATAAGTGCTAACGAATCAGTCTTTTCTTTCTCTTGCCTCTTCTTGTCA
TCTAGAACCTCTTGCACATCATCTTGACTCTGTGTTACTCCAAGGACTCATCATT
AGGAGTTCCACGGATGAGTCCTGAGTAACAGTTGGCAAGACTGAGGCTATTTCT
CCCCTATATACGTTGGAACCTTCATTCTCTCCTCAAAGTTGGACCACATATTCTT
ATATGTTATCAGACAAATGATGTATCTGAGACTATCTGTATCCGTCTAGCCCT
TGTTAGAGGAGGCGTGTTACTCCAGGGACTCATCAGATCGGATCACAGCTAATA
ATATTCAGTTCTTACTTCTGAACAGCTACCTATTACAAAAATCACCAATTTCTC

CTATCTTTAACCTTGGGGATGGATCCCGGGGATGCCTAGTGCGTAACTGTGTAA
AAACCGATGAGTCCTGAGTAACAGGATTTCAAAGCCCTTT

3. AFLP‐15 · 精确长度为 730 bp, 序列如下。

AAGGGGTGCCCCACCCGACTGCGTACCAATTCACCCGTGCACCCAGTCCATGC
TGCTTTAGCTTTTTTGATCGCGCGGATTTCCTTTATCCCCTATTTTTCGAAAAGC
TTTCAAAACAAAATGCTACTCTTTCGAAATGGGGGCTACGTATTTAGCTAGGCT
AAATCGTGGGGCTAGCTAGGCCTAGCTATTTTAGCTCTACTCCGCTGCTAGTATG
GCTGTGTGTACACGATGCTGATGATGCTACTGTATGTCTGTGTCTGATGTCCCCC
ACTAACGGCCCGCGATTTTTAAAGCTCTCTAGGAGAGAGCTCTCTATGTCTGTCT
GATCCCGTCAATCAATTGCGACCTAGTCTGAGCTTGAGCTTGAGGCTTTCTGGGA
GCTTTCTGAGGAAAAGCTTCGATCTCTCTACACACATTTATCCCTTCTCTGCTCG
ATTATATCTGGTGTGTAGCTCCTATCGAGTCGTGTATGTCGTGCTGTCCTCCGTT
CTTTCGCCTCCGCCGCATTACTCCGGGGGGGTCGATGGCTATGCTGTCTCTAGGCT
CCTAGCTCTGTCTGACACAACCGTCCGCTGATCGGCTGTGAAGCTTGCGGGATCG
TAAAAGCTTTTTATCCCATTTAGTCGTGTGCTATGCTGTGTATCTCTATCTCGTG
TGTCGGGAAGCGGTGAGGAGCTGTGGATCTT GATGAGTCCTGAGTAACTC CTTC
TGGAATTCAAAGAGAGTTG

4. AFLP‐16 · 精确长度为 277 bp, 序列如下。

GACTGCGTACCAATTCACCAAGTCCATGTCAGACGCCGATCCATTAGCTTGA
AGGTGATGCAATACAGAAGGTCAAATGCCGATTCCTGTCGGGGTACATGGGGAG
AATAAATATAAAACAAGGCACCTCCTACACTACTTCTAATAAATAAATCGGGTC
TTAGTCTAACTGCATCTGACAAGACTGAACTTCTAACAGTGAAACGTCGGAGGT
GATTGGAAAGGGGCTGTTTGGTTCGCGATGAGTCCTGAGTAACTC TGAATTGGT
ACACAGTCA

三、结论和讨论

采用 HPLC 对红花亲本及杂交 F_2 代植株的品质(HSYA 含量)进行综合分析,结果表明 F_2 代各植株含量呈连续性变异,红花品质性状(HSYA 含量)为主多效基因控制的数量性状。在对杂交 F_2 代红花植株的品质进行综合分析的基础上,采用分群分析法(BSA),以 F_2 代个体高、低 HSYA 含量的极端值为依据,构建了品质性状的两个近等基因池。首次优化并建立了红花基因组的 AFLP 技术体系。用乙醇沉 DNA,建立的模板不含 PCR 反应抑制剂及其他酶反应抑制剂,可被限制性内切酶 Mse I 和 EcoR I 完全酶切;确定两步法进行酶切、连接,酶切时间为 37℃ 3 h, 16℃过夜,缓冲液采用美国 NEB 公司 Buffer 2;预扩增产物最佳稀释倍数为 25 倍;选择性扩增最佳稀释倍数为 75 倍。利用所建立的 AFLP 优化反应体系,对与 HSYA 含量相关的基因片段进行了研究,在 64 对引物中筛选出条带多且清晰的适合红花 AFLP 的 48 对引物组合,并通过反复的基因池筛选,筛选出具有多态性的 2 条引物,分别为 EcoR I ‐ ACT ‐ Mse I ‐ CAG、EcoR I ‐ ACC ‐

Mse I-CTC。用上述 2 对引物组合对 ♂(No. 0025)×♀(No. 0016)的 F₂ 代群体的 29 个高 HSYA 含量(＞1.3%)的红花和 12 个低 HSYA(＝0%)含量的共 41 株红花进行 AFLP 分析。结果表明,F₂ 代单株的高含量连锁表现与多态性片段(*Eco*R I-ACC-*Mse* I-CTC 和 *Eco*R I-ACT-*Mse* I-CAG)的有无均表现出明显的协同分离现象。经计算,AFLP-5 标记和高含量 HSYA 基因之间的交换值为 12.2%,AFLP-7 标记交换值为 14.6%,AFLP-15 标记交换值为 9.7%,AFLP-16 标记交换值为 12.2%,说明 4 个标记与高含量 HSYA 基因两者之间紧密连锁。经过基因池、亲本及 F₂ 代单株的共同验证,最终获得 4 条与红花高品质性状(高 HSYA 含量)紧密连锁的特异性 DNA 片段,分别命名为 AFLP-5、AFLP-7、AFLP-15、AFLP-16,经测序,片段中的精确长度分别为 936 bp、852 bp、730 bp 和 277 bp。本研究成果为红花新品种的高效选育及药用植物品质的定向调控提供有效途径。

第五节

与红花苞叶刺紧密相关的 cDNA-SRAP 分子标记

我们首次将 cDNA-SRAP 技术应用于红花研究,从 mRNA 转录水平筛选红花苞叶多刺与红花苞叶无刺的差异表达基因,探讨其在表达水平的差异。

一、实验方法

(一) 植物材料

以无刺红花品系 No. 0016 为母本,以多刺红花品系 No. 0025 为父本,在第二军医大学药学院药圃进行杂交获得 F₁ 代种子,F₁ 代种子在海南进行自交加代获得 F₂ 代种子,种植于第二军医大学药学院药圃。

(二) 植物 RNA 的抽提

(1) 取 0.2 g 红花总苞叶片,用液氮研磨成细粉,研磨中不断缓慢倒入液氮防止材料解冻(动作尽量迅速,避免 RNA 降解)。

(2) 将研磨好的材料迅速转移至已加入 1 mL TRIzol 的 1.5 mL 的离心管中,立即用移液器抽打 5 次以上,以悬浮样品;盖上盖子,高速震荡 2 min,室温下放置 5 min(注意样品的量不要超过 TRIzol 的 10%)。

(3) 4℃,12 000 rpm 离心 10 min,将上清液吸入干净的 1.5 mL 的 EP 管中。

(4) 每管加 0.2 mL 氯仿,用力振荡 15 s,室温放置 2~3 min,4℃,12 000 rpm 离心 15 min。

(5) 将上清液吸入干净的 1.5 mL 的离心管中(约 600 μL),加入无 RNase 的 DNase I 8 μL(2 U/μL)和 RNase 抑制剂 1 μL(40 U/μL),37℃放置 30 min。

（6）加入等体积异丙醇，轻轻地颠倒混匀，室温放置 10 min。

（7）4 ℃，12 000 rpm 离心 10 min。

（8）弃上清，加 1 mL 75% 乙醇，轻轻颠倒数次，4 ℃，7 500 rpm 离心 5 min。

（9）室温干燥 15～20 min。

（10）溶于适量 40 μL 双蒸水（用 0.1% 的 DEPC 处理过夜后灭菌）中。

（11）55～60 ℃水浴 10 min，使 RNA 充分溶解。

（12）吸取少量用于下步反应，其余储存在 −70 ℃的超低温冰箱中待用。

（三）RNA 质量与浓度检测

1. 凝胶电泳检测 RNA 的完整性和纯度· 取 2 μL 制备的 RNA 样品进行凝胶电泳，胶浓度为 1.0%，电压为 120 V，电泳 15 min。经凝胶成像系统检测样品的完整性与纯度。

2. 紫外分光光度法检测样品含量与纯度· 取 4 μL 制备的 RNA 样品用双蒸水稀释到 400 μL，分别测定在 260 nm、280 nm、230 nm 波长下样品的 OD 值，判断纯度。根据 260 nm 处 OD 值为 1.0 相当于 40 mg RNA 来推算样品的总 RNA 浓度。

3. RT-PCR 检测验证 RNA 质量· 用 TRIzol 法提取的红花总苞叶片 RNA 作为模板进行 RT-PCR、cDNA-SRAP 分析，以检测 RNA 质量的优劣，以此来证明用 TRIzol 法提取的 RNA 质量。选用 SRAP 引物组合进行 RT-PCR 扩增，通过以上分析知总 RNA 纯度和完整性高。

cDNA-SRAP 扩增体系按照 OneStep RNA PCR Kit（日本 TaKaRa 公司）的体系进行。反应中所使用的引物是 Me3（TGA GTC CAA ACC GGA AT）和 Em4（GAC TGC GTA CGA ATT TGA）。

PCR 反应程序：50 ℃ 30 min，94 ℃ 5 min；94 ℃ 1 min，35 ℃ 1 min，72 ℃ 2 min，5 个循环；94 ℃ 1 min，50 ℃ 1 min，72 ℃ 2 min，30 个循环；72 ℃ 5 min。

（四）红花有刺池和无刺池的建立

选取 F_2 群体中总苞叶片多刺及无刺红花各 10 株，按照 1 μg/μL 分别等量混合各株 RNA，建成 RNA 有刺池和无刺池。以有刺、无刺两个基因池为模板，进行 cDNA-SRAP 分析。

（五）红花苞叶刺性状相关 cDNA-SRAP 分子标记的筛选

1. cDNA-SRAP 反应程序及体系· cDNA-SRAP 采用 RT-PCR 的方法，按照 OneStep RNA PCR Kit 的体系进行。

cDNA-SRAP 扩增的反应体系（25 μL）：10×One Step RNA PCR Buffer 2.5 μL，$MgCl_2$（25 mmol/L）5 μL，dNTP（10 mmol/L）2.5 μL，RNase 抑制剂（40 U/μL）0.5 μL，AMV RTase XL（5 U/μL）0.5 μL，AMV-Optimized Taq（5 U/μL）0.5 μL，正向引物（10 μmol/L）1 μL，反向引物（10 μmol/L）1 μL，总 RNA（1 μg/μL）1 μL，双蒸水 10.5 μL。

反应程序：50 ℃ 30 min，94 ℃ 5 min；94 ℃ 1 min，35 ℃ 1 min，72 ℃ 2 min，5 个循环；94 ℃ 1 min，50 ℃ 1 min，72 ℃ 2 min，30 个循环；72 ℃ 5 min；4 ℃ 保存。

2. 引物筛选·以红花 RNA 为模板,采用 13 个正向引物和 16 个反向引物(表 2-13)组合成 60 对引物进行 RT-PCR 扩增,RT-PCR 产物先用琼脂糖凝胶检测,选择扩增条带数目在 3 条以上,扩增带清晰,且稳定性好的引物对,用聚丙烯酰胺凝胶进行电泳,电泳后银染显色。

表 2-13　SRAP 标记正反向引物

正　向　引　物	反　向　引　物
Me1:TGA GTC CAA ACC GGA TA	Em1:GAC TGC GTA CGA ATT AAT
Me2:TGA GTC CAA ACC GGA GC	Em2:GAC TGC GTA CGA ATT TGC
Me3:TGA GTC CAA ACC GGA AT	Em3:GAC TGC GTA CGA ATT GAC
Me4:TGA GTC CAA ACC GGA CC	Em4:GAC TGC GTA CGA ATT TGA
Me5:TGA GTC CAA ACC GGA AG	Em5:GAC TGC GTA CGA ATT AAC
Me6:TGA GTC CAA ACC GGA CA	Em6:GAC TGC GTA CGA ATT GCA
Me7:TGA GTC CAA ACC GGA CG	Em7:GAC TGC GTA CGA ATT CAA
Me8:TGA GTC CAA ACC GGA CT	Em8:GAC TGC GTA CGA ATT CAC
Me9:TGA GTC CAA ACC GGA GG	Em9:GAC TGC GTA CGA ATT CAG
Me10:TGA GTC CAA ACC GGA AA	Em10:GAC TGC GTA CGA ATT CAT
Me11:TGA GTC CAA ACC GGA AC	Em11:GAC TGC GTA CGA ATT CTA
Me12:TGA GTC CAA ACC GGA GA	Em12:GAC TGC GTA CGA ATT CTC
Me13:TGA GTC CAA ACC GGA AG	Em13:GAC TGC GTA CGA ATT CTG
	Em14:GAC TGC GTA CGA ATT CTT
	Em15:GAC TGC GTA CGA ATT GAT

3. SRAP 扩增产物的电泳检测·参考本章第一节。

(六) 红花苞叶刺性状相关特异性片段的克隆

参考本章第一节。

(七) GPY-2 基因的克隆

1. 第一链 cDNA 的合成·利用 Clontech Smart™ RACE cDNA Amplification Kit 分别构建红花 3′ 和 5′ RACE cDNA 文库。

2. 基因特异引物的设计·根据特异性基因片段 GPY-2 的序列,设计并合成引物,见表 2-14。

表 2-14　RACE 克隆 GPY-2 全长 cDNA 所需引物

引物	序　列	GPY-2 中对应区域
5′-RACE CDS 引物(5′ RCP)	5′-(T)$_{25}$N$_{-1}$N-3′	Kit 引物
巢式通用引物(NUP)	5′-AAGCAGTGGTATCAACGCAGAGT-3′	Kit 引物

引物	序　列	GPY-2中对应区域
通用引物（UPM）	5'-CTAATACGACTCACTATAGGGCAAGCAG TGGTATCAACGCAGAGT-3'	Kit引物
GPY-5R1	5'-TCCAAACCGGAGCCACAGAAGATGC-3'	979～955 bp
GPY-5R2	5'-ATCTGTTGCTACCGCTGTTTTACCG-3'	34～59 bp
GPY-3F1	5'-AACAGCGGTAGCAACAGATACAATT-3'	872～898 bp
GPY-3F2	5'-CAACAAGGCCAAAATGTAATATGCG-3'	31～56 bp
GPY-FR	5'-AGAAATAACGGATTAGTCCTTGTAC-3'	314～336 bp
GPY-FF	5'-TGAATCCGAAACGCTTGAGTACCCT-3'	979～955 bp

3. GPY-2基因5'和3'端序列的扩增·根据特异性基因片段GPY-2的序列,设计并合成引物GPY-5R1、GPY-5R2用于5'和3' RACE PCR。Advantage 2 PCR Kit（日本 Clontech 公司）提供的通用引物为引物进行第一轮 PCR,反应体系参照 Advantage 2 PCR Kit 的操作程序。反应结束后取 45 μL 产物电泳检测。特异目的条带按胶回收试剂盒的方法回收。扩增产物的连接、转化、筛选及测序步骤同前。

4. 全长 cDNA 的获得·基因特异引物的设计:拼接已测序的 3'和5'RACE PCR 反应的片段成完整的一条 cDNA 序列,根据拼接的完整 cDNA 序列设计并合成引物 GPY-FR 和 GPY-FF,用于全长 cDNA 的克隆。

PCR 反应体系:LA Taq DNA 聚合酶 0.5 μL, PCR Buffer（10×）2.5 μL, dNTP (10 mmol/L)0.5 μL, MgCl$_2$(25 mmol/L)2 μL, 3'-RACE cDNA 文库1.5 μL, GPY-FR (10 μmol/L)0.5 μL, GPY-FF(10 μmol/L)0.5 μL。

PCR 反应程序为:94 ℃ 5 min;94 ℃ 45 s, 60 ℃ 45 s, 72 ℃ 3 min, 30 个循环;72 ℃ 10 min;4 ℃保存。

反应结束后产物电泳检测,特异目的条带按胶回收试剂盒的方法回收。连接到 PMD-18-T 载体上,转化大肠杆菌 DH5α 菌株,经 PCR 鉴定后送出测序。方法同上所述。

5. 基因组序列的克隆·为了检测 GPY-2 基因 cDNA 序列中是否含有内含子,以红花 DNA 为模板,以 GPY-FR 和 GPY-FF 为引物,通过使用 TaKaRa LA Taq（日本 TaKaRa 公司）扩增对应的基因组序列。PCR 反应程序同上。反应结束后产物电泳检测,特异目的条带按胶回收试剂盒的方法回收。连接到 PMD-18-T 载体上,转化大肠杆菌 DH5α 菌株,经 PCR 鉴定后送出测序。

6. GPY-2基因的生物信息学分析·本文中的序列比对均使用 Vector NTI Suite 8.0 软件和 Blast 2.2.3（http://www.ncbi.nlm.nih.gov）进行分析,ORF 的查找和核苷酸的翻译在 Blast 2.2.3 网站的 ORF Finder 上完成。使用 Clustal X 软件对序列进行多重比对。

二、试验结果与分析

（一）cDNA - SRAP 标记筛选

1. 引物筛选·进行 SRAP 分析时,不同生物的基因组可以使用同一套引物,但对某一特定的基因组而言,不同引物的扩增效率是不同的。引物的扩增效率高低由它产生多态性条带的数量决定。采用 13 个正向引物和 16 个反向引物组合成 60 对引物,以基因池 RNA 为模板,对 60 对引物进行 RT - PCR 扩增,RT - PCR 扩增产物先用琼脂糖凝胶进行检测,选择扩增条带数目在 3 条以上,扩增带清晰,稳定性好的引物对,用聚丙烯酰胺凝胶进行电泳,电泳后银染显色。结果显示,通过 60 对引物对有刺、无刺池进行 RT - PCR 扩增,共有 19 对引物具有多态性带型,占引物组合的 31.7%,19 对引物共扩增出 978 条带,平均每对引物扩增出 51 条带,最少的扩增出了 36 条,最多的扩增出了 67 条,条带主要分布在 100~1 000 bp 之间,其中强带占到 80% 以上,多态性条带占 6%~20%。进一步通过亲本和基因池的共同筛选,只有引物 Me3/Em4、Me5/Em2、Me3/Em6、Me2/Em1 在亲本及基因池中具有不同带型,表现出有刺亲本、有刺池有特异带,而无刺亲本、无刺池无特异带(表 2 - 15,图 2 - 17~图 2 - 22)。

表 2 - 15　亲本及基因池中 SRAP 特异性片段

引物名称	引物组合	AFLP 标记名称	标记大小(bp)	特异性
16P	Me3/Em4	SRAP - 4	350	刺
22P	Me5/Em2	SRAP - 5	500	刺
18P	Me3/Em6	SRAP - 6	550	刺
7P	Me2/Em1	GPY - 2	150	刺
18P	Me3/Em6	SRAP - 7	380	刺
7P	Me2/Em1	GPY - 1	300	刺

2. 特异性片段的验证及连锁分析·通过 F_2 代分离群体的 40 株苞叶多刺和 30 株苞叶无刺红花对引物组合 Me3/Em4、Me5/Em2、Me3/Em6、Me2/Em1 进行单株验证。

引物 Me3/Em4 在苞叶有刺的 40 个单株中,有 28 株扩增出该特异性条带,12 株未扩增出该条带,在苞叶无刺的 30 个单株中,有 11 株扩增出该条带,其余均无该条带。经计算,该标记和有刺红花基因之间的交换值为 32.9%。

引物 Me5/Em2 在苞叶有刺的 40 个单株中,有 26 株扩增出该特异性条带,14 株未扩增出该条带,在苞叶无刺的 30 个单株中,有 18 株扩增出该条带,其余均无该条带。经计算,该标记和有刺红花基因之间的交换值为 45.7%。

引物 Me3/Em6 在约 550 bp 及 380 bp 处扩增出特异性条带,约 550 bp 处特异性条带在苞叶有刺的 40 个单株中,有 15 株扩增出该特异性条带,25 株未扩增出该条带,在苞叶无刺的 30 个单株中,均无该条带。经计算,该标记和有刺红花基因之间的交换值为 35.7%。

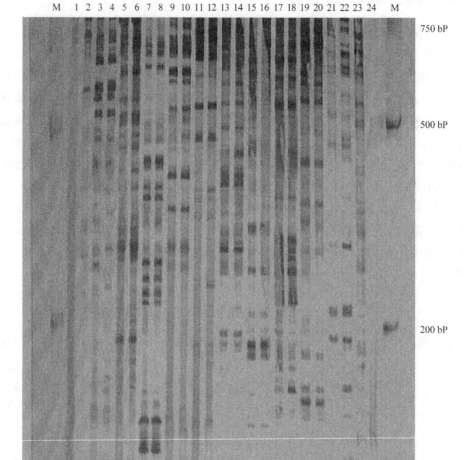

图 2-17　红花 cDNA-SRAP 部分引物筛选情况

[引物泳道：Me5Em3(1、2)、Me2Em1(3、4)、Me5Em6(5、6)、Me5Em5(7、8)、Me1Em6
(9、10)、Me1Em5(11、12)、Me1Em4(13、14)、Me1Em3(15、16)、Me1Em2(17、18)、
Me1Em1(19、20)、Me5Em2(21、22)、Me5Em1(23、24)。无刺池：1、3、5、7、9、11、13、15、17、
19、21、23；有刺池：2、4、6、8、10、12、14、16、18、20、22、24。M：DL1000Marker]

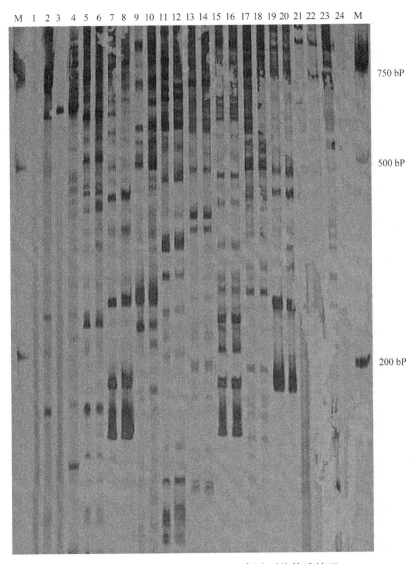

M 1 2 3 4 5 6 7 8 9 10 11 12 13 14 15 16 17 18 19 20 21 22 23 24 M

750 bP

500 bP

200 bP

图 2-18 红花 cDNA-SRAP 部分引物筛选情况

[引物泳道：Me4Em4（1、2）、Me4Em6（3、4）、Me2Em4（5、6）、Me2Em2（7、8）、Me3Em6（9、10）、Me3Em4（11、12）、Me3Em3（13、14）、Me3Em2（15、16）、Me5Em9（17、18）、Me2Em6（19、20）、Me4Em2（21、22）、Me3Em5（23、24）。无刺池：1、3、5、7、9、11、13、15、17、19、21、23；有刺池：2、4、6、8、10、12、14、16、18、20、22、24。M：DL1000Marker]

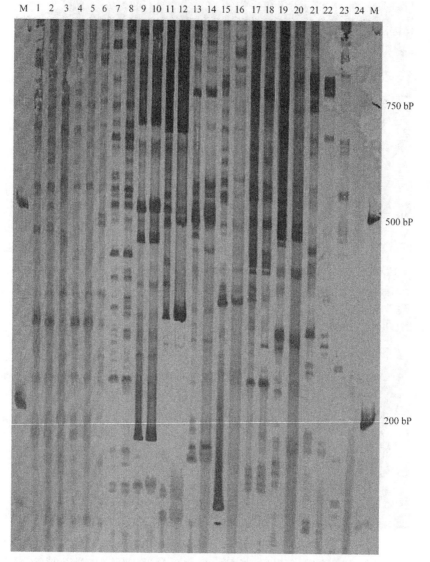

图 2-19　红花 cDNA-SRAP 部分引物筛选情况

　　[引物泳道：Me10Em8（1、2）、Me11Em2（3、4）、Me12Em10（5、6）、Me4Em3（7、8）、Me2Em3（9、10）、Me2Em5（11、12）、Me3Em15（13、14）、Me4Em1（15、16）、Me4Em5（17、18）、Me4Em12（19、20）、Me10Em6（21、22）、Me4Em11（23、24）。无刺池：1、3、5、7、9、11、13、15、17、19、21、23；有刺池：2、4、6、8、10、12、14、16、18、20、22、24。M：DL1000Marker]

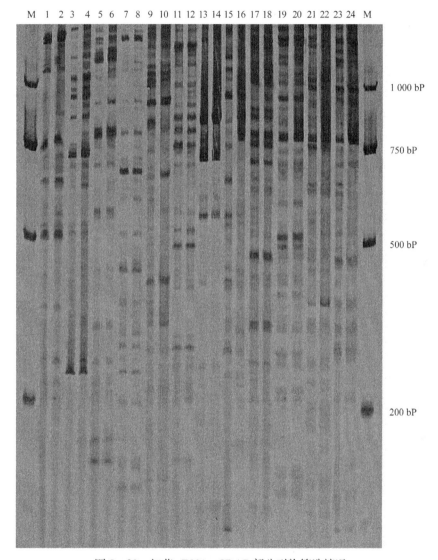

图 2 - 20　红花 cDNA - SRAP 部分引物筛选情况

[引物泳道：Me8Em12(1、2)、Me8Em10(3、4)、Me9Em7(5、6)、Me6Em10(7、8)、Me8Em9(9、10)、Me6Em9(11、12)、Me8Em8(13、14)、Me7Em11(15、16)、Me7Em10(17、18)、Me7Em9(19、20)、Me7Em8(21、22)、Me7Em7(23、24)。无刺池：1、3、5、7、9、11、13、15、17、19、21、23；有刺池：2、4、6、8、10、12、14、16、18、20、22、24。M：DL1000Marker]

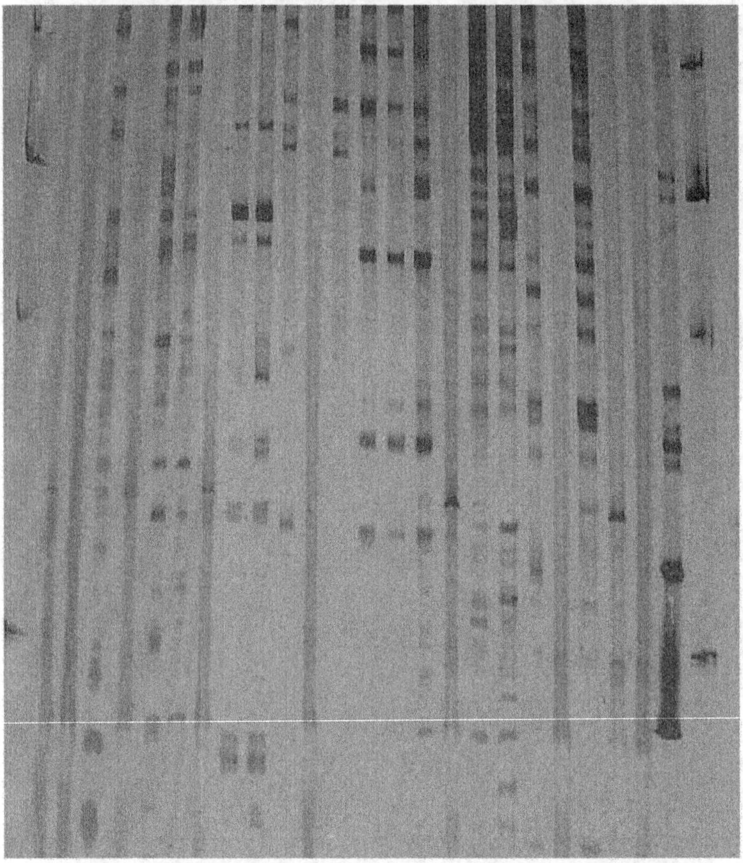

图 2-21　红花 cDNA-SRAP 部分引物筛选情况

[引物泳道：Me13Em8(1、2)、Me10Em16(3、4)、Me8Em15(5、6)、Me9Em8(7、8)、Me12Em11（9、10）、Me11Em9（11、12）、Me9Em13（13、14）、Me9Em14（15、16）、Me9Em12(17、18)、Me9Em12(19、20)、Me8Em16(21、22)、Me5Em15(23、24)。无刺池：1、3、5、7、9、11、13、15、17、19、21、23；有刺池：2、4、6、8、10、12、14、16、18、20、22、24。M：DL1000Marker]

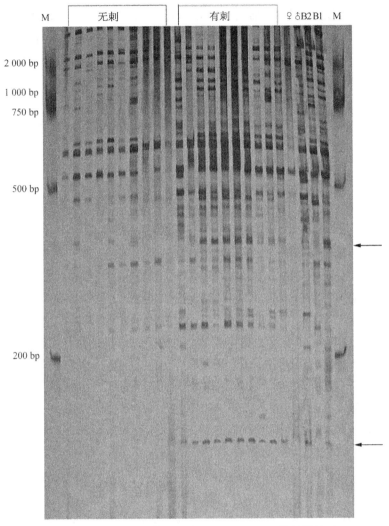

图 2 - 22　引物 Me2/Em1 的部分红花 cDNA - SRAP 的扩增情况

(箭头表示多态性条带；1～10：无刺 F$_2$ 代单株；11～20：有刺 F$_2$ 代单株；21：♀
No.0016 号，无刺亲本；22：♂ No.0025 号，有刺亲本；23：无刺基因池；24：有刺基因
池；M：DL2000Marker)

约 380 bp 处特异性条带在苞叶有刺的 40 个单株中，有 18 株扩增出该特异性条带，22 株
未扩增出该条带，在苞叶无刺的 30 个单株中，有 21 株扩增出该条带，其余均无该条带。
经计算，该标记和有刺红花基因之间的交换值为 61.4%。

通过单株验证，引物 Me3/Em4、Me5/Em2、Me3/Em6、Me2/Em1 与有刺红花之间
有较高的交换率，说明标记与红花苞叶刺性状不连锁。

引物 Me2/Em1 在约 300 bp 及约 150 bp 处扩增出特异性条带。约 300 bp 处特异性
条带在苞叶有刺的 40 个单株中，有 38 株扩增出该特异性条带，2 株未扩增出该条带，在
苞叶无刺的 30 个单株中，有 3 株扩增出该条带，其余均无该条带。经计算，该标记和有刺
红花基因之间的交换值为 7.1%。说明两者之间紧密连锁。约 150 bp 处特异性条带在苞

叶有刺的 40 个单株中,有 37 株扩增出该特异性条带,3 株未扩增出该条带,无刺单株均无该条带。经计算,该标记和有刺红花基因之间的交换值为 4.3%,说明两者之间紧密连锁。最终获得 2 条与红花苞叶刺紧密连锁的特异性 cDNA 片段,经测序,其精确长度分别为 278 bp 和 150 bp。序列长度为 278 bp 的核苷酸,本研究将此标记命名为 GPY-1;序列长度为 150 bp 的核苷酸,本研究将此标记命名为 GPY-2。

(1) GPY-1,精确长度为 278 bp,序列如下。

TGAGTCCAAACCGGAGCATCATCAGGTATCGGAAAATGACGATCTGCTGAA
ATCGTTGTATGATGAAATTAATGTATGATGATCTCCATCTCCACCGGATCTGAA
TCGGTGCGAGATCTTTACTATGTCGCATAAACATGCCCATGTGGCCACTGTTTT
CTCTTGGAATTAATGCTTTAATCTTCTATTTTCTTTGTGTGGTGAAATTAATAT
AATGATAACATATTATTGAATTCGTTCTAATAGATTTATTTGTTCCATTAATTC
GTACGCAGTC

(2) GPY-2,精确长度为 150 bp,序列如下。

TGAGTCCAAACCGGAGCCACAGAAGATGCTTTTTGACCAATAGCTACATAA
ACGCATATTACATTTTGGCCTTGTTGATTTAAAATTGTATCTGTTGCTACCGCT
GTTTTACCGGTCTGTCTGTCCCCAATAATTAATTCGTACGCAGTC

3. 特异性片段的序列分析・从序列测定结果可知,目的片段 GPY-1 测定序列长 278 bp,其两端分别含有特异引物 Me2 序列和 Em1 反向互补序列(下划线部分所示),除去引物和接头部分,实际长度为 262 bp。该片段碱基组成序列中 A、T、C、G 的数目分别为 78、100、49、51,A+T=67.94%,A+C=48.47%。通过 GenBank 核酸序列数据库进行核苷酸序列比较发现,片段 GPY-1 序列与菜豆(*Phaseolus vulgaris* L.)的部分基因组序列有 42.1% 的相似性;与蒺藜苜蓿(*Medicago truncatula* L.)的基因组序列有 42.1% 的相似性;与拟南芥[*Arabidopsis thaliana*(L.)Heynh]的基因组序列有 42.1% 的相似性。

特异性片段 GPY-2 序列长 150 bp,其两端分别含有特异引物 Me2 序列和 Em1 反向互补序列(下划线部分所示),除去引物和接头部分,实际长度为 115 bp。该片段碱基组成序列中 A、T、C、G 的数目分别为 39、50、34、27,A+T=77.39%,A+C=63.48%。通过 GenBank 核酸序列数据库进行核苷酸序列比较发现,片段 GPY-2 序列与向日葵(*Helianthus annuus* L.)叶绿体基因组序列有 98% 的相似性,与莴苣(*Lactuca sativa* L.)叶绿体基因组序列有 96% 的相似性,与人参(*Panax ginseng* C. A. Mey.)叶绿体基因组序列有 96% 的相似性,与胡萝卜(*Daucus carota* L.)叶绿体基因组序列有 93% 的相似性(附图 2-1)。

(二) GPY-2 全长 cDNA 的克隆和序列分析

通过 SRAP 标记特异性基因片段 GPY-2 的序列,设计了 3′-RACE 扩增的两条引物(GPY-3F1 和 GPY-3F2),5′-RACE 扩增的两条引物(GPY-5R1 和 GPY-5R2),通过两次扩增,克隆出目的基因的 3′端的序列约 1 000 bp,克隆出 5′端序列约 800 bp。然后通过两端序列设计 GPY-FR 和 GPY-FF,用于全长 cDNA 的克隆。

测序结果表明：GPY－2 cDNA 全长为 1 679 bp（GenBank Accession No：EF104641），其含有一个 1524 bp 的开放阅读框（ORF），编码蛋白的 508 个氨基酸残基（图 2－23）。5′非翻译区（untranslated regions）为 80 bp，3′非翻译区为 75 bp。采用基因组 DNA 模板扩增得到与此相同的条带，测序结果也与 GPY－2 全长 cDNA 序列完全一致，表明与 GPY－2 全长 cDNA 对应的基因组序列中不存在内含子。

```
   1      AGAAATAACGGATTAGTCCTTGTACTTTAGGCATTATTTTTTATTTATTTTGTTTTTCAAAAAAGAATTAAGAAATACTC
  81  ATGGTAACCATTCAAGCCGACGAAATTAGTAATATTATCCGTGAACGTATTGAGCAATATAATAGAGAAGTAAAGATTGTAAATACCGGT
         M  V  T  I  Q  A  D  E  I  S  N  I  I  R  E  R  I  E  Q  Y  N  R  E  V  K  I  V  N  T  G
 171  ACCGTACTTCAAGTAGGTGATGGCATTGCTCGTATTCATGGTCTTGATGAAGTAATGGCGGGAGAATTAGTAGAATTTGAACAGGGTACA
         T  V  L  Q  V  G  D  G  I  A  R  I  H  G  L  D  E  V  M  A  G  E  L  V  E  F  E  E  G  T
 261  ATAGGCATTGCTCTTAATTTGGAATCAACTAATGTTGGTGTTGTATTAATGGGTGATGGTTTGCTGATACAAGAAGGGAGTTCTGTAAAA
         I  G  I  A  L  N  L  E  S  T  N  V  G  V  V  L  M  G  D  G  L  L  I  Q  E  G  S  S  V  K
 351  GCAACAGGAAGAATTGCTCAGATACCAGTGAGTGAGGCCTATTTGGGTCGTGTTATAAACGCCCTGGCTAAACCTATTGATGGTAGAGGT
         A  T  G  R  I  A  Q  I  P  V  S  E  A  Y  L  G  R  V  I  N  A  L  A  K  P  I  D  G  R  G
 441  GAAATTTCATCTTCTGAATATAGGTTAATTGAATCGGCGGCTCCGGGGATTATTTCTCGACCTTCTGTATATGAACCTCTTCAAACAGGG
         E  I  S  S  S  E  Y  R  L  I  E  S  A  A  P  G  I  I  S  R  R  S  V  Y  E  P  L  Q  T  G
 531  CTTATTGCTATTGATTCAATGATTCCGATAGGACGTGGTCAGCGAGAATTAATTATTGGGGACAGACACACCGGTAAAACAGCCGTAGCA
         L  I  A  I  D  S  M  I  P  I  G  R  G  Q  R  E  L  I  I  G  D  R  Q  T  G  K  T  A  V  A
 621  ACAGATACAATTCTAAATCAACAAGGCCAAAATGTAATATGCGTTTATGTAGCTATTGGTCAAAAAGCATCTTCTGTGGCTCAGGTAGTG
         T  D  T  I  L  N  Q  Q  G  Q  N  V  I  C  V  Y  V  A  I  G  Q  K  A  S  S  V  A  Q  V  V
 711  ACTAATTTCCAGGAAAGGGGCGCAATGGAATATACTATTGTGGTAGCCCGAAACGGCGGATTCCCCTGCTACATTACAATACCTCGCTCCT
         T  N  F  Q  E  R  G  A  M  E  Y  T  I  V  V  A  E  T  A  D  S  P  A  T  L  Q  Y  L  A  P
 801  TATACAGGAGCAGCTCTGGCTGAATATTTTATGTACCGTGAACGACACACTTTAATCATTTATGATGATCTCTCTAAACAAGCGCAAGCT
         Y  T  G  A  A  L  A  E  Y  F  M  Y  R  E  R  H  T  L  I  I  Y  D  D  L  S  K  Q  A  Q  A
 891  TATCGCCAAATGTCTCTTCTATTACGAAGACCCACCTGAGCGCGAAGCTTATCCAGGGGATGTTTTTTATTTACATTCACGCCTTTTGGAA
         Y  R  Q  M  S  L  L  L  R  R  P  P  E  R  E  A  Y  P  G  D  V  F  Y  L  H  S  R  L  L  E
 981  AGAGCTGCTAAATTAAGTTCTAGTTTAGGTGAAGGAAGTATGACCGCTTTACCAATAGTTGAAACCCAATCGGGAGATGTTTCGGCTTAT
         R  A  A  K  L  S  S  S  L  G  E  G  S  M  T  A  L  P  I  V  E  T  Q  S  G  D  V  S  A  Y
1071  ATTCCTACTAACGTAATTTCGATTACTGATGGACAAATATTCTTATCTGCCGATCTATTCAATGCTGGAATCCGACCCGCTATTAATGTG
         I  P  T  N  V  I  S  I  T  D  G  Q  I  F  L  S  A  D  L  F  N  A  G  I  R  P  A  I  N  V
1161  GGTATCTCTGTTTCCAGAGTGGGGTCTGCAGCTCAAATTAAAGCTATGAAACAAGTAGCCGGTAAATTAAAATTGGAACTGGCACAATTC
         G  I  S  V  S  R  V  G  S  A  A  Q  I  K  A  M  K  Q  V  A  G  K  L  K  L  E  L  A  Q  F
1251  GCAGAATTAGAAGCTTTTGCACAATTTTCTTCTGATCTCGATAAAGCTACTCAGAATCAATTGGCAAGAGGTCAACGCTTACGTGAATTG
         A  E  L  E  A  F  A  Q  F  S  S  D  L  D  K  A  T  Q  N  Q  L  A  R  G  Q  R  L  R  E  L
1341  CTTAAACAATCCCAATCCGCCCCTCTCGCGGTGGAAGAACAGATACTGACTATTTATACTGGAACAAACGGTTATCTCGATTCATTAGAA
         L  K  Q  S  Q  S  A  P  L  A  V  E  E  Q  I  L  T  I  Y  T  G  T  N  G  Y  L  D  S  L  E
1431  ATTGGACAGGTAAGGAAATTTCTTGTTGAGTTACGTACTTACTTAAAAACCAATAAACCGCAGTTTCAAGAAATAATATCTTCTACCAAG
         I  G  Q  V  R  K  F  L  V  E  L  R  T  Y  L  K  T  N  K  P  Q  F  Q  E  I  I  S  S  T  K
1521  ACATTCACCGAGGAAGCAGAAGCCATTTTGAAAGAAGCTGTTCAGGAACAGAAGGACCGTTTTATACTTCAAGAACAAGCAGCCTAA
         T  F  T  E  E  A  E  A  I  L  K  E  A  V  Q  E  Q  K  D  R  F  I  L  Q  E  Q  A  A  *
1607  ACAAATTGATCACCCTTTTTTTGAATAATTTTTTCAATAAAATAAAAAGGGTACTCAAGCGTTTCGGGATTC
```

图 2－23　GPY－2 的全长 cDNA 序列和推导的氨基酸序列

（三）GPY－2 序列比较与分析

使用 Blast 2.2.3（http：//www.ncbi.nlm.nih.gov）以及用 Vector NTI Suite 8.0 软件的 Align 功能来进行氨基酸序列的比对。序列分析结果表明 GPY－2 的氨基酸序列与叶绿体基因组 ATP 合酶 CF1 亚单位具有较高的相似性。在氨基酸水平上，GPY－2 蛋白与莴苣(*Lactuca sativa* L.)、向日葵(*Helianthus annuus* L.)、人参(*Panax ginseng* C. A. Mey.)和胡萝卜(*Daucus carota* L.)的相似性分别是97%、97%、96%和95%(附图2-1)。

ATP合酶是生物体内进行氧化磷酸化和光合磷酸化的关键酶。ATP合成酶在所有活的细胞中起着将其他能量用于合成生物中的能量通货-ATP的能量转换作用。叶绿体通过光合磷酸化和氧化磷酸化作用合成ATP,光合磷酸化即叶绿体依赖光能把ADP和Pi合成ATP的过程,这个反应由叶绿体类囊体膜上的ATP合成酶催化。

叶绿体ATP合成酶由两部分组成:嵌合于类囊体膜内的CF_0和突出于膜表面的较亲水的CF_1。由该酶所催化的反应为磷酸酐键的形成,即把ADP和Pi合成ATP。该酶还可以水解ATP并耦联H^+向类囊体膜内运输,这恰好是ATP合成的逆反应。此外,活化的ATP合成酶还可以进行ATP~Pi交换反应。

CF_1由5种亚基组成,按照分子量由大到小排列分别称作α、β、γ、δ和ε。叶绿体CF_1分子量为(400 ± 24)kD,亚基的分子量分别为: 55 kD(α)、53 kD(β)、35 kD(γ)、20 kD(δ)和14 kD(ε)。对叶绿体ATP合酶的亚基的高级结构和整体空间结构研究还不十分清楚,对ATP合酶CF_1单位的精确催化机制尚不清楚。

三、结论和讨论

如何将不同品种所具有的优良农艺性状集成于同一品种,培育出具有多种优良农艺性状的新品种,是作物育种的重要目标。由于常规育种主要依据表型进行杂交选择,其育种效率低,培育突破性品种的难度较大,选育周期长,因此利用现代分子生物学技术,以基因差异表达为基础,对目标基因进行筛选,则是实现育种从表型选择到基因型选择的根本转变和提高选择效率、加快育种进程的有效途径。

我们首次应用RT-PCR结合SRAP技术的方法分析植物基因的表达差异。首先提取植物总RNA,进行一步法RT-PCR,即mRNA逆转录产生cDNA后,直接进行SRAP扩增,扩增产物通过6%聚丙烯酰胺凝胶电泳显示差异性表达产物。实验中发现,在进行聚丙烯酰胺凝胶电泳前cDNA-SRAP扩增产物一定要先进行琼脂糖凝胶电泳检测,在保证有带的条件下再进行聚丙烯酰胺凝胶电泳,否则电泳结果将表现为弥散或者带少甚至无带现象,导致样品缺失,影响分析。经过反复实验,发现cDNA-SRAP扩增条带比较稳定,重复性好。与AFLP技术相比较而言,它省去了酶切、连接、预扩增等繁琐的步骤,节约了费用和时间,同时又简便可靠,得到的目的条带便于测序,而且比AFLP更能反映表型的多样性及进化历史,具有广阔的应用范围和前景。

我们利用cDNA-SRAP技术,比较了红花苞叶多刺与苞叶无刺两个品系的苞叶mRNA,获得2个在两个品种有不同扩增条带的cDNA片段。我们的研究表明cDNA-SRAP技术重复性好、假阳性低,可准确地反映基因间表达量的差异。利用所获得的特异性cDNA-SRAP片段结合RACE技术,我们克隆出一条与红花苞叶刺紧密连锁的GPY-2全长基因的获得,为进一步研究控制红花苞叶刺性状的基因表达与调控机制奠定基础。

与红花品质紧密连锁的 cDNA - AFLP 分子标记

cDNA - AFLP 是分析基因表达水平及差异表达基因筛选的方法,可对生物体转录组进行全面、系统地分析。当转录产物高度表达时扩增条带的强度高低甚至能直接反映出基因表达量的差别,并且获得的转录衍生片段(TDF)一般也集中在蛋白的编码区或者附近,可最大限度地提供基因编码区的信息。cDNA - AFLP 自身的特点使其成为有效的分离差异表达基因的方法。利用 cDNA - AFLP 可以方便地将不同的组织或不同的生理发育阶段的差异表达分离出来。作为一种分子生物学技术方法,cDNA - AFLP 所需的实验仪器设备比较简单,已经成为目前筛选差异表达基因有效的方法,并逐渐显示出它在基因功能的全面分析上的巨大应用价值。在本研究中,我们共找到了 12 条与羟基红花黄色素 A 生物合成相关的特异性片段,并且在 F_2 代红花分离全体中进行了遗传距离的计算。构建了此 12 条差异片段与 *Hsya* 基因之间的连锁图,为进一步调控红花品质性状奠定了基础。

一、实验方法

(一) 试验材料

以经多代杂交得到的纯合红花品系 No. 0016(P1)、No. 0025(P2)为亲本,种植于第二军医大学药用植物园,人工进行正反杂交(P1×P2,P2×P1),得到 F_1 代种子,F_1 代种子在海南加代繁殖,获得 F_2 代种子。再将 F_2 代种子种植于第二军医大学药圃,获得 F_2 代群体。分析 F_2 代群体羟基红花黄色素 A(HSYA)的遗传规律,并分别建立 HSYA 高含量和 HSYA 低含量的近等基因池。

(二) cDNA - AFLP 反应体系建立实验方法

1. 双链 cDNA 的合成与精制 · 以 M - MLV RTase cDNA synthesis Kit(日本 TaKaRa 公司)试剂盒说明书为参考,使用 20 μg 总 RNA,采用无 RNase H 活性的鼠源逆转录酶(M - MLV RTase)结合置换合成法逆转录合成双链 cDNA,并加以精制。

(1) 单链 cDNA 的合成:在 0.5 mL 离心管中加入以下成分:总 RNA 20 μg, Oligo (dT)18(2 mmol/L)2 μL, 5×1st Strand Synthesis Buffer 4 μL, dNTP(10 mmol/L each) 1 μL, RNase 抑制剂 1 μL, 转录酶 M - MLV RTase 1 μL, 双蒸水加至 40 μL。轻轻混匀,离心收集,42 ℃水浴 60 min,反应结束立刻置于冰上。

(2) 双链 cDNA 的合成:在第一链合成后的离心管中加入以下成分:5×2nd Strand Synthesis Buffer 30 μL, dNTP(10 mmol/L each)3 μL, 大肠杆菌 DNA 聚合酶 I 2 μL, 大肠杆菌 RNaseH/大肠杆菌 DNA 连接酶 Mixture 2 μL, 双蒸水加至 146 μL。轻轻混匀,离心

收集，16 ℃反应 2 h，70 ℃水浴 10 min 终止反应；续而加入 4 μL T4 DNA 聚合酶（1 U/μL），轻轻混匀，37 ℃反应 10 min，加入 15 μL 0.25 mol/L EDTA(pH 8.0)以及 15 μL 10% SDS 溶液，混合使反应停止。

（3）双链 cDNA 的纯化：反应停止后总体积为 180 μL，加入等体积的苯酚-氯仿-异戊醇混合液（25∶24∶1）混匀，室温下 12 000 rpm 离心 5 min。取上清，加入等量氯仿-异戊醇混合液（24∶1），混合，室温下 12 000 rpm 离心 5 min。小心取出上清液，加入 150 μL 4 mol/L CH_3COONH_4 和 2.5 倍体积的乙醇（825 μL），充分混匀，−20 ℃放置过夜。4 ℃，15 000 rpm 离心 15 min，弃上清。用 75% 乙醇洗沉淀，真空干燥后用适量超纯水溶解。

（4）限制性酶切与接头连接：cDNA－AFLP 接头和引物核苷酸序列见表 2－16。

表 2－16　cDNA－AFLP 接头和引物核苷酸序列

名称	核苷酸序列
Pst I 接头	5′－CTCGTAGACTGCGTACATGCA－3′ 5′－TGTACGCAGTCTAC－3′
Mse I 接头	5′－GACGATGAGTCCTGAG－3′ 5′－TACTCAGGACTCAT－3′
预扩 P_{00}	5′－GACTGCGTACATGCAG－3′
预扩 M_{00}	5′－GATGAGTCCTGAGTAA－3′
选扩 P_{+2}	5′－GACTGCGTACCAATTCNN－3′，N＝A/C/G/T
选扩 M_{+2}	5′－GATGAGTCCTGAGTAANN－3′，N＝A/C/G/T

用 Pst I 和 Mse I 两种限制性内切酶对 cDNA 进行双酶切，酶切时间为 37 ℃ 6 h。酶切反应体系：cDNA 200 ng，Mse I（10 U/μL）0.5 μL，Pst I（20 U/μL）0.5 μL，10× NEB Buffer 4 μL，BSA(10 μg/L)0.2 μL，双蒸水加至 40 μL。

然后用 T4 DNA 连接酶将 Pst I 和 Mse I 接头与酶切产物连接，连接条件为 16 ℃ 12 h。连接反应体系：酶切产物 40 μL，Mse I 接头（50 μmol/L）1.5 μL，Pst I 接头（5 μmol/L）1.5 μL，T4 连接酶（350 U/μL）0.5 μL，10× T4 Buffer 2 μL，双蒸水加至 50 μL。

2. 片段的预扩增与选择性扩增

（1）片段的预扩增：本研究用连接产物做模板，采用预扩增引物组合 P_{00}/M_{00} 建立预扩增反应体系。预扩增反应体系：稀释后的连接产物 4 μL，M_{00}（50 ng/μL）1.5 μL，P_{00}（50 ng/μL）1.5 μL，Taq Plus DNA 聚合酶（4 U/μL）0.6 μL，10×Buffer 4 μL，dNTP（10 mmol/L each）1 μL，双蒸水加至 40 μL。

PCR 扩增程序为：94 ℃ 30 s，56 ℃ 30 s，72 ℃ 1 min，30 个循环；72 ℃ 5 min；4 ℃保存。

预扩增产物在 1.2% 琼脂糖凝胶上检测，−20 ℃保存备用。

（2）片段的选择性扩增：将预扩增产物稀释液作为模板，用选择性扩增引物组合

P_{+2}/M_{+2}。选择性扩增体系：稀释后的预扩产物 5 μL，P_{+2}(50 ng/μL)0.8 μL，M_{+2}(50 ng/μL)0.8 μL，Taq Plus DNA 聚合酶(4 U/μL)0.4 μL，dNTP(10 mmol/L each)0.5 μL，10×Buffer 2.5 μL，双蒸水加至 25 μL。选扩反应体系根据 Bachem 等体系作略微调整。

扩增程序：94 ℃ 3 min；94 ℃ 30 s，65 ℃ 30 s，72 ℃ 1 min，12 个循环，每循环降低0.7 ℃；94 ℃ 30 s，56 ℃ 30 s，72 ℃ 1 min，25 个循环；72 ℃ 5 min；4 ℃保存。

1.2%琼脂糖电泳检测扩增产物，4 ℃保存备用。

3. 扩增产物的聚丙烯酰胺凝胶电泳·参考本章第一节。

4. 银染检测·参考本章第一节。

(三) cDNA - AFLP 结合 BSA 方法筛选与红花品质相关的分子标记

1. 红花含 HSYA 池和不含 HSYA 池的建立·选取 F₂ 群体中含 HSYA(>2.3%)和不含 HSYA(=0%)的红花各 10 株，分别取各株 cDNA 等量混合，构建含 HSYA 的有池(H)和不含 HSYA 的无池(H_0)，以这两个基因池为模板，进行 cDNA - AFLP 分析。具体步骤参考本章第三节。

2. cDNA - AFLP 筛选表达差异片段·分别将有池(H)及无池(H_0)进行平行的cDNA - AFLP法分析，扩增结果经过 1.2%琼脂糖凝胶电泳检测，扩增效果好的扩增产物被用于聚丙烯酰胺凝胶电泳以及银染，筛选这两种群体 cDNA 池之间的差异条带。

3. 表达差异片段的克隆·用锋利的刀片切下含有目标 TDF 片段的聚丙烯酰胺凝胶，溶于 20 μL 双蒸水，65 ℃ 1 h，4 ℃过夜浸泡，取 2 μL 浸泡液为模板，重新扩增，引物、扩增条件及程序与选扩一致。扩增产物经琼脂糖电泳检测后再回收特异性片段，将回收片段与载体连接，转化感受态大肠杆菌细胞，经筛选后从转化培养平皿上随机挑取单菌落，进行摇菌培养，PCR 检测确定其为非空载体后送出测序。

4. 表达差异片段的连接·试验中克隆的目的片段，均与 pMD18 - T 载体连接。连接反应体系(10 μL)：连接液 I 5.0 μL，回收得到的 DNA 片段 4.0 μL，pMD18 - T 载体1.0 μL。连接条件为 16 ℃，反应过夜。

5. 载体转化·连接产物转化感受态大肠杆菌 DH5α 菌株。

6. PCR 鉴定表达差异片段阳性克隆·从转化培养平皿上随机挑取边界清晰的单菌落，在含羧苄青霉素(100 mg/L)的 LB 培养液中 37 ℃、180 rpm 培养 3～4 h，菌液可用做模板进行 PCR 检测。

PCR 检测反应体系(25 μL)：菌液 3.0 μL，10×Buffer 2.5 μL，dNTP(10 mmol/L each)0.5 μL，P_{+2} 0.8 μL，M_{+2} 0.8 μL，Taq Plus DNA 聚合酶(2.5 U/μL)0.4 μL，双蒸水 17 μL。

PCR 反应程序：94 ℃ 3 min；94 ℃ 30 s，56 ℃ 30 s，72 ℃ 1 min，30 个循环；72 ℃5 min，4 ℃保存。

扩增产物用 1.2%的琼脂糖凝胶检测。

7. 表达差异片段测序·选取 PCR 阳性菌落，送测序。

8. 特异性片段的单株验证及遗传距离的计算

（1）特异性片段的单株验证：通过 F_2 代分离群体随机用 72 株红花对特异性引物组合扩增出的特异性片段进行单株验证，方法同前。

（2）表达差异片段遗传距离的计算：cDNA - AFLP 为显性标记，根据 F_2 代在 PAGE 凝胶的有无情况，同母本带型相同记为 2，同父本相同带型记为 5，缺失记为 0，统计数据，应用软件 MAPMAKER/EXP V3.0（LOD=3.0，最大距离 50 cM），采用 Kosambi 函数转换重组值为遗传距离（单位：cM）。应用 MapDraw V2.1 软件绘制连锁图谱。

9. RT - PCR 分析表达差异片段

（1）引物设计：根据特异性条带应用 Primer Premier 5.0 软件设计引物。

（2）总 RNA 提取：从 F_2 代红花中随机选取含 HSYA 与不含 HSYA 红花个 10 株，提取总 RNA。

（3）第一链 cDNA 的合成：应用 AMV RTase XL 翻转录为第一链 cDNA。总 RNA 2 μg，5×Reverse Trans Buffer 4 μL，dNTP（10 mmol/L）1 μL，Oligo（dT）18 引物（10 μmol/L）1.5 μL，AMV RTase XL（10 U/μL）2 μL，RNase 抑制剂（40 U/μL）0.5 μL，双蒸水加至 20 μL。轻搅拌混匀，42 ℃水浴 1.5 h，70 ℃水浴 10 min 灭活酶结束反应，－20 ℃保存待用。

（4）RT - PCR 扩增反应：以第一链产物为模板，应用步骤（1）设计的引物，进行 PCR 反应。PCR 反应体系（50 μL）：cDNA 2 μL，10×Buffer 2.5 μL，dNTP（10 mmol/L）0.5 μL，正向引物（5 μmol/L）1 μL，反向引物（5 μmol/L）1 μL，Taq Plus DNA 聚合酶（2.5 U/μL）0.4 μL，双蒸水 17.6 μL。

PCR 反应程序：94 ℃ 3 min；94 ℃ 30 s，56 ℃ 30 s，72 ℃ 1 min，30 个循环；72 ℃ 10 min；4 ℃保存。

扩增产物用 1.2%的琼脂糖凝胶检测。

10. 生物信息学分析：应用 NCBI（美国国家生物信息学中心）数据库中的 BLAST（http://www.ncbi.nlm.nih.gov/BLAST）在线比对功能，推测 3 条特异性片段的功能。所有比对序列均进行 BLASTN 和 BLASTX 程序比对。ORF 的查找和核苷酸的翻译在使用 Vector NT I Suite 8.0 软件的 ORF Finder 上完成，比对后向 Genebank（http://www.ncbi.nlm.nih.gov/Genbank/submit.html）提交 3 条序列，获得登陆号。

二、试验结果

（一）HSYA 的有无为单基因控制的质量性状

对亲本 F_2 代 266 株红花植株花冠的 HSYA 含量进行了 HPLC 测定，266 株 F_2 代红花中有 203 株含有 HSYA，含量从最大值 2.89%到最小值 0.60%，而有 63 株红花完全不含 HSYA，含量均为 0，卡方检验得 $\chi^2=0.031$（$\chi^2_{0.05}=3.84$，$\chi^2<\chi^2_{0.05}$），表明 HSYA 的有无分离比例符合 3:1 规律，说明 HSYA 有无的性状符合孟德尔遗传规律，即由单基因控制。

（二）筛选出与 HSYA 紧密连锁的 12 条特异性表达片段

采用 cDNA - AFLP 技术,结合 HSYA 的 HPLC 定量测定,通过对基因池、亲本及杂交 F_2 代单株的共同验证共筛选出与 HSYA 紧密连锁的 12 条特异性表达片段,其中 TDF - 8、TDF - 9、TDF - 27、TDF - A、TDF - 2、TDF - 3、TDF - 9′、TDF - 1 从含 HSYA 的品系中获得,TDF - 4、TDF - 11、TDF - 2′、TDF - C 从不含 HSYA 的品系中获得。这 12 个特异性片段的引物序列见表 2 - 17,片段大小及遗传距离见表 2 - 18,遗传连锁图谱见图 2 - 24。

表 2 - 17　筛选特异性片段所用的引物序列

编号	正向引物(5′- 3′)	反向引物(5′- 3′)
TDF - 8	GACTGCGTACCAATTCCA	GATGAGTCCTGAGTAAGA
TDF - 9	GACTGCGTACCAATTCCA	GATGAGTCCTGAGTAAGA
TDF - 27	GACTGCGTACCAATTCTT	GATGAGTCCTGAGTAAAC
TDF - 4	GACTGCGTACATGCAGAC	GATGAGTCCTGAGTAAGG
TDF - 11	GACTGCGTACATGCAGGG	GATGAGTCCTGAGTAAGT
TDF - A	GACTGCGTACATGCAGGA	GATGAGTCCTGAGTAATC
TDF - C	GACTGCGTACATGCAGGA	GATGAGTCCTGAGTAATC
TDF - 2	GACTGCGTACATGCAGAT	GATGAGTCCTGAGTAAAG
TDF - 3	GACTGCGTACATGCAGAT	GATGAGTCCTGAGTAAAG
TDF - 9′	GACTGCGTACATGCAGAT	GATGAGTCCTGAGTAAAC
TDF - 1	GACTGCGTACATGCAGCT	GATGAGTCCTGAGTAAAG
TDF - 2′	GACTGCGTACATGCAGCG	GATGAGTCCTGAGTAATT

表 2 - 18　特异性片段的大小及遗传距离

编号	片段大小（bp）	遗传距离（cM）	重组率（%）	片段来源品系有无 HSYA
TDF - 8	118	9.2	8.27	有
TDF - 9	450	6.8	6.01	有
TDF - 27	282	8.0	7.14	有
TDF - 4	449	9.9	9.30	无
TDF - 11	450	2.9	2.79	无
TDF - A	478	2.1	6.77	有
TDF - C	150	8.1	2.08	无
TDF - 2	262	3.0	2.79	无
TDF - 3	165	4.4	3.26	有
TDF - 9′	452	6.3	5.12	有
TDF - 1	136	9.8	8.70	有
TDF - 2′	292	4.0	6.09	无

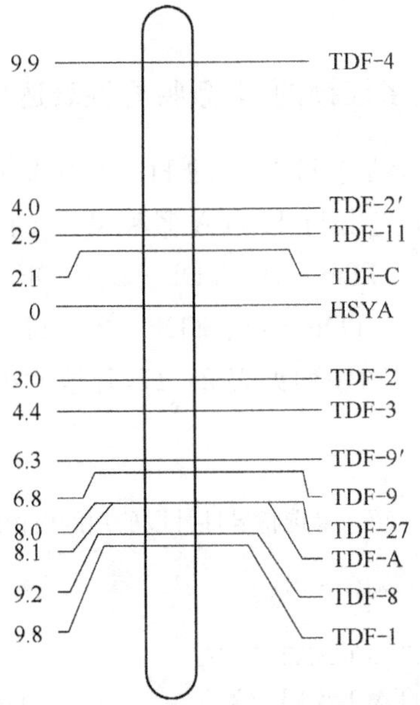
9.9
TDF-4
4.0
TDF-2′
2.9
TDF-11
2.1
TDF-C
0
HSYA
3.0
TDF-2
4.4
TDF-3
6.3
TDF-9′
6.8
TDF-9
8.0
TDF-27
8.1
TDF-A
9.2
TDF-8
9.8
TDF-1

图 2-24　与 HSYA 紧密连锁的 12 个特异性片段的遗传连锁图谱

这些片段在不含 HSYA 的和含 HSYA 的 F_2 代单株的具体 cDNA-AFLP 银染结果见图 2-25～图 2-34。

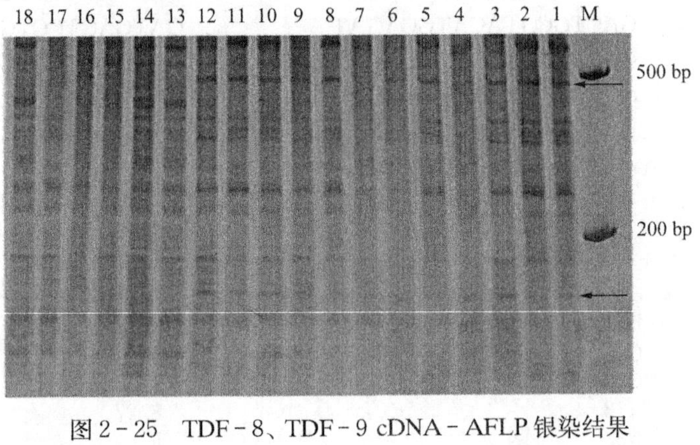
18 17 16 15 14 13 12 11 10 9 8 7 6 5 4 3 2 1 M
500 bp
200 bp

图 2-25　TDF-8、TDF-9 cDNA-AFLP 银染结果

（箭头分别代表 TDF-8、TDF-9。M 为 DL2000Marker。1. 母本；2. H 池；3～12. 含 HSYA 的 F_2 代单株；13. 父本；14. H_0 池；15～18. 不含 HSYA 的 F_2 代单株）

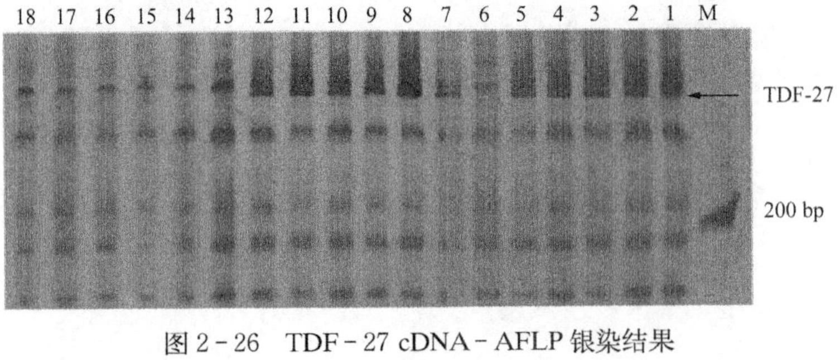
18 17 16 15 14 13 12 11 10 9 8 7 6 5 4 3 2 1 M
TDF-27
200 bp

图 2-26　TDF-27 cDNA-AFLP 银染结果

（M 为 DL2000Marker。1. 母本；2. H 池；3～12. 含 HSYA 的 F_2 代单株；13. 父本；14. H_0 池；15～18. 不含 HSYA 的 F_2 代单株）

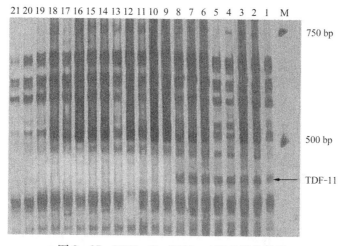

图 2 - 27　TDF - 11 cDNA - AFLP 银染结果

（M 为 DL2000Marker。1～8. 不含 HSYA 的 F$_2$ 代单株；9～21. 含 HSYA 的 F$_2$ 代单株）

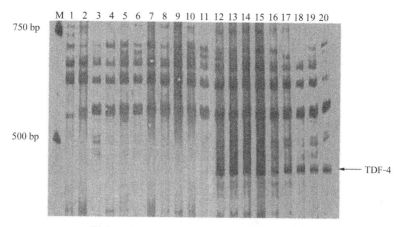

图 2 - 28　TDF - 4 cDNA - AFLP 银染结果

（M 为 DL2000Marker。1～11. 含 HSYA 的 F$_2$ 代单株；12～20. 不含 HSYA 的 F$_2$ 代单株）

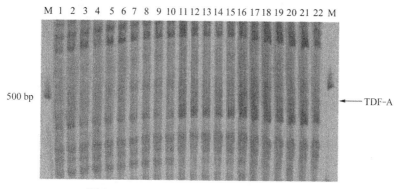

图 2 - 29　TDF - A cDNA - AFLP 银染结果

（M 为 DL2000Marker。1～10. 不含 HSYA 的 F$_2$ 代单株；11～22. 含 HSYA 的 F$_2$ 代单株）

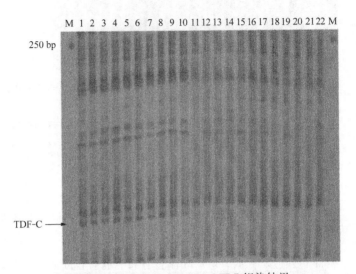

图 2-30　TDF-C cDNA-AFLP 银染结果

（M 为 DL2000Marker。1～10.不含 HSYA 的 F_2 代单株；11～22.含 HSYA 的 F_2 代单株）

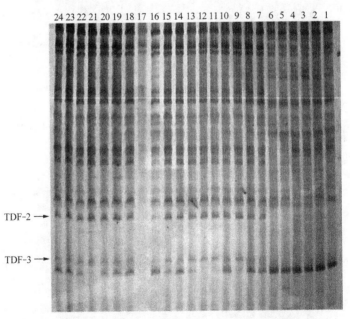

图 2-31　TDF-2，TDF-3 cDNA-AFLP 银染结果

（1～6.不含 HSYA 的 F_2 代单株；7～24.含 HSYA 的 F_2 单株）

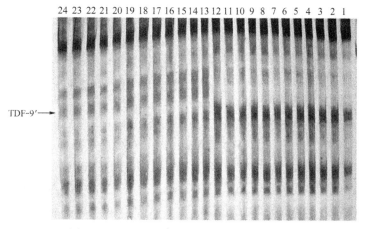

图 2-32　TDF-9′ cDNA-AFLP 银染结果

（1～12. 不含 HSYA 的 F_2 代单株群体；13～24. 含 HSYA 的 F_2 代单株）

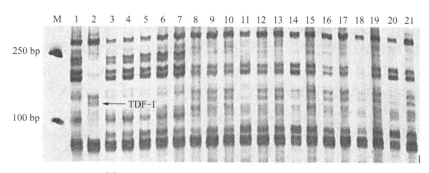

图 2-33　TDF-1 cDNA-AFLP 银染结果

（M 为 DL2000Marker。1. H_0 池；2. H 池；3. 父本；4～7. 不含 HSYA 的 F_2 代单株；8. 母本；9～21. 含 HSYA 的 F_2 代单株）

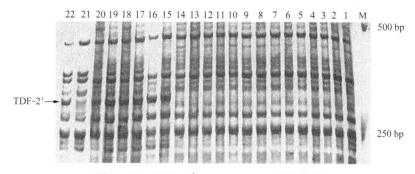

图 2-34　TDF-2′ cDNA-AFLP 银染结果

（M 为 DL2000Marker。1～13. 含 HSYA 的 F_2 代单株；14. 母本；15～19. 不含 HSYA 的 F_2 代单株；20. 父本；21. H 池；22. H_0 池）

　　与 HSYA 紧密连锁的 12 个特异性片段的遗传连锁图谱见图 2-24，筛选到的特异片段的精确序列如下。

　　1. TDF-8·长度 118 bp，序列如下。

CGATGAGTCCTGAGTAAGCAAGTGTGTTCAGGAATTGTTGAGATATGGGAG

GATGCATCAGCAGATTTCCCTATGGATGAGGTAGATCTGGACACCGCTATCAAT
GGTTTGGAAAATG

2. TDF－9 · 长度 450 bp,序列如下。

GCCAAAGTTCCCAGCTCCTTGCGGSSCATGAATGCTGGGGCATGCTCCAAAGT
TGCTATTTGTTTGGGTAACACAATGGAAGGCTCATAGTAAATTGCAAAGCTAAT
TCTAGCATCAACTTTTGGAGCGTTTAGCCACTTGGACAATGTCTGTATAACCACC
ACAGGAGCATATTTGAAAGATCCTAGGTAATGCATATTCCACCAATCTGCACAA
GAAAAGGGCTTGAAAACAAATTCCACGAACGGTTCTATGGCCGGATTCCACTTG
TAGTGTTGAATGCCTAACAAACGTCCCAAACTTGAGCCCAAATTTGCGCTTTCAT
TACCCTCAACGTAACAGACTGCCAACCCTATGCCACATGTTGGAGCTACCTGACA
ATTGATCTTACTCAGGACTCATCAGTCATGATGAGTCCTGAGTAAGATCAGGTC
CAGAATTGGTACGCTA

3. TDF－27 · 长度 282 bp,序列如下。

GGAGGATAAAGAGGAGGATCAGGAACTACCAATTGGGGAAGGTCATGTGGA
AGAGATTGTTGACGAGTTTTTAACTAATTGCAATATTTCTGAGCGGAATGATCA
ACTATCCATTGTGGGAAACGCCAATTACCCATTTGGCCAGGGATTGTATGAGTA
CGCAACTCGGGTCAGTGACTCATTACTTGCAGTGATTTCGGGATCAATCAAGAA
AGGCATAAATGACTTTTTGGATAAAGTGTACGCAGCTGTGAATCAGATTTTTGC
AGCGTGGATGCCCAA

4. TDF－11 · 长度 450 bp,序列如下。

GATCATACACAACCCCAAGTGTCCTTTGTTGAACATTTCCAAAAATACCAAT
GTCTGAATCATCTCCATTGCCAGCAAAAGCTAGGCAAACTTGACTGATCCCATTT
GCATAAAGTGTCCCTTGACCTGCAATATCCACTTTTGTATTCCCACCCCAAAGAA
AGCTTATAACTGGTATTGTAACTGTGGTAGCATTGCTAAAATCATAGCATGTAT
CAAGTATGGATAATGCTTTAGTCAAGGTATATTTCGTCATTTGTGCTCGGAACG
CCTTGCTTAGAGCCGCGTAGGCCGTAGGCGGGAGCCTTGTGATGACGGCTCCCGA
GTCTATGATCATACCCGAGCTTGAAAAAACCGTCGGACTTATTGCTAGTTTGTT
TCCACCAACGTAGATAGCTTGAAGTTCGAGTCCGTAGAACGAGCTTCCTCTCGAG
GCCGAGAATGGCGTGT

5. TDF－4 · 长度 449 bp,序列如下。

GAACGTGAGCTGGGTTTAGACCGTCGTGGGACGGGTTAGTTTTACCCTACTG
ATGCACGGTCGCACGCGATCGAAACCGCCTTTACGGCGGCAGTCGTTACGATAGT
AATCCTGCCCAGTACGAGAGGAACGGCAGGTTCGGACATTTGGTTCGGCACTCGC
CCGAGCGGGCGTTGGTGCGAGGCTACCATCCGTTGGATTACGCCTGAACGCCTCT
AAGGCCGTATCCACTCTGGAGAAAACAGCCGGGCGGGCTTTCGGGCCCGTCTCGG
GAAAACGATCGTCCGTACGGCGGAGGAGACCCCGTACACGTCGGGAAGGCGTCAA
AGCACGGACCTTCGGGTCCACGACGGGCCGGAATCGCCGCCGCGCGGTCTCTCGG
GCCCGCTGGCGGCGCATCAACGGTGAACGCGGTGATCCCGCGGCAAACGATGTGG

GGTCTCGGAATC

6. TDF－A · 长度 478 bp,序列如下。

GATCATACACAACCCCAAGTGTCCTTTGTTGAACATTTCCAAAAATACCAAT
GTCTGAATCATCTCCATTGCCAGCAAAAGCTAGGCAAACTTGATCATAACCTGG
TCTGCCGGCGTGTTTTACGGTTACGTCCTCGTGGTCCCTTTATGTTTGTACATAA
TTCTCAAGTACTTCTCGGCACCCTCGGGCTTGGTTCAGCTGTTCTGTCTGTACGG
CTACTCCCTGTTTATCTTCATTCCGGCAATGTGCCTGTCGGTTGTTCCAGTGGAG
ATATTCCGATGGGTGATAACGGGTGTGGCGGGGATCATGTCGGCCTTGTTTGTG
GCACTGAATTTACGCAACCACATAGTGTCGGCGGGTGAACGGTGGTTCCTGATCG
TGGCCGGGATTATAGCTTGAAGTTCGAGTCCGTAGAACGAGCTTCCTCTCGAGG
CCGAGAATGGCGTGTGACTGCGTACGAATTCAAGTTAAGATCAG

7. TDF－C · 长度 150 bp,序列如下。

CAGCTTCATTCGATGCTAATTCCAGGGAGACCTCCGCTTTGGTGAACACCCG
CGTGGATTGGAAGGAAACCCCTGAAGCCCACGTATTCAAGGCCGATCTTCCTGGA
ATCAAGAAGGAAGAAGTGAAGGTGGAGGTTGAAGACGACAGGA

8. TDF－2 · 长度 262 bp,序列如下。

GATTACGTGATTGCAAACGAACAACTGAAACAGATACGACAACACGCCTCT
CCTTCCGGCAATGCCTCACAGAGGTTGGCTCATATATTTGCCCTTGGTCTAGAGG
CACGCTTGTCTGGCACTGGTTCGCAGCTTTACGCATCTCAAAAGGCCACGAAGAT
CTCATCTACTGAGAAACTGAAAGCATATCAGGCTTATATGTCGGCCTGCCCTTTC
AAGGGCAATGAGCTTTACTTTGCTAACAGAACTATTTATGAAGCAT

9. TDF－3 · 长度 165 bp,序列如下。

GGCCTATTTGCCCTCCCTGCATTCGATTGTTGAAGGGGTCTCTGCCGGCCAA
ACTAGGCGGTATCCCCTGCACGGCGCGCCGTCACAGGTGCCAGGGGAGGGTAGCC
ACCCAATGCGCTTTCACGGTCTCGGCCCAGATACTCACCACACGGCGAAATTAGG
TCG

10. TDF－9′ · 长度 452 bp,序列如下。

TTGCAAACATTTTTTAGAGTTTCTGTAAAGCACCATCAAACACTTAGTGGG
GGTATATATTGTGAGGTCATATGGGTTTCTATAGATTTTTTTTTTATGTTAGCT
TGTTTTTTTTAGACACAAATTATCCCTTTCCCAAACAGCTCTAGATTGGGGTCCCC
ACTCCAAACCCGTCCCATTCCCATGCCTTTGCAAACATTTTTTTAGAGTTTCTGTA
AAGCACCATCAAACACTTAGTGGGGGTATATATTGTGAGGTCATATGGGTTTCT
ATAGATTTTTTTTTTATGTTAGCTTGTTTTTTTTAGACACAAATTATCCCTTTCC
CAAACAGCTCTAGATTGGGGTCCCCACTCCAAACCCGTCCCATTCCCATGCCTACA
CAAATTATCCCTTTCCCAAACAGCTCTAGATTGGGGTCCCCACTCCAAACCCGTC
CCATTCCCATGCCTTTTT

11. TDF－1 · 长度 136 bp,序列如下。

CGGCGGCCGGATTTGAAGTGGAGAAACGGGTGGTAACAAGATCTTGCAGCC

GATGTGAGCAGAAGGTGGCTTATTATGGTGGCGGGCGTTCATCGCTGGCGATAT
ACAAGCCGGCAATGCTGTCAATGGTGGCAAT

12. TDF-2′·长度292 bp,序列如下。

CGTTCTTAGATGTAGCCTATCTTTTATTGTATGGGAACTTACCTTCTCAGAG
CCAGTTAGCAGATTGGGAGTTCACTGTAGCACAACATTCAGCTGTTCCACAGGG
AATCTTGGATATCATACATGCCATGCCTCATGATGCTCATCCAATGGGTGTTCTG
GTCAGTGCAATGAGCGCCCTTTCTGTACTTCATCCTGATGCAAACCCTGCTCTTA
GAGGTCAAGATCTGTACAAGTCTAAGCCAGTGCGAGATAAGCAAATAGTGCGCA
TACTTGGGAAGGCACCAACTAT

(三) RT-PCR 表达分析

针对测序得到的 TDFs 序列,设计 RT-PCR 引物(表2-19,图2-35),分析了 TDFs 在含 HSYA 红花和不含 HSYA 红花中的表达情况,从 RT-PCR 的扩增结果看 TDFs 的转录形式与 cDNA-AFLP 扩增显示的转录结果一致,证明 cDNA-AFLP 实验的可靠性。

表2-19 RT-PCR 引物序列

编号	5′端引物(5′-3′)	3′端引物(5′-3′)
TDF-8	GTCCTGAGTAAGCAAGTGTGT	ACCATTGATAGCGGTGTCCA
TDF-9	CTCCTTGCGGAACATGAATGCTG	AGCGTACCAATTCTGGACCTGAT
TDF-27	AGTAATCTTGGGCATCCACGCTG	TTGGAGGATAAAGAGGAGGATCAGG
TDF-4	CAGGTTCGGACATTTGGTTC	CAGAGTGGATACGGCCTTAGAG
TDF-11	TAGGCAAACTTGACTGATC	TCTACGTTGGTGGAAACA
TDF-A	CGTCCTCGTGGTCCCTTTAT	CGCCGACACTATGTGGTTGC
TDF-C	CAACCTCCACCTTCACTTC	CAGGGAGACCTCTGCTT
TDF-2	GATTACGTGATTGCAAACGAACAAC	GTTGTTCGTTTGCAATCACGTAATC
TDF-3	GGCCTATTTGCCCTCCCTGCATTCG	CGAATGCAGGGAGGGCAAATAGGCC
TDF-9′	TTGCAAACATTTTTTAGAGTTTCTG	CAGAAACTCTAAAAAATGTTTGCAA
TDF-1	CTTGCAGCCCGATGTGA	CACCATAATAAGCCACCT
TDF-2′	TAGCAGATTGGGAGTT	CTAAGAGCAGGGTTTG

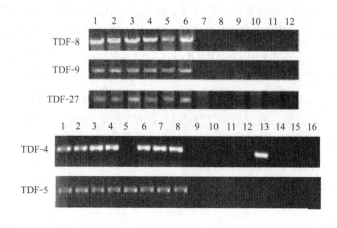

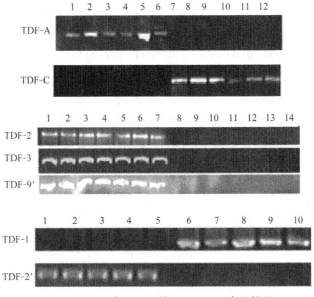

图 2-35　12 条 TDFS 的 RT-PCR 表达结果

三、结论和讨论

本实验通过对红花亲本、杂交 F_2 后代的 HSYA 的含量测定，确定 HSYA 的有无为单基因控制的质量性状。对亲本、266 株 F_2 代红花植株花冠的 HSYA 含量进行了 HPLC 测定，266 株 F_2 代红花中有 203 株含有 HSYA，含量从最大值 2.89% 到最小值 0.60%，而有 63 株红花完全不含 HSYA，含量均为 0，卡方检验得 $\chi^2 = 0.031$（$\chi^2_{0.05} = 3.84$，$\chi^2 < \chi^2_{0.05}$），表明 HSYA 的有无分离比例符合 3：1 规律，说明 HSYA 有无的性状符合孟德尔遗传规律，即由单基因控制。采用 cDNA-AFLP 技术，结合 HSYA 的 HPLC 定量测定，通过对基因池、亲本及杂交 F_2 代单株的共同验证共筛选出与 HSYA 紧密连锁的 12 条特异性表达片段，其中 TDF-8、TDF-9、TDF-27、TDF-A、TDF-2、TDF-3、TDF-9′、TDF-1 从含 HSYA 的品系中获得，TDF-4、TDF-11、TDF-2′、TDF-C 从不含 HSYA 的品系中获得。应用 RT-PCR 对差异基因片段进行转录分析，结果表明 RT-PCR 显示的该基因表达情况与 cDNA-AFLP 图谱显示的结果一致，即在含 HSYA 红花中表达，而在不含 HSYA 红花中不表达。由此证明 cDNA-AFLP 技术是研究植物差异表达的一种快速高效的技术手段，结果准确可靠。而且由于对取样数量的限制不大，假阳性的频率可以通过重复取样来减少，得到的目的基因片段假阳性率较低。

基于同源性比对的结果，TDF-1、TDF-2′ 与毛果杨两植物中某蛋白质或与葡萄中柠檬酸合成酶具有一定同源性且同源性大小分别为 73% 和 85%。这表明：TDF-2′ 差异表达基因序列与葡萄中柠檬酸合成酶高度同源。结合黄酮类化合物的生物合成途径，我们初步推测红花花瓣中羟基红花黄色素 A（HSYA）的有无与花瓣中柠檬酸合成酶基因的有无存在密切关系。当红花花瓣中含有柠檬酸合成酶时，柠檬酸合成酶基因的表达可能催化糖类、脂类及蛋白质代谢产生的乙酰CoA进行柠檬酸循环,从而可能使乙酰CoA的流向和流量发生改变,进而可能使合成黄酮类化合物的直接前体丙二酸单酰CoA的合成受到抑制,最终导致红花花瓣中不能产生黄酮HSYA;而当红花花瓣不含有柠檬酸合成酶基因时,乙酰CoA的流向和流量可能就不会发生改变,丙二酸单酰CoA的合成不会受到影响,因此红花花瓣中黄酮HSYA的产生不受影响。TDF-C是在不含HSYA的红花中发现到的一条表达特异性基因片段,与拟南芥的17.66 kea第一族小分子量热休克蛋白 I 的mRNA序列有高度同源性(91%)。小分子量热休克蛋白在植物中不仅仅是一种在应激的条件下启动表达的产物,也有分子伴侣的功能,能与某些底物蛋白结合以阻止不可逆转的分子聚集或帮助底物蛋白完成正确折叠,这可能影响到某些蛋白空间结构,或直接影响到某些酶的聚集与活性。TDF-8、TDF-9、TDF-27都与蚕豆萎蔫病毒或绿叶刺蕊草花叶病毒聚合蛋白有高度的同源性,结合黄酮类化合物对植物生理活动的抗病毒作用,可初步推测红花是曾经受到过蚕豆萎蔫病毒(BBWV)或绿叶刺蕊草花叶病毒(PatMMV)的侵染,诱导花中基因呈现差异表达,进而产生黄酮HSYA,抵抗病毒的侵袭。但此黄酮并不能直接杀灭病毒也不能抑制病毒的复制,而是降低病毒的侵染性。经过世代的遗传变异,演化后的病毒基因整合到含HSYA的红花品种基因组,稳定遗传,而不含HSYA的红花品种则不存在此类变异的病毒基因。从进化理论进一步支持了这3条特异性TDF片段与HSYA的产生密切相关的研究结果。

第七节

红花新品种——新红花7号的选育

分子标记辅助育种技术,能够解决作物育种周期长、育种效率低的问题。我们将获得的GPY-1分子标记应用于高羟花苷含量红花品种的选育工作,育成了高产、优质、少刺的红花新品种——新红花7号(附图2-2)。通过连续多年在新疆的南疆和北疆推广种植,提高了农民收入,获得了良好的社会效益。

一、亲本来源

母本来源于新疆当地品种新红花4号(无刺、羟花苷含量低),性状表现为无刺、红色花、高含油率、高亚油酸。父本来源于美国,为野生型(多刺、白色花、羟花苷含量高、亚油酸含量低)。

二、选育过程

为了获得高羟花苷含量的新品种,我们将与高羟花苷含量紧密连锁的GPY-1分子标记应用于红花的新品种选育工作,以新疆地方新红花4号为母本,以美国品种为父本进行杂交,再以新疆品种为父本,对杂交后代进行回交,并结合分子标记辅助筛选以及对回交后代连续 4 个世代的自交纯化,育成了高蒸花苷含量的新品种。

三、历年品比试验结果

通过 2 年的品种比较试验(表 2 - 20),品系 2502(新红花 7 号)的平均亩产为 107.3kg,居第二位,较对照新红花 4 号增产 21.4%。

表 2-20　红花产量比较

品种(系)	小区产量(kg)				平均产量 (kg)	折亩产 (kg)	较对照 (%)	位次
	乌鲁木齐	石河子	拜城	塔城				
2501	1.95	2.17	1.92	2.22	2.07	115.1	30.2	1
2502	2.11	2.13	1.49	1.96	1.93	107.3	21.4	2
2503	1.66	2.03	1.48	1.67	1.71	95.05	7.55	4
2504	1.87	2.00	1.60	1.72	1.80	100.05	13.2	3
新红花 4 号	1.70	1.10	1.04	2.49	1.59	88.38		5

四、历年生产试验结果

通过 2 年生产试验(表 2 - 21),品系 2502(新红花 7 号)产量最佳,平均亩产为 130.4kg,较对照增产 6.36%。其产花量为 13.9kg,与新红花 4 号相当。

表 2-21　红花新品种生产试验结果

	新红花 2 号		2502		新红花 4 号	
	果实产量	花产量	果实产量	花产量	果实产量	花产量
2005	106.2	7.6	132.6	13.6	126.5	14.7
2006	100.8	8.4	128.1	14.2	118.7	14.0
平均	103.5	8.0	130.4	13.9	122.6	14.4

五、品质分析

2502 品系突出的特点表现为籽实产量高和花的药用成分含量高,刺型为少刺,适于采摘。耐锈病和根腐病。该品系含油率为 30%,亚油酸含量为 74.8%。

六、适应范围

2502 品系适应于南北疆红花主栽区。

七、品种特征

2502 品系属于少刺类型的药用红花。苗期叶片边缘光滑,分枝后叶边缘无刺。植株高度 75 cm 左右,分枝高度 38 cm 左右,花丝为白色,果球直径平均为 2.31 cm,苞叶微刺。单株果球数平均 16 个,每果球粒数平均 32.5 个,种子性状为长锥形,种壳为半条纹型,千粒重为 30 g,单株生产力为 16.2 g,含油率为 30%,全生育期为 112 日。

八、栽培技术要点

2502 品系的全疆适播期在三月下旬至四月上旬,亩播种量为 2.0～3.0 kg,亩保苗 2.5 万株左右。幼苗 4～6 片叶时定苗,株距 5～6 cm。及时中耕锄草,浇水应细流沟灌,全生育期浇水 2～3 次,分别在分枝期、现蕾期、盛花期,蕾期浇水对产量的影响最大。施肥时,种肥和种子应分开,追肥应结合开沟培土施入。为控制病虫害,种植上必须轮作倒茬。成熟时应及时收获。

参考文献

[1] FENG Na, LI Yakui, TANG Jie, et al. cDNA - AFLP analysis on transcripts associated with hydroxysafflor yellow A(HSYA) biosynthetic pathway in *Carthamus tinctorius* [J]. Biochemical Systematics and Ecology, 2010,38(5):971 - 980.

[2] GUO Dandan, GUO Qinghua, GAO Yue, et al. Expression of ATP synthase CF1 alpha subunit gene (CTL - spn) as screened by the cDNA - SRAP approach is correlated with spininess in *Carthamus tinctorius* L. [J]. Acta pharmaceutica Sinica, 2015,50(8):1052 - 1059.

[3] LI Yakui, WANG Zhangjian, CHANG Hong, et al. Expression of CT - wpr, screened by cDNA - AFLP approach, associated with hydroxysafflor yellow A in *Carthamus tinctorius* L. [J]. Biochemical Systematics and Ecology, 2010,38(6):1148 - 1155.

[4] PENG Sa, FENG Na, GUO Meili, et al. Genetic variation of *Carthamus tinctorius* L. and related species revealed by SRAP analysis [J]. Biochemical Systematics and Ecology, 2008,36(7):531 - 538.

[5] TANG Jie, LOU Ziyang, WANG Yan, et al. Expression of a small heat shock protein (CTL-hsyapr) screened by cDNA - AFLP approach is correlated with hydroxysafflor yellow A insafflower (*Carthamus tinctorius* L.) [J]. Biochemical Systematics and Ecology, 2010,38(4):722 - 730.

[6] YANG Juan, WANG Yan, GUO Meili. Identification and mapping of a novel hydroxysafflor yellow A (HSYA) biosynthetic gene in *Carthamus tinctorius* [J]. Biochemical Genetics, 2011,49(5):410 - 415.

[7] ZHANG Zhenzhen, GUO Meili, ZHANG Jundong. Identification of AFLP fragments linked to hydroxysafflor yellow A in Flos Carthami and conversion to a SCAR marker for rapid selection [J]. Mol Breeding, 2009,23(2):229 - 237.

[8] 冯娜,郭美丽,张汉明. 红花 cDNA - AFLP 反应体系的优化研究[J]. 中草药,2008,39(8):1242 - 1246.

[9] 冯娜. 基于 cDNA - AFLP 技术的与红花品质相关基因的筛选及克隆[D]. 上海:第二军医大学,2008.

[10] 郭美丽,姜伟,张志珍,等. 红花种质的 RAPD 分子鉴定[J]. 第二军医大学学报,2003,24(10):1116 - 1119.

[11] 郭庆华. 基于 SRAP 技术的与红花苞叶刺紧密相关基因的筛选及克隆[D]. 上海:第二军医大学,2007.

[12] 郭庆华,郭美丽. 与红花苞叶刺性状紧密连锁的 SRAP 分子标记[J]. 药学学报,2007,42(7):794 - 797.

[13] 郭庆华,郭美丽,唐洁. 红花总 RNA 的快速提取方法[J]. 药学服务与研究,2008,8(3):190 - 192.

[14] 李亚葵. 红花的组织培养及与品质相关的基因克隆[D]. 上海:第二军医大学,2010.

［15］刘飞,郭美丽.花色苷生物代谢途径中相关酶的研究进展[J].药学服务与研究,2011,11(1):34-48.

［16］刘宏艳.与红花品质性状相关的功能基因研究[D].上海:第二军医大学,2010.

［17］彭飒.红花种质资源的 SRAP 分子鉴定及其与品质相关的分子标记研究[D].乌鲁木齐:新疆农业科学院,2006.

［18］彭飒,郭美丽,陈跃华,等.红花 SRAP 扩增体系的建立和优化[J].第二军医大学学报,2006,27(5):544-547.

［19］唐洁.羟基黄色素 A 动态积累规律及相关基因克隆[D].上海:第二军医大学,2009.

［20］王章建.药用植物红花品质性状的筛选与克隆[D].上海:第二军医大学,2010.

［21］新疆农业科学院经济作物研究所,中国人民解放军第二军医大学.红花新疆维吾尔自治区品种登记申请书[R].乌鲁木齐,2006

［22］杨娟,郭美丽.红色 cDNA-AFLP 限制性内切酶的选择及银染体系的建立[J].药学实践杂志,2009,27(6):421-425.

［23］杨娟.基于 cDNA-AFLP 技术的红花品质性状功能基因的研究[D].上海:第二军医大学,2009.

［24］张磊,黄蓓蓓,开国银,等.中国红花遗传多样性的 AFLP 分子标记[J].药学学报,2006,41(1):91-96.

［25］张阵阵.应用 AFLP 技术筛选与红花品质相关的分子标记[D].上海:第二军医大学,2006.

［26］张阵阵,郭美丽,张军东,等.红花随机扩增多态性 DNA 反应体系的建立与优化[J].药学服务与研究,2006,6(1):10-13.

［27］张阵阵,郭美丽,张军东.红花基因组扩增片段长度多态性反应体系的建立和优化[J].第二军医大学学报,2006,27(3):327-330.

［28］张阵阵,郭美丽,张军东,等.红花 RAPD 和 AFLP 分子标记技术多态性效率比较[J].中草药,2007,38(3):449-451.

第二章 红花的分子标记研究及应用

红花的药理作用、化学成分及药材的质量评价

红花,味辛、性温、归心、肝经,具有活血通经、散瘀止痛等功效。常用于经闭,痛经,恶露不行,癥痕痞块,胸痹心痛,瘀滞腹痛,胸胁刺痛,跌扑损伤,疮疡肿痛等疾病的治疗。

东汉张仲景《伤寒杂病论》记载:"妇人六十二种风,及腹中气血刺痛,红蓝花酒主之。"这是关于中国古籍中关于红花最早的记载;唐代《新修本草》中,红花"治口噤不语,血结,产后诸疾";明代李时珍《本草纲目》亦称其可"活血、润燥、止痛、散肿、通经";明代倪朱谟《本草汇言》:"红花,破血,行血,和血,调血之药也。"清代名医王清任《医林改错》中创制了瘀血府逐瘀汤、通窍活血汤、膈下逐瘀汤和身痛逐瘀汤等活血化瘀名方,各方中均用到红花:血府逐瘀汤中,红花与当归、赤芍等同为臣药,助君药桃仁强祛瘀之力;身痛逐瘀汤中,红花与桃仁、川芎、当归等共为君药,活血祛瘀;通窍活血汤中,桃仁、红花活血祛瘀,与麝香芳香走上、开窍醒神之功用,共为君药。由此可见,红花在活血化瘀经方的使用中发挥了重要的作用。

现代药理研究显示,从红花中提取的粗提物和分离的化合物显示出了广泛的药理特性,除对脑血管和大脑神经元的保护作用外,还具有对成骨细胞和肌浆透析缺血的保护作用,以及抗炎、抗血栓、抗肿瘤和抗糖尿病的活性。迄今为止,红花黄色素等红花的活性成分已被用于治疗冠心病、慢性肺源性心脏病、脑血管疾病、骨科疾病和糖尿病等。

基于此,我们对红花的活血化瘀药理作用及化学成分进行了研究。

第一节

不同产地红花活血化瘀药理作用比较

自张骞从"丝绸之路"将红花引进中国,红花作为药物在我国已有2100多年的栽培和用药史,形成了适合不同地区栽培的红花品种,造成了药材质量的参差不齐。选择血小板聚集抑制率、凝血酶原时间和部分凝血活酶时间等可以代表活血化瘀的药理指标,对我国新疆吉木萨尔、河南新乡、四川简阳和云南巍山等4个红花主要产地的红花药材品种的活

血化瘀作用进行了比较分析。

一、材料和方法

（一）药材

样品于 1994 年 7～8 月分别采集于新疆吉木萨尔、河南新乡、四川简阳和云南巍山。

（二）方法

测定血小板聚集抑制率：健康家兔，戊巴比妥钠（40 mg/kg）麻醉后由颈动脉放血，3.8% 柠檬酸钠抗凝（9∶1），500 rpm 离心 8 min，吸取上清液，即富血小板血浆（PRP）；剩余血浆以 3 500 rpm 离心 10 min，即为贫血小板血浆（PPP），然后进行血小板计数。ADP 诱导血小板聚集，绘制血小板聚集曲线，计算最大聚集率。在 PRP 中分别加入 0.2 g/mL 的红花水提液 2 mL、6 mL、10 mL，绘制加药后血小板聚集曲线，计算聚集率。根据加药前后的 PRP 聚集率计算抑制率，公式如下：

$$抑制率（\%）=\frac{ADP\ 聚集率（\%）-加药后聚集率（\%）}{ADP\ 聚集率（\%）}\times 100\%。$$

测定凝血酶原时间：取 0.5 mL 经 3 000 rpm 离心后的健康家兔血浆，分别加入等量 0.16 g/mL、0.20 g/mL、0.24 g/mL 的红花水提液，测定凝血酶原时间。

测定部分凝血活酶时间：加入等量 0.08 g/mL、0.12 g/mL、0.16 g/mL 生药的红花水提液，方法同测定凝血酶原时间。

二、实验结果

（一）对血小板聚集的抑制作用

4 个产地红花对 ADP 诱导的血小板聚集均有明显的抑制作用，且随剂量的增加，抑制作用显著增加，不同产地抑制率两两间相比结果表明，吉木萨尔红花高于其他产地红花（$p<0.01$），简阳红花位居第二（$p<0.01$），巍山红花和新乡红花间差异不显著（$p>0.05$）而同时排列第三（图 3-1A）。

（二）对凝血酶原时间的延长作用

与对照组相比，4 个产地红花对凝血酶原时间均有非常显著的延长作用（$p<0.01$）；且产地间两两比较结果表明，巍山红花位居第一（$p<0.01$），简阳红花位居第二（$p<0.01$），新乡红花和吉木萨尔红花差异不显著（$p>0.05$）同位居第三（图 3-1B）。

（三）对部分凝血活酶时间的延长作用

与对照组相比，4 个产地红花对部分凝血活酶时间均有非常显著的延长作用（$p<$

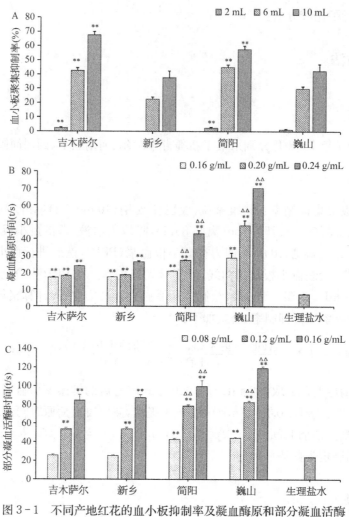

图 3-1　不同产地红花的血小板抑制率及凝血酶原和部分凝血活酶
　　　　时间的延长作用对比

（各组间比较，$^{**} p < 0.01$；与生理盐水组比较，$^{\triangle\triangle} p < 0.01$）

0.001），产地间两两相比结果表明，巍山红花位居第一，简阳红花位居第二，新乡红花和吉木萨尔红花差异不显著（$p > 0.05$）位居第三（图 3-1C）。

第二节

红花的化学成分研究

红花的化学成分比较复杂，迄今，已经分离鉴定得到 100 余种化合物，包括黄酮类、聚乙炔类、吲哚类、甾体类、木脂素类、烷基二醇类、有机酸类和甾醇类等化合物及一些色素成分，其中黄酮类成分是红花的重要活性成分。红花中的黄酮类成分主要分为查尔酮类和黄酮醇类（表 3-1，图 3-2）。本课题组前期对红花的化学成分及其药理活性进行了研究，从中分离出 19 个化合物，其中 4-{1′-羟基-1′-巯基-1′-[1″-2″(N→O)-异喹啉]}基-

1-苯甲酸为新化合物。对分离得到的化合物进行药理活性研究,其中化合物 cartormin、4-{1′-羟基-1′-巯基-1′-[1″-2″(N→O)-异喹啉]}基-1-苯甲酸、山奈酚-3-O-β-D-芸香糖苷对局灶性大鼠脑缺血再灌注具有保护作用,山奈酚-3-O-β-D-芸香糖苷对小鼠全脑缺血具有治疗作用等。以上研究不仅丰富了红花药效物质基础阐述,也为从红花中开发治疗脑卒中等疾病的中药新药奠定了基础。

表 3-1 红花中主要的黄酮醇和查尔酮类化合物

序号	化合物名称	取代基	母核	归类
1	山奈酚	$R_1=R_2=R_3=H$	A	黄酮醇类
2	山奈酚-3-O-β-D-葡萄糖苷	$R_1=glc, R_2=R_3=H$	A	黄酮醇类
3	山奈酚-3-O-β-D-芸香糖苷	$R_1=rutiose, R_2=R_3=H$	A	黄酮醇类
4	山奈酚-3-O-β-D-葡萄糖苷-7-O-β-D-葡萄糖苷	$R_1=glc, R_2=gluA, R_3=H$	A	黄酮醇类
5	山奈酚-3-O-β-D-槐糖苷	$R_1=sophorose, R_2=R_3=H$	A	黄酮醇类
6	6-羟基山奈酚	$R_1=R_2=H, R_3=OH$	A	黄酮醇类
7	6-羟基山奈酚-3-O-β-D-葡萄糖苷	$R_1=glc, R_2=H, R_3=OH$	A	黄酮醇类
8	6-羟基山奈酚-7-O-β-D-葡萄糖苷	$R_1=H, R_2=glc, R_3=OH$	A	黄酮醇类
9	6-羟基山奈酚-3,6-di-O-β-D-葡萄糖苷	$R_1=glc, R_2=H, R_3=O-glc$	A	黄酮醇类
10	6-羟基山奈酚-6,7-di-O-β-D-葡萄糖苷	$R_1=H, R_2=Glc, R_3=O-glc$	A	黄酮醇类
11	6-羟基山奈酚-3,6,7-tri-O-β-D-葡萄糖苷	$R_1=glc, R_2=glc, R_3=O-glc$	A	黄酮醇类
12	6-羟基山奈酚-3,6-di-O-β-D-葡萄糖苷-7-O-β-D-glucuronide	$R_1=glc, R_2=glcA, R_3=O-glc$	A	黄酮醇类
13	6-羟基山奈酚-3-O-β-D-芸香糖苷-6-O-β-D-葡萄糖苷	$R_1=rutinose, R_2=H, R_3=O-glc$	A	黄酮醇类
14	槲皮素	$R_1=OH, R_2=H$	B	黄酮醇类
15	槲皮素-3-O-β-D-葡萄糖苷	$R_1=O-glc, R_2=H$	B	黄酮醇类
16	槲皮素-7-O-β-D-葡萄糖苷	$R_1=OH, R_2=glc$	B	黄酮醇类
17	槲皮素-3,7-di-O-β-D-葡萄糖苷	$R_1=O-glc, R_2=glc$	B	黄酮醇类
18	槲皮素-3-O-α-L-rhamnoside-7-O-β-D-葡萄糖苷	$R_1=O-glc, R_2=gluA$	B	黄酮醇类
19	芦丁	$R_1=O-rurinose, R_2=H$	B	黄酮醇类
20	红花黄色素 A			查尔酮类
21	羟基红花黄色素 A			查尔酮类
22	红花黄色素 B			查尔酮类
23	脱水红花黄色素 B			查尔酮类
24	前红花苷			查尔酮类
25	红花苷			查尔酮类
26	safflomin A			查尔酮类
27	tinctorimine			查尔酮类
28	cartorimine			查尔酮类
29	saffloquinoside A			查尔酮类
30	saffloquinoside B			查尔酮类

序号	化合物名称	取代基	母核	归类
31	saffloquinoside C			查尔酮类
32	saffloquinoside D			查尔酮类
33	safflomin C			查尔酮类
34	isosafflomin C			查尔酮类
35	methylsafflomin C			查尔酮类
36	methylososafflomin C			查尔酮类

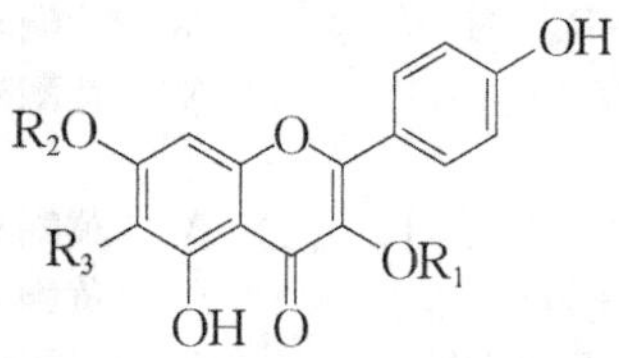

红花生药学研究

1-13(A) 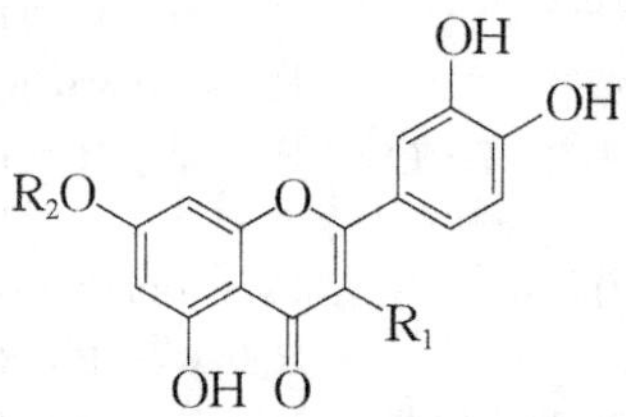   14-19(B) 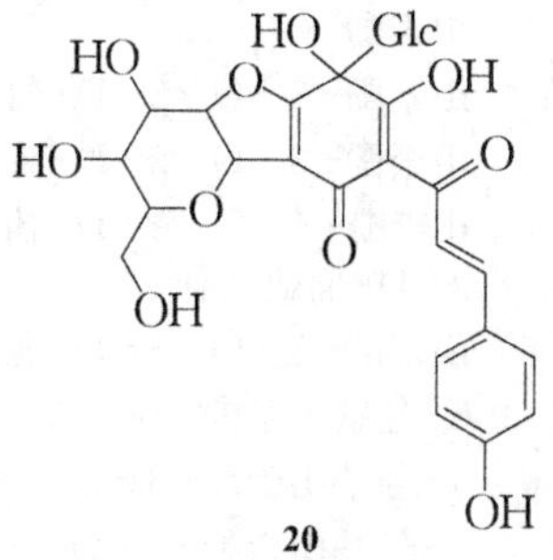   20

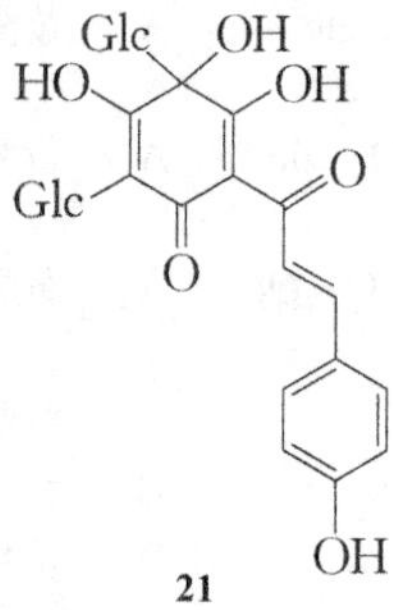

21 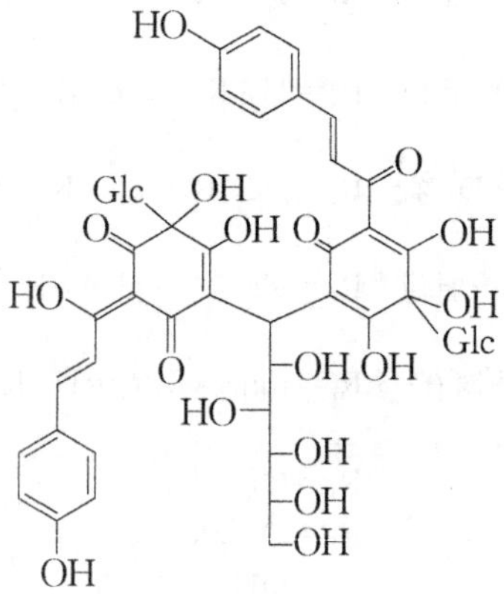   22 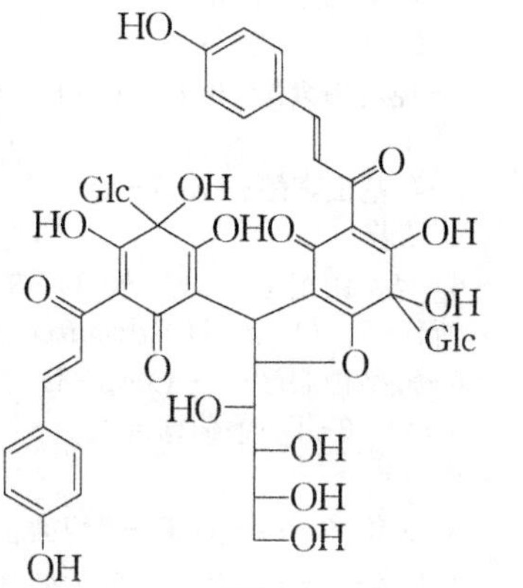   23

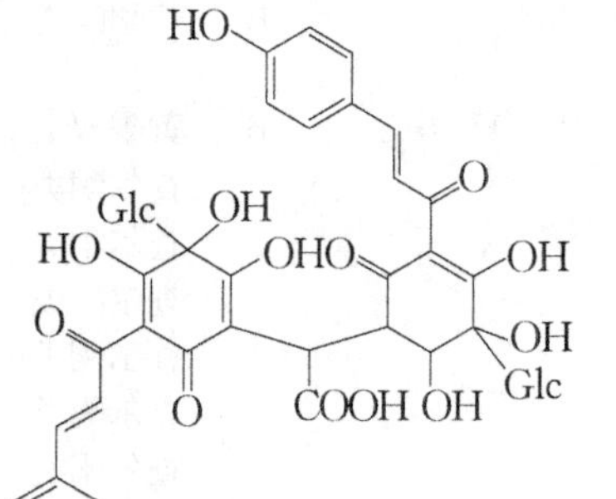

24 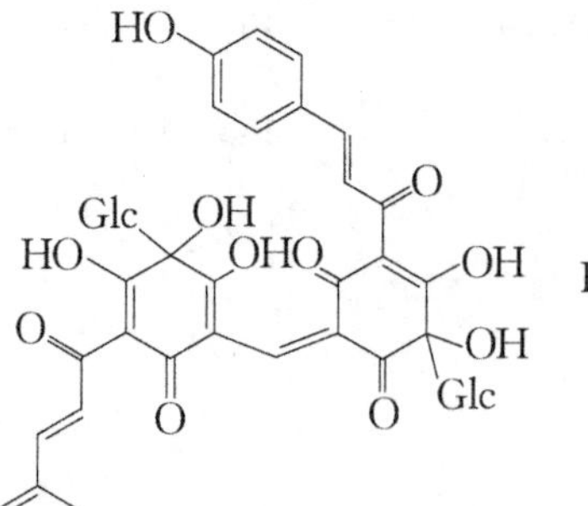   25 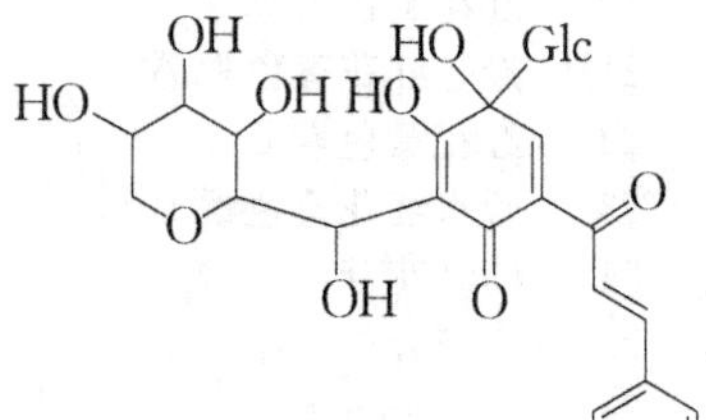   26

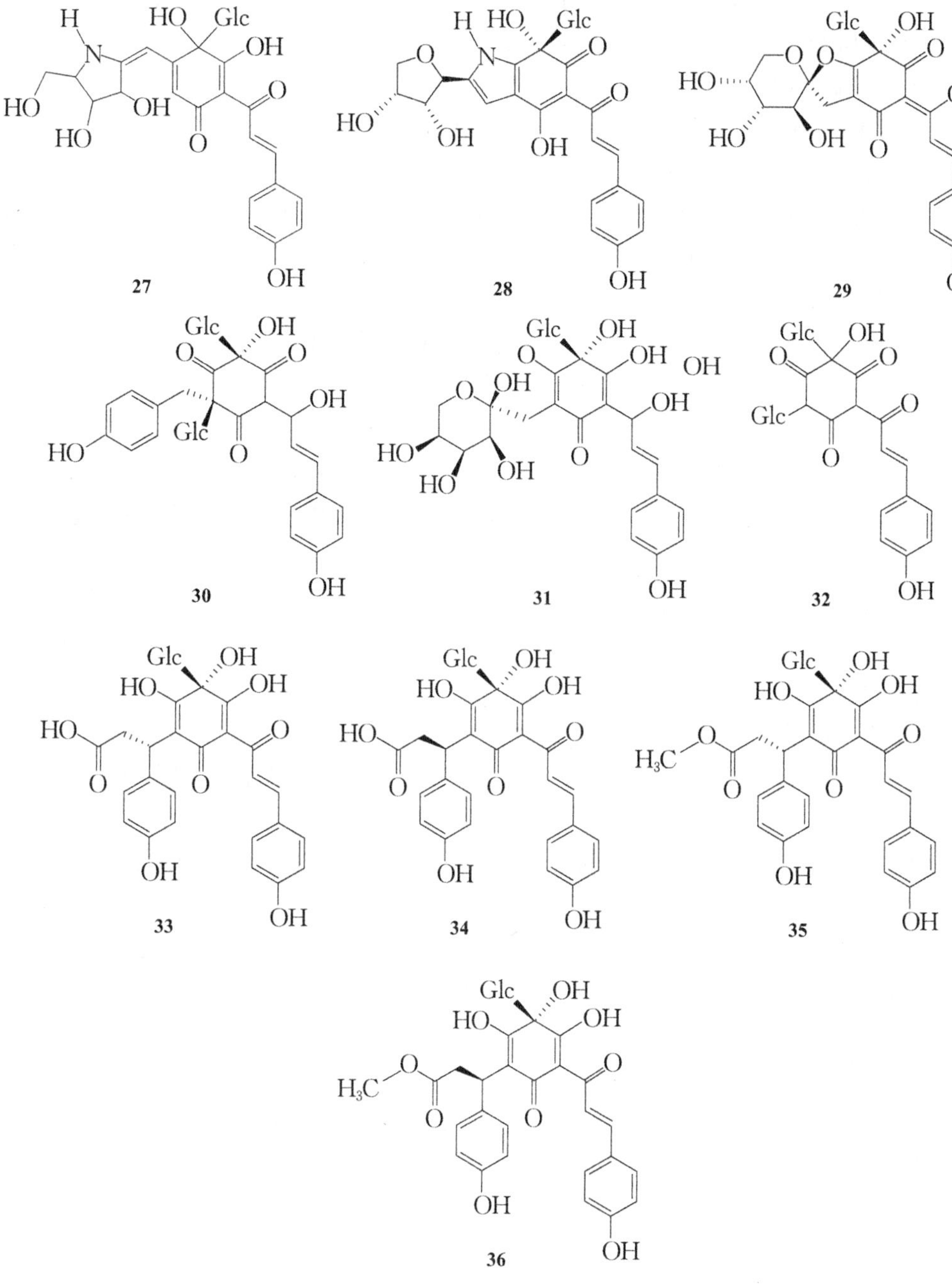

图3-2 红花中具有代表性的黄酮醇和查尔酮类化合物的结构

一、红花化学成分组成

（一）红花不同部位的化学成分研究

1. 红花乙醚层和乙酸乙酯层 · 通过对红花的乙醚层和乙酸乙酯层提取层中的化学

成分进行初步分离和纯化,共得到 10 个单体化合物,分别是棕榈酸和硬脂酸的混合物、异戊酸、β-谷甾醇与豆甾醇的混合物、胡萝卜苷、槲皮素、6-羟基山奈酚、山奈酚-3-O-β-D-芸香糖苷、槲皮素-3-O-β-D-葡萄糖苷。

实验步骤:干燥红花药材 12 kg,用 80% 乙醇 100 L 室温浸泡 48 h。提取 3 次,回收乙醇,得浓缩液,再依次用石油醚、乙醚、乙酸乙酯、水饱和正丁醇萃取,分别减压浓缩得相应部位。将所得乙醚层部位(14.8 g)与乙酸乙酯层部位(29.7 g)反复进行硅胶柱层析[石油醚-乙酸乙酯(1~20):1;氯仿-甲醇(2~20):1]和 SephadexLH-20 柱纯化,分离得到上述 10 个化合物。

2. 红花正丁醇层·从红花乙醇提取物中共分得 7 个单体化合物,经鉴定分别为芹菜素(Ⅰ)、6-羟基山奈酚-3-O-β-D-葡萄糖苷(Ⅱ)、香豆酸(Ⅲ)、对羟基苯甲酰香豆酸酐(Ⅳ)、山奈酚-3-O-β-D-葡萄糖苷(Ⅴ)、cartormin(Ⅵ)和羟基红花黄色素 A(Ⅶ),其中化合物Ⅳ为红花中首次分离得到。

实验步骤:干燥红花药材 15 kg,用 70% 乙醇 300 L 室温浸泡 24 h 后渗漉提取,提取液减压回收得浸膏,以水混悬,依次用石油醚、二氯甲烷、水饱和正丁醇萃取,分别减压浓缩得相应部位,其中石油醚部位 45 g、二氯甲烷部位 65 g、正丁醇部位 150 g。将正丁醇部位经反复硅胶柱层析,以氯仿-甲醇(20~1:1)溶剂系统洗脱,并用 Sephadex LH-20 纯化,分别得化合物 Ⅰ(25 mg)、Ⅱ(30 mg)、Ⅲ(32 mg)、Ⅳ(25 mg)、Ⅴ(80 mg)、Ⅵ(50 mg)。将水层部分过大孔树脂,以水、30% 乙醇、60% 乙醇、95% 乙醇洗脱,水洗脱部分过 Sephadex LH-20 柱纯化,得化合物Ⅶ(220 mg)。将所分得的化合物进行光谱测定,确定其结构。

3. 红花 50% 乙醇-正丁醇层·从红花 50% 乙醇提取物的正丁醇层中分离得到 1 个新化合物及 6 个已知化合物,经鉴定分别为:4-{1'-羟基-1'-巯基-1'-[1″-2″(N→O)-异喹啉]}基-1-苯甲酸、6-羟基山奈-3-O-β-D-吡喃葡萄糖苷、芦丁、槲皮素-3-O-β-D-吡喃葡萄糖苷、山奈酚-3-O-β-D-吡喃葡萄糖苷、cartormin、羟基红花黄色素 A。

(二)化合物结构解析

1. 棕榈酸和硬脂酸·白色脂状固体(石油醚-乙酸乙酯),易溶于石油醚。IR 谱显示脂肪酸特征吸收(1 703 cm^{-1},1 470 cm^{-1},1 190 cm^{-1},940 cm^{-1},720 cm^{-1})。GC-MS 分别出现分子离子峰(m/z 256,284),而且显示长链羧酸的质谱特征:麦氏重排强峰(m/z 60),相差 14n 的 $^+$(CH$_2$)nCOOH 离子碎片峰及一系列烃离子碎片峰,与数据库对照,确定该化合物为棕榈酸及硬脂酸的混合物,但主要是棕榈酸。

2. 异戊酸·黄色油状物(石油醚-乙酸乙酯),易溶于石油醚,有异臭。高效薄层板上显示仅有一个斑点。因为该物质为油状物,故送样作 GC-MS。图谱给出 m/z 87(M-15 即 M-CH$_3$)碎片峰,而且出现强的麦氏重排峰(m/z 60),经与数据库对照,确定该化合物为异戊酸。

3. β-谷甾醇和豆甾醇·白色粉末(石油醚-乙酸乙酯),易溶于氯仿。可使溴的冰醋酸溶液褪色,Liebermann-Burchard 反应阳性。IR 谱示有羟基(3 402 cm^{-1}),及饱和碳氢(2 950 cm^{-1},2 869 cm^{-1})。氢谱显示该化合物具有甾醇类化合物的典型特征,经与参考文献对照,确定为β-谷甾醇与豆甾醇的混合物。

4. 胡萝卜苷 · 白色颗粒性粉末(石油醚-乙酸乙酯),甲醇和石油醚均难溶,易溶于吡啶。Molish反应及Liebermann-Burchard反应均呈阳性。EI-MS出现m/z 414碎片离子峰,为β-谷甾醇脱水后的碎片峰。由此说明该化合物中有甾体及糖存在。经酸水解得母液中检出有葡萄糖。与胡萝卜苷对照品混合熔点不下降,在高效薄层板上用对照品对照,其Rf值相同。红外光谱和EI-MS谱与胡萝卜苷标准图谱相同,确定此化合物为胡萝卜苷。

5. 槲皮素 · 黄色结晶性粉末(石油醚-乙酸乙酯),易溶于甲醇。紫外灯下显示黄色荧光,盐酸镁粉反应为紫红色,三氯化铁反应为绿色。以上显示可能为黄酮类化合物。在高效薄层板上与槲皮素对照品的Rf值相同。IR谱显示有多羟基取代$3450\,cm^{-1}$,共轭羰基$1670\,cm^{-1}$,苯环骨架振动$1630\,cm^{-1}$、$1520\,cm^{-1}$,与槲皮素的红外光谱基本一致。EI-MS谱给出分子量为m/z 302,而且分子离子峰为基峰,具有一般黄酮类化合物的典型裂解(a离子系列,m/z 153,152;b离子系列,m/z 150;c离子系列,m/z 137,109)。综合上述分析结果,并与标准图谱资料相对照,确定此化合物为槲皮素。

6. 芹菜素 · 黄色针晶(氯仿-甲醇),MP>300 ℃。结合NMR谱确定此化合物为黄酮类化合物。^{1}H-NMR(DMSO-d_6)δppm:12.95、10.85、10.37分别为羟基氢信号,7.90(2H,d)、6.90(2H,d)表明C环为对称结构,6.75(1H,s,H-3),6.46(1H,s,H-8),6.17(1H,s,H-6)。^{13}C-NMR(DMSO-d_6)δppm:181.7(C-4),164.1(C-7),163.9(C-5),161.2(C-4'),161.0(C-9),157.3(C-2),128.5(C-2',C-6'),121.2(C-1'),115.9(C-3',C-5'),103.7(C-10),102.9(C-3),98.8(C-6),93.9(C-8)。NMR谱与文献报道一致,确定此化合物为芹菜素。

7. 香豆酸 · 白色针晶,易溶于甲醇。MP:183～185 ℃。EI-MS:m/z 164为分子离子峰,确定其分子量为164,分子式为$C_9H_8O_3$。^{13}C-NMR谱显示该化合物有9个碳信号,DEPT谱显示有6个次甲基和3个季碳信号。^{1}H-NMR谱显示该化合物中含有烯氢和芳香氢存在。^{1}H-NMR、^{13}C-NMR和EI-MS与文献报道一致,确定该化合物为香豆酸。

8. 对羟基苯甲酰香豆酸酐 · 白色针晶,易溶于甲醇。MP:165～167 ℃。^{13}C-NMR谱显示该化合物有16个碳信号,DEPT谱显示该化合物有10个次甲基和6个季碳信号。分子式为:$C_{16}H_{12}O_5$。EI-MS:m/z 164为化合物裂解后产生的香豆酰信号。^{1}H-NMR、^{13}C-NMR和EI-MS与文献报道一致,确定该化合物为对羟基苯甲酰香豆酸酐。

9. 6-羟基山柰酚-3-O-β-D-葡萄糖苷 · 黄色针晶,易溶于甲醇。MP:257～259 ℃。ESI-MS:m/z 463[M-H]$^+$,m/z 301为化合物脱去葡萄糖后的碎片峰,确定其分子量为464,分子式为$C_{21}H_{20}O_{12}$。^{13}C-NMR谱显示有21个碳信号,DEPT谱显示有1个亚甲基、10个次甲基和10个季碳信号,确定其为黄酮苷类化合物。^{1}H-NMR(DMSO-d_6)δppm:12.42、10.17为母环上羟基氢信号,8.04(2H,d,H-2',H-6'),6.89(2H,d,H-3',H-5'),6.55(1H,s,H-8),5.46(1H,d,J=7.2 Hz,H-1''),3.0～3.5为糖上氢信号。^{13}C-NMR(DMSO-d_6)δppm:177.53(C-4),159.73(C-4'),156.17(C-

2），153.47（C-7），128.95（C-6），132.92（C-3），101.02（C-1″）。^{1}H-NMR 谱、^{13}C-NMR 谱、ESI-MS 谱与文献报道一致，确定此化合物为 6-羟基山柰酚-3-O-β-D-葡萄糖苷。

10. 山柰酚-3-O-β-D-芸香糖苷·黄色针晶，可溶于甲醇。MP：190～192℃。FAB-MS：m/z 617[M+Na]$^+$ 确定其分子量为 594。^{13}C-NMR 谱显示该化合物有 27 个碳信号，DEPT 谱显示有 1 个甲基、1 个亚甲基、16 个次甲基和 9 个季碳信号，确定其为黄酮苷类化合物。^{1}H-NMR（DMSO-d$_6$）δppm：12.58、10.93、10.20 为羟基氢信号，7.99（2H，d，H-2′，H-6′），6.88（2H，d，H-3′，H-5′），6.43（1H，d，H-8），6.22（1H，d，H-6），5.32（1H，d，J=7.2 Hz，Glc-H-1），5.13（1H，m，Rha-H-1），3.0～5.0 为糖上氢信号，0.98（3H，d，Rha-H-6）。^{13}C-NMR（DMSO-d$_6$）δppm：133.30（C-3），101.41（Glc-C-1），100.85（Rha-C-1）。^{1}H-NMR、^{13}C-NMR 谱、MS 谱与文献报道一致，确定此化合物为山柰酚-3-O-β-D-芸香糖苷。

11. 芦丁·黄色粉末，可溶于甲醇。MP：213～215℃（分解）。紫外灯下显示黄色荧光，盐酸-镁粉反应为紫红色，三氯化铁反应为绿色，提示可能为含有邻二羟基取代的黄酮类化合物。^{13}C-NMR 谱显示该化合物有 27 个碳信号，DEPT 谱显示有 1 个甲基、1 个亚甲基、15 个次甲基和 10 个季碳信号，确定其为黄酮苷类化合物。^{1}H-NMR（DMSO-d$_6$）δppm：12.58、10.86、9.72 为母环上羟基氢信号，7.54（1H，d，H-6′），7.51（1H，s，H-2′），6.83（1H，d，H-5′），6.38（1H，d，H-8），6.18（1H，d，H-6），5.33（1H，d，J=7.5 Hz，H-1″，Glc-1），4.36（1H，s，Rha-H-1），3.0～4.0（m，糖上氢信号），0.97（3H，d，Rha-H-6）。^{13}C-NMR（DMSO-d$_6$）δppm：177.4（C-4），164.1（C-7），161.2（C-5），156.6（C-9），156.4（C-2），148.3（C-3′），144.7（C-4′），133.3（C-3），121.6（C-1′），121.2（C-6′），116.3（C-2′），115.2（C-5′），103.9（C-10），101.2（Glc-C-1），100.7（H，d，Rha-H-6），98.6（C-6），93.6（C-8）。^{1}H-NMR、^{13}C-NMR 谱与文献报道一致，确定此化合物为芦丁。

12. 槲皮素-3-O-β-D-葡萄糖苷·黄色粉末，溶于甲醇。MP：224～225℃。EI-MS：m/z 302[M-Glu]$^+$ 确定其分子量为 464，分子式为 C$_{21}$H$_{20}$O$_{12}$。^{13}C-NMR 谱显示该化合物有 21 个碳信号，DEPT 谱显示有 1 个亚甲基，10 个次甲基和 10 个季碳信号，确定其为黄酮苷类化合物。^{1}H-NMR（DMSO-d$_6$）δH：12.63 为母环上羟基氢信号，7.60（1H，s，H-6′），7.58（1H，d，J=8 Hz，H-2′），6.87（1H，d，J=9 Hz，H-5′），6.44（1H，s，H-8），6.22（1H，s，H-6），5.47（H，d，J=7 Hz，糖上端基氢），3.1～3.6 为糖上氢信号。^{1}H-NMR、^{13}C-NMR 和 EI-MS 与文献报道一致，确定该化合物为槲皮素-3-O-β-D-葡萄糖苷。

13. cartormin·黄色针晶，易溶于甲醇。MP：>230℃。ESI-MS：m/z 1 172[2M+Na]$^+$、m/z 598[M+Na]$^+$ 确定其分子量为 575，分子式为 C$_{27}$H$_{29}$NO$_{13}$。^{13}CNMR 谱显示该化合物有 27 个碳信号，DEPT 谱显示有 2 个亚甲基、15 个次甲基和 10 个季碳信号。^{1}H-NMR 谱显示 11.64（1H，s，-NH-）为吡咯环上的仲胺氢质子，化合物中有肉桂酰基存在；7.63（1H，d，J=16 Hz，H-9）、7.35（1H，d，J=15 Hz，H-8）为 2 个反式双键质子；7.55（2H，d，J=8 Hz，H-11，H-15）、6.83（2H，d，J=8 Hz，H-12，H-14）

为肉桂酰基上的芳香质子；4.52(1H，d，J＝8 Hz，H－18)为碳苷赤藓糖的端基质子，此外化合物中还含有1分子葡萄糖。^{1}H－NMR、^{13}C－NMR 和 ESI－MS 与文献报道一致，确定该化合物为 cartormin。

14. 羟基红花黄色素A · 黄色粉末，易溶于水。MP：184～186 ℃。ESI－MS：m/z 611[M－H]$^-$ 确定其分子量为612，分子式为 $C_{27}H_{32}O_{16}$。^{13}C－NMR 谱显示该化合物有27个碳信号。DEPT 谱显示有2个亚甲基、16个次甲基和9个季碳信号。^{1}H－NMR 谱显示化合物中有对羟基肉桂酰基存在；7.59(1H，d，J＝15 Hz，H－8)、7.39(1H，d，J＝15 Hz，H－9)为2个反式双键质子；7.57(2H，d，J＝8 Hz，H－11，H－15)、6.94(2H，d，J＝8 Hz，H－12，H－14)为肉桂酰基上的芳香质子；3.0～5.0 呈现2分子六碳糖的质子信号。^{1}H－NMR、^{13}C－NMR 和 EI－MS 与文献报道一致，确定该化合物为羟基红花黄色素A。

(三) 化合物理化及波谱数据

1. 棕榈酸和硬脂酸 · 白色脂状固体。MP：50～54 ℃。IR(cm^{-1}) 2 918，1 703，1 470，1 190，940，720。GC－MS(m/z)：284，256，255，241，227，185，129，73，60，57，43。

2. 异戊酸 · 黄色油状物。分子式：$C_5H_{10}O_2$。GC－MS(m/z)：87，74，69，60，56，45，43，41。

3. β-谷甾醇和豆甾醇 · 白色粉末。IR(cm^{-1})：3 402，2 950，2 869，1 465，1 075。EI－MS(m/z)：396，381，255，161，147，69，55。

4. 胡萝卜苷 · 白色粉末。MP：293～295 ℃。分子式：$C_{35}H_{60}O_6$。IR(cm^{-1}) 3 450，2 950，1 470，1 042。EI－MS(m/z)：396，255，123，100，57。

5. 槲皮素 · 黄色粉末。MP：＞300 ℃。分子式：$C_{15}H_{10}O_7$。IR(cm^{-1})：3 450，1 650，1 525，1 460，1 180。EI－MS(m/z)：302，286，274，153，137，128，69。

6. 芹菜素 · 黄色针晶。MP：＞300 ℃。分子式：$C_{15}H_{10}O_5$。^{1}HNMR(DMSO－d$_6$) δppm：12.95，10.85，10.37(－OH)，7.90(2H，d，H－2′，H－6′)，6.90(2H，d，H－3′，H－5′)，6.75(1H，s，H－3)，6.46(1H，s，H－8)，6.17(1H，s，H－6)。^{13}CNMR(DMSO－d$_6$)，δppm：181.7(C－4)，164.1(C－7)，163.9(C－5)，161.2(C－4′)，161.0(C－9)，157.3(C－2)，128.5(C－2′，C－6′)，121.2(C－1′)，115.9(C－3′，C－5′)，103.7(C－10)，102.9(C－3)，98.8(C－6)，93.9(C－8)。

7. 香豆酸 · 白色针晶，易溶于甲醇。MP：183～185 ℃。分子式：$C_9H_8O_3$。EI－MS(m/z)：164[M]$^+$，147，119，65。^{1}HNMR(CD3OD－d$_6$)δH：7.62(1H，d，J＝16 Hz，H－α)，7.46(2H，m，H－2，H－6)，6.83(2H，m，H－3，H－5)，6.30(1H，d，J＝16 Hz，H－β)。^{13}CNMR(CD3OD－d$_6$)δC：171.30(C－γ)，161.36(C－4)，146.95(C－α)，131.35(C－2，6)，127.54(C－1)，117.09(C－3，5)，115.87(C－β)。

8. 对羟基苯甲酰香豆酸酐 · 白色针晶，易溶于甲醇。MP：165～167 ℃。分子式：$C_{16}H_{12}O_5$。EI－MS(m/z)：164，147，138，121，91，65。^{1}H－NMR(CD3OD－d$_6$)δH：7.91(2H，d，J＝9 Hz，H－2′，H－6′)，7.61(1H，d，J＝16 Hz，H－α)，7.42(2H，d，

$J=9\,Hz$，$H-2$，$H-6$），$6.86(2H, d, J=9\,Hz, H-3', H-5')$，$6.83(2H, d, J=9\,Hz,$ $H-3$，$H-5$），$6.31(1H, d, J=16\,Hz, H-\beta)$。$^{13}C-NMR(CD3OD-d_6)\delta C$：$172.03(C-\gamma)$，$170.90(C-\alpha')$，$163.31(C-4')$，$161.05(C-4)$，$146.48(C-\alpha)$，$133.16(C-2',6')$，$131.21(C-2,6)$，$127.60(C-1')$，$123.32(C-1)$，$117.03(C-3',5')$，$116.51(C-\beta)$，$116.18(C-3,5)$。

9. 6-羟基山柰酚-3-O-β-D-葡萄糖苷·黄色针晶，易溶于甲醇。MP：257～259℃。分子式：$C_{21}H_{20}O_{12}$。$ESI-MS(m/z)$：463，302。$^1H-NMR(DMSO-d_6)\delta ppm$：12.42(-OH)，$8.04(2H, d, J=9\,Hz, H-2', H-6')$，$6.89(2H, d, J=9\,Hz, H-3',$ $H-5')$，$6.55(1H, s, H-8)$，$5.46(1H, d, J=8\,Hz, H-1'')$，3.0～5.0为糖上氢信号。$^{13}C-NMR(DMSO-d_6)\delta ppm$：$177.53(C-4)$，$159.73(C-4')$，$156.17(C-2)$，$153.47(C-7)$，$148.97(C-9)$，$146.48(C-5)$，$132.92(C-3)$，$130.85(C-6', C-2')$，$128.95(C-6)$，$121.21(C-1')$，$115.05(C-3', C-5')$，$104.38(C-10)$，$101.02(C-1'')$，$93.52(C-8)$，$77.42(C-5'')$，$76.43(C-3'')$，$74.19(C-2'')$，$69.90(C-4'')$，$60.83(C-6'')$。

10. 山柰酚-3-O-β-D-芸香糖苷·黄色针晶。MP：190～192℃。分子式：$C_{27}H_{30}O_{15}$。$FAB-MS(m/z)$：617$[M+Na]^+$，329，289，203，176，166。$^1H-NMR(DMSO-d_6)\delta ppm$：12.58，10.93，10.20(-OH)，$7.99(2H, d, H-2', H-6')$，$6.88(2H, d, H-3', H-5')$，$6.43(1H, d, H-8)$，$6.22(1H, d, H-6)$，$5.32(1H, d, J=7.2\,Hz, Glc-H-1)$，$5.13(1H, m, Rha-H-1)$，3.0～5.0为糖上氢信号，$0.98(3H, d, Rha-H-6)$。$^{13}C-NMR(DMSO-d_6)\delta ppm$：$177.5(C-4)$，$164.2(C-7)$，$161.3(C-5)$，$159.9(C-4')$，$156.9(C-9)$，$156.6(C-2)$，$133.3(C-3)$，$130.9(C-2', C-6')$，$120.9(C-1')$，$115.2(C-3', C-5')$，$104.1(C-10)$，$101.4(Glc-C-1)$，$100.8(Rha-C-1)$，$98.8(C-6)$，$93.9(C-8)$，$76.4(C-3-Glc)$，$75.8(Glc-C-5)$，$74.3(Glc-C-2)$，$71.9(Rha-C-4)$，$70.7(Rha-C-3)$，$70.4(Rha-C-2)$，$70.0(Glc-C-4)$，$68.3(Rha-C-5)$，$66.9(Glc-C-6)$，$17.8(Rha-C-6)$。

11. 芦丁·黄色粉末。MP：213～215℃(分解)。分子式：$C_{27}H_{30}O_{16}$。$^1H-NMR(DMSO-d_6)\delta ppm$：12.58，10.86，9.72(-OH)，$7.54(1H, d, H-6')$，$7.51(1H, s, H-2')$，$6.83(1H, d, H-5')$，$6.38(1H, d, H-8)$，$6.18(1H, d, H-6)$，$5.33(1H, d, J=7.5\,Hz, H-1'', Glc-1)$，$4.36(1H, s, H-1'', Rha-1)$，3.0～4.0为糖上氢信号，$0.97(3H, d, Rha-H-6)$。$^{13}C-NMR(DMSO-d_6)\delta ppm$：$177.4(C-4)$，$164.1(C-7)$，$161.2(C-5)$，$156.6(C-9)$，$156.4(C-2)$，$148.3(C-3')$，$144.7(C-4')$，$133.3(C-3)$，$121.6(C-1')$，$121.2(C-6')$，$116.3(C-2')$，$115.2(C-5')$，$103.9(C-10)$，$101.2(C-1-Glc)$，$100.7(3H, d, H-6-Rha)$，$98.6(C-6)$，$93.6(C-8)$，$76.4(C-3-Glc)$，$75.9(C-5-Glc)$，$74.0(C-2-Glc)$，$71.8(C-4-Rha)$，$70.5(C-3-Rha)$，$70.3(C-2-Rha)$，$69.9(C-4-Glc)$，$68.2(C-5-Rha)$，$67.0(C-6-Glc)$，$17.7(C-6-Rha)$。

12. 槲皮素-3-O-β-D-葡萄糖苷·黄色粉末，溶于甲醇。MP：224～225℃。分子式：$C_{21}H_{20}O_{12}$。$EI-MS(m/z)$：302，286，137，57。$^1H-NMR(DMSO-d_6)\delta H$：

12.63(-OH)，7.60(1H，s，H-6′)，7.58(1H，d，J＝8 Hz，H-2′)，6.87(1H，d，J＝9 Hz，H-5′)，6.44(1H，s，H-8)，6.22(1H，s，H-6)，5.47(1H，d，J＝7 Hz，糖上端基氢)，3.1～3.6 为糖上氢信号。^{13}C-NMR(DMSO-d$_6$)δC：177.46(C-4)，164.07(C-7)，161.14(C-5)，156.37(C-2)，156.23(C-9)，148.40(C-4′)，144.77(C-3′)，133.42(C-3)，121.64(C-6′)，121.20(C-1′)，116.24(C-5′)，115.18(C-2′)，104.05(C-10)，100.95(C-1″)，98.65(C-6)，93.56(C-8)，77.53(C-5″)，76.50(C-3″)，74.08(C-2″)，69.97(C-4″)，60.96(C-6″)。

13. 山奈酚-3-O-β-D-葡萄糖苷·黄色针晶，易溶于甲醇。MP：192～193 ℃。分子式：C$_{21}$H$_{20}$O$_{11}$。EI-MS(m/z)：286[M-Glu]$^+$。^{1}HNMR(CD$_3$OD-d$_6$)δH：12.63，10.88，10.19(-OH)，8.06(2H，d，J＝9 Hz，H-2′，H-6′)，6.91(2H，d，J＝9 Hz，H-3′，H-5′)，6.46(1H，d，J＝3 Hz，H-8)，6.24(1H，d，J＝2 Hz，H-6)，5.41(1H，m，Glu-H-1)，3.0～5.0 为糖上的 H 信号。^{13}CNMR(CD$_3$OD-d$_6$)δC：177.52(C-4)，164.10(C-7)，161.29(C-5)，161.01(C-4′)，159.96(C-9)，156.39(C-2)，133.33(C-3)，130.94(C-2′，C-6′)，121.00(C-1′)，115.15(C-3′，C-5′)，104.10(C-10)，100.99(C-1″)，98.71(C-6)，93.73(C-8)，77.49(C-3″)，76.54(C-5″)，74.23(C-2″)，69.93(C-4″)，60.87(C-6″)。

14. cartormin·黄色针晶，易溶于甲醇。MP：＞230 ℃。分子式：C$_{27}$H$_{29}$NO$_{13}$。ESI-MS(m/z)：1 172[2M＋Na]$^+$，598[M＋Na]$^+$。^{1}H-NMR(DMSO-d$_6$)δH：17.87(1H，s，OH-5)，11.64(1H，s，-NH-)，10.03(1H，s，OH-13)，7.63(1H，d，J＝16 Hz，H-9)，7.55(2H，d，J＝8 Hz，H-11，H-15)，7.35(1H，d，J＝15 Hz，H-8)，6.83(2H，d，J＝8 Hz，H-12，H-14)，6.35(1H，s，H-16)，4.52(1H，d，J＝8 Hz，H-18)，4.12(1H，m，H-21)，4.08(1H，m，H-20)，4.04(1H，m，H-19)，3.61(1H，m，H-21)，2.80～3.50 为糖上的 H 信号。^{13}C-NMR(DMSO-d$_6$)δC：196.01(C-1)，185.61(C-5)，180.30(C-7)，159.83(C-13)，142.09(C-3)，141.10(C-9)，134.91(C-17)，130.49(C-11，C-15)，126.16(C-10)，118.73(C-8)，115.84(C-12，C-14)，114.70(C-4)，109.11(C-6)，103.19(C-16)，84.02(C-22)，79.44(C-26)，78.38(C-24)，78.13(C-2)，76.58(C-18)，75.84(C-19)，72.74(C-21)，70.41(C-20)，69.19(C-25)，69.04(C-23)，60.63(C-27)。

15. 羟基红花黄色素 A·黄色粉末，易溶于水。MP：184～186 ℃。分子式：C$_{27}$H$_{32}$O$_{16}$。EI-MS(m/z)：611，490，325。^{1}H-NMR(D$_2$O-d$_6$)δH：7.59(1H，d，J＝15 Hz，H-8)，7.57(2H，d，J＝8 Hz，H-11，H-15)，7.39(1H，d，J＝15 Hz，H-9)，6.94(2H，d，J＝8 Hz，H-12，H-14)，3.0～5.0 为糖上氢的信号。^{13}C-NMR(D$_2$O-d$_6$)δC：197.16(C-3)，191.55(C-1)，183.44(C-5)，180.65(C-7)，157.10(C-13)，139.34(C-9)，129.74(C-11，15)，128.82(C-10)，127.50(C-8)，115.55(C-12，14)，105.51(C-2)，99.64(C-6)，85.50(C-1′)，85.21(C-4′)，79.58(C-5″)，78.96(C-5′)，78.11(C-3″)，77.32(C-3′)，73.19(C-1″)，69.22(C-4″)，69.07(C-4′)，68.77(C-2″)，68.41(C-2′)，60.54(C-6″)，60.34(C-6′)。

综上，共从红花中分离纯化得到 19 个化合物(表 3-2)。

表 3-2　红花中分离得到的化合物

序号	名称	结　构	部位
1	棕榈酸		乙醚层 乙酸乙酯层
2	硬脂酸		乙醚层 乙酸乙酯层
3	异戊酸		乙醚层 乙酸乙酯层
4	β-谷甾醇		乙醚层 乙酸乙酯层
5	豆甾醇		乙醚层 乙酸乙酯层
6	胡萝卜苷		乙醚层 乙酸乙酯层
7	槲皮素		乙醚层 乙酸乙酯层
8	6-羟基山奈酚		乙醚层 乙酸乙酯层

序号	名称	结　构	部位
9	山奈酚-3-O-β-D-芸香糖苷		乙醚层 乙酸乙酯层 正丁醇层
10	槲皮素-3-O-β-D-葡萄糖苷		乙醚层 乙酸乙酯层
11	芹菜素		正丁醇层
12	6-羟基山奈酚-3-O-β-D-葡萄糖苷		正丁醇层
13	香豆酸		正丁醇层
14	对羟基苯甲酰香豆酸酐		正丁醇层

序号	名称	结　构	部位
15	山奈酚-3-O-β-D-葡萄糖苷		正丁醇层
16	cartormin		正丁醇层
17	羟基红花黄色素 A		正丁醇层
18	4-{1′-羟基-1′-巯基-1′-[1″-2″(N→O)-异喹啉]}基-1-苯甲酸		正丁醇层
19	芦丁		正丁醇层

二、红花中化学成分的药理活性研究

在红花化学成分研究的基础上,对红花中所分得的部分单体化合物(化合物 **9**、**16**、**18**)特别是新化合物(化合物 **18**)进行了大鼠局灶性脑缺血再灌注损伤的保护作用的药理试验,并对药效确切的化合物进一步观察了其对小鼠断头全脑缺血的药理作用,以及活性化合物的急性毒性反应及其严重程度,旨在为寻找红花中的活性化合物和今后红花在新药开发方面提供参考和依据。

(一) cartormin、4-{1′-羟基-1′-巯基-1′-[2′-(N→O)-异喹啉基]}-1-苯甲酸对局灶性大鼠脑缺血再灌注的保护作用研究

1. 材料和方法

(1)药品与试剂:cartormin,4-{1′-羟基-1′-巯基-1′-[2′-(N→O)-异喹啉基]}-1-苯甲酸(以下分别用化合物 **16**、化合物 **18** 代指),配成注射液,浓度均为 6 mg/mL;羟丙基 β-环糊精(西安德立生物技术公司);水合氯醛、四氮唑兰(TTC)染料(上海生工生物工程技术服务有限公司);尼龙钓鱼线(美国产)直径 0.25 mm。

(2)实验动物:雄性 SD 大鼠,250～270 g,购自第二军医大学实验动物中心。随机分为假手术组、溶剂对照组、不同红花品种粗提物组、化合物 **16** 组、化合物 **18** 组,每组 12 只大鼠。

(3)给药剂量及方式:尾静脉注射,化合物 **16**、**18** 按 20 mg/kg 溶剂注射,对照组按 1 mL/300 g 注射。

(4)实验方法

1)药品的配制:化合物 **16**、**18** 注射液的配制:精密称取红花中分得的单体化合物 **16**、**18** 各 60 mg,加入 300 mg 的羟丙基 β-环糊精助溶,分别配制成浓度为 6 mg/mL 的水溶液,备用。精密称取羟丙基 β-环糊精 3 g,配制成 10 mL 水溶液,备用。

2)药理实验方法:用 17.5% 水合氯醛按 350 mg/kg 给大鼠腹腔注射,麻醉后,将大鼠仰卧固定在实验用恒温大鼠解剖台上,保持大鼠肛温为(37±0.5)℃。沿颈正中线切开约 2 cm 长的皮肤切口,分离出右侧颈总动脉并穿缝线 2 根备用,再分离出颈外动脉,在靠近颈内动脉和颈外动脉的分叉处结扎颈外动脉,在颈外动脉下方小心分离出颈内动脉及其旁边一根小分支(翼腭突动脉),于分支下穿一根缝线,于近分叉处结扎翼腭突动脉,在已分离的颈总动脉近心端用动脉夹阻断血流,远心端用一缝线轻轻拉起,于颈总动脉上剪一小口,将一端加热成圆珠状(<0.3 mm)的尼龙线棒插入小口,缓慢推入至前脑动脉(约 20 mm)再往回拉约 2 mm 即至大脑中动脉口,长约 17 mm(自颈内、外动脉分叉处算起),用缝线结扎固定尼龙线棒。最后近心端用另一根缝线结扎,取下动脉夹,缝合肌肉和皮肤。记录插好尼龙线的时间,即为脑缺血开始的时间,于缺血后 1 h 给大鼠注射溶剂或药物,继续缺血 1 h 后,将尼龙线轻轻往回抽出,直至圆头回到颈内、外动脉分叉处,造成再灌注,手术完毕后将大鼠放回笼内继续饲养。假手术组除了不插拴线外,其他操作同对照及给药组。

(5)观察指标:缺血再灌注 24 h 后,对存活的大鼠进行行为学评分,参考 Zea Longa 的 5 分制评分标准:①0 分,正常,无神经损伤症状。②1 分,左侧前爪不能完全伸展。③2 分,向左侧转圈。④3 分,向左侧倾倒。⑤4 分,不能组发行走,意识丧失。然后快速

将大鼠断头,取大脑,其中 6 只大鼠的大脑分别称出左、右半球的湿重,然后置于 160 ℃的烤箱内,烘烤 24 h,然后再次称重,记录脑组织的干重,计算脑组织的含水量。并按照公式:脑组织含水量=(湿重-干重)/湿重×100%,计算脑组织的含水量。另外 6 只大鼠的大脑在前连合平面切下 2 mm 厚的冠状脑片,置于 2% TTC 溶液中,37 ℃中孵育 30 min,梗死区呈白色,非梗死区呈红色,用图像处理系统(复旦 FR‐988)测出梗死区与非梗死区面积,计算梗死区占整个冠状面积的百分比。

(6)统计学处理:采用 t 检验进行统计分析。

2. 结果

(1)神经行为学评分:对照组大鼠均出现明显的缺血损伤症状,最轻的也出现左侧前爪不能完全伸展,严重的表现为向左侧转圈。化合物 **16**、**18** 均可明显改善大鼠脑缺血再灌注后的症状,显著减小行为学评分值(图 3‐3)。

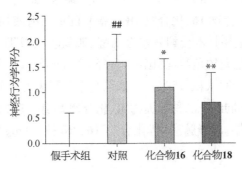

图 3‐3　缺血再灌注后大鼠的行为学评分

(与假手术组相比,### $p < 0.001$;与对照组相比,* $p < 0.05$;与对照组相比,** $p < 0.01$)

(2)脑组织含水量:脑缺血再灌注后,对照组大鼠右脑明显水肿,与左脑相比,含水量存在显著性差异;假手术组没有水肿;给药组右脑也有水肿出现,但程度较轻,左右脑之间没有显著性差异(图 3‐4)。

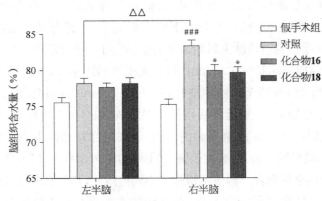

图 3‐4　缺血再灌注后大鼠脑组织左、右半球的含水量

(与空白组相比,### $p < 0.001$;与对照组相比,* $p < 0.05$,** $p < 0.01$;与左脑相比,△△ $p < 0.01$)

（3）脑水肿程度：与对照组相比，化合物**16**、**18**均可显著减少缺血再灌注造成的脑水肿（图3-5）。

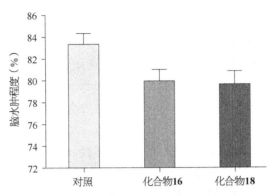

图3-5　缺血再灌注后大鼠脑组织的水肿程度

（与对照组相比，$^* p < 0.05$；与对照组相比，$^{**} p < 0.01$）

（4）梗死体积：缺血再灌注后，脑组织出现明显的梗死区染色。与对照组相比，化合物**16**、**18**均可显著减小缺血再灌注造成的脑梗死体积，其中化合物**18**减小梗死体积的能力更强（图3-6）。

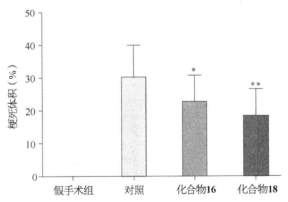

图3-6　缺血再灌注后大鼠脑组织的梗死体积

（与对照组相比，$^* p < 0.05$；与对照组相比，$^{**} p < 0.01$）

（二）山奈酚-3-O-β-D-芸香糖苷对小鼠全脑缺血的药效学研究

1. 材料和方法

（1）药品与试剂：将山奈酚-3-O-β-D-芸香糖苷（以下用化合物**9**代指）配制成浓度为4 mg/mL的溶液，过滤除菌备用；肌酸激酶、乳酸含量测定试剂盒（南京建成生物工程研究所出品）。

（2）实验动物：ICR小鼠50只，雌雄各半，体重20～22 g（中国科学院上海分院动物中心）。随机分为5组，每组10只。

（3）给药剂量及方式：根据大鼠剂量设置，按体表面积比值小鼠低、中、高剂量分别为 4.2 mg/kg、12.6 mg/kg 和 42 mg/kg。阳性对照尼莫地平（德国拜耳公司，批号：CAPZN3092001），其推荐临床静注剂量为 1 mg，折算为小鼠的剂量为 1.5 mg/kg。对照溶剂按 0.8 mL/20 g 给药。

尾静脉静注给药，均为单次给药。

（4）实验方法：小鼠随机分为 5 组，即化合物 **9** 注射液低、中、高剂量组及溶剂对照组、阳性对照组。每组 10 只，分别于尾静脉给药，15 min 后断头处死小鼠，记录断头后小鼠张口呼吸时间。取大脑右半球约 100 mg，用生理盐水匀浆，测定组织匀浆液中的肌酸激酶、乳酸含量。

（5）观察指标：观察小鼠断头后张口呼吸持续时间；脑组织匀浆液中肌酸激酶、乳酸含量。其中肌酸激酶含量计算脑组织匀浆液中每毫克蛋白中的肌酸激酶的活力单位，即 U/mg；乳酸含量计算脑组织匀浆液中每克蛋白中的乳酸摩尔数，即 mmol/g。

（6）数据及统计学处理：实验数据用 $\bar{x}$＋SD 表示，用 SPSS 10.0 软件 ANOVA 方差分析进行差异显著性检验。

2. 试验结果

（1）化合物 **9** 对小鼠断头后张口呼吸持续时间的影响：实验结果表明，化合物 **9** 注射液 42 mg/kg 剂量组小鼠断头后张口呼吸持续时间与溶剂对照组相比具有显著差异（$^{**}p<0.01$），时间延长了 23.2%；阳性药尼莫地平对照组小鼠断头后张口呼吸持续时间与溶剂对照组相比延长了 18.1%（图 3-7）。

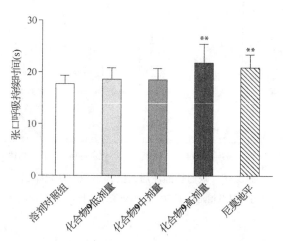

图 3-7　化合物 **9** 对小鼠断头后张口呼吸持续时间的影响（$\bar{x}\pm$SD）

（与溶剂对照组比较，$^{*}p<0.05$，$^{**}p<0.01$）

（2）化合物 **9** 对脑组织匀浆液中肌酸激酶的影响：实验结果表明，化合物 **9** 注射液 42 mg/kg 剂量组小鼠脑组织匀浆液中肌酸激酶含量与溶剂对照组相比具有显著差异（$^{*}p<0.05$），肌酸激酶含量升高了 48.8%；阳性药尼莫地平对照组肌酸激酶含量升高了 51.9%（图 3-8）。

（3）化合物 **9** 对脑组织匀浆液中乳酸含量的影响：实验结果表明，复脑素注射液

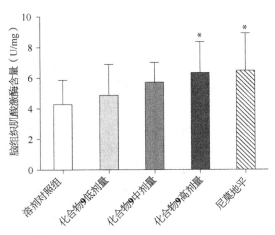

图 3-8　化合物 **9** 对小鼠脑组织匀浆液中肌酸激酶的影响($\overline{x}\pm$SD)

（与溶剂对照组比较，$^*p<0.05$）

42 mg/kg 剂量组小鼠脑组织匀浆液中乳酸含量与溶剂对照组相比具有显著差异（$^*p<0.05$），乳酸含量降低了 23.7%；阳性药尼莫地平对照组乳酸含量降低了 79.4%（图 3-9）。

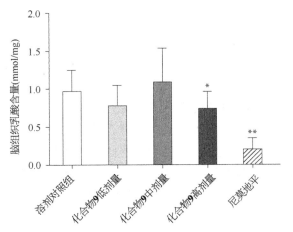

图 3-9　化合物 **9** 对小鼠脑组织匀浆液中肌酸激酶的影响($\overline{x}\pm$SD)

（与溶剂对照组比较，$^*p<0.05$，$^{**}p<0.01$）

三、红花中化学成分的主要药理作用

（一）对脑损伤的保护作用

羟基红花黄色素 A（HSYA）作为红花的最主要的活性化学成分之一，在脑血管疾病治疗方面的作用已得到广泛研究。体外研究证实，HSYA（0.072 mg/mL）干预可以促进正常或缺血条件下新生 SD 大鼠器官型海马切片的神经再生。HSYA 可以缓解神经干细胞损伤时的缺糖缺氧，促进体外神经发生，还能够显著抑制谷氨酸和氰化钠（NaCN）诱导的培养型胚脑皮质神经元损伤。一项在大脑中动脉闭塞（MCAO）模型中研究 HSYA 对局灶性脑缺血治疗作用的体内研究表明，3 mg/kg HSYA 抑制 MCAO 大鼠血栓形成，随后抑制血小板聚集并调节 PGI2/TXA2；10 mg/kg HSYA 可改善兔脊髓缺血再灌注损伤。HSYA（10～80 mol/L）对大鼠脑线粒体通透性过渡孔（mtPTP）的影响表明，HSYA（10～80 mol/L）能抑制 Ca^{2+} 诱导的大鼠脑线粒体肿胀和 ROS 的生成，结合线粒体能量代谢改善，ATP 水平上升和呼吸控制率等变化，推测 HSYA 通过抑制大脑中 mtPTP 的开放自由的自由基清除作用，从而产生神经保护效应。Pan 等的研究发现，腹腔注射 HSYA（5 mg/kg）可减轻淋巴静态脑病所致的脑损伤，可缓解延髓头端腹外侧（rVLM）的神经功能缺损和细胞凋亡，抑制心血管自主神经系统的调节作用，抑制 eNOS mRNA 水平下降。此外，HSYA 预处理可改善 $^{12}C^{6+}$ 粒子治疗所致脑损伤的空间记忆缺陷，抑制血脑屏障的变化、SOD 活性和丙二醛（MDA）含量。近期的一项研究表明，HSYA 对脑缺血再灌注损伤的保护作用，部分是通过 PI3K/Akt/GSK3b 信号通路减少细胞凋亡和减少硝基酪氨酸形成而发挥的。以上研究均提示 HSYA 发挥脑保护作用的机制可能与抑制脂质过氧化、抑制 SOD 和 GSH - Px 活性，上调 eNOS 蛋白表达，减少神经组织细胞凋亡和结构损伤有关。最近的研究表明，HSYA 可以保护皮层神经元抑制 PPARr 的磷酸化和含 NR2b 的 NMDA 受体的表达，干预 Bcl - 2 家族。体外研究也证实 HSYA 对 β-淀粉样蛋白诱导的 PC12 细胞神经毒性具有保护作用，表现为 β-淀粉样蛋白引发的反转变化，如随着 LDH、DNA 片段、MDA 和 ROS 水平的增加，细胞活力、GSH、线粒体膜电位、Bcl - 2/Bax 蛋白表达比值等水平降低。这一发现表明 HSYA 是一种有前景的预防和治疗阿尔茨海默病的候选药物。

除了 HSYA，红花中的其他化合物对神经系统也具有保护作用。Zhao 等在体外研究中发现，红花提取物中含有氯仿、乙酸乙酯和正丁醇提取物（分别为 1 g/mL、10 g/mL 和 100 g/mL），显著增强了稳定表达 DAT 的中国仓鼠卵巢（CHO）细胞对多巴胺的摄取，表达去甲肾上腺素转运体（NET）的 CHO 细胞对去甲肾上腺素的摄取，同时表达血清素转运体（SERT）的 CHO 细胞对血清素的摄取。说明红花提取物可通过调节单胺转运体活性改善神经心理障碍。此外，一项体外研究表明，N1,N5-(Z)-N10-(E)-tri-p-coumaroyl-spermidine 能选择性地抑制 S6 细胞或突触体中 5 - HT 的摄取，通过调节 5 - HT 发挥改善神经心理障碍的作用。在受谷氨酸刺激的感觉运动皮层注射三氯化铁溶液后，红花红色素（10 mg/kg）显著降低了 MDA 的形成在小鼠大脑以及大鼠大脑皮层硫代巴比妥酸反应物质和 8 - OHdG 的形成。本课题组研究发现，山奈酚-3 - O - β - D - 芸香糖苷能够上调内皮型一氧化氮合酶（eNOS）活性，在体内外均对局灶性脑缺血表现出神经保护作用。Huang 等研究表明，在多发性梗死痴呆大鼠模型中，山奈酚-3 - O - β - D - 芸香糖苷（30 mg/kg、60 mg/kg、120 mg/kg）能显著降低乳酸和 MDA 水平，降低 LDH、$Na^+ K^+$ ATP 酶、$Ca^{2+} Mg^{2+}$ ATP 酶和 SOD 活性，表明其对减少记忆功能障碍、能量代谢衰竭和氧化应激有保护作用。此外，山奈酚-3 - O - β - D - 葡萄糖苷（7.5 mg/kg）对局灶性脑缺血-再灌注大鼠有神经保护作用。这些山奈酚类黄酮化合物的作用机制是通过抑制 STAT3 和 NF - κB p65 的激活来抗神经炎症，包括 IκB 降解的独立和依赖途径以及后续促炎介质的表达。红花中的活性化合物代表见表 3 - 3。然而，为了解释这些化合物的潜在机制,需要在未来的研究中考虑更多与神经障碍相关的动物模型的药理学评估。

表3-3 红花中的活性化合物代表

序号	名称	结构
1	羟基红花黄色素 A	
2	N^1, N^5-(Z)-N^{10}-(E)-tri-p-coumaroylspermidine	
3	红花红色素	
4	山奈酚-3-O-β-D-芸香糖苷	
5	山奈酚-3-O-β-D-葡萄糖苷	
6	N-(p-香豆酰)-羟色胺	
7	N-阿魏羟色胺	

序号	名称	结　　构
8	saffloquinoside A	
9	红花黄色素 B	
10	kinobeon A	

（二）对心肌缺血的保护作用

红花乙醇提取物（62.5 μg/mL）能抑制 JNK 活性，抑制 LPS 诱导的 H9c2 成心肌细胞 TNF-α 的激活和凋亡。一项体内研究在左冠状动脉前降支（LAD）闭塞引起的心肌缺血损伤模型中评估了红花提取物（100 mg/kg、200 mg/kg、400 mg/kg 和 600 mg/kg）对心肌缺血心脏的保护作用，阐明其能够减少梗死面积，改善心脏功能。研究表明，红花提取物（200 mg/kg）能够通过降低肌酸激酶（CK）和乳酸脱氢酶（LDH）水平发挥心脏保护作用，并且能与三七提取物（50 mg/kg）协同增效。研究表明，HSYA（4 mg/kg 或 8 mg/kg）能够缩小 LAD 结扎引起的急性心肌缺血大鼠心肌梗死面积，指示其具有一定的心脏保护作用。进一步的研究表明，HSYA 显著降低心肌细胞 Ca^{2+} 内流，降低大鼠的心脏收缩力和心率，其机制可能与 BK_{Ca} 和 K_{ATP} 通道的激活有关。此外，红花中的 N-（p-香豆酰）羟色胺和 N-阿魏羟色胺在豚鼠离体 Langendorffa 灌流心脏常温下缺血再灌注模型中表现出心脏保护作用，可能与心肌缺血损伤调控机制中的重要环节——高磷能量和 ATP 的合成密切相关。总之，红花提取物及红花中活性单体化合物发挥心脏保护作用的潜在机制可能与清除 ROS、介导 PI3K 信号通路、调节 SOD 活性和 eNOS 活性有关。

(三) 抗血栓作用

红花水提取物已被证明具有优于氯吡格雷的抗静脉血栓和抗肺栓塞作用,功效与红花黄色素相近。此外,HSYA 能够上调 HIF-1α-VEGF 通路、调节 Bcl-2/Bax,增强血管内皮细胞在缺氧条件下的存活率。进一步的研究表明,HSYA 可以通过抑制细胞凋亡和细胞周期阻滞来保护人脐静脉内皮细胞(HUVECs)免受缺氧损伤,部分揭示了 HSYA 治疗缺血性心脏病的潜在分子机制。此外,红花红色素(10 mg/L)可以修复由模拟微重力(MMG)造成的 HUVEC 迁移受阻和 f-actin(纤维状肌蛋白)结构细化,使它成为除 HSYA 之外,干预心血管功能障碍的另一活性化合物。

(四) 抗炎活性

研究表明,在 LPS 诱导小鼠巨噬细胞 RAW264.7 炎症模型中,红花水提物(1～1 000 μg/mL)和红花黄色素(1～2 000 μg/mL)均能抑制炎症细胞模型中 NO、PGE2 和 IL-1β 的产生,降低 iNOS 和 COX-2 蛋白表达水平。通过抑制胞质 IκB-α 蛋白的降解和 phospho-NF-κB 蛋白的表达,推测红花水提物和红花黄色素可能通过抑制 NF-κB 抑制 LPS 刺激的 iNOS 和 COX-2 基因的表达。红花黄色素作为红花水提物的有效成分,通过抑制 α-肌动蛋白(α-SMA)的表达,在体内和体外均显示出对肺纤维化的抑制作用。此外,红花甲醇提取物(MEC)可以通过 Nrf2 易位和抑制 NF-κB 活性刺激 HO-1 的表达,也为红花水提取物和红花黄色素抗炎作用的分子机制研究提供了启发。值得注意的是,红花多糖具有一定的促炎免疫调节活性,通过 TLR4 有效激活 NF-κB 信号通路,诱导腹腔巨噬细胞产生 IL-1、IL-6、IL-12、IFN-γ 等免疫细胞因子。

近期,HSYA 抗炎活性的相关研究主要集中在急性肺损伤(ALI)的治疗方面。通过在人肺泡上皮 A549 细胞和脐静脉内皮细胞(Eahy 926 细胞)构建体外损伤模型,以及 LPS 和 BLM 诱导小鼠 ALI 模型评价 HSYA 对 ALI 的影响。结果表明,HSYA 通过抑制 p38 MAPK 磷酸化和 NF-κB 的激活来改善急性肺损伤,显著降低肺组织中炎症细胞浸润和促炎细胞因子表达水平,明显改善肺水肿和呼吸功能障碍。由于 HSYA 具有优良的水溶性,其可能靶向细胞膜,干扰受体及其特定配体(如微生物配体、促炎细胞因子、生长因子等)的相互作用来调节下游信号转导通路,从而发挥其作用。然而,HSYA 改变细胞内信号的具体机制仍有待进一步研究。除了 HSYA,saffloquinoside A(10^{-5} mol/L)对血小板活化因子(PAF)诱导的大鼠多形核中性粒细胞(PMN)分泌 β-葡萄糖醛酸苷酶的抑制率为 54.3%,具有较好的抗炎活性潜力。

(五) 抗肿瘤活性

红花在传统医学中已广泛应用于肿瘤辅助治疗,现代药理学研究也通过体内外实验证实了红花的抗肿瘤活性。红花全草提取物(40 mg/mL)可能通过调节 Fas 基因的表达和 Bcl-2 通路对肝星状细胞产生抗增殖和促凋亡作用。体外实验表明,红花黄色素 B(1 nmol/L、10 nmol/L、100 nmol/L)通过抗氧化和抗凋亡机制减轻 H_2O_2 对嗜铬细胞瘤

(PC12)细胞的损伤且潜在机制与抑制 caspase-3 活性和 Bax 表达以及增加 Bcl-2 合成有关。Zhang 等的另一项体外研究表明浓度在 0 g/L、0.02 g/L、0.04 g/L、0.08 g/L、0.16 g/L、0.32 g/L、0.64 g/L、1.28 g/L 梯度下的红花多糖能呈剂量和时间依赖地增加 Bax 表达,降低 Bcl-2 表达,降低线粒体膜电位,从而抑制 SMMC-7721 的增殖,促进 SMMC-7721 的凋亡。此外,HSYA(0.028 g/L)可以通过抑制肿瘤血管化抑制 BGC-823 移植瘤的生长。红花红色素能够剂量依赖地(10^{-5} mol/L、10^{-4} mol/L 和 10^{-3} mol/L)诱导 K562 白血病细胞向血红蛋白端细胞转化。体内研究方面,Chang 等发现红花处理的树突状细胞疫苗在小鼠乳腺腺癌(JC)荷瘤小鼠体内具有抗肿瘤活性,其机制与 Th1 细胞因子的极化和细胞毒性 T 淋巴细胞的增加有关,进一步支持了关于红花对乳腺癌具有疗效的研究报道。有研究表明,红花抗肿瘤活性的潜在机制可能包括抑制 caspase-3 活性和 Bax 表达、增加 Bcl-2 的合成,以及抑制肿瘤血管生成等。最近的研究发现,红花黄色素通过参与竞争抑制,剂能够量依赖地降低菌体酪氨酸酶活性[IC_{50}=(1.01±0.03)mg/mL],K_i 为 0.607 mg/mL。此外,在 4.0 mg/mL 的浓度下,红花黄色素能够显著抑制 B16F10 黑色素瘤细胞的黑色素生成,且无细胞毒性。

(六)对成骨细胞的影响

在 Choi 等的一项研究中,红花提取物(2~10 μg/mL)通过调节 MC3T3-E1 细胞中核因子-κB 配体(RANKL)信号通路的受体激动剂抑制破骨细胞发生。最近,人们对其他化合物对骨骼的影响进行了评估。Liu 等发现红花黄色素(1.6 mg/mL)可以使 bFGF 和Ⅰ型胶原蛋白的表达增强,促进来亨鸡肌腱损伤的修复。HSYA 下调了愈伤组织成骨细胞 TLR4 mRNA 的表达。这些结果对治疗骨质疏松症和其他骨侵蚀性疾病如风湿性关节炎或与骨质流失转移具有治疗意义。

(七)其他作用

除了以上活性,红花中的化学成分还具有保肝、抗糖尿病、抗高脂血症、抗氧化、保肾等其他丰富的药理作用。HSYA 可以通过抑制肝星状细胞(HSC)激活和 MAP 激酶-Erk5 信号传导,缓解 CCl_4 诱导的大鼠肝纤维化,提示 HSYA 具有靶向肝纤维化途径的潜力;但 HSYA 在氧化应激诱导的肝纤维化模型的中发挥的保肝作用需要 PPARr 的激活。红花红色素也能在 CCl_4 诱导的大鼠肝损伤模型中发挥肝保护作用,其机制可能是通过激活 Nrf2 通路来加强抗氧化防御。

在抗糖尿病和抗高脂血症的研究报道方面,与格列本脲相比,红花水醇提取物(200 mg/kg)对四氧嘧啶诱导的糖尿病大鼠具有抗糖尿病活性,能够降低空腹血糖、甘油三酯、胆固醇、LDL-C 和 VLDL-C 水平,上调胰岛素水平。糖尿病通常伴随着自由基产生增加或抗氧化防御受损,而红花是具有清除自由基能力的抗氧化化合物的良好来源,提示红花中的活性物质基础可以通过清除自由基改善糖尿病相关症状。以抗氧化活性为基础,红花及其活性化合物还具有一定的降血脂活性,对糖尿病和相关的动脉粥样硬化或高脂血症具有可观的治疗潜力。最近,一项体外研究进一步证实 HSYA(10~100 μmol/L)通过降低 caspase-3 的表达和晚期糖基化终产物积累,改善了甲基乙二醛对培养的人大脑微血管内皮细胞的损伤。进一步阐释了 HSYA 预防糖尿病血管并发症的潜力。

Liu 等报道红花具有抗结石作用,用乙二醇(EG)喂养的大鼠给予红花可显著减少草酸钙晶体形成,表明其抗结石作用。同时,红花黄色素(50 mg/L)可能通过抑制 caspase - 3 的激活,抑制马兜铃酸诱导的人肾小管上皮细胞(HK - 2 细胞)凋亡,保护细胞免受损伤,提示红花黄色素可能有助于马兜铃酸肾病的治疗。

Lu 等的体内研究表明,由枸杞子、地黄、桑葚和红花组成的中药复方宁心红杞胶囊显著提高了大鼠血清雌二醇和孕酮水平,但降低了促卵泡激素和黄体生成素水平。在 C57BL/6 小鼠体内检测红花乙醇提取物的 5α-还原酶抑制活性(FEA)和促毛发生长活性,其非那雄胺等效 FEA 为(24.30 ± 1.64)mg/g。提示红花中的有效成分在预防和治疗脱发方面亦具有研究开发的前景。

第三节

菸花苷对脑缺血再灌注后大鼠的保护作用及机制研究

菸花苷(山奈酚 - 3 - O - β - D - 芸香糖苷)是本课题组研究获得的红花中对脑缺血有确切保护作用的化合物,我们的研究还发现,其对脑缺血的保护作用与促进缺血区半暗带的自噬有关,本节重点阐述。

一、菸花苷对脑缺血再灌注后大鼠的保护作用

(一)实验材料

1. 实验动物・SPF 级健康雄性 Wistar 大鼠,体重(250 ± 20)g,手术开始前于清洁级动物房适应性饲养 1 周,保持自由进食以及饮水,温度控制在(25 ± 2)℃,相对湿度控制在 40％～60％,人工照明模拟昼夜变化。实验过程中,严格秉承动物伦理原则,严格遵守动物福利、动物保护的相关规定。

2. 实验药物・菸花苷注射液(商品名:复脑素注射液。菸花苷含量为 10 mg/mL)及菸花苷注射液空白制剂均由苏中药业集团股份有限公司提供。

(二)实验方法

1. 脑缺血再灌注损伤模型

(1)分组及给药:取健康雄性 Wistar 大鼠,体重(250 ± 20)g,分为假手术组,模型组,菸花苷组。菸花苷组在手术当日缺血后 1 h,以 10 mg/kg 的剂量尾静脉注射给药,手术后 2～7 日,每日给药 1 次,此后每隔 1 日给药 1 次。模型组以相同的给药方法给予相同体积的菸花苷注射液空白制剂。

(2)缺血再灌注模型的造模:使用线栓法构建大脑中动脉栓塞模型(MCAO):术前将大鼠禁食 8 h,按大鼠体重以 350 mg/kg 的剂量,用 10％的水合三氯乙醛腹腔注射麻醉,

仰卧位固定于手术台上。沿颈部正中线切开皮肤,钝性分离腺体、筋膜及其他皮下组织,分离并暴露左侧颈总动脉(CCA),继而分离颈外动脉(ECA)和颈内动脉(ICA)。用细线结扎 CCA 近心端及 ECA 基部。动脉夹暂时夹闭 ICA,用显微剪沿 CCA 近心端斜向上45°剪一小口,将直径约 0.26 mm 的线栓小心进入到 CCA 血管腔中,用提前布于 CCA 下方的细线微微固定(不宜扎紧会造成进线困难,太松则易造成出血),在血管放松的前提下,向前轻推最终沿着 ICA 插入颅内,插入深度距 ECA 与 ICA 分叉处大约 18 mm。缺血2 h 后将线栓轻轻拉出,造成再灌注损伤,此时注意速度不易过快以免造成血管痉挛,随后扎紧 CCA 远心端,缝合伤口。术后置大鼠于俯卧位,且稍稍抬高大鼠颈部。整个手术过程中室温维持在 25 ℃ 上下,并用保暖灯及电热毯保持大鼠体温恒定在 37 ℃ 左右。假手术组的大鼠分离暴露血管,并不插入线栓,也不结扎任何血管。术后待其清醒,单笼饲养观察。

2. 行为学观察

(1) 轻轻将大鼠的尾部提起,至地面的垂直距离约 0.5 m 高,观察前肢情况,是否有内收或者内旋现象。正常实验鼠的两前肢平衡对称,向下先前伸出。根据严重程度评分,最严重者为 4 分,正常的为 0 分。

(2) 将大鼠放于平稳的地板上,推右肩向对侧移动,再推右肩向对侧移动,观察大鼠抗推动的能力。正常大鼠左右两边的抗推动能力相当,若大鼠左侧抗推动能力下降,最严重为 3 分,正常的为 0 分。

(3) 大鼠的左右前肢轻轻放于较大的金属网上,观察左右前肢抓金属网的肌肉张力。正常大鼠的左右前肢抓金属网的力量明显且对称。若大鼠左前肢张力下降,最严重为 3分,正常的为 0 分。

每只参与实验的大鼠,根据以上标准打分累加,满分 10 分。由一位不参与整个实验的观察者观察手术后各组在第 1、2、3、5、7、10、15、20、25、30 日的行为学,评分并记录。每只大鼠的行为学检查在 3~5 min 内完成。

3. 体重观察·手术前记录各组大鼠体重作为起始体重。手术后,在每日的相同时段(相差不超过 1 h),将各组大鼠放于体重计上,待示数稳定 5 s 后,立刻记下体重数。由一位不参与整个实验的观察者记录手术后蒐花苷组与模型组在第 1、2、3、5、7、10、15、20、25、30 日的体重。每只大鼠的体重记录在 1~3 min 内完成。

4. 灌流取材固定·手术 30 日后,大鼠腹腔注射麻醉。迅速打开胸腔,暴露心脏,用针头从心尖部位插入左心室,剪开右心耳,针头另一端连接 0.9% 的生理盐水,打开灌流泵,使生理盐水通过血液循环将血液清出。待灌入 150 mL 左右生理盐水,且灌流出的液体几乎为无色时,立刻将灌注液改为通用型组织固定液(4% 多聚甲醛),此时注意速度为先快后慢。灌流时若大鼠全身不停抽动则代表 4% 多聚甲醛已进入全身循环,待灌入150 mL 左右固定液即可停止。脑完整取出,4% 多聚甲醛中固定 48 h。

5. TTC 染色·分别在大鼠大脑中动脉闭塞 24 h 和 72 h 后确定脑梗死,用戊巴比妥钠麻醉大鼠,脱颈处死,取出大脑,切成切片(1 mm 厚,每个大脑 7 个切片),使用 1% 的 2,3,5-三苯基四氯化铵(TTC)37 ℃ 下染色 15 min,然后在 4% 多聚甲醛中固定 24 h。组织切片由连接到计算机的数字扫描仪拍摄,并通过图像软件 Image J 1.41 测量梗死面积。

6. 统计分析·利用软件 SPSS 18.0 进行统计学分析,所得计量数据以 $\bar{x} \pm SD$ 表示,两组间数据比较采用 t-检验;生存资料以生存曲线表示,采用 Log-rank(Mantel-Cox)检验。$p < 0.05$ 时认为具有统计学意义。

(三)实验结果

1. 羟花苷对脑缺血再灌注后 24 h 和 72 h 的脑损伤情况和行为学评分的改善·与假手术组相比,MCAO 组(溶剂对照组)在 24 h 和 72 h 时梗死面积都有显著增加,羟花苷均能够显著降低梗死面积大小,改善神经行为缺陷(图 3-10)。

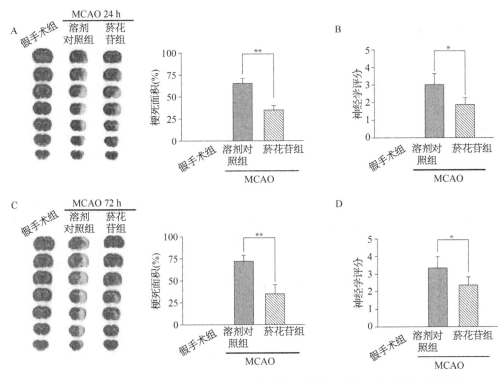

图 3-10 大鼠脑缺血再灌注 24 h 和 72 h 羟花苷对脑梗死面积和神经学评分的影响

(A. MCAO 术后 24 h 大鼠脑梗死面积及组织学证据;B. MCAO 术后 24 h 大鼠神经系统评分;C. MCAO 术后 72 h 大鼠脑梗死面积及组织学证据;D. MCAO 术后 72 h 大鼠神经系统评分)

2. 羟花苷对脑缺血再灌注后大鼠长期生存率的影响·通过观察 72 h 内缺血再灌注损伤后大鼠的生存情况,可以发现手术后,溶剂对照组和羟花苷组大鼠均出现不同程度的死亡情况。羟花苷组大鼠于第 28 h 开始存活的数目趋于稳定,溶剂对照组于第 44 h 开始,无新增的死亡大鼠(图 3-11)。

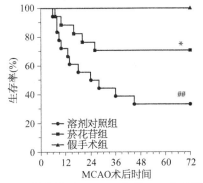

图 3-11 羟花苷对 MCAO 术后 72 h 内大鼠生存率的影响($n = 5$, 17~18)

(与假手术组相比,## $p < 0.01$;与溶剂对照组相比,** $p < 0.01$)

二、羟花苷对 SH－SY5Y 细胞 OGD/R 模型损伤的保护作用

(一) 实验材料

1. **实验对象**·SH－SY5Y 细胞株(人的神经母细胞瘤细胞)。
2. **实验药物**·称取适量第二军医大学实验室自提的羟花苷原料药(纯度在 99.6%),于 PBS 中溶解,根据实验要求不同配制成一定浓度的羟花苷溶液,现配现用,加入到细胞培养基中。

(二) 实验方法

1. **SH－SY5Y 细胞的培养**·将内含有 SH－SY5Y 细胞冻存管从液氮当中快速取出,套入无菌隔膜袋中,置于 37℃ 水浴锅内复苏,适时颠倒冻存管,观察到固态的冻存液移动为液态时,迅速将冻存管内液体转移至离心管,1 000 rpm,3 min 离心,弃去上清,用少量细胞培养基(10% FBS＋1% 青霉素/链霉素溶液＋89% 高糖 DMEM)吹散细胞,种植于培养皿内,于正常培养箱内培养。每日更换细胞培养基,当细胞的汇合率达到 80% 时,进行细胞传代。细胞传代操作为:移去原本的培养基,用 PBS 润洗 2 遍,弃去,加入 1 mL 的 0.25% 胰酶,浸润过培养皿的全部细胞后,放入细胞培养箱内 37℃ 培养 1.5 min,用培养基终止消化,枪头吸取消化液吹打细胞,移入离心管离心,得到的细胞沉淀,按 1:2 比例进行传代。对数生长期时,进行铺板,用于后续的实验操作。

2. **OGD/R 模型的建立及药物处理**·为了模拟体内缺血再灌注损伤模型,我们在 SH－SY5Y 细胞株上建立 OGD/R 模型,根据文献及前期预实验,本实验确定缺氧缺糖时间为 6 h,复氧复糖时间为 12 h,具体操作如下。

(1) 缺氧缺糖阶段:将汇合率达到 80% 左右的生长良好的细胞,弃去原本的培养基,PBS 清洗两遍后模型组换为无糖培养基,羟花苷组换为含有特定浓度羟花苷的无糖培养基,放入细胞缺氧培养箱(95% N_2,5% CO_2)中处理 6 h。正常组也进行弃去培养基以及 PBS 清洗的操作,其余与普通培养时条件一致。

(2) 复氧复糖阶段:将造模的细胞从装置中取出。模型组换正常培养基,羟花苷组换含有特定浓度羟花苷的正常培养基,正常组也进行换液操作,一起放于 CO_2 细胞培养箱再行培养 12 h,直至收样或进行相应检测。

3. **细胞生存率的检测(CCK－8 法)**·将生长状态良好的细胞以 5×10^4 个/mL 的细胞密度种植于 96 孔板中,按上述描述建立 OGD/R 模型并给予药物处理。造模结束后,弃去正常组和造模组的每个测试孔的液体,并用 PBS 小心清洗一遍后,加入 100 μL 测试液(10% CCK－8＋90% 细胞培养基),并设置空白组(仅含有 100 μL 测试液),37℃ 细胞培养箱内培养 1 h 后,立即置多功能酶标仪在 450 nm 处测吸光度。按照以下公式计算细胞存活率:

$$细胞存活率(\%) = [(As－Ab)/(Ac－Ab)] \times 100\%$$

As：实验组的吸光度；Ab：空白组的吸光度；Ac：对照组的吸光度

4. 细胞 LDH 流出的检测・细胞受损时,会将 LDH 释放到培养基中,基于此,我们通过测定培养基中的 LDH 含量间接测定细胞的 LDH 流出量进行定量分析。操作如下：

(1) 以 5×10^4 个/mL 的细胞密度将健康的细胞接种于 96 孔板中,每孔 100 μL。OGD/R 造模的 96 孔板分为 OGD/R 组、药物组、高对照组、低对照组；正常培养的 96 孔板分为正常组、药物组(如有)、高对照组、低对照组。

(2) OGD/R 造模和正常培养的 96 孔板均设药物空白组(仅含有相同药物浓度的培养基)、高对照空白组(仅含有相同的细胞培养基)、背景空白组(仅含有相同的细胞培养基),所有空白组仅含溶液,无培养的细胞。

(3) 按上文步骤造模。造模后,高对照组和高对照空白组孔中加入 10 μL 的裂解液,于 37 ℃ 的 CO_2 细胞培养箱中培养 30 min。随后,OGD/R 造模和正常培养的 96 孔板的所有受试孔每孔加入 100 μL 工作液后,在室温条件下避光培养 40 min,于每孔中加入 50 μL 终止液后,立即用多功能酶标仪于 $\lambda = 490$ nm 处测定吸光度。根据以下公式计算每组的细胞损伤率：

$$细胞损伤率(\%) = [(A - C)/(B - C)] \times 100\%$$

A：样品的吸光度(样品孔吸光度 － 样品空白孔吸光度)；B：高对照的吸光度(高对照孔的吸光度 － 高对照空白孔的吸光度)；C：低对照的吸光度(低对照孔的吸光度 － 背景孔的吸光度)

得出每组细胞损伤率后,以为基准进行均一化处理,得到每组 LDH 流出的相对值。

5. 流式细胞术检测细胞凋亡・以 1×10^5 个/mL 的细胞密度将生长状态良好的细胞接种于 6 孔板中,在细胞对数生长期时,按前文步骤造模。造模后,按如下步骤操作：

(1) 吸取 6 孔板中的每个孔的上清液分别转移至离心管中保存,用 PBS 清洗每孔细胞 2 次,收集清洗液。

(2) 用 0.25% 无 EDTA 的胰酶消化细胞 1.5 min,转移至离心管中,合并上述上清液和清洗液,入离心机,1 000 rpm,3 min,弃去上清。

(3) 再次加入 PBS 重悬细胞进行清洗,入离心机,1 000 rpm,3 min,弃去上清。

(4) 加入 500 μL Annexin V Binding Buffer,轻柔重悬细胞,使得细胞悬液均匀。

(5) 加入 5 μL FITC 标记的 Annexin V,再加入 10 μL 碘化丙啶溶液。

(6) 室温避光培养 10 min,入流式细胞仪进行检测。

6. 细胞总蛋白的提取・以 1×10^5 个/mL 的细胞密度将生长状态良好的细胞接种于 6 孔板中,在细胞对数生长期时,按上文中的步骤造模。造模后,将细胞培养液弃去,用 PBS 清洗 2 遍,弃去 PBS,加入含有蛋白酶抑制剂和磷酸酶抑制剂的细胞裂解液,每孔 80 μL,均匀浸润细胞后,置于摇床上作用 5 min,随后用细胞刮将细胞尽数刮下,再置于摇床上作用 15 min。将细胞及裂解液转移至离心管,12 000 rpm,4 ℃,离心 15 min。离心结束后,将各组细胞上清液转移至新的离心管内,得到细胞总蛋白提取液。所有过程均在冰上操作。

7. BCA 法测蛋白浓度及蛋白变性・根据待测样品数目,按比例配制适量的 BCA 工作液。

BCA法测蛋白浓度反应体系（220 μL）：BCA工作液200 μL＋待测稀释液20 μL。

测组织样本浓度时，待测稀释液组成为：1 μL样品总蛋白提取液＋19 μL PBS。

绘制标准曲线时，待测稀释液用蛋白对照品稀释成0 mg/mL、0.025 mg/mL、0.05 mg/mL、0.1 mg/mL、0.2 mg/mL、0.3 mg/mL、0.4 mg/mL、0.5 mg/mL各20 μL。

放入60 ℃烘箱中15 min。入酶标仪，570 nm测吸光度，代入标准曲线后得到蛋白浓度。

配制10 mL的4×Loading Buffer，体系为：1 mol/L Tris-HCl 5 mL，甘油2 mL，β-巯基乙醇0.4 mL，SDS 0.8 g，溴酚蓝1.2 mg，加水至体积为10 mL。

测得浓度后，将所得样品蛋白提取液与4×Loading Buffer以3∶1的比例混合均匀，于100 ℃水浴加热10 min，即可得到上样样本。样本放于－20 ℃冰箱中保存备用。

8. 蛋白质印迹

（1）制备SDS-PAGE凝胶

1）洗板验漏：根据上样体积和孔数选择一定厚度的电泳玻璃板和薄玻璃板，用清洁剂洁净残留污垢，清水冲洗，最后用蒸馏水润洗两遍。将洗好的一组制胶玻璃板固定于制胶架上，用蒸馏水灌入到一定高度的液面后，静置15 min，如液面一直保持，则将蒸馏水侧出，倾斜向下放置，用滤纸除去剩余液体。

2）制胶

分离胶配制：参照EpiZyme PAGE凝胶制备试剂盒的说明书，根据蛋白分子量，确定分离胶的浓度，选择相应的试剂盒进行配制。取分离胶缓冲液、分离胶溶液、改良型过硫酸铵溶液，按50∶50∶1混合均匀，较快速注入制胶玻璃板中，加入1 mL异丙醇于分离胶之上进行封液。

浓缩胶配制：待分离胶凝固，弃去异丙醇，倾斜向下放置制胶架，用滤纸除去多余液体。取浓缩胶溶液、浓缩胶缓冲液、改良型过硫酸铵溶液，按50∶50∶1的比例根据需要配制相应体积的溶液，混合均匀，灌入制胶玻璃板。将制胶梳小心插入灌注的胶溶液中。静置30 min后，即可开始上样。

（2）电泳

1）上样

配制电泳液：称取SDS 1 g，甘氨酸318.8 g、Tris-Base 3 g，加双蒸水定容至500 mL，放入转子在磁力搅拌机的作用下溶解。

将制胶玻璃板平稳固定于电泳槽内部，用电泳液浸润整个电泳槽，小心将制胶梳移出，将样本和蛋白Maker用移液枪加到凝胶的孔隙中，蛋白Maker每次上样约8 μL。以上样最多的体积数为准，将各个孔相差的体积用1×Loading Buffer补齐，多余未上样的孔加入相同体积的1×Loading Buffer。

2）电泳条件：采用恒压80 V作为起始，待样品跑入分离胶一段距离后，转为恒压120 V，直至样本跑到板底成一条蓝色的直线。

（3）湿法转膜：取出制胶板，打开制胶薄玻璃板，切取所需位置的凝胶。电转印夹的叠放顺序如下：负极端—海绵垫—双层滤纸—凝胶—NC膜—双层滤纸海绵垫—正极端。夹紧电转印夹，整个过程中保证没有气泡产生。将电转印夹置于充满转膜液（含 Tris-Base 3.03 g，甘氨酸 14.4 g，甲醇 100 mL，双蒸水定容至 500 mL）的转膜槽，确认电源、夹板、转膜槽的正负极一致。周围敷上冰块吸收转膜产生的热量。

转膜条件：恒流 250 mA，时间由目的蛋白分子量决定。

（4）抗体孵育及扫膜

1）丽春红预染：丽春红浅染数秒，显示条带大致位置，剪刀修剪 NC 膜。随后用 PBS 洗去丽春红至 NC 膜重新呈白色。

2）封闭：将有目的蛋白的一面朝上，用 5% 的 BSA（PBS 溶解）封闭过夜。

3）一抗二抗孵育：将封闭液弃去，用 PBST（PBS 与吐温 20 按 1000：1 的比例配成）清洗一遍，5 min。将一抗（1：1000）注入抗体孵育盒中进行孵育，保证液面没过膜表面，于摇床上室温孵 2 h 后，放入冰箱 4℃过夜。弃去一抗，PBST 清洗 3 次，每次 5 min。将膜放入二抗（1：5000）稀释液中，室温避光孵育 40 min，弃去二抗，PBST 清洗 3 次，每次 5 min。最后用吸水纸吸去膜表面液体，置于成像系统中扫描成像。

9. 统计分析·所得计量数据以 $\bar{x}\pm SD$ 表示，利用 SPSS 18.0 统计软件，采用单因素方差分析（oneway anova）进行统计学分析，当 $p < 0.05$ 时认为差异具有统计学意义。

（三）实验结果

1. 羟花苷对 OGD/R 造模后 SH - SY5Y 细胞生存率的影响·为探究羟花苷对 OGD/R 造模后 SH - SY5Y 细胞生存率的影响，用分别含有 $0.1\,\mu mol/L$、$1\,\mu mol/L$、$10\,\mu mol/L$、$100\,\mu mol/L$ 浓度的羟花苷的细胞培养基进行处理。由图 3 - 12A 可知，经 CCK - 8 检测后，正常组细胞的生存率在（100.00 ± 5.73）%。OGD/R 造模后，OGD/R 模型组的生存率显著性降低（$p < 0.01$），为（50.60 ± 7.19）%。给予羟花苷处理后，羟花苷各浓度组均显性增加了细胞的生存率，$0.1\,\mu mol/L$ 组的生存率为（70.87 ± 8.72）%（$p < 0.05$），$1\,\mu mol/L$ 组的生存率为（74.05 ± 5.03）%（$p < 0.01$），$10\,\mu mol/L$ 组的生存率为（78.27 ± 5.20）%（$p < 0.01$），$100\,\mu mol/L$ 组的生存率为（88.22 ± 6.22）%（$p < 0.01$）。

2. 羟花苷对 OGD/R 造模后 SH - SY5Y 细胞 LDH 流出的影响·LDH 为一种存在于细胞质中的酶，当细胞膜受到损伤时，LDH 会释放到细胞外，因此检测细胞 LDH 的流出量可以作为细胞受损与否的指标。由图 3 - 12B 可知，造模后，OGD/R 组的 LDH 流出量明显升高，为正常组的 7.82 倍（$p < 0.01$），$100\,\mu mol/L$ 的羟花苷处理后，LDH 流出量相较 OGD/R 组明显下降（$p < 0.01$），为正常组的 4.42 倍。

3. 羟花苷对 OGD/R 造模后 SH - SY5Y 细胞凋亡相关蛋白 cleaved CASP3 的影响·cleaved CASP3 是 caspase - 3 的活化形式，现在一般认为 cleaved CASP3 是细胞凋亡过程中最主要的终末剪切酶。如图 3 - 12C 所示，正常组 cleaved CASP3 表达相对较低。造模后，OGD/R 组的 cleaved CASP3 表达显著性上升（$p < 0.01$），而给予羟花苷（$100\,\mu mol/L$）后，cleaved CASP3 表达明显降低（$p < 0.01$）。

4. 羟花苷对 OGD/R 造模后 SH - SY5Y 细胞凋亡的影响·为了解羟花苷对 OGD/R 造模后 SH - SY5Y 细胞凋亡的影响，采用 ANNEXIN V/PI 法对造模后的细胞进行染色，

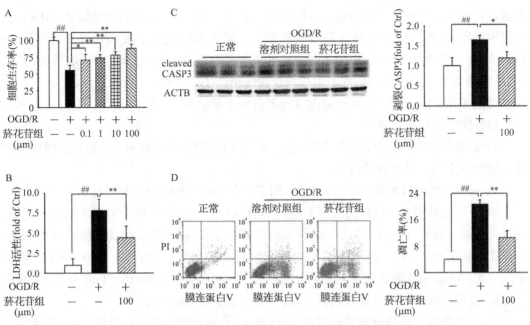

图 3-12　蒇花苷对 SH-SY5Y 细胞 OGD/R 的保护作用

[A. 蒇花苷对 OGD/R 造模后 SH-SY5Y 细胞生存率的影响($n=5$)；B. 蒇花苷对 OGD/R 造模后 SH-SY5Y 细胞 LDH 流出的影响($n=5$)；C. 蒇花苷对 OGD/R 造模后 SH-SY5Y 细胞凋亡相关蛋白 cleaved CASP3 的影响($n=3$)；D. 蒇花苷对 OGD/R 造模后 SH-SY5Y 细胞凋亡的影响($n=3$)。与对照组相比，## $p<0.01$；与 OGD/R 组相比，** $p<0.01$，* $p<0.05$]

利用流式细胞术检测各组细胞的凋亡率。如图 3-12D，正常组的凋亡率为$(3.98\pm0.06)\%$，OGD 干预 6 h，复糖复氧 12 h 后，细胞的凋亡率骤升为$(21.21\pm1.18)\%$，与正常组相较有统计学意义($p<0.01$)。用 $100\ \mu mol/L$ 的蒇花苷处理细胞后，细胞的凋亡率为$(10.49\pm1.94)\%$，与 OGD/R 组相比，凋亡率明显降低($p<0.01$)。

OGD/R 造模后，CCK-8 结果显示，蒇花苷可以提高受损细胞的生存率；由 LDH 实验可知，蒇花苷可以降低受损细胞的 LDH 流出量；蛋白质印迹结果可以看出，蒇花苷能减低凋亡相关蛋白 cleaved CASP3 蛋白表达量，利用流式细胞术（ANNEXIN V/PI 法）得到，蒇花苷可以减低受损细胞的凋亡率。

综上所述，在 SH-SY5Y 细胞上，蒇花苷对 OGD/R 损伤能发挥神经保护作用。

三、蒇花苷对脑缺血再灌注后大鼠自噬的影响

（一）实验材料

1. **实验动物**·SPF 级健康雄性 Wistar 大鼠（上海斯莱克实验动物有限公司），体重(220 ± 20)g，实验前于第二军医大学的清洁级动物房适应性饲养 1 周，保持自由进食以及饮水，温度控制在(25 ± 2)℃，相对湿度控制在 $40\%\sim60\%$，人工照明模拟昼夜变化。实验过程中，严格秉承动物伦理原则，严格遵守动物福利、动物保护的相关规定。

2. **实验药物**·蒇花苷注射液（蒇花苷含量为 10 mg/mL）及蒇花苷注射液空白制剂均

由苏中药业集团股份有限公司提供。

（二）实验方法

1. 脑缺血再灌注损伤模型

（1）分组及给药：将 Wistar 大鼠随机分成 3 组：假手术组、模型组、菾花苷组。在造模缺血后 1 h 时，菾花苷组根据大鼠体重以 10 mg/kg 的剂量尾静脉注射给药。模型组则尾静脉注射给予相同体积的菾花苷注射液空白制剂。

（2）缺血再灌注模型：参见本章第一节。

（3）缺血半暗带的取法：将脑组织取出后，将大脑部分平均切成 7 份冠状切片，取第 4 片切片进行 1% 的 TTC 染色，缺血受损区被染成明显的白色，完全未受损的区域被染成鲜明的红色，中间地带为缺血半暗带的位置。据此切割相应的第 3 片及第 5 片的半暗带区域，贮存于 −80 ℃ 或直接用于后续实验。

（4）透射电镜样品制备：将脑组织样品放入 4% 多聚甲醛浸泡固定过夜（4 ℃）。临用时，将脑组织样品切成 0.5 mm³ 的小块，每个样本制备 3～5 块，用牙签轻轻将小块安放于安瓿瓶中，转移过程中尽量不要挤压到样本，瓶中含有 2～3 mL 的 4% 多聚甲醛即可，固定 4 h 以上。再按以下步骤操作：

1）用 PBS 漂洗 2 h，换液后再清洗 3 h，再次换液清洗 1 h，1% 锇酸固定 2 h。

2）逐级脱水：在包埋箱外依次用 30%、50%、70%、90% 乙醇各浸泡 10 min，最后放于 90% 丙酮中洗涤 10 min。在包埋箱内用 100% 丙酮浸泡洗涤 10 min 共计 3 次，每次换新鲜的丙酮试剂。

3）放入还氧树脂与丙酮 1∶1 配成的溶液中浸泡 1 h，随后放入还氧树脂与丙酮 1∶2 配成的溶液中浸泡 8 h，最后于还氧树脂中浸泡 1 h。

4）将组织捞出放置于胶囊内，用还氧树脂包埋好，先于烤箱内 37 ℃ 反应聚合 12 h，再转为 70 ℃ 反应聚合 24 h，包埋即完成。

5）切片，厚度 70 μm，饱和醋酸双氧铀染色 10 min、枸橼酸铅染液染色 5 min，即可在透射电镜下观察拍摄。

2. 脑组织总蛋白的提取·将脑组织样本称取适量（20～30 mg）于 EP 管中，随后根据称取的组织样本克数加入细胞裂解液，每 10 mg 样本加入 100 μL 含有蛋白酶抑制剂和磷酸酶抑制剂的裂解液。每个 EP 管中放入一颗洁净的钢珠，再放入经过预冷处理插槽内，入高通量组织研磨仪，50 Hz，每运行 10 s 停 5 s，重复 10 次。离心 15 min，12 000 rpm，4 ℃。上清液转移，得到样品总蛋白提取液。整个实验过程于冰上操作。

3. BCA 法测蛋白浓度及蛋白变性·同上文步骤与内容。

4. 蛋白质印迹·步骤与内容同上文。

5. 脑组织总 RNA 的提取及浓度测定

（1）脑组织总 RNA 的提取：称取 20～30 mg 脑组织分别置于研磨管中，加入 1 mL TRIzol 后，放入研磨专用的无 RNA 酶的洁净钢珠，封闭好研磨管。放入 −4 ℃ 预冷处理过的研磨仪插槽内，以 50 Hz 的频率，研磨 10 s，停 5 s，重复 5 次，将研磨管取出，室温放置 5 min。每管加入 0.2 mL 氯仿，在振荡器上震荡 20 s，室温静置 3 min。入离心机，

12 000 rpm，4 ℃，离心 15 min。离心后可见分层，最上层的无色水相层含有所提取的RNA。将无色水相层转移至新的离心管中，约 400 μL。加入约 400 μL 的异丙醇，震荡颠倒几次，室温静置 10 min。离心 10 min，12 000 rpm，4 ℃。弃去上清液，得到管底残留有白色胶状沉淀，即为总 RNA。每管用 1 mL 的 75% 乙醇洗涤 RNA 沉淀，入离心机，8 000 rpm，4 ℃，离心 15 min。弃去洗涤液，室温干燥 20 min 左右。当管底 RNA 沉淀出现透明样时，加入 25 μL 的 DEP 处理水，并在 55 ℃ 水浴锅中助溶 10 min，即得到脑组织RNA 样本。

实验过程中保证在冰上进行，为维持提取 RNA 的活性，将 RNA 保存于 −80 ℃ 备用。所用的离心管在实验前均做过 RNA 酶的灭活处理，所用试剂保证无 RNA 酶污染方可用于提取 RNA。

（2）总 RNA 浓度的测定：打开 NanoVue Plus 紫外-可见分光光度计，用 RNA 溶解液（本实验中即为 DEPC 处理水）校零，随后取用 1 μL 样本检测，读取 260 nm/280 nm 项下的浓度值和纯度值，若样本 RNA 浓度过高，可用 DEPC 处理水稀释至适宜浓度后再行检测。

6. 逆转录 cDNA 和实时定量逆转录 PCR(qRT − PCR)反应

（1）逆转录 cDNA：我们采用 20 μL 的逆转录体系，所需 1 000 ng 的样本 RNA。筛选260 nm/280 nm 项下纯度值 1.8～2.0 的样本，根据所得的 RNA 浓度值计算出逆转录所需的体积为 V_{RNA}。

逆转录反应体系（20 μL）：5×PrimeScript RT Master Mix 4 μL，双蒸水（16 − V_{RNA}）μL，样本 V_{RNA} μL。反应条件：37 ℃，15 min，进行逆转录反应；85 ℃，5 s，逆转录酶的失活反应；4 ℃ 维持反应结束状态。

反应得到的 cDNA 存于 −20 ℃ 备用。

（2）qRT − PCR 反应：本实验中采用 β − actin（ATCB）为内参基因进行实时定量分析，目的基因与内参基因均一化处理后进行分析，使用 $2^{-\triangle\triangle CT}$ 法进行计算。

引物设计：

ATCB(内参)	正向引物	GGTCAGGTCATCACTATC
	反向引物	GGTCAGGTCATCACTATC
Atg7	正向引物	AGAAGAAGTTGAACGAGTAT
	反向引物	CAGAGTCACCATTGTAGTAA
BECN1	正向引物	GAGTGTAGAGAACCAGAT
	反向引物	CAGCATTGATTTCATTCC
SQSTM1	正向引物	ATCCCAATGTCAATTTCC
	反向引物	ACCACTCTTATCTTCTGT

qRT − PCR 反应体系（20 μL）：2×TransStart® Top Green qPCR SuperMix，正向引物 0.4 μL，反向引物 0.4 μL，双蒸水 6.8 μL，50× Passive Reference dye Ⅱ 0.4 μL，样本2 μL。

反应条件：95 ℃ 3 min；95 ℃ 10 s，58 ℃ 20 s，72 ℃ 35 s，循环 40 次。

加样过程均在冰上操作，放入 qRT - PCR 反应前用微量振荡器混匀，并重新离心到反应管底部。

7. 脑组织免疫荧光染色·手术 30 日后，大鼠腹腔注射麻醉。迅速打开胸腔，暴露心脏，用针头从心尖部位插入左心室，剪开右心耳，针头另一端连接 0.9% 的生理盐水，打开灌流泵，使生理盐水通过血液循环将血液清出。待灌入 150 mL 左右生理盐水，且灌流出的液体几乎为无色时，立刻将灌注液改为通用型组织固定液（4% 多聚甲醛），此时注意速度为先快后慢。灌流时若大鼠全身不停抽动则代表 4% 多聚甲醛已进入全身循环，待灌入 150 mL 左右固定液即可停止。脑完整取出。将得到的脑组织放于 4% 多聚甲醛中避光固定 3 日。按如下步骤操作。

（1）将脑组织放于 20% 糖醛脱水，至脑组织沉底时即可放入 -20 ℃ 冷冻至坚硬，用冰冻切片机切成厚度为 20 μm 的薄片，将冰冻薄片收集于装有 PBS 的六孔板中。

（2）用玻璃钩针挑选完整均匀的切片置于盛有山羊血清的离心管中室温封闭 2 h，并于摇床中不断摇晃。

（3）封闭结束后，弃去封闭液，PBST 漂洗 3 次，每次 5 min。

（4）孵育一抗：将 TUBB3 抗体和 LC3 抗体分别按照 1∶100 的比例配制成一定体积的溶液，混匀，室温摇床上孵育 5 h，后放入 4 ℃ 冰箱内过夜。第 2 日弃去一抗，PBST 漂洗 3 次，每次 10 min。

（5）孵育荧光二抗：将抗兔的荧光二抗和抗鼠荧光二抗分别按 1∶300 比例配制，混匀，避光室温孵育 2 h。

（6）弃去荧光二抗后，加入 DAPI 染液，避光孵育 5 min，弃去 DAPI 染液，PBST 漂洗 3 次，每次 5 min。

（7）将漂片用钩针捞出，在事先湿润的载玻片上，缓缓展开，用吸水纸吸去周围多余液体，滴加抗荧光淬灭剂，盖上盖玻片，用树胶固定即可。

8. 统计分析·所得计量数据以 $\bar{x} \pm SD$ 表示，利用 SPSS 18.0 统计软件，采用单因素方差分析进行统计学分析，当 $p < 0.05$ 时认为差异具有统计学意义。

（三）实验结果

1. 羟花苷对大鼠脑缺血再灌注后缺血半暗带的自噬小体的影响·自噬小体的形成，已然成为自噬发生的金标准。由附图 3-1A 可知，假手术组的神经元细胞内的自噬并不活跃，自噬小体很难观察得到，而给予缺血再灌注损伤后，缺血半暗带神经元细胞内自噬得到激活，自噬小体数目增加，为假手术组的 4.0 倍（$p < 0.01$）。在造模同时给予羟花苷注射液，我们可以发现，缺血半暗带神经元细胞内的自噬较之模型组的更为活跃，自噬小体大幅度增加（$p < 0.01$）。

2. 羟花苷对大鼠脑缺血再灌注后缺血半暗带的 LC3 的影响·由附图 3-1B 可以看出假手术组只有微弱的共染，脑组织神经元的 LC3 微量表达，自噬处于低表达状态。造模后，缺血半暗带的部分神经元细胞共染明显，LC3 开始明显表达，神经元为维持胞内稳态增强了自噬水平，给予羟花苷后，共染更为显著，LC3 的表达更为强烈，自噬产生更为集中,该区域神经元的抗缺糖缺氧的损伤能力明显增强。

3. 苏花苷对大鼠脑缺血再灌注后缺血半暗带的自噬相关蛋白表达的影响

（1）苏花苷对大鼠脑缺血再灌注后缺血半暗带 LC3-I 及 LC3-II 蛋白表达水平的影响：LC3 经由 Atg4 在 C 末端（C-terminal）水解切割一段多肽后，变为在胞浆内分布的 LC3-I。经过水解暴露出甘氨酸残基的 LC3-I 向 LC3-II 的转化过程，类似于泛素化修饰作用。在 LC3-I 在 Atg7 的泛素激活酶样作用，Atg3 的泛素结合酶样作用以及 ATG12-ATG5 的泛素连接酶样作用下，与磷脂酰乙醇胺（PE）进行共价结合形成 LC3-II。LC3-II 与 ATG12-ATG5-ATG16L 复合物共同扩展延伸最终形成的自噬小体双层膜结构。因此，LC3-I 向 LC3-II 的转化比例多少可以一定程度上反应自噬小体形成的活跃与否。

由附图 3-1C 可知，假手术组的 LC3-II 的表达很少，LC3-II/LC3-I 的比例非常低，造模后，模型组的 LC3-II 表达程度大幅提升，LC3-II/LC3-I 比例为假手术组的 2.7 倍（$p < 0.01$）。与模型组相比，苏花苷组的 LC3-II 的表达得到了进一步增加，LC3-II/LC3-I 比值也显著性增加（$p < 0.01$）。

（2）苏花苷对大鼠脑缺血再灌注后缺血半暗带 SQSTM1 蛋白表达水平的影响：SQSTM1 蛋白，亦称为 p62 蛋白，是自噬进程中选择性自噬的重要接头蛋白之一，其结构中的 LIR 区域可被 LC3 特异性识别，参与自噬溶酶体在自噬进程中的降解。因此，自噬被激活时，SQSTM1 蛋白表达变化可以一定程度反映自噬进程中自噬溶酶体的降解强弱程度。

由附图 3-1C 可知，造模后，模型组与苏花苷组的 SQSTM1 蛋白表达水平均有所下降，模型组降为假手术组的 0.44 倍（$p < 0.01$）。与模型组相较，苏花苷组的 SQSTM1 蛋白表达水平更低（$p < 0.05$）。

（3）苏花苷对大鼠脑缺血再灌注后缺血半暗带 BECN1 蛋白表达水平的影响：BECN1，即 Beclin-1，在自噬进程中，或与 Atg14L 形成 Beclin1-Atg14L-Vps34-Vps15 复合物，或与 UVRAG 形成 Beclin1-UVRAG-Vps34-Vps15 复合物，这两种复合物均对自噬小体的形成至关重要，因此 BECN1 是自噬进程中相当重要的蛋白之一。

由附图 3-1C 可知，造模后，模型组的缺血半暗带中的 BECN1 蛋白表达水平增多（$p < 0.01$），而给予苏花苷后，相较于模型组，BECN1 的表达亦加强明显（$p < 0.01$），苏花苷对大鼠脑缺血再灌注后缺血半暗带 BECN1 蛋白表达有促进作用。

（4）苏花苷对大鼠脑缺血再灌注后缺血半暗带 mTOR 及 Phospho-mTOR 蛋白表达水平的影响：雷帕霉素靶蛋白（mTOR）依赖性途径是自噬发生的重要途径之一。正常状态下，处于活化状态的 Phospho-mTOR 可以磷酸化 ULK1 和 Atg13，抑制作为自噬起始的 ULK1-Atg13-FIP200 复合物募集下游相关蛋白构成吞噬泡的能力，从而使得自噬处于低水平状态。而在饥饿、缺糖缺氧等刺激下，mTOR 受到抑制，Phospho-mTOR 失活，从而激活 ULK1-Atg13-FIP200 复合物，自噬进程开始活跃。

由附图 3-1C 可知，与假手术组相较，模型组的 Phospho-mTOR 表达降低，mTOR 的磷酸化受到抑制（$p < 0.01$）。当给予苏花苷作用后，Phospho-mTOR 的表达进一步降低，较之模型组，mTOR 的磷酸化程度更低（$p < 0.05$）。

（5）蒽花苷对大鼠脑缺血再灌注后缺血半暗带的自噬相关基因 mRNA 表达水平的影响：由附图 3-1D 可知，造模后，模型组和蒽花苷组的 BECN1 mRNA 的水平则有所升高（$p < 0.01$），分别为正常情况下的 2.47 倍和 3.85 倍。较之模型组，蒽花苷对 BECN1 mRNA 水平有显著性的上调（$p < 0.01$）。上述两个基因在造模后以及造模给药后的 mRNA 水平的表达变化趋势，与相应蛋白水平的表达变化趋势一致。

自噬激活时，Atg7 起着泛素激活酶样的作用，无论是对 ATG12 和 ATG5 的激活，最终形成 ATG12-ATG5-ATG16L1 复合物，还是对 LC3-I 的激活，使其最终共价结合 PE 转化为 LC3-II，Atg7 都起着无可替代的关键作用。

由附图 3-1D 可知，造模后，模型组和蒽花苷组的缺血半暗带的 Atg7 mRNA 水平有所升高（$p < 0.01$），分别为正常情况下的 2.12 倍和 3.48 倍。较之模型组，造模后蒽花苷对 Atg7 mRNA 水平有显著性的上调（$p < 0.01$）。

四、蒽花苷对 OGD/R 造模后 SH-SY5Y 细胞自噬的影响

（一）实验材料

1. 实验对象 · SH-SY5Y 细胞株：美国 ATCC 细胞库。
2. 实验药物 · 称取适量第二军医大学实验室自提的蒽花苷原料药（纯度为 99.6%），于 PBS 中溶解，配制含有 100 μmol/L 浓度蒽花苷的培养基，现配现用，实验时加入到不同组别的 SH-SY5Y 细胞中。

（二）实验方法

1. 透射电镜样本的制备 · 以 1×10^5 个/mL 的细胞密度将健康生长的 SH-SY5Y 细胞种植于 6 孔板中，待到细胞对数生长期时，按照前文中的 OGD/R 模型建立方法造模，将细胞培养基弃去，PBS 清洗一遍后，0.25% 无 EDTA 的胰酶小心消化，收集于离心管中，用 4% 的多聚甲醛固定 24 h 后，按前文中步骤操作。

2. mRFP-GFP-LC3 腺病毒感染 · 以 1×10^4 个/mL 的密度将健康生长的 SH-SY5Y 细胞种植于八腔皿中，分为正常组、OGD/R 组、蒽花苷组。接种 24 h 后，进行换液。待细胞汇合率在 60% 左右时，即可进行病毒感染。

本实验中选用的感染复数（MOI）为 100。将需要接种的 mRFP-GFP-LC3 腺病毒从 -80℃ 中拿出置于冰上慢慢融化，由 MOI=（病毒数量）/（细胞数量）可知，每个皿中加入 0.1 μL 的 mRFP-GFP-LC3 腺病毒。6~7 h 后将含有病毒的培养基弃去，PBS 清洗一遍后，换为正常培养基。继续培养 36 h 后，按上文中的 OGD/R 模型建立方法造模，造模结束后立即滴加抗荧光淬灭剂，于激光聚焦镜显微镜下观察拍摄。

3. 细胞总蛋白的提取 · 步骤与内容同上文。
4. BCA 法测蛋白浓度及蛋白变性 · 同上文中步骤与内容。
5. 蛋白质印迹 · 步骤与内容同上文。
6. 细胞的免疫荧光染色 · 以 1×10^5 个/mL 的密度将健康的 SH-SY5Y 细胞接种

于玻底培养皿中,培养36 h以上。上文中的OGD/R模型建立方法造模,造模结束后,弃去培养基,用PBS清洗一遍。随后用4%多聚甲醛固定5 min,PBS清洗3遍,每遍5 min。加入2%的Triton-100X透化2~3 min,弃去Triton-100X,PBS清洗2遍,每遍10 min。5%的BSA(PBS配制)的封闭液室温封闭4 h。最后滴加抗荧光淬灭剂,于激光共聚焦显微镜下观察拍摄。

7. 统计分析・所得计量数据以$\bar{x}\pm SD$表示,利用SPSS 18.0统计软件,采用单因素方差分析进行统计学分析,当$p<0.05$时认为差异具有统计学意义。

(三)实验结果

1. 菾花苷对OGD/R造模后SH-SY5Y细胞自噬小体的影响・由附图3-2A知,在正常水平下,SH-SY5Y细胞的自噬小体形成相对较少,自噬水平保持在一个较低的水平。当进行OGD/R造模后,由于细胞受到缺复氧、缺复糖的刺激,能量代谢紊乱,故而自噬水平升高,自噬小体较之正常组明显增多。在OGD/R造模基础上给予菾花苷后,可见自噬小体数目较之OGD/R组明显增多,自噬水平进一步提高。由附图3-2A对自噬小体的相对量统计可知,OGD/R组的自噬小体是正常组的6倍($p<0.05$),菾花苷组的自噬小体是正常组的11倍,菾花苷组较之OGD/R组的自噬小体相对量提升明显($p<0.05$)。

2. 菾花苷对OGD/R造模后SH-SY5Y细胞LC3的影响・对细胞进行LC3/TUBB3/DAPI的免疫荧光染色也发现,正常的细胞中红色荧光黯淡,LC3处于低水平表达,正常细胞的基础自噬作用平缓。OGD/R造模后,红色荧光在胞浆中有所分布,LC3开始活跃,细胞受到损伤,自噬激活。较之OGD/R组,菾花苷组的共染更为鲜明,红色荧光在胞浆中分布得更为炽烈,LC3处于活跃表达中,表明自噬水平在给予菾花苷后提高得更为明显(附图3-2B)。

3. 菾花苷对OGD/R造模后SH-SY5Y细胞自噬流的影响・采用mRFP-GFP-LC3串联荧光蛋白腺病毒感染SH-SY5Y细胞,该腺病毒表达的mRFP和GFP可以共同标记LC3,mRFP为红色荧光,而GFP为绿色荧光蛋白。在自噬的始发阶段,则会在荧光显微镜下红绿双色荧光会呈现黄色荧光,但由于GFP对酸性环境较为敏感,在自噬小体和溶酶体融合形成自噬溶酶体时,会自然淬灭。因此,通过观察红绿双色荧光的状态可以监测细胞内自噬流的进程,若发现细胞胞浆内有黄色点状荧光即为自噬体或自噬前体延伸阶段,红色点状荧光即为自噬溶酶体。

由附图3-2C可知,正常的SH-SY5Y细胞红色荧光和绿色荧光均黯淡稀少,merge后得到的黄色点状荧光稀疏。而当OGD/R造模后,红绿双色荧光斑点均明显变多,且红色荧光斑点多于绿色荧光斑点,表明有自噬溶酶体形成,经merge后的黄色点状荧光数目也增多,表明受到OGD/R损伤后细胞内部自噬流活跃。造模给药后,较之OGD/R组,菾花苷组红绿双色荧光斑点大幅度增多,且红色荧光斑点多于绿色荧光斑点,黄色点状荧光数目亦进一步增多,说明自噬体的形成和自噬溶酶体的形成均显著性提高,表明菾花苷促进了OGD/R模型损伤下SH-SY5Y细胞内整个自噬流的进程。

4. 菾花苷对OGD/R造模后SH-SY5Y细胞自噬相关蛋白表达的影响

(1)菾花苷对OGD/R造模后SH-SY5Y细胞LC3-Ⅰ及LC3-Ⅱ蛋白表达水平的

影响：由附图 3-2D 可知，在正常细胞中，LC3-Ⅰ的转化程度非常低，LC3-Ⅱ表达稀少，自噬小体的产生不活跃。当 OGD/R 造模刺激 SH-SY5Y 细胞后，LC3-Ⅰ的转化程度有所提高，LC3-Ⅱ/LC3-Ⅰ的比例是正常细胞的 2.3 倍（$p<0.05$）。OGD/R 造模刺激同时给予苏花苷后，LC3-Ⅰ的转化程度呈更为明显的上升状态，较之 OGD/R 组，LC3-Ⅱ/LC3-Ⅰ的比例骤升，$p<0.01$，具有统计学意义。

（2）苏花苷对 OGD/R 造模后 SH-SY5Y 细胞 SQSTM1 蛋白表达水平的影响：由附图 3-2D，OGD/R 造模后，OGD/R 组和苏花苷组 SQSTM1 的蛋白表达均降低，模型组降为假手术组的 0.66 倍（$p<0.01$）。较之 OGD/R 组，苏花苷组的 SQSTM1 蛋白表达水平更低（$p<0.01$），表明苏花苷对 OGD/R 造模后 SH-SY5Y 细胞 SQSTM1 蛋白表达有降低作用。

（3）苏花苷对 OGD/R 造模后 SH-SY5Y 细胞 BECN1 蛋白表达水平的影响：由附图 3-2D 可知，OGD/R 造模后，SH-SY5Y 细胞的 BECN1 蛋白表达有所提高，为正常细胞的 1.55 倍（$p<0.01$）。给药后 BECN1 的表达进一步增加，与 OGD/R 有显著性差异（$p<0.01$）。

通过建立大鼠脑缺血再灌注模型，在体内验证了苏花苷对大鼠脑缺血再灌注后缺血半暗带的自噬水平有促进作用。在节中，我们在人源的 SH-SY5Y 细胞株上建立模拟体内缺血再灌注模型的 OGD/R 模型，实验结果也表明，在 SH-SY5Y 细胞上，苏花苷对 OGD/R 造模损伤能发挥保护作用。为深入研究自噬与苏花苷的神经保护作用的关系，我们利用透射电镜观察自噬小体的形成，免疫荧光染色观察对 LC3 表达的影响，mRFP-GFP-LC3 双荧光自噬指示体系观察自噬流进程，蛋白质印迹技术观察自噬相关蛋白 LC3、BECN1、SQSTM1 的表达变化，在 OGD/R 造模损伤的 SH-SY5Y 细胞上探究苏花苷对自噬是否有促进作用。

实验结果表明，相比于 OGD/R 模型组，苏花苷组可以增加 SH-SY5Y 细胞内自噬小体的生成，增加 LC3 的表达，提高自噬体膜标志性蛋白 LC3-Ⅱ表达含量，增强 BECN1 蛋白的表达，降低 SQSTM1 蛋白的表达，增强促进细胞内自噬流的进程。由此可知，苏花苷对 OGD/R 造模损伤后的 SH-SY5Y 细胞的自噬有促进作用。

五、自噬通路抑制剂氯喹及 3-MA 对苏花苷保护 OGD/R 的 SH-SY5Y 细胞损伤的影响

（一）实验材料

1. 实验对象 · SH-SY5Y 细胞株。

2. 实验药物 · 称取适量第二军医大学实验室自提的苏花苷原料药（纯度为 99.6%），于 PBS 中溶解，配制含有 $100\,\mu mol/L$ 浓度苏花苷的培养基，现配现用，实验时加入到不同组别的 SH-SY5Y 细胞中。

3. 主要试剂与耗材 · 3-甲基腺嘌呤（3-MA）、氯喹（chloroquine）等。

（二）实验方法

1. 自噬抑制剂的处理

（1）氯喹的处理：将氯喹用天平称取适量，于 PBS 溶解为 1 mmol/L 的母液，于超净台中用微量离心管分装后贮存于 −80 ℃。基于文献与前期预实验，对细胞进行处理时，用所需种类的培养基稀释成 10 μmol/L 的浓度工作液用于实验。

（2）3 − MA 的处理：将 3 − MA 用天平称取适量，用 PBS 溶解为 10 mmol/L 的母液（于 60 ℃水浴加热助溶），分装后存于 −80 ℃。基于文献与前期预实验，对细胞处理时，用所需种类的培养基稀释成 100 μmol/L 的浓度的工作液用于实验。

2. 其他实验方法·SH − SY5Y 细胞的培养、OGD/R 模型的建立、细胞生存率的检测（CCK − 8 法）、细胞 LDH 流出的检测、流式细胞术检测细胞凋亡、细胞总蛋白的提取、BCA 法测蛋白浓度及蛋白变性、蛋白质印迹等。

3. 统计分析·所得计量数据以 $\bar{x} \pm SD$ 表示，利用 SPSS 18.0 统计软件，采用单因素方差分析进行统计学分析，当 $p < 0.05$ 时认为差异具有统计学意义。

（三）实验结果

1. 自噬通路抑制剂 3 − MA 对羟花苷保护 OGD/R 损伤下 SH − SY5Y 细胞的影响

（1）自噬通路抑制剂 3 − MA 对羟花苷保护 OGD/R 损伤下 SH − SY5Y 细胞生存率的影响：正常 CO_2 培养箱的培养条件下，加入 3 − MA 处理的细胞生存率为（95.87 ± 8.67）%，不加 3 − MA 的正常组细胞的生存率为（100.00 ± 4.21）%，两组生存率统计后没有显著性差异（$p > 0.05$）。

OGD/R 造模后，OGD/R 模型组的生存率降低至（55.21 ± 5.31）%，其生存率和正常组的相比下降明显（$p < 0.01$）。与 OGD/R 模型组相比，羟花苷组生存率显著地提高至（85.66 ± 4.93）%（$p < 0.01$），而 3 − MA 组细胞生存率明显下降为（38.41 ± 2.77）%（$p < 0.01$）。

自噬通路给予 3 − MA 阻断后，3 − MA ＋羟花苷组细胞的生存率亦下降至（51.99 ± 3.74）%，与羟花苷组相比具有统计学意义（$p < 0.01$）。同时，我们也观察到 3 − MA ＋羟花苷组比 3MA 组的细胞生存率更高（$p < 0.01$）（图 3 − 13A）。

（2）自噬通路抑制剂 3 − MA 对羟花苷保护 OGD/R 损伤下 SH − SY5Y 细胞 LDH 流出量的影响：由图 3 − 13 可知，加入 3 − MA 处理的在正常培养条件下的 SH − SY5Y 细胞 LDH 流出量是正常组的 1.30 倍，两组没有显著性差异（$p > 0.05$）。OGD/R 造模后，OGD/R 模型组细胞的 LDH 流出量和正常组的相比明显上升，为正常组的 7.38 倍（$p < 0.01$）。造模后，羟花苷组与 OGD/R 模型组相比，LDH 流出量有所下降（$p < 0.01$），为正常组的 4.62 倍；而造模后 3 − MA 组的 LDH 流出量与 OGD/R 组相比显著性升高（$p < 0.01$），为正常组的 12.00 倍。

将 3 − MA 作为自噬通路抑制剂阻断自噬后，再用羟花苷处理 SH − SY5Y 细胞，LDH 流出量为正常组的 7.20 倍，与羟花苷组相比亦具有显著性（$p < 0.01$）。同时，3 − MA ＋羟花苷组比 3 − MA 组的细胞 LDH 流出量更少（$p < 0.01$）（图 3 − 13A）。

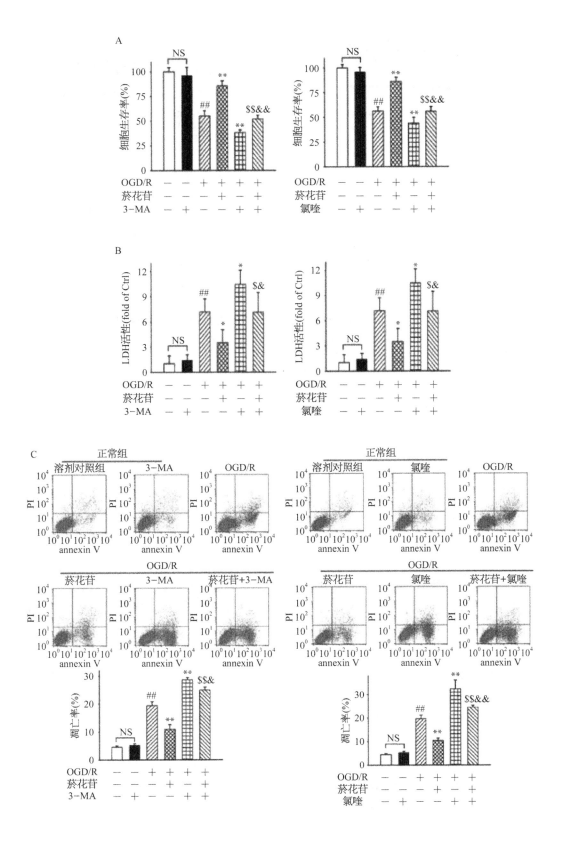

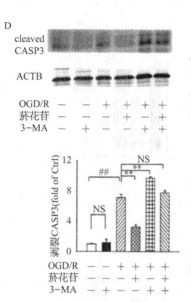
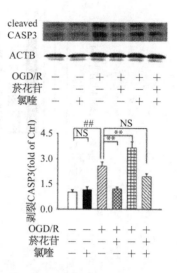

图 3-13　自噬抑制剂阻断自噬减弱了荭花苷对脑缺血的神经保护作用

[A. CCK-8 法检测细胞活力($n=5$);B. LDH 释放法测定细胞损伤($n=5$);C. 流式细胞术检测细胞凋亡率($n=3$);D. cleaved CASP3 的蛋白质印迹代表性图,cleaved CASP3 水平的相对定量值($n=3$);NS. 无显著性。与对照组相比,$^{##}p<0.01$;与 OGD/R 相比,$^{**}p<0.01$,$^{*}p<0.05$;与荭花苷组相比,$^{\&\&}p<0.01$,$^{\&}p<0.05$;与自噬抑制剂相比,$^{\$\$}p<0.01$,$^{\$}p<0.05$。所有上述测试均在 SH-SY5Y 细胞中进行,正常条件下不加或加自噬抑制剂,在 OGD/R 条件下不加、加荭花苷、加自噬抑制剂、荭花苷加自噬抑制剂处理]

2. 自噬通路抑制剂氯喹对荭花苷保护 OGD/R 损伤下 SH-SY5Y 细胞的影响

(1) 自噬通路抑制剂氯喹对荭花苷保护 OGD/R 损伤下 SH-SY5Y 细胞生存率的影响:正常 CO_2 培养箱的培养条件下,加入氯喹处理的细胞生存率为$(96.05\pm4.43)\%$,不加氯喹的正常组细胞的生存率为$(100.00\pm3.26)\%$,两组生存率统计后没有显著性差异($p>0.05$)。

OGD/R 造模后,OGD/R 模型组的生存率降低至$(56.17\pm4.26)\%$,其生存率和正常组的相比下降明显($p<0.01$)。与 OGD/R 模型组相比,给予荭花苷后,生存率显著地提高至$(86.22\pm3.96)\%$($p<0.01$),而给予氯喹后,细胞生存率明显下降为$(44.09\pm5.74)\%$($p<0.01$)。

经 OGD/R 造模,自噬通路给予氯喹阻断后,进行荭花苷处理的 SH-SY5Y 细胞,生存率下降至$(55.99\pm4.75)\%$,与荭花苷组相比具有统计学意义($p<0.01$)。同时,氯喹组与氯喹+荭花苷组之间,SH-SY5Y 细胞的生存率也具有统计学差异($p<0.01$),相比氯喹组,氯喹+荭花苷组的细胞生存率更高(图 3-13B)。

(2) 自噬通路抑制剂氯喹对荭花苷保护 OGD/R 损伤下 SH-SY5Y 细胞 LDH 流出量的影响:正常 CO_2 培养箱的培养条件下,加入氯喹处理细胞的 LDH 流出量是正常组的 1.42 倍,经统计两组没有显著性差异($p>0.05$)。

OGD/R 造模后,OGD/R 模型组细胞的 LDH 流出量和正常组的相比上升明显,为正

红花生药学研究

常组的 7.18 倍（$p < 0.01$）。与 OGD/R 模型组相比,给予菽花苷后,LDH 流出量有所下降（$p < 0.05$）,为正常组的 3.52 倍;而给予氯喹后,与 OGD/R 模型组相比,LDH 流出量显著性升高（$p < 0.05$）,为正常组的 10.46 倍。

OGD/R 造模后,给予氯喹阻断自噬通路,再做菽花苷处理后的 SH-SY5Y 细胞的 LDH 流出量为正常组的 7.14 倍,与菽花苷组相比亦具有显著性（$p < 0.05$）。同时,我们也注意到氯喹＋菽花苷组与氯喹组之间相比,SH-SY5Y 细胞的 LDH 流出量也具有统计学差异（$p < 0.05$）。氯喹＋菽花苷组比氯喹组的细胞 LDH 流出量更少（图 3 - 13B）。

3. 自噬通路抑制剂 3 - MA 对菽花苷保护 OGD/R 损伤下 SH-SY5Y 细胞凋亡率的影响·正常培养条件下,加入 3 - MA 处理的细胞凋亡率为（5.34 ± 0.57）%,不加 3 - MA 的正常组细胞的生存率为（4.49 ± 0.45）%,两组凋亡率统计后没有显著性差异（$p > 0.05$）。OGD/R 造模后,OGD/R 模型组的凋亡率降低至（20.36 ± 2.44）%,其凋亡率和正常组的相比下降明显（$p < 0.01$）。与 OGD/R 模型组相比,菽花苷组凋亡率显著地提高至（10.37 ± 0.92）%（$p < 0.01$）,而 3 - MA 组细胞凋亡率明显下降为（31.42 ± 3.02）%（$p < 0.01$）。

给予 3 - MA 阻断自噬通路后,与菽花苷组相比,3 - MA ＋菽花苷组细胞的凋亡率亦下降至（23.59 ± 2.65）%,具有统计学差异（$p < 0.01$）。同时,我们也观察到 3 - MA ＋菽花苷组比 3 - MA 组的细胞凋亡率更高（$p < 0.01$）（图 3 - 13C）。

4. 自噬通路抑制剂氯喹对菽花苷保护 OGD/R 损伤下 SH-SY5Y 细胞凋亡率的影响·正常培养下,正常组的凋亡率为（4.86 ± 0.35）%,加入氯喹处理后细胞的凋亡率为（5.38 ± 0.22）%。OGD/R 造模后,OGD/R 模型组的凋亡率为（21.30 ± 3.89）%,菽花苷组的凋亡率为（11.01 ± 1.09）%,氯喹组的凋亡率为（30.10 ± 2.02）%,氯喹＋菽花苷组的凋亡率为（24.08 ± 1.50）%。

由图 3 - 13 可知,正常培养条件下,加入氯喹处理细胞的凋亡率和正常组的凋亡率没有显著性差异（$p > 0.05$）。OGD/R 造模后,OGD/R 模型组细胞的凋亡率和正常组的相比上升明显（$p < 0.01$）。与 OGD/R 模型组相比,给予菽花苷后,凋亡率有所下降（$p < 0.01$）;而给予氯喹后,与 OGD/R 模型组相比,凋亡率显著性升高（$p < 0.01$）。

OGD/R 造模后,给予氯喹阻断自噬通路,再做菽花苷处理后的 SH-SY5Y 细胞的凋亡率与菽花苷组相比亦具有显著性（$p < 0.01$）。同时,我们也注意到氯喹＋菽花苷组与氯喹组之间相比,SH-SY5Y 细胞的凋亡率也具有统计学差异（$p < 0.05$）,氯喹＋菽花苷组比氯喹组的细胞的凋亡率更少（图 3 - 13C）。

5. 自噬通路抑制剂 3 - MA 对菽花苷保护 OGD/R 损伤下 SH-SY5Y 细胞凋亡相关蛋白 cleaved CASP3 的影响·正常组和在正常培养条件下经 3 - MA 处理后的细胞的 cleaved CASP3 蛋白表达量之间进行统计学分析发现,无显著性差异（$p > 0.05$）。OGD/R 造模后,和正常组的相比,OGD/R 模型组细胞的 cleaved CASP3 蛋白表达量上升明显（$p < 0.01$）。与 OGD/R 模型组相比,菽花苷组细胞的 cleaved CASP3 蛋白表达量有所降低（$p < 0.01$）;而 3 - MA 组细胞的 cleaved CASP3 蛋白表达量与 OGD/R 模型组相比,有所升高（$p < 0.01$）。

OGD/R 造模后，给予自噬抑制剂 3 - MA 阻断通路，再做荭花苷处理后的 SH - SY5Y 细胞的 cleaved CASP3 蛋白表达量与荭花苷组相比明显上升（$p < 0.01$）。同时，我们发现 3 - MA＋荭花苷组比 3 - MA 组的细胞的 cleaved CASP3 蛋白表达量更少（$p < 0.01$）（图 3 - 13D）。

6. 自噬通路抑制剂氯喹对荭花苷保护 OGD/R 损伤下 SH - SY5Y 细胞凋亡相关蛋白 cleaved CASP3 的影响·正常培养条件下，氯喹处理后的细胞的 cleaved CASP3 蛋白表达量和正常组无显著性差异（$p > 0.05$）。OGD/R 造模后，OGD/R 模型组细胞的 cleaved CASP3 蛋白表达量和正常组的相比上升明显（$p < 0.01$）。与 OGD/R 模型组相比，荭花苷组细胞的 cleaved CASP3 蛋白表达量有所降低（$p < 0.01$）；而氯喹组细胞的 cleaved CASP3 蛋白表达量有所升高（$p < 0.01$）。

OGD/R 造模后，给予氯喹阻断自噬通路，再做荭花苷处理后的 SH - SY5Y 细胞的 cleaved CASP3 蛋白表达量与荭花苷组相比有所增加，具有显著性差异（$p < 0.05$）。同时，我们也注意到氯喹＋荭花苷组与氯喹组之间相比，氯喹＋荭花苷组比氯喹组的细胞的 cleaved CASP3 蛋白表达量更少（$p < 0.01$）（图 3 - 13D）。

实验结果表明，经过自噬抑制剂氯喹或者 3 - MA 处理后，与荭花苷组相比，抑制剂＋荭花苷组的细胞生存率显著降低，细胞 LDH 流出量增多，ANNEXIN V/PI 法测得的细胞凋亡率明显升高，凋亡相关蛋白 cleaved CASP3 蛋白表达量增多。由此可知，在 SH - SY5Y 细胞上，荭花苷通过促进自噬对 OGD/R 造模损伤起到神经保护作用。

同时我们也发现，与抑制剂组相比，抑制剂＋荭花苷组的细胞生存率有所提高，细胞 LDH 流出量减少，流式细胞术法测得的细胞凋亡率下调，凋亡相关蛋白 cleaved CASP3 蛋白表达量减少。上述结果提示，荭花苷还可能通过其他机制通路对 OGD/R 造模后 SH - SY5Y 的起到神经保护作用，有待进一步的研究。

六、总结

荭花苷不仅能够显著降低脑缺血梗死面积，改善神经行为缺陷（详见第四章第二节），而且还能够提高生存率，促进缺血半暗带的自噬水平。荭花苷对缺血再灌注损伤发挥神经保护作用与其促进自噬有关，具体如下：

1. 荭花苷对缺血半暗带的自噬水平有促进作用·荭花苷能够增加大鼠脑缺血再灌注后缺血半暗带的自噬小体数目，增强自噬相关蛋白 LC3 Ⅱ、BECN1 的蛋白表达量，降低 SQSTM1 蛋白和 Phospho - mTOR 蛋白的表达量，上调自噬相关基因 BECN1、Atg7 mRNA 的表达，下调 SQSTM1 mRNA 的表达。

2. 荭花苷对神经细胞有良好的保护作用·荭花苷可以提高 OGD/R 受损神经细胞的生存率，降低受损神经细胞的 LDH 流出量和细胞凋亡率，减少凋亡相关蛋白 cleaved CASP3 的蛋白表达量。提示荭花苷对神经细胞具有良好的保护作用。

3. 荭花苷对 OGD/R 损伤细胞的自噬有促进作用·荭花苷能增加细胞内自噬小体的生成，增加自噬相关蛋白 LC3 Ⅱ和 BECN1 的蛋白表达量，降低 SQSTM1 蛋白的表达量，促进细胞内自噬流的进程。

4. 菥花苷对 OGD/R 的损伤有保护作用·菥花苷对 OGD/R 损伤的保护作用是通过自噬通路实现的。

综上所述,菥花苷对缺血半暗带自噬水平有促进作用,自噬在菥花苷对缺血性卒中的保护作用中起着重要作用。

第四节

采收期和加工方法对红花质量的影响

红花采收期和加工方法在很大程度上影响其有效成分的含量,而这些有效成分的含量不仅对红花制剂的质量产生影响,而且直接影响其临床疗效。研究采收期及加工方法对红花质量的影响,可为红花药材的规范化采收及加工提供科学依据。

一、实验方法

(一) 药材采集和加工方法

在红花开花期对当日所开的花进行挂牌,并从当日开始至花后第 4 日,于每日上午8:30 左右采集花冠,阴干。药材加工方法有 4 种:阴干、晒干、45 ℃烘干、60 ℃烘干。

(二) 黄色素含量测定

1. 标准曲线的绘制·精密称取黄色素对照品(购自日本纯药工业株式会社)103.8 mg,置 100 mL 容量瓶中,加入 70%甲醇溶液溶解至刻度,摇匀,得黄色素标准液。从制成的溶液中精密吸取 1.5 mL、3.0 mL、4.5 mL、6.0 mL、7.5 mL、9.0 mL、10.5 mL分别至 50 mL 容量瓶中,分别加 70%甲醇溶液至刻度,摇匀。在 403 nm 处测光密度(D),以黄色素浓度为自变量,D 值为因变量,求得回归方程:$D = -0.0020 + 0.0501c$($r = 0.9999$)。

2. 样品处理·精密称取红花粉末各 200 mg,加 50 mL 70%甲醇溶液浸泡过夜,过滤,残渣加 20 mL 70%甲醇溶液浸泡 2h,滤过。用 70%甲醇溶液洗涤 3 次(每次 5 mL),滤液合并,定容至 100 mL,得母液 A,吸取 10 mL 母液 A,定容至 100 mL,用 UV - 265 在403 nm 处测 D 值。根据标准曲线计算质量分数:

$$质量分数(\%) = (c \times V)/m \times 100\%$$

c:黄色素质量浓度;V:测样体积(mL);m:样品质量(mg)

3. 回收率测定·精密吸取红花母液 10 mL,加入黄色素标准液 1 mL,定容至100 mL,测定 D 值,计算回收率,平均回收率为(98.12 ± 0.73)%($n = 4$,$RSD = 0.75\%$)。

（三）腺苷含量测定

1. **标准曲线绘制**·精密称取腺苷对照品 100.0 mg，定容至 100 mL，得母液 A；精密吸取母液 A 10 mL，定容至 100 mL，得母液 B；精密吸取母液 B 0.5 mL、3.5 mL、6.5 mL、9.5 mL、12.5 mL、15.5 mL，分别定容至 50 mL。用微量进样器分别吸取 10 μL 进入 HPLC 仪。以腺苷进样量（μg）为横坐标，峰面积（mAU·min）为纵坐标，得回归方程：$Y = 9882.3 + 4903570X$（$r = 0.9997$）。

2. **样品测定**·精密称定红花样品约 1 g，加入 20 mL 水，70℃ 保温 2 h，提取 2 次，合并滤液，定容至 50 mL。进样量为 10 μL。

$$质量分数（\mu g/g） = (X \times 103 \times 50)/(20 \times m)$$

X：由标准曲线求得相当于对照品的质量（μg）；m：样品质量（g）

3. **加样回收率测定**·精密称定腺苷对照品 9.1 mg，70℃ 溶解，待冷，定容至 25 mL，吸取 0.5 mL（相当于 182 μg），加入红花经 2 次提取的水提液中，定容至 50 mL，吸取 20 μL，进入 HPLC 仪，测定峰面积，计算回收率，平均回收率为（90.57±2.74）%（$n = 3$，$RSD = 3.02\%$）。

统计学处理试验结果以方差分析的两两比较法进行检验。

二、实验结果

（一）不同采收期对红花化学成分含量的影响

不同采收期对红花化学成分含量存在显著影响，方差分析结果表明，红花中黄色素和腺苷含量的最高值均在开花后的第 3 日（图 3-14），提示在第 3 日时采收，红花的质量最优。

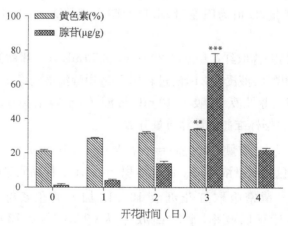

图 3-14　红花不同开花期化学成分的含量（$n = 3$）

（和其他开花时间相比，$^{**}\ p < 0.01$；$^{***}\ p < 0.001$）

（二）不同加工方法对红花化学成分含量的影响

不同加工方法对红花化学成分含量的影响未达到显著意义（图3-15）。

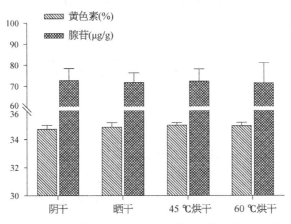

图3-15　红花不同加工方法化学成分的含量（$n = 3$）

三、讨论

红花以其干燥管状花入药，因此对于红花药材采收期的考察主要分为两个方面，一是不同开花期，二是花期不同时间点。对红花质量的评价基于红花中有效成分的含量，包括：黄色素、腺苷、羟基红花黄色素 A 和山柰素等。研究结果表明，在不同开花期，开花后第 3 日即盛花期羟基红花黄色素 A、黄色素及腺苷含量最高，席鹏洲等对一个红花群体不同开花期的研究结果表明羟基红花黄色素 A 和山柰素含量随开花期呈现缓慢增长，这可能与采摘后期处于盛花期的花序增多有关。对于开花期不同时间点的分析结果表明，在开花第 3 日的上午 6 时至 9 时红花质量最佳，席鹏洲等研究表明新疆地区早上 7 时采收羟基红花黄色素 A 含量最高；周铁梅等认为在红花采收期一日内无论何时采收对红花药材质量都无影响；丁丽丽等认为红花在盛花期中午和晚上采收的质量最佳；赵小磊等认为红花最佳采收期为花由黄变红时，清晨乘露采收。由于红花花序开放由外至内依次开放，且不同的地域及气候对花期的影响，造成这些研究结论不尽相同，在规范化生产中应因地因时，对红花采收期进行评估，确保其质量稳定。

中药质量的稳定与提高，是其进入国际市场的首要条件，在中药的现代化研究中，研究栽培药材的生长发育规律以及有效成分的动态积累规律，掌握适宜的采收、加工方法，具有极其重要的意义。我们的研究表明，红花在开花后的第 3 日采收，黄色素和腺苷含量均最高，对于提高红花的质量具有重要意义。关于红花的加工方法，过去在生产上一直是以阴干为主，但遇到雨季，往往造成发霉变质，严重影响药材质量。研究表明红花在 60℃以下干燥对其质量没有显著影响，为红花的快速加工提供依据。

第五节

红花药材的质量评价

一、芦丁、山奈酚-3-O-β-D-芸香糖苷的 HPLC 含量测定

(一) 药材来源

红花 22 个品种来源于国家种质资源库(表 3-4),1998 年 4 月分别在新疆乌鲁木齐、山西清徐种植 1 年,1999 年 4 月在山西种植 1 年。试验地土壤肥力中等,播前施入基肥。种植密度分别为 0.6 m×0.06 m, 0.33 m×0.2 m,出苗后及时间苗和定苗,花期及时采花,8 月收获种子。

表 3-4　不同红花品种来源及形态特征

编号	名称	产地	叶形	叶缘	叶刺	花色	苞叶刺	
							刺数	刺长
1	哈密有刺	新疆	倒披	锯齿	多	黄	多	长
2	哈密无刺	新疆	倒披	全缘	无	红	无	无
3	吉木萨尔无刺	新疆	倒披	全缘	无	红	无	无
4	塔城无刺	新疆	倒披	全缘	无	橘	少	中
5	若羌无刺	新疆	倒披	全缘	无	红	无	无
6	若羌有刺	新疆	倒披	锯齿	多	白	多	长
7	张掖无刺	甘肃	倒披	全缘	无	红	无	无
8	张掖有刺	甘肃	倒披	深裂	少	黄	少	中
9	延津大红袍	河南	倒披	浅裂	少	红	少	中
10	无刺红	宁夏	倒披	锯齿	中	红	少	长
11	新乡红花	河南	倒披	锯齿	中	黄	少	长
12	菏泽红花	山东	椭圆	浅裂	无	黄	少	短
13	芮城红花	山西	倒披	全缘	无	红	少	短
14	束鹿红花	河北	倒披	全缘	无	黄	无	短
15	菏泽无刺	山东	倒披	锯齿	多	红	多	长
16	淇县红花	河南	倒披	浅裂	中	橘	少	短
17	亳州红花	安徽	倒披	锯齿	中	橘	少	短
18	鱼台红花	山东	倒披	浅裂	有	黄	少	短
19	合肥红花	安徽	倒披	深锯	中	橘	多	短
20	吴忠红花	宁夏	倒披	锯齿	无	黄	多	中
21	余姚红花	浙江	倒披	深裂	中	橘	少	中
22	无刺大红袍	河南	椭圆	浅裂	无	红	少	中

（二）含量测定方法

1. **检测波长的选择** · 将芦丁和山柰酚-3-O-β-D-芸香糖苷的对照品溶液在 UV-265FW 紫外分光光度计下进行扫描,两者在 265.8 nm 处均有较强吸收,故选择 265.8 nm 波长进行含量测定。

2. **标准曲线的绘制** · 总黄酮标准曲线的绘制:精密吸取紫外测定对照品溶液 0.1 mL、0.2 mL、0.3 mL、0.4 mL、0.5 mL、0.6 mL、0.7 mL、0.8 mL、0.9 mL,分别用 50% 甲醇定容至 10 mL 量瓶中,在 265.8 nm 处测定光。以质量浓度(μg/mL)为横坐标,吸光度为纵坐标,得线性回归方程:$Y=0.06475+0.038945X$,$r=0.9996$。线性范围为 $5\sim45\,\mu g/mL$。

芦丁标准曲线的绘制:分别吸取芦丁对照品溶液 5 μL、15 μL、25 μL、35 μL、45 μL、55 μL、65 μL、75 μL、85 μL、95 μL 置于 1 mL 量瓶中,甲醇定容至刻度,混匀,吸取 20 μL 进样,按上述色谱条件,测定峰面积,以进样量为横坐标,峰面积为纵坐标,得线性回归方程:$Y=-34162.82+1280287.5X$,$r=0.9994$。说明芦丁在 $0.1\sim1.9\,\mu g$ 与峰面积呈线性关系。

山柰酚-3-O-β-D-芸香糖苷的标准曲线绘制:分别吸取山柰酚-3-O-β-D-芸香糖苷对照品溶液 5 μL、20 μL、35 μL、50 μL、65 μL、80 μL、95 μL、110 μL、125 μL、140 μL 置于 1 mL 量瓶中,加甲醇至刻度,混匀,吸取 20 μL 进样,按上述色谱条件,测定峰面积,以进样量为横坐标,峰面积为纵坐标,得线性回归方程:$Y=-185451.47+1557499.98X$,$r=0.9965$。说明山柰酚-3-O-β-D-芸香糖苷在 $0.1\sim2.8\,\mu g$ 与峰面积呈线性关系。

3. **稳定性试验** · 分别取两对照品溶液各 1 mL 混合,按 HPLC 色谱条件测定,结果两者在 24 h 内均稳定,芦丁的 $RSD=0.62\%$,山柰酚-3-O-β-D-芸香糖苷的 $RSD=0.80\%$。另取山柰酚-3-O-β-D-芸香糖苷对照品 0.5 mL,用 50% 甲醇定容至 10 mL 量瓶中,进行紫外测定,结果表明室温放置 6 h 内稳定,$RSD=1.08\%$。

4. **精密度试验** · 取混合后的对照品溶液 20 μL 进样,按色谱条件测定,重复 5 次,芦丁的 $RSD=0.94\%$,山柰酚-3-O-β-D-芸香糖苷的 $RSD=1.01\%$。

5. **重复性试验** · 精密称取同批红花样品 5 份,每份约 200 mg,按上述紫外测定供试品溶液制备方法及条件进行紫外测定,结果 $RSD=1.56\%$。

精密称取同种红花样品 5 份,每份约 200 mg,按上述 HPLC 供试品溶液制备方法及色谱条件进行测定,芦丁的 $RSD=1.42\%$,山柰酚-3-O-β-D-芸香糖苷的 $RSD=2.76\%$。

6. **加样回收率试验**

(1) 紫外测定法:精密称取 100 mg 同批红花粉末 5 份,加入一定量的山柰酚-3-O-β-D-芸香糖苷对照品,加入 50% 甲醇至 10 mL,依上述方法提取、离心、滤过,精密吸取滤液 0.2 mL,50% 甲醇定容至 10 mL,测定其吸光度,计算回收率得 98.5%($RSD=2.26\%$,$n=5$)。

(2) HPLC 法:精密称取 20 mg 同批红花粉末 5 份,加入一定量的芦丁和山柰酚-3-

O-β-D-芸香糖苷对照品,加入 50% 甲醇至 1 mL,依上述方法提取、离心、滤过,吸取 20 μL 进样,测定峰面积,计算回收率得:芦丁回收率为 101.4%(RSD=1.45%,n=5), 山奈酚-3-O-β-D-芸香糖苷回收率为 107.2%(RSD=3.60%,n=5)。

(三)样品测定结果

根据上述所建立的方法,通过紫外分光光度法对所搜集栽培的不同红花品种中总黄酮的含量进行测定,并通过 HPLC 法对芦丁、山奈酚-3-O-β-D-芸香糖苷的含量进行测定,并对其结果进行比较,结果见表 3-5、表 3-6。

表 3-5　种植于新疆的不同红花品种中芦丁、山奈酚-3-O-β-D-芸香糖苷的含量(n=3)

编号	品种	总黄酮(%) 1998 年	芦丁(%) 1998 年	山奈酚-3-O-β- D-芸香糖苷(%)1998 年
1	哈密有刺	4.48±0.01	0.052±0.003	0.165±0.004
2	哈密无刺	5.69±0.01	0.103±0.004	0.243±0.009
3	吉木萨尔无刺	5.61±0.01	0.024±0.001	0.176±0.007
4	塔城无刺	4.84±0.01	0.042±0.002	0.192±0.016
5	若羌无刺	5.03±0.01	0.023±0.001	0.194±0.016
6	若羌有刺白	4.90±0.01	0.094±0.003	0.185±0.004
7	张掖无刺	4.99±0.01	0.075±0.001	0.115±0.002
8	张掖有刺	4.96±0.01	0.090±0.002	0.176±0.004
9	延津大红袍	4.82±0.02	0.115±0.002	0.172±0.016
10	无刺红	4.31±0.02	0.078±0.004	0.137±0.009
11	新乡红花	5.31±0.01	0.033±0.001	0.111±0.003
12	菏泽红花	4.89±0.01	0.079±0.003	0.157±0.005
13	芮城红花	1.63±0.01	0.019±0.001	0.093±0.008
14	束鹿红花	5.19±0.01	0.138±0.002	0.254±0.007
15	菏泽无刺	5.24±0.01	0.103±0.002	0.229±0.006
16	淇县红花	5.64±0.02	0.074±0.002	0.231±0.002
17	亳县红花	6.54±0.01	0.106±0.001	0.563±0.011
18	鱼台红花	6.22±0.01	0.108±0.002	0.448±0.005
19	合肥红花	7.82±0.08	0.062±0.001	0.786±0.022
20	吴忠红花	4.35±0.02	0.031±0.001	0.198±0.002
21	余姚红花	4.58±0.01	0.054±0.001	0.126±0.004
22	无刺大红袍	5.16±0.01	0.068±0.002	0.131±0.004

表 3-6　种植于山西的不同红花品种中芦丁、山奈酚-3-O-β-D-芸香糖苷的含量(n=3)

编号	品种	总黄酮(%)		芦丁(%)		山奈酚-3-O-β- D-芸香糖苷(%)	
		1998	1999	1998	1999	1998	1999
1	哈密有刺	5.26±0.01	5.08±0.01	0.049±0.001	0.056±0.003	0.299±0.007	0.297±0.007
2	哈密无刺	4.02±0.02	4.48±0.01	0.044±0.001	0.058±0.002	0.170±0.006	0.220±0.002

红花生药学研究

编号	品种	总黄酮(%)		芦丁(%)		山奈酚-3-O-β-D-芸香糖苷(%)	
		1998	1999	1998	1999	1998	1999
3	吉木萨尔无刺	5.03±0.01	4.65±0.01	0.045±0.002	0.048±0.003	0.177±0.005	0.181±0.001
4	塔城无刺	4.80±0.01	4.94±0.01	0.049±0.002	0.052±0.005	0.219±0.016	0.221±0.002
5	若羌无刺	5.25±0.01	4.49±0.01	0.025±0.001	0.023±0.001	0.161±0.002	0.146±0.003
6	若羌有刺白	4.34±0.01	4.42±0.01	0.024±0.001	0.026±0.001	0.174±0.006	0.192±0.003
7	张掖无刺	4.56±0.01	4.98±0.01	0.021±0.001	0.027±0.001	0.131±0.001	0.136±0.002
8	张掖有刺	4.97±0.01	4.54±0.01	0.026±0.001	0.021±0.001	0.135±0.002	0.127±0.001
9	延津大红袍	5.32±0.02	4.91±0.01	0.059±0.002	0.059±0.001	0.193±0.016	0.194±0.005
10	无刺红	4.55±0.01	4.76±0.01	0.033±0.001	0.038±0.001	0.161±0.002	0.170±0.001
11	新乡红花	4.53±0.01	4.77±0.01	0.031±0.001	0.034±0.004	0.163±0.001	0.172±0.002
12	菏泽红花	4.16±0.01	4.45±0.01	0.052±0.002	0.055±0.002	0.142±0.002	0.190±0.001
13	芮城红花	6.02±0.01	5.59±0.01	0.098±0.003	0.090±0.001	0.279±0.003	0.201±0.026
14	束鹿红花	4.25±0.01	4.38±0.01	0.033±0.006	0.039±0.001	0.166±0.001	0.209±0.004
15	菏泽无刺	4.42±0.01	4.62±0.01	0.048±0.003	0.048±0.002	0.168±0.001	0.250±0.005
16	淇县红花	4.66±0.01	4.72±0.01	0.051±0.001	0.061±0.009	0.143±0.005	0.169±0.001
17	亳县红花	5.99±0.01	5.44±0.01	0.107±0.004	0.112±0.001	0.361±0.003	0.338±0.001
18	鱼台红花	6.95±0.01	6.90±0.01	0.041±0.001	0.053±0.001	0.858±0.037	0.802±0.018
19	合肥红花	6.96±0.01	6.58±0.01	0.053±0.009	0.073±0.003	0.671±0.032	0.721±0.015
20	吴忠红花	4.30±0.02	4.26±0.01	0.055±0.001	0.048±0.003	0.232±0.007	0.195±0.064
21	余姚红花	4.98±0.01	4.24±0.01	0.047±0.003	0.049±0.003	0.194±0.001	0.230±0.001
22	无刺大红袍	5.19±0.02	4.93±0.01	0.057±0.001	0.067±0.003	0.275±0.002	0.278±0.003

由此可见,不同红花品种间总黄酮及芦丁、山奈酚-3-O-β-D-芸香糖苷的含量存在显著差异,总黄酮质量分数为1.62%～7.90%,其中合肥红花、亳州红花、鱼台红花品种最优。芦丁质量分数为0.018%～0.140%,其中亳县红花、延津大红袍、束鹿红花品种最优。山奈酚-3-O-β-D-芸香糖苷的质量分数为0.085%～0.895%,其中合肥红花、亳州红花、鱼台红花品种最优。红花各品种中芦丁含量均小于山奈酚-3-O-β-D-芸香糖苷的含量。相关分析结果表明,红花总黄酮含量与山奈酚-3-O-β-D-芸香糖苷的含量呈正相关。在新疆、山西同一年份种植时,不同品种间含量存在显著差别,而同一品种总黄酮含量及芦丁、山奈酚-3-O-β-D-芸香糖苷的含量虽有变化但小于品种间的差异;不同年份同一地区种植时,不同品种间的含量差异规律及同一品种的含量变化规律与同一年份、不同地区种植时基本一致。

二、HSYA 的含量测定

(一) 药材来源

红花22个品种(表3-4),1998年4月分别在新疆乌鲁木齐、山西清徐种植1年,

1999 年 4 月在山西种植 1 年。试验地土壤肥力中等,播前施入基肥。种植密度分别为 0.6 m×0.06 m, 0.33 m×0.2 m,出苗后及时间苗和定苗,花期及时采花,8 月收获种子。

(二)含量测定方法及结果

1. 对照品溶液的制备·精密称取 HSYA 对照品 5 mg,加水定容至 25 mL,分别吸取 50 μL、100 μL、200 μL、400 μL、500 μL、600 μL、800 μL、1000 μL,于 1 mL 量瓶中,加水定容至 1 mL,即得。

2. 供试品溶液的制备·取红花药材 0.5 g,精密称定,置 100 mL 三角烧瓶中,精密加水 100 mL,超声提取 40 min,滤过,取续滤液,以微孔滤膜(0.45 μm)滤过,供含量测定用。

3. 标准曲线的绘制·取对照品溶液各 20 μL 注入高效液相色谱仪,以 HSYA 吸收峰面积(Y)为纵坐标,进样量(X)为横坐标,回归得到线性方程:$Y = 1\,776\,031X - 3488$,$r = 0.999\,9$。线性范围:$0.2 \sim 4.0$ μg。

4. 精密度试验·精密吸取对照品溶液 20 μL,注入高效液相色谱仪,重量进样 7 次。得到 HSYA 吸收峰面积 $RSD = 0.059\%$。

5. 稳定性试验·从 $0 \sim 30$ h,每间隔 5 h,精密吸取同一供试品溶液 20 μL,注入高效液相色谱仪测定,共测 7 次,得到 HSYA 吸收峰面积 $RSD = 0.64\%$。

6. 回收率试验·精密称取 6 份已知含量的红花药材各 0.5 g,精密加入 HSYA 对照品适量,按供试品溶液制备法制备,依法测定,平均回收率为 100.8%($RSD = 1.8\%$)。

7. HSYA 含量测定·取制备好的红花供试品溶液,以 20 μL 进样,平行测定 3 次,根据上文标准曲线计算含量。测定结果见表 3-7。

表 3-7 红花不同品种 HSYA 含量($n = 3$)

编号	新疆 1998 年	山西 1998 年	山西 1999 年	平均
1	1.21±0.059	0.97±0.09	1.11±0.001	1.10±0.123
2	1.16±0.078	0.90±0.075	1.11±0.011	1.06±0.137
3	1.46±0.026	1.14±0.029	1.26±0.078	1.29±0.162
4	未检出	0.94±0.023	1.03±0.017	0.98±0.064
5	1.61±0.006	1.05±0.023	1.34±0.049	1.35±0.285
6	1.13±0.023	1.09±0.020	1.09±0.001	1.10±0.021
7	1.46±0.007	1.29±0.043	1.19±0.039	1.31±0.136
8	1.08±0.058	0.94±0.037	1.25±0.007	1.09±0.155
9	1.56±0.033	1.29±0.052	1.30±0.020	1.39±0.164
10	1.08±0.036	1.04±0.015	1.13±0.045	1.08±0.046
11	1.11±0.083	0.99±0.015	1.02±0.004	1.04±0.063
12	1.29±0.016	1.03±0.047	1.16±0.044	1.16±0.127
13	1.43±0.050	1.43±0.060	1.39±0.014	1.42±0.021
14	1.37±0.063	0.70±0.030	0.77±0.001	0.95±0.370

编号	新疆	山西		平均
	1998 年	1998 年	1999 年	
15	1.73±0.081	0.81±0.095	0.75±0.008	1.28±0.387
16	1.71±0.005	1.09±0.050	1.03±0.032	1.27±0.375
17	1.29±0.033	1.08±0.060	1.15±0.008	1.18±0.107
18	1.85±0.074	1.55±0.035	1.56±0.038	1.66±0.166
19	1.50±0.033	1.37±0.023	1.41±0.039	1.43±0.069
20	1.01±0.026	1.09±0.010	1.10±0.059	1.07±0.045
21	1.12±0.081	1.16±0.002	1.22±0.012	1.16±0.047
22	1.02±0.063	1.14±0.053	1.14±0.051	1.10±0.070

注：18. 鱼台红花；19. 合肥红花；13. 芮城红花。

HSYA 是红花中的主要活性成分，此研究结果显示，红花不同品种 HSYA 的含量在 0.70%～1.85%，品种间存在非常显著差异。其中鱼台红花、合肥红花、芮城红花含量居前三位。此外，在新疆和山西同一年份种植时，大多数品种表现为含量变化不明显；在山西不同年份种植时，同一品种差异亦不明显。

以上分析结果表明，红花的品种中黄酮类成分的含量主要由遗传因素决定，而环境因素的影响居次要地位。该研究也为红花优良品种的选育提供了重要依据。

三、高效液相色谱法指纹图谱研究

（一）药材来源

红花不同品种 1～22 号同表 3-7，23～36 号为自选品种（表 3-8）。

表 3-8　增加的红花品种资源

编号	名称	产地	编号	名称	产地
23	自选品系	新疆	30	自选品系	新疆
24	自选品系	新疆	31	自选品系	新疆
25	自选品系	新疆	32	自选品系	新疆
26	自选品系	新疆	33	自选品系	新疆
27	巍山红花	云南	34	自选品系	新疆
28	简阳红花	四川	35	自选品系	新疆
29	自选品系	新疆	36	自选品系	新疆

（二）含量测定方法及结果

1. **色谱条件** · 流动相：乙腈-0.5%磷酸水溶液。梯度洗脱运行时间为 60 min；0～

5 min,从 10：90 变化到 15：85；5～15 min,从 15：85 变化到 20：80；15～35 min,从 20：80 变化到 40：60；35～55 min,从 40：60 变化到 80：20；55～60 min,为 80：20。流速：1.0 mL/min。检测波长：265 nm。进样量：20 μL。室温：20 ℃。

2. 数据处理软件·采用"中药指纹图谱工作站"(第二军医大学药物分析教研室等编)进行数据处理,将多个色谱图进行比较,采用中位数法进行相似度评价,并采用欧式距离-最大距离法对各红花种质进行聚类分析。

3. 供试品溶液的制备·取红花样品 0.4 g,精密称定,加入 50％甲醇液 10 mL,密闭浸泡 24 h 后超声提取 20 min,提取液经微孔滤膜(直径 0.45 μm)滤过,待测。

4. 样品分析·将待测红花样品提取液按上述色谱条件进行 HPLC－VWD 测定,记录 60 min 色谱图,利用中药指纹图谱工作站将所得色谱图进行相同色谱峰匹配,结果见附图 3－3。并将所得结果进行聚类分析,结果见图 3－16。

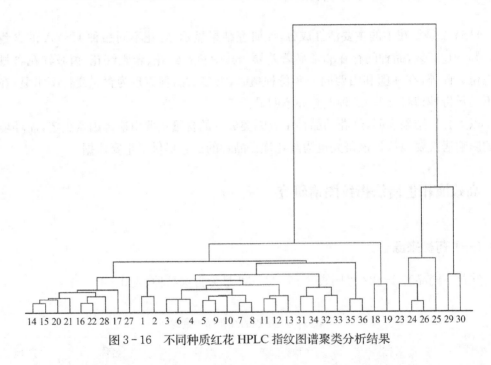

图 3－16　不同种质红花 HPLC 指纹图谱聚类分析结果

5. 稳定性、精密度和重现性试验·取红花样品供试品溶液分别在制备后第 0 h、2 h、6 h、12 h、24 h 检测指纹图谱,结果显示各色谱峰的相对保留时间和峰面积基本一致,峰面积 $RSD＝1.82％$,表明供试品溶液在 24 h 内稳定。另取此溶液连续进样 3 次,检测指纹图谱,结果显示各色谱峰的相对保留时间和峰面积基本一致,峰面积 $RSD＝0.84％$。另取该红花样品 3 份,精密称定按供试品溶液制备方法制备供试品,检测指纹图谱,结果显示各色谱峰的相对保留时间和峰面积基本一致,峰面积 $RSD＝1.06％$。试验结果表明该实验方法精密度和重现性良好。

由于红花中主要含黄酮类成分,包括黄酮及其苷类、查耳酮及其苷类,且药理活性研究表明,羟基黄色素 A 和山奈酚-3-O-β-D-芸香糖苷为其主要活性成分,同时在红花中的含量也较高,因此选择羟基黄色素 A 和山奈酚-3-O-β-D-芸香糖苷为对照品。

本实验利用 HPLC-VWD 建立了不同种质来源的红花药材的指纹图谱,从指纹图谱聚类分析的结果可以看出,36 个不同的红花种质资源可以聚为两大类,其中山奈酚-3-O-β-D-芸香糖苷含量高的聚为一类,羟基黄色素 A 含量高的聚为另一类。

从指纹图谱的相似度看,花色浅的红花品种 23、24、25、26、29、30 号之间的相似度较高,两两之间的相似度均＞95％,而这些品种与其他品种间的相似度较低,均＜75％;18、19 号品种两者间的相似度较高,而与其他品种间的相似度基本上都在 70％～85％之间;10～16 号样品之间的相似度较高,均在 90％以上。相似性的分析的结果与聚类分析的结果基本一致。

从相似性度分析的结果与聚类分析的结果中可以看出,生长于我国西北地区的红花品种之间相似度较高,而生长于我国中部、南部地区的红花品种之间相似度较高,证实不同种质红花之间存在一定量及质的差异,表明固定种质来源对保障红花质量的稳定性极为重要。

四、近些年红花有效成分的定量分析和研究

此外,近些年另有大量文献报道了红花有效成分的定量分析和研究。崔亚玲等根据红花药材中的两类成分进行定量分析,分别选取 4 种成分紫外最大吸收处的波长作为各自吸收波长,遵循信息最大化原则将红花药材三波长下的谱图进行等基线覆盖融合,建立红花药材等基线三波长融合 4 种成分(羟基红花黄色素 A、咖啡酸、芦丁和山奈酚)的含量测定方法,可用于红花药材的质量评价,克服单一波长单一指标检测时信息量不足的缺点,从而较完善地反映红花的内在质量。于丹等采用 HPLC 法测定了川红花及红花白色花品种中山奈酚 3-O-β-D-芸香糖苷的含量,同时采用 UV 法比较了两种样品中总黄酮的含量。结果显示 UV 法测得川红花中总黄酮含量为 7.43％,白色花品种为 20.28％;HPLC 法测得川红花中山奈酚 3-O-β-D-芸香糖苷的含量为 0.41％,白色花品种为13.86％,由此可看出白色红花的化学成分与其母本红花有很大的差别,特别是白色红花中不含或很少含有红色素类成分,而具有较多黄酮类成分。有学者采用高效液相色谱法对亳州红花中芦丁的含量进行分析,建立 HPLC 法测定条件,取红花粉末按上述方法制成供试品溶液,测得芦丁的平均含量为 2.35％。另有学者采用 HPLC 法对红花配方颗粒中的羟基红花黄色素 A 进行含量测定,取红花配方颗粒 3 批分别测定峰面积,计算轻基红花黄色素 A 含量为 3.1～3.3 mg/g。按照药典法测定新疆不同产地红花中山奈素的含量,显示 3 个产地红花中山奈素含量不同:昌吉(山奈酚 0.132％),塔城(山奈酚 0.129％),伊犁(山奈酚 0.121％)。

五、红花药材质量影响因素及解决方法

影响中药材质量的因素众多,种质、产地、田间管理、生长年限、采收加工、储藏运输等都会对中药材的质量造成影响。目前有报道称在红花药材的检验和监管中发现,红花药材存在一定的质量问题,包括杂质超限、药渣返市、染色严重等问题,其中总灰分和酸不溶

性灰分超标是由于采收及加工过程中杂质没有去除干净或人为添加杂质造成的。当进行灼烧后,剩下的无机物为总灰分,同一药材的总灰分保持在一定范围内。当药材中掺入泥沙等无机物时,燃烧后会导致总灰分偏高。因此测定总灰分可以控制药材中无机杂质的量,从而保证药材的质量。由于近几年红花的市场价位较高,市场上出现假劣红花,许多劣质红花以添加细砂、滑石粉等杂质来加重其份量,造成总灰分和酸不溶性灰分超标的情况时有发生,应引起药监部门的重视。

此外,目前中药材行业最突出的三大问题就是——染色、增重、掺假。其中公众对染色了解尚浅。红花本身的药材特点决定了其在储存过程中易生霉、变色、虫蛀,使得外观性状不新鲜、不鲜艳。为了让"卖相"更好,一些药厂在红花中药饮片中非法添加色素,从抽检的 53 批样品来看,性状均符合规定要求,因此单从性状项无法看出药材内在质量。目前,红花染色剂除了国家补充检验方法检查的金橙 Ⅱ 外,柠檬黄、胭脂红、酸性红 73 和日落黄尚无法定的补充检验方法。中药材、中药饮片非法染色掺假的现象在国内普遍存在,目前已发现有染色掺假的中药材、中药饮片有几十种,因此保证红花药材质量、确保中药材临床使用安全有效成为当务之急。应当建立完善中药饮片质量标准、尽快增加法定补充检验方法和检验项目,制定统一的中药材炮制标准规范,对红花药材生产、加工、包装、仓储、运输、使用等多个环节进行监管,建立红花药材质量可追溯体系,形成红花药材来源可查,去向可知,责任可究的局面。

六、我国药典红花药材质量评价标准

目前,红花药材的质量评价主要以《中国药典》(2020 版)为准,药典中规定以红花中羟基红花黄色素 A 和山柰酚的含量来作为评价红花药材质量的标准,按干燥品计算,红花中含羟基红花黄色素 A($C_{27}H_{32}O_{16}$)不得少于 1.0%;含山柰酚($C_{15}H_{10}O_6$)不得少于 0.050%。红花药材及饮片除药典标准外,还收载于北京、安徽、重庆、吉林、上海和浙江等地的地方炮制规范,有"南红花""草红花"及"杜红花"等地方习用名称。同时还收载于 2013、2014 年国家食品药品监督管理总局(CFDA)批准的红花补充检验方法批件(批件编号:2013007、2014016),质量检测涉及酸性红 73、金橙 Ⅱ、柠檬黄、胭脂红、日落黄和偶氮玉红等 6 种染料。

参考文献

---

[1] Ando I, Tsukumo Y, Wakabayashi T, et al. Safflower polysaccharides activate the transcription factor NF-κB via Toll-like receptor 4 and induce cytokine production by macrophages [J]. Int. Immunopharmacol., 2002, 2(28): 1155 - 1162.

[2] Chang Jiaming, Hung Lemei, Chyan Yaujan, et al. *Carthamus tinctorius* enhances the antitumor activity of dendritic cell vaccines via polarization toward Th1 cytokines and increase of cytotoxic T lymphocytes [J]. Evid. Based Compl. Altern. Med., 2011(27): 48 - 58.

[3] Chen Yishyan, Lee Shumei, Lin Chih-Chien, et al. Kinetic study on the tyrosinase and melanin formation inhibitory activities of carthamus yellow isolated from *Carthamus tinctorius* L. [J]. J. Biosci. Bioeng., 2013 (115): 242 - 245.

[4] Chen Lin, Xiang Yanxiao, Kong Lingjun, et al. Hydroxysafflor yellow A protects against cerebral ischemia-reperfusion injury by anti-apoptotic effect through PI3K/Akt/GSK3b pathway in rat [J]. Neurochem. Res., 2013(38): 2268 – 2275.

[5] CHOI EM, KIM GH, LEE YS. *Carthamus tinctorius* flower extract prevents H_2O_2-induced dysfunction and oxidative damage in osteoblastic MC3T3 – E1 cells [J]. Phytother. Res., 2010(24): 1037 – 1041.

[6] Chor SY, Hui AY, To KF, et al. Anti-proliferative and pro-apoptotic effects of herbal medicine on hepatic stellate cell [J]. J. Ethnopharmacol., 2005(100): 180 – 186.

[7] Cuerda, C, Luengo, LM, Valero, MA, et al. Antioxidants and diabetes mellitus: review of the evidence [J]. Nutr. Hosp., 2011(26): 68 – 78.

[8] Feng Na, Li Yakui, Tang Jie, et al. cDNAAFLP analysis on transcripts associated with hydroxysafflor yellow A (HSYA) biosynthetic pathway in *Carthamus tinctorius*. Biochem [J]. Syst. Ecol., 2010(38): 971 – 980.

[9] Gan Lu, Wang Zhenhua, Ma Chengjun, et al. Protective effects of hydroxysafflor yellow A on brain injury in mice irradiated by 300 MeV/u 12C6+ ions [J]. Nucl. Sci. Technol., 2012(35): 624 – 629.

[10] Han Shuyan, Li Haixia, Ma Xu, et al. Evaluation of the anti-myocardial ischemia effect of individual and combined extracts of Panax notoginseng and *Carthamus tinctorius* in rats [J]. J. Ethnopharmacol., 2013(145), 722 – 727.

[11] Han Shuyan, Li Haixia, Ma Xu, et al. Protective effects of purified safflower extract on myocardial ischemia in vivo and in vitro [J]. Phytomedicine., 2009(16): 694 – 702.

[12] Han Zhiqiang, Ba Tudeligen, Na Risu, et al. Research on influences of Mongolian medicine deduhonghua-7 powder on SOD, MDA and Na-K-ATPase activity in liver tissue of rat with chronic liver injury [J]. Chin. Arch. Tradit. Chin. Med., 2013(31): 1076 – 1078.

[13] Hiramatsu M, Takahashi T, Komatsu M, et al. Antioxidant and neuroprotective activities of Mogami-benibana (Safflower, *Carthamus tinctorius* Linne)[J]. Neurochem. Res., 2009(34): 795 – 805.

[14] Huang Jinling, Fu Shouting, Jiang Yuanying, et al. Protective effects of nicotiflorin on reducing memory dysfunction, energy metabolism failure and oxidative stress in multi-infarct dementia model rats [J]. Pharmacol Biochem Behav., 2007(86): 741 – 748.

[15] Ji Dengbo, Zhu Meicai, Zhu Bing, et al. Hydroxysafflor yellow A enhances survival of vascular endothelial cells under hypoxia via upregulation of the HIF – 1α – VEGF pathway and regulation of Bcl – 2/Bax [J]. J. Cardiovasc. Pharm., 2008(52): 191 – 202.

[16] Jiang Jianshuang, He Jun, Feng Ziming, et al. Two new quinochalcones from the florets of *Carthamus tinctorius* [J]. Org. Lett., 2012(12): 1196 – 1199.

[17] Kong Songzhi., Shi Xuguang, Feng Xuexuan, et al. Inhibitory effect of hydroxysafflor yellow A on mice skin photoaging induced by UV irradiation [J]. Rejuv. Res., 2013(16): 404 – 413.

[18] Kong Songzhi, Xian Yanfang, Ip Siupo., et al. Protective effects of hydroxysafflor yellow A on β-amyloid-induced neurotoxicity in PC12 cells [J]. Neurochem. Res., 2013(38): 951 – 960.

[19] Li Haixia, Han Shuyan, Wang Xianwei, et al. Effect of the carthamins yellow from *Carthamus tinctorius* L. on hemorheological disorders of blood stasis in rats [J]. Food Chem. Toxicol., 2009,47(8): 1797 – 1802.

[20] Li Runping, Guo Meili, Zhang Ge, et al. Neuroprotection of nicotiflorin in permanent focal cerebral ischemia and in neuronal cultures [J]. Biol. Pharm. Bull., 2006(29): 1868 – 1872.

[21] Li Runping, Guo Meili, Zhang Ge, et al. Nicotiflorin reduces cerebral ischemia damage and upregulates endothelial cultured rat cerebral blood vessel endothelial cells [J]. J. Ethnopharmacol. 2006(107): 143 – 150.

[22] Li Wenlu, Liu Jie, He Ping, et al. Hydroxysafflor yellow A protects methylglyoxal-induced injury in the cultured human brain microvascular endothelial cells [J]. Neurosci. Lett., 2013(549): 146 – 150.

[23] Li Yanhong, Wang Ningsheng. Antithrombotic effects of Danggui, Honghua and potential drug interaction with clopidogrel [J]. J. Ethnopharmacol., 2010(128): 623 – 628.

[24] Li Ying, Zhang Ge, Guo Meili, et al. Assaying of HSYA in safflower and its injection [J]. Acad. J. Second Mil. Med. Univ., 2005(26): 587 – 588.

[25] Lin Wuchou, Lai Mingtsng, Chen Hueyyi, et al. Protective effect of Flos carthami extract against ethyleneglycol-induced urolithiasis in rats [J]. Urol. Res., 2012(40): 655 – 661.

[26] Liu Bingbing, Luo Cheng, Ouyang Lisi, et al. An experimental study on the effect of safflower yellow on tendon

第三章 红花的药理作用、化学成分及药材的质量评价

injury-repair in chickens [J]. J. Surg. Res. , 2011(169): 175 – 184.

[27] Liu X, Li LQ, Lu WH, et al. Effect of safflow yellow treatment on ET, MMP – 9, hs-CRP and platelet aggregation rate of patients with coronary heart disease [J]. Chin. J. Integr. Med. Cardio-/Cerebrovasc. Dis. , 2011(9): 1036 – 1037.

[28] Liu Xingmiao, Sun Li, Liang Hao, et al. The effects of hydroxysafflor yellow A on PPARr expression in glutamate-induced neuron damage [J]. Zhong Guo Xian Dai Shen Jing Bing Za Zhi. , 2012(12): 330 – 336.

[29] Lu CY, Tu YY. Effect of hydrosafflor yellow A on the expression of TLR4 in callus osteoblasts, endothelial cells, macrophages [J]. Chin. J. Inform. TCM. , 2012(4): 90 – 91.

[30] Lu Ye, Ma Hong, Daniel Liu. Pharmacological investigations of the unique herbal formula Menoprogen in rats: estrogenic activity and mechanism [J]. Gynecol. Endocrinol. , 2008(24): 161 – 170.

[31] Maritim AC, Sanders RA, Watkins JB. Diabetes, oxidative stress, and antioxidants: a review [J]. J. Biochem. Mol. Toxicol. , 2003(17): 24 – 38.

[32] Min SooJun, Yu MiHa, Kim HeeSook, et al. Anti-inflammatory action of methanol extract of *Carthamus tinctorius* involves in heme oxygenase-1 induction [J]. J. Ethnopharmacol. , 2011(133): 524 – 530.

[33] Naphatsorn Kumar, Wandee Rungseevijitprapa, Nual-Anong Narkkhong, et al. 5a-reductase inhibition and hair growth promotion of some Thai plants traditionally used for hair treatment [J]. J. Ethnopharmacol. , 2012(139): 765 – 771.

[34] Nie Peihe, Zhang Lin, Zhang Wenhui, et al. The effects of hydroxysafflor yellow A on blood pressure and cardiac function [J]. J. Ethnopharmacol. , 2012(139): 746 – 750.

[35] Pan Yan, Zheng Dongyan, Liu Shangming, et al. Hydroxysafflor yellow A attenuates lymphostatic encephalopathyinduced brain injury in rats [J]. Phytother. Res. , 2012(26): 1500 – 1506.

[36] Qin Zheng, Wang Xiaofeng, Ye Hua, et al. Effects of hydroxysafflor yellow A on nerve regeneration of the organotypic hippocampal slices from neonatal SD rats [J]. Shi Zhen Guo Yi Guo Yao. , 2012(23): 1856 – 1858.

[37] Qin Zheng, Wang Xiaofeng, Ye Hua, et al. Effects of hydroxysafflor yellow A on neurogenesis in a rat model of oxygen-glucose deprivation in hippocampal slice cultures [J]. Int. J. Cerebrovasc. Dis. , 2012(20): 263 – 268.

[38] Sedigheh Asgary, Parivash Rahimi, Parvin Mahzouni, et al. Antidiabetic effect of hydroalcoholic extract of *Carthamus tinctorius* L. in alloxan-induced diabetic rats [J]. J. Res. Med. Sci. , 2012(17): 386 – 392.

[39] Shan Lequn, Ma Sai, Qiu Xiuchun, et al. Hydroxysafflor yellow A protects spinal cords from ischemia/reperfusion injury in rabbits [J]. BMC Neurosci. , 2010(11): 720 – 725.

[40] Song Lijuan, Zhu Yu, Jin Ming, et al. Hydroxysafflor yellow A inhibits lipopolysaccharide-induced inflammatory signal transduction in human alveolar epithelial A549 cells [J]. Fitoterapia, 2013(84): 107 – 114.

[41] Sun Li, Yang Li, Fu Ying, et al. Capacity of HSYA to inhibit nitrotyrosine formation induced by focal ischemic brain injury [J]. Nitric Oxide. , 2013(35): 144 – 151.

[42] Sun Chunyan, Pei Chongqiang, Zang Baoxia, et al. The ability of HSYA to attenuate lipopolysaccharide-induced pulmonary inflammatory injury in mice [J]. Phytother. Res. , 2010(24): 1788 – 1795.

[43] Tang Jie, Lou Ziyang, Wang Yan, et al. Expression of a small heat shock protein(CTL-hsyapr) screened by cDNA-AFLP approach is correlated with hydroxysafflor yellow A in safflower(*Carthamus tinctorius* L.)[J]. Biochem. Syst. Ecol. , 2010(38): 722 – 730.

[44] Tatsuya Kuroki, Keiji Isshiki, George L King. Oxidative stress: the lead or supporting actor in the pathogenesis of diabetic complications [J]. J. Am. Soc. Nephrol. , 2003(14): 216 – 220.

[45] Tian Jingwei, Li Guisheng, Liu Zhifeng, et al. Hydroxysafflor yellow A inhibits rat brain mitochondrial permeability transition pores by a free radical scavenging action [J]. Pharmacology. , 2008(82): 121 – 126.

[46] Tien Ynchen, Lin Jingying, Lai Chaohung, et al. *Carthamus tinctorius* L. prevents LPS-induced TNFa signaling activation and cell apoptosis through JNK1/2 – NF – κB pathway inhibition in H9c2 cardiomyoblast cells [J]. J. Ethnopharmacol. , 2010(130): 505 – 513.

[47] Tsutomu Kanehira, Susumu Takekoshi, Hidetaka Nagata, et al. A novel and potent biological antioxidant, kinobeon A, from cell culture of safflower [J]. Life Sci. , 2003(74): 87 – 97.

[48] Tsutomu Kanehira, Susumu Takekoshi, Hidetaka Nagata, et al. Kinobeon A as a potent tyrosinase inhibitor from cell culture of safflower: in vitro comparisons of kinobeon A with other putative inhibitors [J]. Planta Med. , 2003(69): 465 – 479.

红花生药学研究

[49] Tu Yanhua, Xue Yingru, GuoDandan, et al. *Carthami flos*: a review of its ethnopharmacology, pharmacologyand clinical applications [J]. RevistaBrasileira de Farmacognosia, 2015(25): 553 – 566.

[50] Wan Limei, Tan Lei, Wang Ziran, et al. Preventive and therapeutic effects of Danhong injection on lipopolysaccharide induced acute lung injury in mice [J]. J. Ethnopharmacol., 2013(149): 352 – 359.

[51] Wang Chaoyun, Ma Hongmei, Zhang Shuping, et al. Safflor yellow B suppresses pheochromocytoma cell(PC12) injury induced by oxidative stress via antioxidant system and Bcl – 2/Bax pathway. N-Sarch [J]. Pharmacol., 2009(380): 135 – 142.

[52] Wang Chingchiung, Choy Cheuksing, Liu Yunghung, et al. Protective effect of dried safflower petal aqueous extract and its main constituent, carthamus yellow, against lipopolysaccharide-induced inflammation in RAW264.7 macrophages [J]. J. Sci. Food Agric., 2010(91): 218 – 225.

[53] Wang Lin, Jin Ming, Zang Baoxia, et al. Inhibitory effect of safflor yellow on pulmonary fibrosis [J]. Biol. Pharm. Bull., 2011(34): 511 – 516.

[54] Wang Tian, Fu Fenghua, Han Bing, et al. Hydroxysafflor yellow A reduces myocardial infarction size after coronary artery ligation in rats [J]. Pharm. Biol., 2009(47): 458 – 462.

[55] Wang Yeqing, Zhang Shanshan, Ni Hailai, et al. Autophagy is involved in the neuroprotective effect of nicotiflorin [J]. J Ethnopharmacol, 2021(1): 114279.

[56] Loo WTY, Cheung MNB, Chow LWC. The inhibitory effect of a herbal formula comprising ginseng and *Carthamus tinctorius* on breast cancer [J]. Life Sci., 2004,76(2): 191 – 200.

[57] Wu Shuangchan, Yue Yuan, Tian Hui, et al. Carthamus red from *Carthamus tinctorius* L. exerts antioxidant and hepatoprotective effect against CCl_4-induced liver damage in rats via the Nrf2 pathway [J]. J. Ethnopharmacol., 2013(148): 570 – 578.

[58] Wu Yan, Wang Lin, Jin Ming, et al. Hydroxysafflor yellow A alleviates early inflammatory response of bleomycin-induced mice lung injury [J]. Biol. Pharm. Bull., 2012(35): 515 – 522.

[59] Wu Zhiyan, Jia Yanlong, Zhao Fanrong, et al. Proliferation inhibition and induced differentiation effects of carthamin on Leukemic cells [J]. An Hui Nong Ye Ke Xue., 2012(40): 5165 – 5166.

[60] Xi Shengyan, Zhang Qian, Liu Chaoyang, et al. Effects of hydroxy safflower yellow-A on tumor capillary angiogenesis in transplanted human gastric adenocarcinoma BGC – 823 tumors in nude mice [J]. J. Tradit. Chin. Med., 2012(32): 243 – 248.

[61] Yang Q, Yang ZF, Liu SB, et al. Neuroprotective effects of hydroxysafflor yellow A against excitotoxic neuronal death partially through down-regulation of NR2B-containing NMDA receptors [J]. Neurochem. Res., 2010 (35): 1353 – 1360.

[62] Yasuhiro Kambayashi, Susumu Takekoshi, Minoru Nakano, et al. Kinobeon A, purified from cultured safflower cells, is a novel and potent singlet oxygen quencher [J]. Acta Biochim. Pol., 2005(52): 903 – 907.

[63] Yoshihiro Hotta, Akito Nagatsu, Wei Liu, et al. Protective effects of antioxidative serotonin derivatives isolated from safflower against postischemic myocardial dysfunction [J]. Mol. Cell. Biochem., 2002(238): 151 – 162.

[64] Yu Lu, Chen Chu, Wang Liangfen, et al. Neuroprotective effect of kaempferol glycosides against brain injury and neuroinflammation by inhibiting the activation of NF-κB and STAT3 in transient focal stroke [J]. PLOS ONE8,2017,8(2): e55839.

[65] Zhang Ge, Guo Meilii, Li Runping, et al. A novel compound from Flos Carthami and its bioactivity [J]. Chem. Nat. Compd., 2009,45(3): 398 – 401.

[66] Zhang Lu, Yu Yonghua, Cheng Yuchaun, et al. Study on the type I allergic reaction of safflower injection [J]. Chin. Hosp. Pharm. J., 2012(32): 1319 – 1321.

[67] Zhang Xiaoli, Cheng Xiang, Liu Yang, et al. Effects of safflower polysaccharide on gene transcription and protein express on of Bcl – 2 and Bax in human hepatocarcinoma cell line SMMC – 7721. Chin. J. Exp. Tradit [J]. Med. Form., 2012(18): 239 – 244.

[68] Zhang Yingbo, Dong Hanying, Zhao Xueming, et al. Hydroxysafflor yellow A attenuates carbon tetrachloride-induced hepatic fibrosis in rats by inhibiting Erk5 signaling [J]. Am. J. Chin. Med., 2012(40): 481 – 494.

[69] Zhang Yingbo, Guo Jia, Dong Hanying, et al. Hydroxysafflor yellow A protects against chronic carbon tetrachloride-induced liver fibrosis [J]. Eur. J. Pharmcol., 2011(660): 438 – 444.

[70] Zhang Zhenzhen, Guo Meili, Zhang Jundong. Identification of AFLP fragments linked to hydroxysafflor yellow

A in Flos Carthami and conversion to a SCAR marker for rapid selection [J]. Mol. Breeding, 2009(23): 229 - 237.

[71] Zhao Gang, Gai Yue, Chu Wenjing, et al. A novel compound N1, N5-(Z)-N10-(E)-tri-*p*-coumaroylspermidine isolated from *Carthamus tinctorius* L. and acting by serotonin transporter inhibition [J]. Eur. Neuropsychopharm. , 2009(19): 749 - 758.

[72] Zhao Gang, Zheng Xiangwei, Gai Yue, et al. Safflower extracts functionally regulate monoamine transporters [J]. J. Et hnopharmacol. , 2009(124): 116 - 124.

[73] Zhao T, Zhao BC, Wu HQ, et al. Research progress on the protection of vascular endothelial injury by Dan-Hong injection [J]. Chin. Med. Herald. , 2012(9): 31 - 33.

[74] Zhu Haibo, Wang Zhenhua, Ma Chengjun, et al. Neuroprotective effects of hydroxysafflor yellow A: in vivo and in vitro studies [J]. Planta Med. , 2003(69): 429 - 433.

[75] Zhu Haibo, Zhang Ling, Wang Zhenghua, et al. Therapeutic effects of hydroxysafflor yellow A on focal cerebral ischemic injury in rats and its primary mechanisms [J]. J. Asian Nat. Prod. Res. , 2005(7): 607 - 613.

[76] Zhu Yu, Song Lijuan, Zang Baoxia, et al. Study of hydroxysafflow yellow A to attenuate acute lung injury model of endothenal cell inflammatory factor expression induced by LPS [J]. J. Cardiovasc. Pulmonary Dis. , 2012(31): 484 - 487.

[77] 崔亚玲,孟宪生,王帅,等.基于等基线多波长覆盖融合的红花多成分定量方法研究[J].亚太传统医药,2013, 9(3): 25 - 28.

[78] 李春雪,张晨,李金花.芎归红花液的质量标准研究[J].时珍国医国药,2015,26(10): 2353 - 2354.

[79] 李明华,刘薇,程显隆,等.我国中药红花的质量问题和监管策略[J].中国药事,2018,32(9): 1217 - 1219.

[80] 郭美丽,张戈,章伟,等.红花药材黄色素 A 含量的 RP - HPLC 测定及其资源的质量评价[J].中国中药杂志, 2006,31(8): 19 - 21.

[81] 郭美丽,张汉明.不同栽培居群红花活血化瘀作用比较[J].第二军医大学学报,1999,20(1): 27 - 29.

[82] 郭美丽,张汉明,张芝玉,等.红花本草考证[J].中药材,1996,19(4): 202.

[83] 郭美丽,张芝玉.不同产地红花药材的质量评价[J].中国中药杂志,2000,25(8): 5 - 7.

[84] 郭美丽,张芝玉,张汉明,等.采收期和加工方法对红花质量的影响[J].第二军医大学学报,1999,20(8): 535 - 537.

[85] 席鹏洲,张燕,马存德,等.不同采收时间对红花质量的影响[J].现代中药研究与实践,2016,30(3): 1 - 3.

[86] 杨京霞,屈长青.高效液相色谱法测定亳州红花中芦丁的含量[J].药物生物技术,2013,20(6): 538 - 540.

[87] 于丹,成禹杉,胡尚钦,等.红花及其白花变种中总黄酮及山柰酚 3 - O - 芸香糖苷的含量测定[J].华西药学杂志, 2010,25(6): 751 - 753.

[88] 张戈.红花的化学成分及品质评价[D].上海:第二军医大学,2001.

[89] 张戈,郭美丽,李颖,等.红花的化学成分研究(Ⅱ)[J].第二军医大学学报,2005,26(2): 220 - 221.

[90] 张戈,郭美丽,李颖,等.不同品种红花黄酮类成分的 HPLC 含量测定及其遗传稳定性研究[J].中草药,2004,35 (12): 1411 - 1414.

[91] 张戈,郭美丽,张汉明,等.红花的化学成分研究(Ⅰ)[J].第二军医大学学报,2002,23(1): 109 - 110.

[92] 张戈,郭美丽,张汉明,等.不同种质红花药材的高效液相色谱法指纹图谱研究[J].第二军医大学学报,2006, 27(3): 280 - 283.

## 第四章

中药一类新药复脑素注射液的研制

　　缺血性脑血管病(缺血性脑卒中)是一类严重危害人类健康的常见病和多发病,具有发病率高、致残率高和死亡率高的特点,在许多国家和地区已跃居各种死亡原因之首位。因此,对其病理生理机制及有效治疗药物的研究一直是国内外高度关注的课题。但到目前为止,还没有任何一种药物对治疗急性脑卒中能达理想效果。因此,有效治疗缺血性卒中新药的研究以及多种作用于脑卒中不同病理生理环节药物的联合应用必然是提高急性脑卒中治疗有效性的重要途径。

　　中药在防治缺血性脑血管病方面具有独特的作用,也是我国的特色和优势。但是,目前市场上应用的中药注射液如红花注射液、川芎注射液、脑血康注射液、进口的金纳多注射液等,成分复杂,制剂质量难以控制,不仅直接影响临床疗效的稳定性,而且还存在安全隐患。因此,开发成分明确、质量可控又具我国自主知识产权的治疗脑缺血中药,已成为刻不容缓的课题。

　　菝花苷(英文名:nicotiflorin;分子式:$C_{27}H_{30}O_{15}$;分子量:594)是本课题组在对我国红花资源进行广泛调查及收集的基础上,选择有代表性的红花药材通过建立大鼠局灶性脑缺血再灌注及小鼠断头缺血模型,跟踪筛选获得的红花中治疗脑缺血的活性单体成分,本研究成果,已获国家发明专利(专利号:ZL01131942.9)。

　　2002年以来,本课题组对菝花苷及其制剂复脑素注射液进行了较系统的临床前实验研究,研究结果表明:第一,复脑素注射液化学成分明确、质量可控,又具自主知识产权,与市场上成分不明的中药注射液相比具有明显优势;第二,复脑素注射液药效确切,明显优于目前市场上的尼莫地平注射液和红花注射液;第三,复脑素注射液安全性好,长期毒性及特殊毒理试验未见明显毒性反应;第四,复脑素注射液药代研究清晰,毒代分析亦未见在体内有明显蓄积现象。

　　2012年12月,复脑素注射液及其原料药菝花苷分别获国家 SFDA 药物临床试验批件(批件号:2011L02369、2011L02370)。产品已于2003年10月转让给江苏苏中药业集团有限公司,目前已完成 Ⅰ 期临床研究,研究结果表明:中国健康志愿者单次和多次静脉滴注不同剂量复脑素注射液,均未见不良事件,安全性较好;中国健康志愿者多次给药药动学参数与单次给药药动学参数接近,连续给药谷浓度分析不存在蓄积效应。毋庸置疑,本产品的研发成功,将为急性缺血性脑卒中的治疗提供一条新途径,将产生巨大的社会和经济效益。

第一节

药学研究

一、原料药药学研究

(一) 制备工艺

红花药材,以含水乙醇浸润后渗漉提取,提取完全后,提取液减压浓缩,即为上柱样品液。将样品液通入装有树脂的色谱柱中,依次用不同浓度的乙醇洗脱,最后用95%乙醇洗脱,收集并减压浓缩含有菾花苷的洗脱液得到浓缩后的样品液,将其通入SephadexLH-20色谱柱中,用含水乙醇洗脱,收集含有菾花苷的部分,减压浓缩、静置、过滤、黄色沉淀真空干燥,即得菾花苷。本工艺从红花药材到菾花苷成品,平均得率在1.0%以上,纯度在90%以上,适用于从红花药材中分离纯化菾花苷,工艺中除乙醇外,无须使用其他有机溶剂。

(二) 与质量有关的理化性质

本品为淡黄绿色粉末,无臭,味微苦,有吸湿性。本品在乙醇、甲醇中溶解,在水、丙酮、乙醚、氯仿中不溶。

(三) 质量标准草案及起草说明

1. 鉴别·采用紫外吸收光谱法与薄层色谱法进行鉴别。

(1) 紫外吸收光谱法:取本品适量,加甲醇制成每1mL中约含40μg的溶液,照分光光度法(《中国药典》2000版一部附录ⅤA)测定,在265nm的波长处有最大吸收。

(2) 薄层色谱法:取本品,加甲醇制成每1mL中约含1mg的溶液,作为供试品溶液。另取山奈酚-3-O-β-D-芸香糖苷对照品适量,加甲醇制成每1mL中约含1mg的溶液,作为对照品溶液。照薄层色谱法(《中国药典》2000版一部附录ⅥB)试验,吸取上述两种溶液各5μL,分别点于同一硅胶G薄层板上,以一定比例的正丁醇-醋酸-水为展开剂,展开,取出。晾干,立即置紫外灯(254nm)下检视,供试品色谱中,在与对照品色谱相应的位置上,显相同颜色的荧光斑点。

2. 检查

(1) 酸碱度:取本品,加甲醇制成每1mL中约含5mg的溶液,依法测定(《中国药典》2000年版一部附录ⅦG),pH应为5.5~7.5。

(2) 溶液的颜色:取本品适量,加甲醇制成每1mL中约含5mg的溶液,与黄绿色10

号标准比色液比较(《中国药典》2000 年版一部附录Ⅺ),供试品管呈现的颜色应浅于 10 号颜色对照管。

(3) 干燥失重:取本品 1.0 g,在 105 ℃干燥至恒重,依法测定(《中国药典》2000 年版一部附录Ⅸ G),减失重量不得过 6.0%,应符合规定。

(4) 炽灼残渣:取本品 1.0 g,依法测定(《中国药典》2000 年版一部附录Ⅸ J),不得过 0.8%,应符合规定。

(5) 重金属:取本品 1.0 g,依法检查(《中国药典》2000 年版一部附录Ⅸ E 第二法),不得过百万分之十。

(6) 砷盐:取炽灼残渣项遗留的残渣,依法检查(《中国药典》2000 年版一部附录Ⅸ F 第一法),不得过百万分之二。

(7) 大孔吸附树脂残留物:按照气相色谱法(《中国药典》2000 版一部附录Ⅵ E)测定。

1) 色谱条件及系统适用性试验:色谱柱为以聚乙二醇为固定液的交联键合毛细管柱(如 HP-20M, 25 m×0.32 mm×0.3 μm),氮气为载气;起始温度 60 ℃,以每分钟上升 3 ℃至 90 ℃,再以每分钟上升 50 ℃至 180 ℃,保持 3 min。进样口温度 180 ℃,FID 检测器温度 250 ℃。空白溶剂应无干扰,对照品溶液中各有机溶剂峰之间的分离度应符合规定。

2) 对照品溶液的制备:精密量取正己烷 30 μL、苯 2.3 μL、甲苯 20 μL、对二甲苯 20 μL、邻二甲苯 20 μL、苯乙烯 20 μL、二乙基苯 20 μL,置 10 mL 量瓶中,加 DMF 溶解并稀释至刻度,摇匀。取混合溶液 1.0 mL,置 50 mL 量瓶中,加 DMF 稀释至刻度,摇匀,取 0.5 mL,置于 10 mL 量瓶中,加 DMF 稀释至刻度,作为对照品溶液。

3) 测定法:取本品约 1 g,精密称定,置 10 mL 量瓶中,加 DMF 溶解并稀释至刻度,摇匀,作为供试品溶液。分别取对照品溶液和供试品溶液各 2 μL,进样,依法进行测定,按外标法以峰面积计算,即得(苯限量 2 ppm,正己烷、甲苯、对二甲苯、邻二甲苯、苯乙烯、二乙基苯限量 20 ppm)。

3. 含量测定 · 按照高效液相色谱法(《中国药典》2000 年版一部附录Ⅵ D)测定。

1) 色谱条件与系统适用性试验:用十八烷基硅烷键合硅胶为填充剂;以乙腈-水-乙酸(20∶80∶0.1)为流动相;检测波长为 265 nm。理论板数按山奈酚-3-O-β-D-芸香糖苷峰计算应不低于 2000。

2) 对照品溶液的制备:精密称取山奈酚-3-O-β-D-芸香糖苷对照品适量,加流动相制成每 1 mL 中约含 60 μg 的溶液,即得。

3) 测定法:精密量取本品适量,加流动相制成每 1 mL 中约含 60 μg 的溶液,作为供试品溶液。分别取对照品溶液和供试品溶液各 20 μL,注入高效液相色谱仪,记录色谱图,按外标法以峰面积计算,即得。

4. 初步稳定性试验 · 本品在高温 60 ℃,强光照射试验中,敞口放置 10 日,外观性状、干燥失重、酸碱度、含量测定基本没有变化。在湿度 92.5% 和 75%(25 ℃)下,进行考核,有一定的潮解,进而导致样品的干燥失重值增加及含量减少。

本品密闭于包装内,于温度 40 ℃,相对湿度 75% 条件下,考核 6 个月,外观性状、干燥失重及含量基本没有变化。本品密闭于包装内,于室温放置 18 个月,其外观性状、干燥失重及含量基本没有变化。

以上稳定性考核表明,本品储存时应密封,防止空气中水分对它的潮解。本品的使用期暂定为 2 年。

二、制剂药学研究

(一)制剂工艺

1. 处方·本品主料为莪花苷,辅料有 L-精氨酸、丙二醇、亚硫酸氢钠等。

2. 制法·取适量注射用水,加热,加入处方量的 L-精氨酸,搅拌使溶解,制成 L-精氨酸溶液。再加入丙二醇、亚硫酸氢钠、莪花苷,用稀醋酸调节 pH,经活性炭处理,经 0.45 μm 微孔滤膜滤过后,测定山奈酚-3-O-β-D-芸香糖苷的含量和 pH,灌封于 2 mL 安瓿中,流通蒸气灭菌 30 min,检验、包装即得。

(二)与质量有关的理化性质

本品为淡黄绿色的澄明液体。

(三)质量标准草案及起草说明

1. 鉴别·参见上文"原料药药学研究"。

2. 检查

(1)pH:应为 6.0~8.0(《中国药典》2000 年版一部附录Ⅶ G)。

(2)颜色:取本品适量,加甲醇制成每 1 mL 中约含 1 mg 的溶液,与黄绿色 10 号标准比色液比较(《中国药典》2000 年版一部附录Ⅺ),不得更深。

(3)炽灼残渣:取本品 2 mL,置已烧灼至恒重的坩埚中,蒸干,依法检查(《中国药典》2000 年版一部附录Ⅸ J),不得过 1.5%。

(4)重金属:取炽灼残渣项遗留的残渣,依法检查(《中国药典》2000 年版一部附录Ⅸ E 第二法),含重金属不得过百万分之十。

(5)砷盐:取本品 2 mL,依法检查(《中国药典》2000 年版一部附录Ⅸ F 第一法),不得过百万分之二。

(6)蛋白质:取本品 1 mL,依法检查(《中国药典》2000 年版一部附录Ⅸ S),加新配制的 30%磺基水杨酸试液 1 mL,混合,放置 5 min,不得出现浑浊。

(7)鞣质:取本品 1 mL,依法检查(《中国药典》2000 年版一部附录Ⅸ S),加新配制的含 1%鸡蛋清的生理氯化钠溶液 5 mL,放置 10 min,不得出现浑浊或沉淀。

(8)树脂:取本品 5 mL,依法检查(《中国药典》2000 年版一部附录Ⅸ S),加盐酸 1 滴,放置 30 min,不得出现沉淀。

(9)草酸盐:取本品 2 mL,依法检查(《中国药典》2000 年版一部附录Ⅸ S),不得出现浑浊或沉淀。

(10)钾离子:取本品 2 mL,依法检查(《中国药典》2000 年版一部附录Ⅸ S),应符合规定。

(11)无菌:取本品适量,加灭菌注射用水制成每 1 mL 含 1 mg 的溶液,用薄膜法处理后,依法检查(《中国药典》2000 年版一部附录ⅩⅢ B 无菌检查法项下),应符合规定。

(12) 热原:取本品适量,用生理盐水稀释 5 倍,依法检查(《中国药典》2000 年版一部附录ⅩⅢ A),剂量按家兔每 1 kg 体重注射 1.5 mL,应符合规定。

(13) 溶血与凝聚

1) 2%红细胞混悬液的制备:取新鲜兔血数毫升,放入盛有玻璃珠的锥形瓶中,振摇 10 min,除去纤维蛋白原,使成脱纤血,加约 10 倍量的生理盐水溶液,摇匀、离心,除去上清液,沉淀的红血球再用生理盐水溶液洗涤 2～3 次,至上清液不显红色为止,将所得的红细胞用生理盐水溶液配成 2%的混悬液,即得。

2) 试验方法:取试管 6 支,按表 4-1 中配比量依次加入 2%红细胞混悬液和生理盐水溶液,混匀后,于 37 ℃恒温箱中放置 30 min,分别加入不同量的药液(取本品一支内容物,用生理盐水溶液溶解并稀释到 20 mL,第 6 管为对照管),摇匀后,置 37 ℃恒温箱中,开始每隔 15 min 观察一次,1 h 后,每隔 1 h 观察一次,共观察 2 h。

表 4-1　溶血与凝聚实验配比

试管编号	2%红细胞混悬液(mL)	生理盐水溶液(mL)	药液(mL)
1	2.5	2.0	0.5
2	2.5	2.1	0.4
3	2.5	2.2	0.3
4	2.5	2.3	0.2
5	2.5	2.4	0.1
6	2.5	2.5	0.0

按上法检查,以第 3 管为准,供试品在 2 h 内不得出现溶血和红细胞凝聚。

3. 含量测定·参见上文"原料药药学研究"。

4. 初步稳定性试验·对本品进行了温度为(40±2)℃条件下的加速试验 6 个月,室温试验 24 个月的稳定性考察。加速试验和长期试验结果表明,本品性质稳定,其外观性状、澄明度、pH、含量未见明显改变,其他项目也未见影响。

根据以上稳定性考察结果,可初步制订本品的有效期为 2 年。

第二节

药效学研究

一、红花注射液对大鼠电凝引起局灶性脑缺血损伤的治疗作用

(一) 试验材料

1. 供试样品 1·名称:红花注射液。来源:太原华卫药业有限公司(批号:

10030401)。性状：黄红色至棕红色澄明液体。配制：①红花注射液 6 mL/kg 剂量组，直接使用原液。②精确吸取 3 mL 红花注射液原液，加入 10% 葡萄糖注射液至 6 mL，得 3 mL/kg 注射液。③精确吸取 1.5 mL 红花注射液原液，加入葡萄糖注射液至 6 mL，得 1.5 mL/kg 注射液。④精确吸取 0.75 mL 红花注射液原液，加入葡萄糖注射液至 6 mL，得 0.75 mL/kg 注射液。⑤精确吸取 0.375 mL 红花注射液原液，加入葡萄糖注射液至 6 mL，得 0.375 mL 注射液。

2. 供试样品 2 · 名称：复脑素注射液。来源：江苏苏中药业集团股份有限公司（批号：20100613）。浓度：10 mg/mL。性状：淡黄绿色澄明液体。配制：精确吸取复脑素注射液 0.25 mL，加葡萄糖注射液至 6 mL，得所需浓度溶液。

3. 阴性对照品 · 名称：10% 葡萄糖注射液。来源：浙江国境药业有限公司（批号：C091111301）。规格：250 mL/瓶。

（二）试验方法

健康雄性 Wistar 大鼠 40 只，随机分为 7 组，分别为复脑素注射液 2.5 mg/kg（$n=6$）、阴性对照组（$n=6$）、红花注射液 0.375 mL/kg 剂量组（$n=4$）、红花注射液 0.75 mL/kg 剂量组（$n=6$）、红花注射液 1.5 mL/kg 剂量组（$n=6$）、红花注射液 3 mL/kg 剂量组（$n=6$）、红花注射液 6 mL/kg 剂量组（$n=6$）。大鼠以 12% 的水合三氯乙醛腹腔注射麻醉（0.36 g/kg），侧卧位固定于手术台上。沿右外耳道与右眼外眦连线的中点垂直于连线切开皮肤约 2 cm 然后在手术显微镜下分离颞肌至其与颧弓的交界处，在颧弓与颞鳞骨结合处的前端 2 mm 处用牙科钻作一直径为 5 mm 的骨窗。此时，透过硬脑膜就可见一条较直且少分支的小血管，即为大脑中动脉（MCA）。它几乎垂直路过嗅束向上而行。在显微镜下用细针刺破硬脑膜，分离血管周围的软脑膜和蛛网膜组织，使之游离。然后用细分针在嗅束与 MCA 交界处轻挑起 MCA，电凝烧灼嗅束内 1 mm 至大脑下静脉之间的 MCA。电凝时，为避免电凝不完全所致的出血，尽量将 MCA 挑起，使血管内血量减少。另外，为保护周围组织免受烧伤，用湿棉球保护。阻断 MCA 后，用小块肌肉组织轻敷于颅窗上，达到止血作用，术后回笼饲养。大鼠缺血后立即尾静脉注射给予受试样品，阴性对照组尾静脉注射等体积的 10% 葡萄糖注射液。以上过程均在室温恒定情况下进行，以利于评价脑缺血程度。

术后 24 h 进行行为学评分，评分采用单盲法，评分方法为：①提鼠尾离开地面约 1 尺，观察前肢情况。两前肢对称地伸向地面记为 0 分；如手术的对侧前肢出现腕肘屈曲，肩内旋，紧贴胸壁计 1～3 分；行走时向手术的对侧环转或转圈计 1 分。②将动物置平滑地板上，分别推左（或右）肩向对侧移动，检查抵抗推动的阻力。如双侧阻力对等且有力者记为 0 分；如向手术的对侧推动时阻力下降者，根据下降程度的不同，分为轻度、中度、重度，评分为 1、2、3 分。③将动物两前肢置一金属网上，观察两前肢的肌张力。双前肢肌张力对等且有力者记为 0 分，手术对侧前肢肌张力明显下降者，根据下降程度的轻重评为 1、2、3 分。根据以上标准打分，满分 10 分，分数越高，说明动物的行为障碍越严重。

评分完毕，断头取脑。将大脑平均冠状分为 5 片，放于 TTC 溶液中，37 ℃ 温育 10～15 min 染色。梗死区不着色，正常脑组织染成红色。数码拍照后分别称量全脑重量和坏死部分重量,计算坏死区重量占全脑重量的百分率。所有的数据均以 $\bar{x} \pm SD$ 表示,数据的统计学分析用 t-检验。

(三)试验结果

实验结果图 4-1。结果显示,红花注射液 0.375 mL/kg 和 6 mL/kg 对局部性脑缺血大鼠脑梗死百分率和行为学评分均无明显影响;0.75 mL/kg 和 1.5 mL/kg 可以显著降低模型大鼠的脑坏死百分率($p < 0.05$,与阴性对照组相比),但对行为学评分无明显影响($p > 0.05$,与阴性对照组相比);红花注射液 3 mL/kg 及复脑素注射液 2.5 mg/kg 均可非常显著降低电凝法致大鼠局部脑缺血引起的脑坏死百分率及行为学评分($p < 0.01$,与阴性对照组比较),且在该剂量下两个样品的作用强度相当。

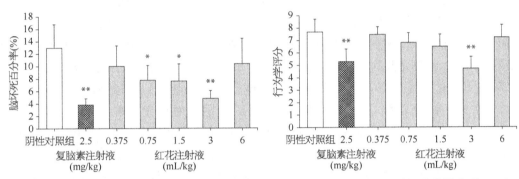

图 4-1 红花注射液对电凝法致大鼠局部脑缺血引起脑坏死百分率和行为学评分的影响($\bar{x} \pm SD$)
(与阴性对照组比较,$^*p < 0.05$,$^{**}p < 0.01$)

二、复脑素注射液对电凝法致大鼠局部脑缺血治疗时间窗的作用

(一)试验方法

健康雄性 Wistar 大鼠,随机分为 16 组。其中阴性对照组、复脑素注射液(2.5 mg/kg、5 mg/kg、10 mg/kg 剂量)组、红花注射液(3 mL/kg 剂量)组均为缺血 1 h、3 h、6 h 后尾静脉给药;菥花苷口服给药(20 mg/kg 剂量)组为缺血 1 h 后灌胃给药。

大鼠以 12% 的水合三氯乙醛腹腔注射麻醉(0.36 g/kg),侧卧位固定于手术台上。沿右外耳道与右眼外眦连线的中点垂直于连线切开皮肤约 2 cm 然后在手术显微镜下分离颞肌至其与颧弓的交界处,在颧弓与颞鳞骨结合处的前端 2 mm 处用牙科钻作一直径为 5 mm 的骨窗。此时,透过硬脑膜就可见一条较直且少分支的小血管,即为 MCA。它几乎垂直路过嗅束向上而行。在显微镜下用细针刺破硬脑膜,分离血管周围的软脑膜和蛛网膜组织,使之游离。然后用细分针在嗅束与 MCA 交界处轻挑起 MCA,电凝烧灼嗅束内 1 mm 至大脑下静脉之间的 MCA。电凝时,为避免电凝不完全所致的出血,尽量将 MCA 挑起,使血管内血量减少。另外,为保护周围组织免受烧伤,用湿棉球保护。阻断 MCA 后,用小块肌肉组织轻敷于颅窗上,达到止血作用,术后回笼饲养。大鼠分别于缺血 1 h、

3 h、6 h 尾静脉注射给予受试样品，复脑素 20 mg/kg 剂量组于缺血后 1 h 灌胃给予，阴性对照组尾静脉注射生理盐水。以上过程均在室温恒定情况下进行，以利于评价脑缺血程度。

给予受试样品后 24 h 进行行为学评分、脑组织染色、称重及计算坏死半分率，方法同上。所有的数据均以 $\bar{x} \pm SD$ 表示，数据的统计学分析用 t 检验。

(二) 试验结果

1. 复脑素注射液对电凝法致大鼠局部脑缺血损伤模型脑坏死百分率的影响 · 图 4-2 结果显示，静脉给予复脑素注射液 2.5～10 mg/kg 能明显降低局部永久性脑缺血损伤大鼠的脑坏死百分率，其效果随给药剂量的增加而增强，随缺血后给药时间的延长而降低。复脑素注射液 2.5 mg/kg 在缺血后 1 h 静脉给药可以非常显著的降低脑坏死百分率（$p < 0.01$，与阴性对照组比较），而在缺血后 3 h 和 6 h 静脉给药均无明显效果（$p > 0.05$，与阴性对照组比较）。复脑素注射液 5 mg/kg 在缺血后 1 h 和 3 h 静脉给药与阴性对照组比较可以非常显著降低脑坏死百分率（$p < 0.01$），而缺血后 6 h 给药则无明显效果（$p > 0.05$，与阴性对照组比较）。复脑素注射液 10 mg/kg 在缺血后 1 h、3 h 和 6 h 静脉给药均可以非常显著的降低脑坏死百分率（$p < 0.01$，与阴性对照组比较）。复脑素注射液 20 mg/kg 在大鼠局部脑缺血后 1 h 灌胃给药对脑坏死百分率与阴性对照组相比没有显著降低（$p > 0.05$）。红花注射液 3 mL/kg 仅在大鼠局部脑缺血后 1 h 给药对电凝法致脑坏死百分率有显著的降低作用（$p < 0.05$，与阴性对照组比较），而在缺血后 3 h 和 6 h 给药对大鼠脑坏死百分率与阴性对照组比较没有显著性差异（$p > 0.05$），且红花注射液 3 mL/kg 在缺血后 1 h 给药效果显著或非常显著低于复脑素注射液 5 mg/kg 和 10 mg/kg 给药组（$p < 0.05$ 或 $p < 0.01$）；红花注射液 3 mL/kg 在缺血后 6 h 给药效果明显低于复脑素注射液 5 mg/kg 和 10 mg/kg 给药组（$p < 0.01$）。

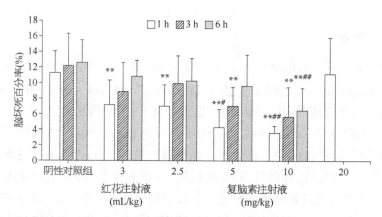

图 4-2 复脑素注射液在电凝法致局部脑缺血后对大鼠脑坏死百分率的影响（$\bar{x} \pm SD$）

（与阴性对照组比较，* $p < 0.05$，** $p < 0.01$；与红花注射液 3 mL/kg 组比较，# $p < 0.05$，## $p < 0.01$）

2. 复脑素注射液对电凝法致大鼠局部脑缺血损伤模型行为学评分的影响 · 图 4-3 结果显示，静脉给予复脑素注射液对电凝法致大鼠局部脑缺血损伤有治疗作用，与阴性对照组比较,显著降低局部脑缺血大鼠的行为学评分,其治疗效果随给药剂量的增加而增强,随缺血后给药时间的延长而降低。复脑素注射液 2.5 mg/kg 在缺血后 1 h 静脉给药可以非常显著的降低模型大鼠行为学缺陷评分($p<0.01$,与阴性对照组比较),而在缺血后 3 h 和 6 h 静脉给药均无明显降低作用($p>0.05$,与阴性对照组比较)。复脑素注射液 5 mg/kg 在缺血后 1 h 和 3 h 静脉给药与阴性对照组比较可以非常显著降低局部性脑缺血大鼠行为学缺陷评分($p<0.01$),且复脑素注射液 5 mg/kg 在缺血后 1 h 静脉给药对模型大鼠行为学评分的改善作用明显强于红花注射液 3 mL/kg 给药组($p<0.05$);而复脑素注射液 5 mg/kg 缺血后 6 h 给药对模型大鼠的行为学评分无明显影响($p>0.05$)。复脑素注射液 10 mg/kg 在缺血后 1 h、3 h 和 6 h 静脉给药均可以非常显著的降低模型大鼠行为学缺陷评分($p<0.01$,与阴性对照组比较),其作用明显强于等时间点给药的红花注射液 3 mL/kg 组($p<0.01$)。复脑素注射液 20 mg/kg 在大鼠局部脑缺血后 1 h 灌胃给药对局部性脑缺血大鼠行为学缺陷无明显改善作用($p>0.05$,与阴性对照组相比)。红花注射液 3 mL/kg 仅在大鼠局部脑缺血后 1 h 给药对局部性脑缺血大鼠行为学缺陷有明显改善作用($p<0.05$,与阴性对照组比较),而在缺血后 3 h 和 6 h 给药对模型大鼠行为学缺陷评分均无明显影响($p>0.05$,与阴性对照组比较)。

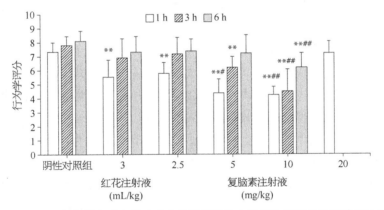

图 4-3　复脑素注射液对电凝法致大鼠局部脑缺血后行为学评分的影响($\overline{x}\pm SD$)

(与阴性对照组比较,$^*p<0.05$,$^{**}p<0.01$;与红花注射液组比较,$^\#p<0.05$,$^{\#\#}p<0.01$)

(三) 结论

红花注射液的量-效关系研究结果显示,红花注射液 0.375 mL/kg 和 6 mL/kg 对局部性脑缺血大鼠脑梗死百分率和行为学评分均无明显影响;0.75~3 mL/kg 静脉注射给药可以剂量依赖性地降低模型大鼠的脑梗死百分率和行为学缺陷评分。且红花注射液 3 mL/kg 给药组对大鼠局部性脑缺血损伤的治疗作用与复脑素注射液 2.5 mg/kg 给药组相当。苁花苷灌胃给药,对动物局部性脑缺血病理模型无治疗和预防作用。

复脑素注射液的量-效和时-效作用研究结果表明,静脉给予复脑素注射液 2.5~10 mg/kg 能明显降低局部永久性脑缺血损伤大鼠的脑坏死百分率和行为学缺陷评分,其效果随给药剂量的增加而增强,随缺血后给药时间的延长而降低,其治疗时间窗 $\geqslant 6$ h。

且复脑素注射液5 mg/kg于缺血后1 h、3 h给药和10 mg/kg于缺血后1 h、3 h、6 h给药抗大鼠局部性脑缺血损伤作用明显强于红花注射液3 mL/kg给药组($p<0.05$或$p<0.01$)。而复脑素注射液20 mg/kg于缺血后1 h灌胃给药对模型大鼠脑坏死百分率和行为学评分均无明显影响($p>0.05$,与阴性对照组比较)。

三、复脑素注射液对大鼠线栓法局灶性脑缺血后再灌注的治疗作用

(一) 试验方法

取健康雄性Wistar大鼠,体重250~350 g,共60只,随机分成6组,分别为阴性对照组(复脑素溶剂0.1 mL/100 g)、阳性药尼莫地平组(2 mg/kg)、假手术组及复脑素注射液3个剂量组(2.5 mg/kg、5 mg/kg、10 mg/kg)。样品于缺血后2 h经大鼠尾静脉注射给药,给药体积为0.1 mL/100 g,阴性对照组给同等体积的复脑素溶剂,阳性对照组尼莫地平给药体积为0.01 mL/100 g。

将大鼠以12%的水合氯醛腹腔麻醉(350~400 mg/kg)后,仰卧固定于手术台上。室温维持在25 ℃左右。切开右侧颈部皮肤。分离、结扎右侧颈总动脉、颈外动脉及其分支动脉。分离右侧颈内动脉(ICA),至鼓泡处可见其颅外分支翼腭动脉,根部结扎该分支。在ICA近端备线、远端放置动脉夹,颈总动脉分叉处切口,插入直径为0.26 mm的尼龙线17~20 mm,栓线进入ICA、穿过MCA起始端至大脑前动脉近端,阻断MCA的所有血流来源。扎紧备线,4 h后,拔出尼龙线,使其血流再通,结扎备线并缝合皮肤,将手术大鼠分笼放回动物房。假手术组仅分离动脉,不插入尼龙线。

缺血24 h后,进行行为学评分,评分采用单盲法,评分方法为:①提鼠尾离开地面约1尺,观察前肢情况。正常大鼠两前肢对称地伸向地面。如果有左肩内旋,左前肢内收现象发生者,评分为4分,否则为0分。②将动物置平滑地板上分别推左(或右)肩向对侧移动,检查抵抗推动的阻力。正常大鼠双侧阻力明显且对称。如果推右肩向左侧移动时,发现阻力下降者,根据下降程度的不同,评分为1~3分。③将动物两前肢置一金属网上,观察两前肢的肌张力。正常大鼠两前肢张力明显且对称。而发生左前肢张力下降者,根据下降程度的轻重评为0~3分。根据以上标准打分,满分10分。

评分后,断头取脑,将大脑平均冠状分为5片,放于TTC溶液中,37 ℃温育10~15 min染色。梗死区不着色,正常脑组织染成红色。用生理盐水冲洗后数码照相,将照片存入电脑后计算梗死区截面积和全脑截面积,求出梗死面积百分比。所有数据均用$\bar{x} \pm SD$表示,统计学分析用t-检验。

(二) 试验结果

试验结果见图4-4、图4-5。可以看到复脑素注射液各组均能显著改善大鼠的行为学评分,减少脑坏死百分率,并呈现出量效关系。尼莫地平也体现出显著性的治疗作用。试验结果表明,复脑素注射液对大鼠局灶性脑缺血后再灌注有明显的治疗作用。

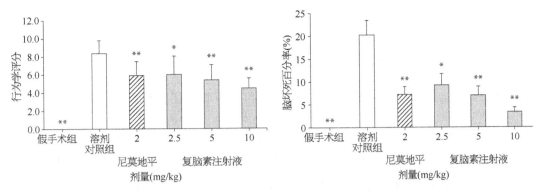

图 4-4　复脑素注射液对大鼠线栓法缺血再灌注引起脑坏死和行为学的影响

（与溶剂对照组比较，$^{*}p<0.05$，$^{**}p<0.01$）

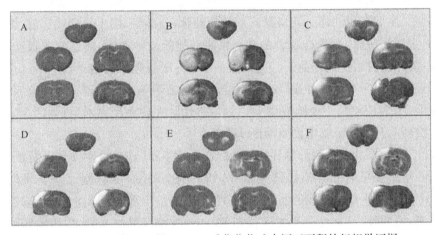

图 4-5　暂时性局灶性 MCAO 后蒺藜苷减小梗死面积的组织学证据

（A. 假手术组；B. 溶剂对照组；C. 2.5 mg/kg 复脑素组；D. 5.0 mg/kg 复脑素组；E. 10.0 mg/kg 复脑素组；F. 尼莫地平组）

四、复脑素注射液对四动脉夹闭法致大鼠全脑缺血再灌注的作用

（一）试验方法

（1）取健康雄性 SD 大鼠,体重 250～300 g,共 55 只,随机分成 5 组,阴性对照组（复脑素溶剂 0.1 mL/kg, $n=13$）、复脑素注射液低剂量组（2.5 mg/kg, $n=11$）、中剂量组（5 mg/kg, $n=11$）、高剂量组（10 mg/kg, $n=10$）及阳性对照组（尼莫地平 2 mg/kg, $n=10$）。于缺血前 1 min 从大鼠尾静脉注射给药,体积为 0.1 mL/100 g,阴性对照组注射相同体积的复脑素溶剂,尼莫地平给药体积为 0.01 mL/100 g。将动物用 12% 的水合三氯乙醛腹腔麻醉（350 mg/kg）,在枕后暴露第一颈椎横突孔,用双极电凝对准横突孔电灼凝固双侧椎动脉。然后在颈部作一切口暴露双侧颈动脉,分离后,用 1 号丝线穿好,缝合伤口。于术后 24 h,大鼠清醒时,用带硅胶管的动脉夹将双侧颈动脉夹闭,即造成 4 根动脉闭塞全脑缺血,取出动脉夹可使血流再通,为再灌流期。该实验缺血与再灌时间均为 1 h。再灌完毕,立即断头取脑,于电子天平上称湿重,将大脑置于真空干燥器内烘干至恒重（每日

称一次,直至连续两次重量之差小于1%),求出各组的脑含水量。

$$脑含水量 = \frac{脑湿重 - 脑干重}{脑湿重} \times 100\%$$

其他观察指标为缺血后脑电图消失时间、再灌后脑电图恢复时间及翻正反射恢复时间。

(2) 取健康雄性 SD 大鼠,随机分为阴性对照组、假手术组、复脑素注射液 2.5 mg/kg 静注组、复脑素注射液 5 mg/kg 静注组、复脑素注射液 10 mg/kg 静注组、复脑素注射液 50 mg/kg 灌胃给药组(原液直接使用,给药体积 5 mL/kg)、红花注射液 3 mL/kg 静注组、红花注射液 1.5 mL/kg 静注组,每组动物至少存活 10 只。大鼠以 12% 的水合三氯乙醛腹腔麻醉(0.36 g/kg),在枕后暴露第一颈椎横突孔,用单极电凝器对准横突孔电灼凝固双侧椎动脉。然后在颈部作一切口暴露双侧颈动脉,分离后,用 1 号丝线穿好,缝合伤口。术后 24 h,大鼠清醒时,用带硅胶管的动脉夹将双侧颈动脉夹闭,即造成 4 根动脉闭塞的全脑缺血,静脉注射组受试样品于全脑缺血前 1 min 尾静脉注射给予,体积 5 mL/kg。假手术及阴性对照组于全脑缺血前 1 min 尾静脉注射给予等体积生理盐水。口服给药组于全脑缺血前 1 h 灌胃给药。全脑缺血 1 h 后,取出动脉夹使血流再通,再灌注 1 h,同时,实验大鼠于给药前开始记录脑电图直至断头取脑。

再灌注开始时,自大鼠股静脉注入 1% 伊文氏蓝 5 mL/kg,注射 1 h 后用预冷的生理盐水自左心室灌注至右心耳流出清亮液体,然后断头取脑,取左侧大脑半球称质量,按 1:5(w/v) 浸泡于盛有甲酰胺的器皿中,放置在恒温 55℃ 水浴 48 h,收集浸泡过脑组织的甲酰胺溶液,用紫外-可见光分光光度仪在 620 nm 处测定其吸光值,以甲酰胺作为对比,同时做伊文思蓝-甲酰胺溶液的标准曲线,计算出脑组织中伊文思蓝的含量(μg/g)。

右侧大脑半球制取匀浆以测定 SOD 和 MDA。将右侧半脑称重,按 1:9(w/v) 加入冰冷生理盐水,制成 10% 的脑组织匀浆,以 3 000 rpm 离心 10 min,取上清液,按试剂盒说明书操作测定 SOD 和 MDA。SOD 活性的测定采用黄嘌呤氧化法,单位为 U/mg。MDA 含量的测定采用硫代巴比妥酸法,以 nmol/mg 表示。

(3) 所有的数据均以 $\bar{x} \pm SD$ 表示,数据的统计学分析用 t-检验。

(二) 试验结果

1. 复脑素注射液对全脑缺血再灌注大鼠的脑电和行为学影响·从图 4-6 可以看出,与阴性对照组相比,复脑素注射液不同剂量组能使全脑缺血再灌注大鼠缺血后脑电图消失时间延长及灌注后脑电图恢复时间和翻正反射恢复时间明显缩短,在统计学上具有极显著性差异($p < 0.01$)。而阳性药尼莫地平虽亦能使缺血后脑电图消失时间延长及灌注后脑电图恢复时间和翻正反射恢复时间明显缩短,但只有缺血后脑电图消失时间与阴性对照组相比具有极显著性差异($p < 0.01$)。与阳性药尼莫地平相比,复脑素注射液不同剂量组均能使全脑缺血再灌注大鼠缺血后脑电图消失时间延长及灌注后脑电图恢复时间和翻正反射恢复时间明显缩短。而复脑素注射液低剂量组只有再灌后大鼠的翻正反射恢复时间与阳性组相比具有显著的差异($p < 0.05$);复脑素注射液中剂量组缺血后脑电图

消失时间、再灌后脑电图恢复时间与尼莫地平组相比具有显著性差异（$p < 0.05$），对翻正反射恢复时间的影响与阳性组相比均具有极显著性差异（$p < 0.01$）；复脑素注射液高剂量组的缺血后脑电图消失时间，以及灌注后翻正反射恢复时间与阳性组相比均具有极显著性差异（$p < 0.01$），缺血后脑电图恢复时间与阳性药尼莫地平组相比具有显著性差异（$p < 0.05$）。

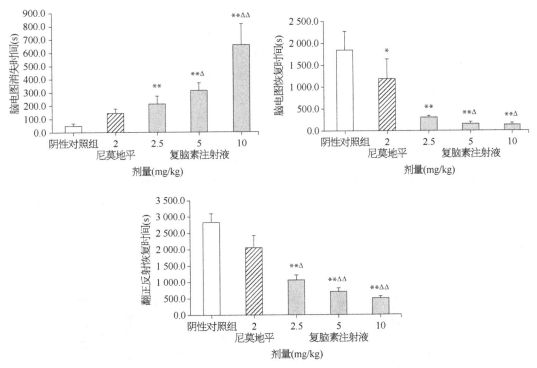

图 4-6　复脑素注射液对全脑缺血再灌注大鼠的脑电和行为学影响（$\overline{x} \pm \mathrm{SD}$）

（与阴性对照组比较，$^* p < 0.05$，$^{**} p < 0.01$；与阳性药尼莫地平组比较，$^\triangle p < 0.05$，$^{\triangle\triangle} p < 0.01$）

2. 复脑素注射液对全脑缺血再灌注大鼠的脑组织含水量的影响·从图 4-7 可以看出复脑素注射液不同剂量组均能使全脑缺血再灌注大鼠的脑水肿情况得到明显改善，与阴性对照组相比 $p < 0.05$；阳性药尼莫地平组与阴性对照组相比亦能明显降低脑组织含水量（$p < 0.05$）。

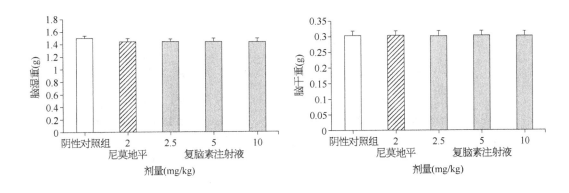

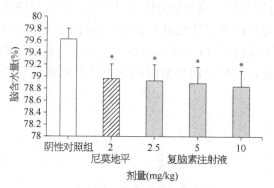

图 4-7　复脑素注射液对全脑缺血再灌注大鼠的脑组织含水量的影响($\overline{x} \pm SD$)

（与阴性对照组比较，$^*p<0.05$，$^{**}p<0.01$；与阳性药尼莫地平组比较，$^\triangle p<0.05$）

3. 复脑素注射液抗缺血性再灌注损伤的机制以及与红花注射液的药效学比较·试验结果见图 4-8、图 4-9。复脑素注射液 5 mg/kg 和 10 mg/kg 静脉给药对全脑缺血再灌注大鼠的脑脏器系数有显著或非常显著的改善（与阴性对照组比较，$p<0.05$ 或 $p<0.01$）。而复脑素注射液 2.5 mg/kg 静脉给药、复脑素注射液 50 mg/kg 灌胃给药及红花

红花生药学研究

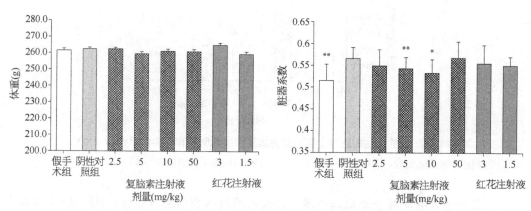

图 4-8　复脑素注射液静脉注射对全脑缺血再灌注大鼠脑脏器系数的影响($\overline{x} \pm SD$)

（与阴性对照组比较，$^*p<0.05$，$^{**}p<0.01$）

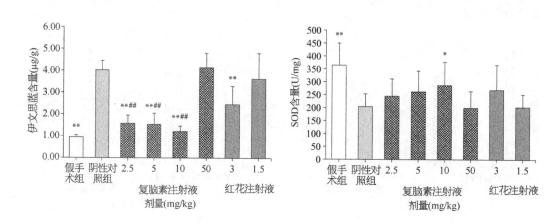

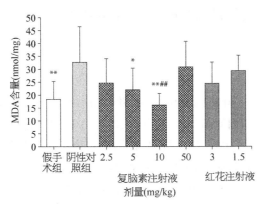

图 4-9 复脑素注射液对全脑缺血再灌注大鼠脑组织中伊文思蓝、SOD、MDA 含量的影响($\overline{x} \pm SD$)

（与阴性对照组比较，$^*p<0.05$，$^{**}p<0.01$；与红花注射液 3 mL/kg 组比较，$^{\#}p<0.05$，$^{\#\#}p<0.01$）

注射液 3 mL/kg、1.5 mL/kg 对全脑缺血再灌注大鼠的脑脏器系数均没有显著的影响（与阴性对照组比较，$p>0.05$）。

复脑素注射液 2.5 mg/kg、5 mg/kg、10 mg/kg 静脉给药组及红花注射液 3 mL/kg 均可以使脑组织中伊文思蓝含量非常显著的降低（$p<0.01$，与阴性对照组比较），表明受试样品可对抗缺血再灌注引起的血管通透性增加，复脑素注射液 3 个剂量组对缺血性脑损伤大鼠血管通透性的降低作用明显强于红花注射液 3 mL/kg 组（$p<0.05$）；而复脑素注射液灌胃给药组及红花注射液 1.5 mL/kg 则对脑组织中伊文思蓝含量没有显著性降低（$p>0.05$，与阴性对照组比较）。复脑素注射液 5 mg/kg 静脉给药组可以显著降低脑组织中 MDA 含量（$p<0.05$，与阴性对照组比较）；复脑素注射液 10 mg/kg 静脉给药组可以非常显著降低脑组织中 MDA 含量（$p<0.01$，与阴性对照组和红花注射液 3 mL/kg 组比较），升高脑组织中 SOD 含量（$p<0.05$，与阴性对照组比较）。而红花注射液 3 mL/kg 及 1.5 mL/kg 剂量组对全脑缺血再灌注大鼠脑组织中 SOD、MDA 均没有显著性影响（$p>0.05$，与阴性对照组比较）。

（三）结论

在大鼠全脑缺血再灌注模型上，静脉注射 2.5～10 mg/kg 复脑素注射液可非常显著地延长缺血后脑电图消失时间，缩短再灌注后的脑电图恢复时间和翻正反射恢复时间，且复脑素注射液抗全脑缺血再灌注损伤作用明显优于阳性药尼莫地平，同时复脑素注射液静脉注射可降低缺血再灌注后的脑组织含水率，表明本品对缺血再灌注引起的脑水肿有明显的预防作用。

复脑素注射液能明显降低全脑缺血再灌注损伤大鼠脑血管通透性，减轻脑水肿，作用均强于红花注射液 3 mL/kg 给药组，其抗全脑缺血再灌注损伤机制可能与其抗氧化作用有关。复脑素灌胃给药，对动物全脑缺血再灌注损伤病理模型无治疗和预防作用。

五、复脑素注射液对大鼠动-静脉旁路血栓的预防作用

(一) 试验方法

大鼠 50 只随机分为 5 组,分别为阴性对照组($n=10$)、阳性药阿司匹林组(25 mg/kg, $n=10$)和复脑素注射液高剂量组(10.0 mg/kg, $n=10$)、中剂量组(5.0 mg/kg, $n=10$)、低剂量组(2.5 mg/kg, $n=10$)。受试样品和阴性对照组为静脉注射,剂量均为 2 mL/kg,阿司匹林为口服灌胃,剂量为 5 mL/kg,单次给药。在静脉注射 15 min 后或口服灌胃 60 min 后,大鼠腹腔注射 3% 戊巴比妥钠(35 mg/kg)麻醉,仰卧固定,切开颈部皮肤,分离左侧颈动脉和右侧颈外静脉,以一旁路管连接,管中置 7 cm 长 4 号手术丝线。手术结束后开放血流 15 min,然后取出丝线称重,减去丝线重量,即为血栓湿重。计算出各试验组的平均值及标准差,用 t-检验同溶剂组进行比较。

(二) 试验结果

从图 4-10 可见,与阴性对照组相比,复脑素注射液 10 mg/kg 静脉注射和阳性药阿司匹林口服灌胃对大鼠动静脉旁路血栓的形成均具有明显抑制作用($p<0.05$)。

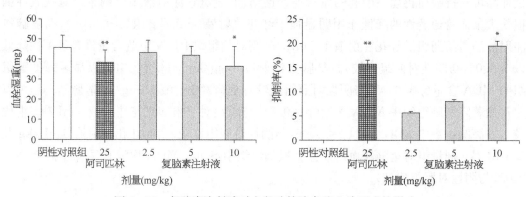

图 4-10 复脑素注射液对大鼠动静脉旁路血栓形成的影响

(与阴性对照组比较,$^*p<0.05$,$^{**}p<0.01$)

六、复脑素注射液对血小板聚集的影响

(一) 试验方法

动物分为 5 组,每组 10 只,分别为阴性对照复脑素溶剂组,阳性对照丹参注射液 3 g/kg 组和羟花苷 2.5 mg/kg、5.0 mg/kg 和 10.0 mg/kg 剂量组。试验药物单次静脉给药,体积为 2 mL/kg,阴性对照组给予同体积复脑素溶剂。于给药后 10 min 腹腔注射 3% 戊巴比妥钠 35 mg/kg 麻醉,仰卧固定,切开颈部皮肤,分离左侧颈动脉并插管,放出血液后用 3.8% 枸橼酸钠按 1:9 比例抗凝,以 500 rpm 离心 5 min,取上部血浆即为富血小板血浆

(PRP)，余下部分再次以 3 000 rpm 离心 15 min，上清液为贫血小板血浆（PPP），用血小板计数仪计数 PRP 血小板数，用 PPP 调整 PRP 的血小板数至 6×10^5 个/mm³ 左右。在测试管中加入 PRP 200 μL，调节记录仪至零点，另用一个 PPP 管放入测试孔，调节增益至记录仪行程为 60 格，以此为 100%。样品管 37℃保温 2 min 后开始搅拌 1 min，搅拌子转速 500 rpm，再加入 ADP 5 μL 或 AA 4 μL 或胶原 8 μL，使 ADP 终浓度为 5 μmol/L，AA 浓度为 4 μmol/L，胶原浓度为 8 μmol/L，记录加入 ADP 或 AA 或胶原后的记录笔移动的行程，按下式计算聚集率：

$$聚集率 \% = \frac{加\ ADP\ 后的行程}{0 - 100\%\ 的行程} \times 100\%$$

计算出各试验组的平均聚集率及标准差，用 t -检验同溶剂组进行比较。并按下式计算各试验组的聚集抑制率：

$$聚集抑制率 \% = \frac{聚集率（溶剂组）- 聚集率（试验组）}{聚集率（溶剂组）} \times 100\%$$

（二）试验结果

结果表明，复脑素高剂量（10 mg/kg）对 ADP 诱导的大鼠血小板聚集具有显著的抑制作用（$p < 0.05$），而在 2.5～5.0 mg/kg 时，对 ADP 诱导的血小板聚集无明显抑制作用（$p > 0.05$）；阳性药丹参注射液对 ADP 诱导的血小板聚集具有非常显著的抑制作用（$p < 0.01$）。

复脑素注射液静脉注射高剂量（10 mg/kg）和阳性药丹参注射液对 AA 诱导的大鼠血小板聚集具有非常显著的抑制作用（$p < 0.01$），中剂量（5.0 mg/kg）组也能明显的抑制 AA 诱导的大鼠血小板聚集（$p < 0.05$），低剂量（2.5 mg/kg）对 AA 诱导的血小板聚集无明显抑制作用（$p > 0.05$）。

用胶原作诱导剂时，除阳性药对血小板聚集具有非常明显的抑制作用（$p < 0.01$）外，其余各组对胶原诱导的血小板聚集均无抑制作用（$p > 0.05$）。实验结果见图 4 - 11～图 4 - 13。

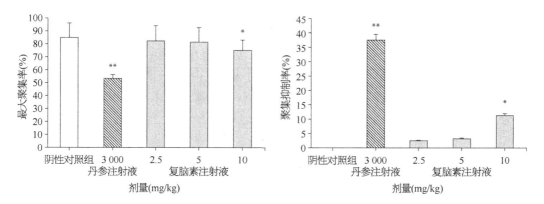

图 4 - 11　复脑素注射液对 ADP 诱导的大鼠血小板聚集的影响（$\bar{x} \pm$ SD，$n = 10$）

（与溶剂组比较，$^*p < 0.05$，$^{**}p < 0.01$）

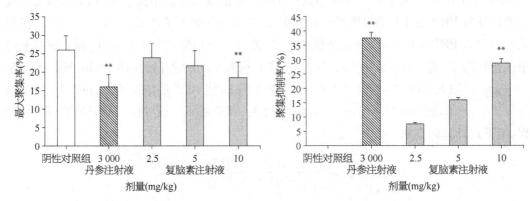

图 4-12　复脑素注射液对 AA 诱导的大鼠血小板聚集的影响（$\bar{x} \pm SD$，$n = 10$）

（与溶剂组比较，$^{*}p<0.05$，$^{**}p<0.01$）

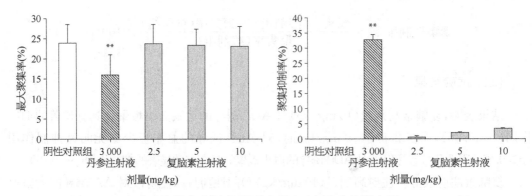

图 4-13　复脑素注射液对胶原诱导的大鼠血小板聚集的影响（$\bar{x} \pm SD$，$n = 10$）

（与溶剂组比较，$^{*}p<0.05$，$^{**}p<0.01$）

七、复脑素注射液对家兔血小板聚集的影响

（一）试验方法

家兔心脏采血，血液用 3.8% 枸橼酸钠按 1 : 9 比例抗凝，以 500 rpm 离心 5 min，取上部血浆即为富血小板血浆（PRP），余下部分再次以 3 000 rpm 离心 15 min，上清液为贫血小板血浆（PPP），用血小板计数仪计数 PRP 血小板数，用 PPP 调整 PRP 的血小板数至 4×10^{5} 个/mm³ 左右。用标准板调节记录仪零点和增益。在样品管和对照管中各加入 380 μL PRP，然后分别加入受试样品和对照样品 20 μL，37 ℃ 保温 2 min 后开始搅拌 1 min，搅拌子转速 500 rpm，再加入 PAF 8 μL 使其终浓度为 0.1 μmol/L，记录加入 PAF 后的记录笔移动的行程，计算出各试验组的平均聚集率及标准差，用 t-检验同溶剂组进行比较。并按下式计算各试验组的聚集抑制率：

$$聚集抑制率\ \% = \frac{聚集率（溶剂组）- 聚集率（试验组）}{聚集率（溶剂组）} \times 100\%$$

（二）试验结果

试验结果表明，复脑素注射液在终浓度 $0.05 \sim 0.2\,\mathrm{mg/mL}$ 对 PAF 引起的家兔血小板聚集有一定的抑制作用，但作用弱于银杏内酯（图 4-14）。

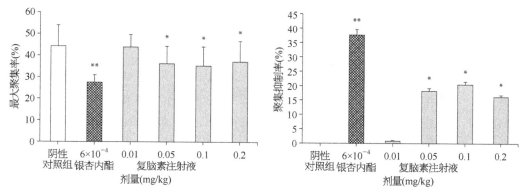

图 4-14　复脑素注射液对 PAF 诱导的家兔血小板聚集的影响（$\bar{x} \pm \mathrm{SD}$）

（与阴性对照组比较，$^* p < 0.05$，$^{**} p < 0.01$）

八、复脑素注射液对大鼠出血和凝血时间的影响

（一）试验方法

动物随机分成 5 组，每组 10 只，雌雄各半。分别为阴性对照复脑素溶剂组、阳性药阿司匹林组（25 mg/kg）和复脑素注射液高剂量组（10.0 mg/kg）、中剂量组（5.0 mg/kg）、低剂量组（2.5 mg/kg）。受试样品的注射体积为 2 mL/kg，阴性对照组给予同体积的复脑素溶剂，阿司匹林为口服灌胃，体积为 5 mL/kg，单次给药。大鼠在静脉注射后 15 min（阿司匹林口服灌胃后 60 min），腹腔注射 3% 戊巴比妥钠 35 mg/kg 麻醉，仰卧固定，分离暴露股静脉，用刀片在离大鼠尾端 9 cm 处划一个平行于尾部的 9 mm 长，1 mm 深的刀口，将尾部刀口及以下浸入 25 mL 37 ℃ 的生理盐水，并开始计时。观察刀口出血情况，直至出血完全停止，将从开始出血到出血停止的时间作为出血时间（BT）。

测定 BT 后，动物剖腹，每只动物腹主动脉取血 2 mL，并分成两试管，每管 1 mL，以血样放入先后计为第 1 管和第 2 管。于血样进入注射器开始计时。试管放入 37 ℃ 水浴中，于 1 min 后开始观察，每 15 s 观察一次，若第 1 管已凝固（轻轻地倾斜至可倒置而血液不流动为凝固），再观察第 2 管，若第 2 管也凝固以此时间为凝血时间，若第 2 管还没有凝固，以同样的方法观察第 2 管，并以第 2 管的凝固时间为凝血时间。

（二）试验结果

与阴性对照组相比，阳性药阿司匹林可延长大鼠出、凝血时间，但在统计学上无显著性差异（$p > 0.05$）；不同剂量的复脑素注射液均不影响大鼠出血时间及凝血时间（$p > 0.05$）。实验结果见图 4-15。

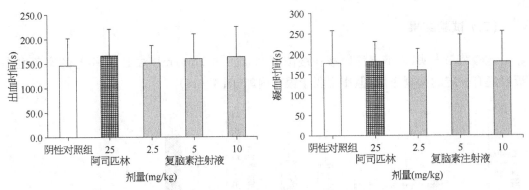

图 4-15　复脑素注射液对大鼠出血和凝血时间的影响（$\overline{x} \pm$ SD，$n = 10$）

九、复脑素注射液对大鼠血液流变学的影响

（一）试验方法

SD 大鼠 50 只分为 5 组，阴性对照组（复脑素溶剂 0.2 mL/100 g）、阳性药丹参注射液组（3 000 mg/kg）、复脑素注射液高剂量组（10 mg/kg）、中剂量组（5 mg/kg）、低剂量组（2.5 mg/kg）。连续给药 3 日，尾静脉注射，第 3 日动物用 12% 的水合氯醛腹腔麻醉（350～400 mg/kg）后，仰卧固定于手术台上。从尾静脉注射受试样品，体积为 2 mg/kg。阴性对照组注射同体积的复脑素溶剂。注射后 10 min，剖腹，从腹主动脉采血 5 mL，加肝素钠 100 IU 抗凝，取血液 1.3 mL，加入锥板黏度计的试样杯，其余血液离心分离血浆，供血浆黏度测定及纤溶系统活性测定。血液和血浆黏度测定均采用高切（115 s^{-1}）和低切（11.5 s^{-1}）两个条件，且从高切向低切变化。测定温度 37 ℃。

（二）试验结果

试验结果见图 4-16。从试验结果可见，复脑素注射液高量组可以非常显著降低大鼠

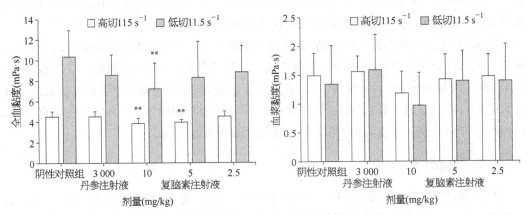

图 4-16　复脑素注射液对大鼠血液黏度的影响（$\overline{x} \pm$ SD）

（与阴性对照组比较，$^{*} p < 0.05$，$^{**} p < 0.01$）

高、低切变时的全血黏度,中剂量也非常显著降低高切时全血黏度,低切时全血黏度低、中剂量均有所降低,但差异不显著;高剂量复脑素注射液也可以降低血浆黏度,但在统计学上没有意义。阳性药丹参注射液可以降低全血黏度,但与阴性组相比,在统计学上无显著性差异。

十、复脑素注射液对凝血和纤溶系统的影响

(一) 试验方法

SD 大鼠 50 只分为 5 组,阴性对照组(复脑素溶剂 0.2 mL/100 g)、阳性药丹参注射液组(3 000 mg/kg)、复脑素注射液高剂量组(10 mg/kg)、中剂量组(5 mg/kg)、低剂量组(2.5 mg/kg)。连续给药 3 日,尾静脉注射,第 3 日动物用 12% 的水合氯醛腹腔麻醉(350~400 mg/kg)后,仰卧固定于手术台上。从尾静脉注射受试样品,体积为 2 mg/kg。阴性对照组注射同体积的复脑素溶剂。注射后 10 min,剖腹,从腹主动脉采血 5 mL,加肝素钠 100 IU 抗凝,测定纤维蛋白原含量和纤溶酶活性。

1. **纤维蛋白原含量测定** · 将待测血浆用生理盐水作 10 倍稀释,加稀释血浆 20 μL 于 1.0 mL 抗血清中,混匀后 37 ℃ 保温 15 min,在 340 nm 处以抗血清调零点,测定各管吸光值(A)。参比品纤维蛋白原(Fbg)定值为 3.4 g/L,按下式计算各样品的纤维蛋白原含量:

$$Fbg = \frac{测定管 A 值}{参比管 A 值} \times 参比品浓度(g/L)$$

2. **纤溶酶活性测定** · 将待测血浆用缓冲液作 20 倍稀释,取 100 μL,加入酶标板的孔中,然后加入发色底物缓冲液 100 μL,37 ℃ 湿盒中保温 60 min,加 30 μL 终止液,在酶标仪上测定各孔的 A_{405} 值,在标准曲线上查出活性值。

(二) 试验结果

结果见图 4 - 17。复脑素注射液各剂量对大鼠的纤维蛋白原含量无显著性影响,但中、高剂量可以升高纤溶酶活性,高剂量与阴性组比较有显著性差异。

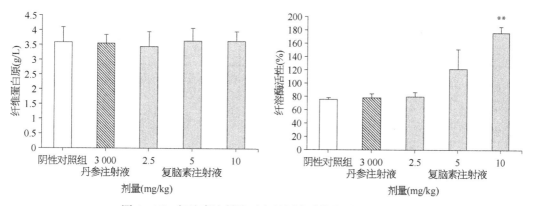

图 4 - 17 复脑素注射液对大鼠纤溶系统的影响($\overline{x} \pm SD$)

(与阴性对照组比较,$^* p < 0.05$,$^{**} p < 0.01$)

十一、复脑素注射液对氯化钾引起离体血管环收缩的影响

（一）试验方法

选用大鼠胸主动脉环进行离体实验。取禁食 24 h 大鼠,击头致昏,迅速剪开胸腔,取出胸主动脉,置于盛有 McEwen 液的培养皿内,立即清除血污,仔细分离血管周围组织,剪成 2～3 mm 的血管环,将其固定于 10 mL 浴管中,浴管盛有 McEwen 溶液中(NaCl 7.6 g/L、KCl 0.42 g/L、$CaCl_2$ 0.24 g/L、NaH_2PO_4 0.143 g/L、$NaHCO_3$ 2.1 g/L、葡萄糖 2.0 g/L 和苷糖 4.5 g/L),并通 95% O_2 和 5% CO_2 混合气,浴槽温度保持在 38 ℃,负荷 1 g。平衡 1～2 h,每 20～30 min 换一次营养液,通过等长换能器,在记录仪上描记收缩曲线,走纸速度 30 cm/h。待基线稳定后,加入 KCl 160 μL,使 KCl 在浴管内的终浓度为 40 mmol/L,做好 KCl 收缩曲线,立即冲洗至恢复到基线水平,稳定 10～15 min,再分别加入不同浓度的复脑素注射液和地尔硫䓬 10 μL,使复脑素注射液的终浓度分别为 10^{-7} g/mL、10^{-6} g/mL、10^{-5} g/mL,地尔硫䓬的终浓度分别为 10^{-9} g/mL、10^{-8} g/mL、10^{-7} g/mL;复脑素注射液浓度为 10^{-4} 时加复脑素注射液工作液(10^{-2} g/mL)100 μL。拮抗剂加入后约孵育 5～8 min,按上述方法作 KCl 收缩曲线。

（二）试验结果

从图 4-18、图 4-19 可以看出,不同浓度的复脑素注射液对 KCl 诱导的离体大鼠胸

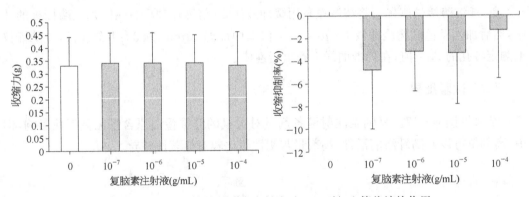

图 4-18　不同浓度的复脑素注射液对 KCl 引起血管收缩的作用

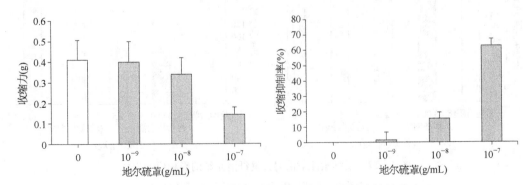

图 4-19　不同浓度的地尔硫䓬对 KCl 引起血管收缩的影响

主动脉环收缩无抑制作用；阳性药地尔硫䓬能明显抑制 KCl 诱导的离体大鼠胸主动脉环收缩作用。

（三）结论

结果表明，复脑素注射液对 KCl 诱发的钙内流无拮抗作用，菝花苷的抗脑缺血作用与钙拮抗无关。

十二、复脑素注射液对谷氨酸引起离体回肠纵行肌收缩的影响

（一）试验方法

选用豚鼠回肠纵行肌进行离体实验。试验主要步骤：取禁食 24 h 豚鼠，击头致昏，迅速剪开腹部，找到回肠入盲肠部位，取下此点以上长约 40 cm 肠管，将其置于改良的台氏液中，弃去近横结肠端 10～15 cm 的回肠，从其余部分剪下 4 段 1.5 cm 的肠管，冲去肠腔里的内容物，剪去肠管外附属组织，小心剥离出回肠纵行肌。将回肠纵行肌固定于 10 mL 浴管中，浴管盛有改良台氏液（NaCl 136.9 mmol/L、KCl 2.68 mmol/L、CaCl$_2$ 0.9 mmol/L、MgCl$_2$ 1.05 mmol/L、NaH$_2$PO$_4$ 0.42 mmol/L、NaHCO$_3$ 11.9 mmol/L、葡萄糖 5.55 mmol/L），并通 95% O$_2$ 和 5% CO$_2$ 混合气，浴槽温度保持在 38 ℃，前负荷为 0.5 g。平衡 30 min，每 5～10 min 换一次营养液，通过等长换能器，在记录仪上描记收缩曲线。待基线稳定后，加入谷氨酸 0.25 mL，以引起回肠纵行肌最大收缩浓度为最适浓度（10^{-3} mol/L），记录收缩曲线，立即冲洗至恢复基线水平，稳定 10～15 min，再分别加入不同浓度的复脑素注射液和阳性药 Ifenprodil 10 μL，使复脑素注射液的终浓度分别为 10^{-9} g/mL、10^{-8} g/mL、10^{-7} g/mL、10^{-6} g/mL、10^{-5} g/mL，Ifenprodil 的终浓度分别为 10^{-6} g/mL、3×10^{-6} g/mL、10^{-5} g/mL；复脑素注射液浓度为 10^{-4} g/mL 时加复脑素注射液工作液（10^{-2} g/mL）100 μL。拮抗剂加入后约孵育 5～8 min，再加入谷氨酸，观察并记录收缩曲线。

（二）数据处理

$$抑制率 = \frac{给药前收缩力 - 给药后收缩力}{给药前收缩力} \times 100\%$$

数据均用 $\bar{x}$±SD 表示，统计学分析用 t-检验。

（三）试验结果

1. 复脑素注射液对谷氨酸引起回肠纵行肌收缩的影响·从图 4-20 可以看出，不同浓度的复脑素注射液对谷氨酸引起的回肠纵行肌收缩具有较弱的抑制作用，在浓度低于 10^{-6} g/mL 时呈现与浓度相关的抑制效应，在 10^{-6} g/mL 浓度时抑制作用最强，为 36.01%。当浓度进一步增大时，抑制作用逐步减弱。

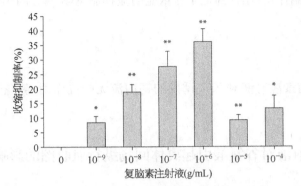

图 4-20　复脑素注射液对谷氨酸引起回肠纵行肌收缩的影响

（与给药前比较，$^*p<0.01$，$^{**}p<0.001$）

2. Ifenprodil 对谷氨酸引起回肠纵行肌收缩的影响。图 4-21 显示 Ifenprodil 对谷氨酸引起的离体回肠纵行肌收缩具有明显抑制作用，剂量与抑制效应呈明显的正相关。

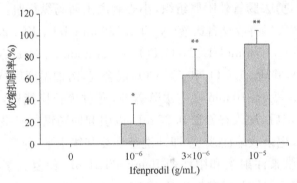

图 4-21　Ifenprodil 对谷氨酸引起回肠纵行肌收缩的影响

（与给药前相比，$^*p<0.01$，$^{**}p<0.001$）

（四）结论

结果显示不同浓度的复脑素注射液对谷氨酸引起的离体回肠纵行肌收缩有部分拮抗作用，阳性药 Ifenprodil 对谷氨酸引起的离体回肠纵行肌收缩有明显的抑制作用，其剂量与效应呈明显的正相关。因而推测复脑素注射液的抗脑缺血作用与拮抗兴奋性氨基酸的作用可能有一定关系。

十三、复脑素注射液对脑微循环障碍影响的实验研究

（一）试验方法

取健康雄性 SD 大鼠 48 只，随机分成 6 组，分别为正常对照（假手术）组、阴性对照组（复脑素溶剂 2 mL/kg，$n=8$）、阳性药丹参注射液组（2 mL/kg，$n=8$）复脑素注射液高剂

量组(10 mg/kg,$n=8$)、中剂量组(5 mg/kg,$n=8$)及低剂量组(2.5 mg/kg,$n=8$)样品于高分子右旋糖酐注射后20 min立即经兔耳缘静脉注射给药,给药体积为2 mL/kg。

将大鼠用12%的水合三氯乙醛腹腔麻醉(350 mg/kg),作颅骨开窗术,剪开硬脑膜暴露一侧大脑半球的额顶区,以解剖显微镜观察软脑膜微循环,在观察软脑膜微循环后,自耳缘静脉注射10%的高分子右旋糖酐(分子量5×10^5)生理盐水溶液,剂量15 mL/kg,在注射后20 min观察软脑膜微循环变化。当证实已造成微循环障碍(血流缓慢,血细胞聚集),再根据分组给药治疗,于给药后,观察微循环情况。观察指标如下:①流态。红细胞的流态可分为4级:0级,直线状;Ⅰ级,虚线状;Ⅱ级,粒状;Ⅲ级,淤滞状(断流)。②毛细血管网点计数。取面积约为1 mm^{2}的固定区域(此区域由血管围成边界),计算此区域中毛细血管与边界(血管)的交点数。未与边界相交的毛细血管不计算在内。③血色。观察血色,分鲜红、暗红、淡红等。④毛细血管周围的变化。主要观察毛细血管周围有无渗出和出血现象。

统计学处理:网点计数数据用$\bar{x}\pm SD$表示,统计学分析用t-检验。其他质反应资料不作统计学分析。

(二)试验结果

脑膜微循环流态变化:对照组和实验各组动物在注射高分子右旋糖酐后,血液流态有异常改变。血液流态由正常的带状、线状变为虚线状、粒状,甚至变为淤滞状(断流),阴性对照组动物在注射复脑素溶剂后,血液流态未见改善。而丹参注射液组于给药后,血液流态有不同程度的改善,表现为血细胞聚集程度有所减轻,如血液流态由淤滞状变为粒状,或由粒状变为带状或线状,或由虚线状变为线状(图4-22);复脑素注射液不同剂量组对微循环的流态无明显改善作用。血色变化:对照组和实验各组动物在注射高分子右旋糖酐后,血色与原来相比无明显改变。毛细血管周围的变化:实验各组动物在注射高分子右旋糖酐及样品后,与原来相比毛细血管周围未见渗出和出血。静脉注射药物前后毛

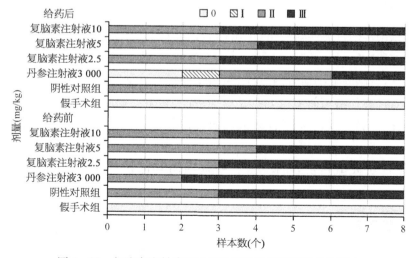

图4-22 复脑素注射液不同剂量组对脑微循环流态的影响

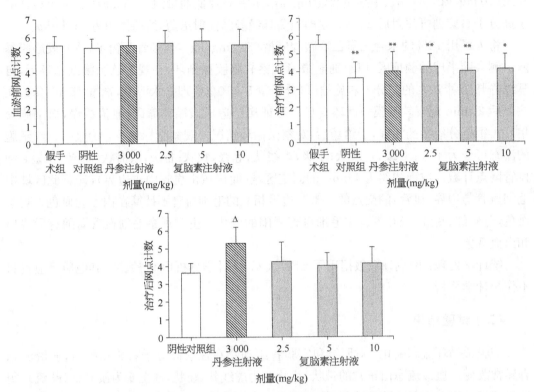

图 4-23　复脑素注射液不同剂量组对脑膜毛细血管网点计数的影响($\overline{x} \pm$ SD，$n = 8$)

(与血瘀前比较，$^{*}p < 0.05$，$^{**}p < 0.01$；与治疗前比较，$^{\triangle}p < 0.05$，$^{\triangle\triangle}p < 0.01$)

细血管网变化见图 4-23，阳性药丹参注射液可明显增加软脑膜微循环血管的网点计数（与给药前相比 $p < 0.05$），复脑素注射液各剂量组微血管网点计数与给药前相比无明显增加。

（三）结论

结果显示阳性药丹参注射液组，于给药后，血液流态有不同程度的改善，表现为血细胞聚集程度有所减轻，如血液流态由淤滞状变为粒状，或由粒状变为带状或线状，或由虚线状变为线状，且脑膜毛细血管网点计数明显增加（$p < 0.05$），而复脑素注射液不同剂量组微血管网点计数与给药前相比无明显增加；各实验组动物脑微循环血管血色及血管周围无明显变化。结果提示复脑素注射液抗脑缺血作用，可能与改善脑部微循环无关。

十四、羟花苷对大鼠神经细胞缺氧-复氧损伤的保护作用

（一）试验方法

1. **供试液制备**·用完全不含葡萄糖的 DMEM 溶液先配制 32 μg/mL 的羟花苷高浓度储备液，再倍比稀释 80 倍、160 倍、320 倍，分别得到浓度为 400 ng/mL、200 ng/mL、

100 ng/mL 的工作液。具体配制方法为：称取菥花苷 0.001 6 g,溶于 50 mL 不含葡萄糖的 DMEM 溶液中(批号为 759184,Gibco 公司),得到 32 μg/mL 的储备液。再取 32 μg/mL 的储备液 0.5 mL,溶于 39.5 mL 的 DMEM 溶液中,得到 400 ng/mL 的工作液 40 mL。取 20 mL 的 400 ng/mL 的工作液,溶于 20 mL 的 DMEM 溶液中,得到 200 ng/mL 的工作液 40 mL。再取 20 mL 的 200 ng/mL 的工作液,溶于 20 mL 的 DMEM 溶液中,得到 100 ng/mL 的工作液 40 mL。

2. 对照选择·缺氧处理时,对照组细胞中加入完全不含葡萄糖的 DMEM 溶液,作为阴性对照。

3. 培养与处理方法·无菌条件下取大鼠海马,置 4 ℃解剖液中于解剖镜下去除血管、脑膜等组织,用虹膜剪剪碎组织,加入 1～2 mL 胰蛋白酶溶液(0.125%,批号 744800,Gibco 公司)于 37 ℃消化 20 min,加入种植培养液(80% DMEM＋10%胎牛血清＋10%马血清,胎牛血清和马血清均为 Gibco 公司产品,批号分别为 8122818 和 8122367)10 min 后,终止胰酶作用。移去溶液,加入种植培养液 2 mL,吸管轻轻吹打 20 次,使细胞团分散。自然沉淀 10 min,吸取上清液,用种植培养液制成细胞悬液($3×10^5$/mL),接种于预先涂有多聚-L-赖氨酸(Sigma 公司)的培养板中,置 37 ℃、5% CO_2 培养箱内(Heraeus 公司)培养,24 h 后换以 B_{27} 培养液(B_{27} Supplement 和 Neurobasal Medium 按 1∶50 混合,均为 Gibco 公司产品,批号分别为 753382 和 731234)继续培养,以后每 3 日换液一次,每次用 B_{27} 培养液换一半。取培养至第 8 日的大鼠皮层神经细胞,对照组吸去原有培养液,换以不含葡萄糖的 DMEM 溶液,放入 37 ℃,5% CO_2-94% N_2-1% O_2 的三气细胞培养箱(型号 GalaxyR$^+$170-300P, RsBiotech 公司)中培养 30 min 后取出,将培养液更换为含 4.5 g/L 的高糖 DMEM 培养液(批号 764942,Gibco 公司),并置于 37 ℃,5% CO_2 培养箱中继续培养。

菥花苷组于缺氧处理前 30 min 分别加入含不同浓度菥花苷的不含葡萄糖的 DMEM 溶液,其余处理同缺氧组。于复氧培养后 1 h 和 4 h 后,在倒置相差显微镜(Olympus 公司,ⅠX 50)下观察细胞形态,用生物显微图像分析系统(复旦 FR-988)照相,记录结果。缺氧实验前,在更换不含葡萄糖的 DMEM 溶液前,给细胞拍照,作为正常组细胞。

(二) 试验结果

与正常组细胞相比,缺氧 30 min,再复氧培养 1 h 和 4 h 后,细胞形态出现明显损伤,表现为神经元的树突、轴突明显变细、缩短,不像正常培养条件下那样粗壮、发达,数量也明显减少;胞体膨大、肿胀,失去原有的正常轮廓;细胞核出现明显偏位现象,甚至固缩,消失;与复氧 1 h 相比,复氧 4 h 后,细胞的损伤程度明显加重。菥花苷对以上一些细胞损伤都有明显的改善;随剂量增加,改善效果更好,并且复氧 1 h 时的保护效果比 4 h 时的效果更好。各实验组的典型神经细胞图片见图 4-24。

(三) 结论

通过模拟体内缺血再灌注模型,在体外氧-葡萄糖剥夺损伤模型中,低浓度的菥花苷(100～400 ng/mL)对氧-葡萄糖剥夺损伤造成的体外培养的大鼠脑神经元损伤有显著的

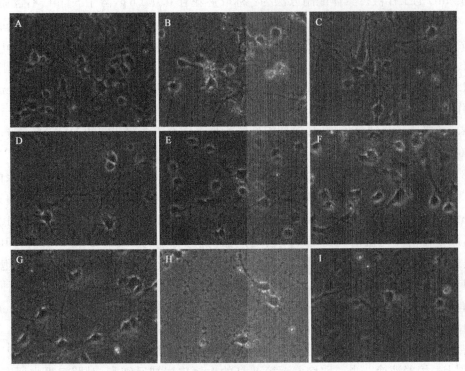

图 4-24　各实验组的典型神经细胞图(×200)

[A:正常组;B~E:对照组,100 ng/mL、200 ng/mL 和 400 ng/mL 羟花苷组(缺氧 30 min 后复氧 1 h);F~I:对照组,100 ng/mL、200 ng/mL 和 400 ng/mL 羟花苷组(缺氧 30 min 后复氧 4 h)]

保护作用。这可能是它减小缺血再灌注损伤引起的脑梗死体积,减轻脑水肿,改善行为学症状的重要机制之一。

十五、羟花苷对缺氧-复氧损伤时大鼠脑微血管内皮细胞中 eNOS 的影响

(一) 试验方法

1. 大鼠脑微血管内皮细胞的原代培养·大鼠颈椎脱臼处死后浸泡于 75%乙醇中消毒 3~5 min 后断头置于玻璃培养皿中,打开颅腔后取出全脑置于盛有冷 D-Hank's 液的玻璃培养皿中解剖去除小脑、间脑(包括海马体),随后将大脑半球在干滤纸上缓慢滚动以吸除软脑膜及脑膜大血管后置于新的含冷 D-Hank's 液玻璃培养皿中,用细解剖镊去除大脑白质、残余大血管和软脑膜,保留大脑皮质,用 D-Hank's 液漂洗 3 次后,加入 1 mL DMEM 培养液,用虹膜剪将其剪碎成 1 mm³ 大小,加入 0.1% Ⅱ型胶原酶(含 30 U/mL DNase Ⅰ,1 mL/大脑)混匀后 37 ℃水浴消化 1.5 h,离心(1 000 rpm,8 min,室温),去上清液,加入 20% BSA 悬浮混匀后离心(1 000×g,20 min,4 ℃)或加入 15% Dextran 悬浮混匀后离心(4 000 rpm,20 min,4 ℃),去除中上层神经组织及大血管,保留底部沉淀,加入 2 mL 0.1%胶原酶/中性蛋白酶(含 10 U/mL DNase Ⅰ)悬浮混匀后 37 ℃水浴消化 1 h,离

心（1000 rpm，8 min，室温），去上清液，加入 2 mL DMEM 培养液悬浮后铺于经离心形成连续梯度的 12 mL 50% Percoll（25 000×g，60 min，4℃），离心（1 000×g，10 min，4℃），靠近底部的红细胞层之上的白黄色的层面即为纯化的微血管段，吸出后用 DMEM 漂洗两次（离心 1 000 rpm，5 min，室温），去上清液，加入 DMEM 完全培养液（含 20% FBS，100 μg/mL 肝素钠，25 mmol/L D-葡萄糖）悬浮后接种于涂布基质（0.1% 纤连蛋白 50 μL、1 mg/mL Ⅳ 型胶原 50 μL 和 400 μL 双蒸水）的 35 mm 一次性塑料培养皿（1.5 mL/培养皿，可接种 1 个培养皿/大脑），置于 37℃、5% CO₂ 培养箱内静置培养，12~24 h 后换液，并加入 1 ng/mL bFGF，随后隔日换液。接种后 5~7 日，细胞可形成单层融合状态，经形态学和Ⅷ因子抗原免疫组化鉴定，95% 以上为血管内皮细胞，可用于各种实验。

2. 缺氧-复氧模型·取完全融合成单层的内皮细胞，对照组吸去原有培养液，换 Earle's 平衡盐溶液，放入 37℃、5% CO₂、95% N₂ 的厌氧培养系统（Thermo Forma 公司）中培养 4 h 后取出，置 37℃，5% CO₂ 培养箱内继续培养 12 h。莶花苷组于缺氧处理前 2 h 加入含不同浓度莶花苷的平衡盐溶液，其余处理同缺氧组。正常组在 95% air-5% CO₂ 中培养相同的时间。

3. 蛋白质印迹·缺氧-复氧处理后，PBS 漂洗细胞两次，再加入 PBS 用细胞刮刀将贴壁的内皮细胞刮下后收集离心（1 000×g，4℃，5 min），去上清，加入等体积 2×SDS 凝胶加样缓冲液混匀，间断冰浴超声裂解 15 s×4 次后置于 4℃过夜充分裂解，置 100℃沸水中变性 4 min，离心（12 000×g，4℃，10 min），取上清液，保存于－70℃。再经 SDS-聚丙烯酰胺凝胶电泳（SDS-PAGE）、转膜，封闭过夜。加 eNOS 多克隆抗体（1∶200，Santa Cruz）室温振摇孵育 1 h，小鼠源 β-actin 单克隆抗体（1∶5 000，Santa Cruz）室温振摇孵育 1 h，TBST 漂洗 15 min×4 次后，分别用 HRP 标记的山羊抗兔 IgG 及山羊抗小鼠 IgG（1∶4 000，Santa Cruz）室温振摇孵育 1 h，TBST 漂洗 15 min×4 次，ECL 发光试剂盒显色、X 片感光后显影定影。结果经图像分析系统（复旦 FR-998）分别测定各组目的蛋白和 β-actin 的灰度值，数据处理时用各组灰度值除以相应的 β-actin 灰度值获得相对灰度值，作图时以对照组为 1，其余各组以其与对照组的比值计算，采用 t-检验或单因素方差分析进行统计。

4. 免疫细胞化学·缺氧-复氧处理后，用 PBS 漂洗细胞 1 次，加入 4% 多聚甲醛固定 30 min，PBS 漂洗 3 次，每次 5 min；甲醇过氧化氢消除内源性过氧化物酶 20 min，PBS 同前漂洗 3 次；与兔源 eNOS 多克隆抗体（1∶100，Santa Cruz）4℃孵育 24 h，PBS 同前漂洗 3 次；生物素化山羊抗兔二抗（1∶200）室温孵育 3~4 h，PBS 漂洗 3 次；和 A、B 工作液（ABC 免疫组化试剂盒，华美生物技术有限公司）37℃孵育 40 min，PBS 漂洗 3 次；DAB 显色 4~6 min，流水充分冲洗后二甲苯透明、中性树胶封片。阴性对照以抗体稀释液代替一抗，余步骤同前。免疫组化每组随机选择 40 个内皮细胞用图像分析系统对各组灰度值进行测定，经公式转换数据，采用 t-检验进行统计，公式如下：

$$X' = \arcsin\sqrt{X}$$

5. 实时半定量逆转录聚合酶链式反应·缺氧-复氧处理后，用 PBS 漂洗细胞 1 次，加入 1 mL TRIzol Reagen，以移液器吹打几次，室温静置 5 min。加入 200 μL 氯仿震荡混匀，室温静置 2～3 min。12 000×g，15 min，4 ℃离心后取上层无色液体转移至另一新的 EP 管。加入 0.5 mL 异丙醇，震荡混匀，室温静置 10 min。12 000×g，15 min，4 ℃离心，弃上清。加入 1 mL 75%乙醇震荡混匀，12 000×g，5 min，4 ℃离心，倒掉乙醇，简单风干，加入 DEPC 处理的蒸馏水 40 μL，−70 ℃保存。

逆转录反应液：MgCl₂ 2 μL，10×RT Buffer 1 μL，双蒸水 3.75 μL，dNTP 1 μL，RNase 抑制剂 0.25 μL，AMV 逆转录酶 0.5 μL，Random 9 mers 0.5 μL，样本 RNA 1 μL。样本在逆转录反应液中经 30 ℃ 10 min、42 ℃ 30 min、99 ℃ 5 min、5 ℃ 5 min 逆转录反应，合成 cDNA 链。

PCR 反应体系（50 μL）：10×PCR Buffer 10 μL，灭菌双蒸水 28.75 μL，正向引物（5'-TTCCGGCTGCCACCTGATCCTAA-3'）0.5 μL，反向引物（5'-AACATATGTCCTT-GCTCAAGGCA-3'）0.5 μL，逆转录产物 5 μL，Taq DNA 聚合酶 0.25 μL。

反应程序：94 ℃ 2 min，循环 1 次；94 ℃ 30 s，58 ℃ 30 s，72 ℃ 90 s，循环 30 次；72 ℃延伸 10 min，结束。

内参照为 GAPDH，引物序列为：

> 正向引物：5'- TCCCTCAAGATTGTCAGCAA - 3'
> 反向引物：5'- AGATCCACAACGGATACATT - 3'

产物经 1.5%琼脂糖凝胶电泳，在紫外线灯下观察见条带后用紫外凝胶成像仪扫描图片存档。用分子量标准比较判断 PCR 片段大小。结果用图像分析系统分别测定各组目的蛋白和 β- actin 的灰度值，数据处理时用各组灰度值除以相应的 β- actin 灰度值获得相对灰度值，作图时以对照组为 1，其余各组以其与对照组的比值计算，采用 t -检验或单因素方差分析进行统计。

6. 剂量设置·配制浓度分别为 25 μg/mL、50 μg/mL、100 μg/mL。

7. 溶剂对照·溶剂为不含菾花苷的平衡盐溶液。

（二）试验结果

1. 菾花苷对 eNOS 含量的影响·通过蛋白质印迹法和免疫细胞化学分析，单纯的缺氧-复氧可以使内皮细胞中的 eNOS 减少，菾花苷可以逆转这种变化，使 eNOS 仍保持较高水平，50 μg/mL、100 μg/mL 的菾花苷甚至可以使 eNOS 含量高于正常组，表明它可以促进 eNOS 的表达增高。蛋白质印迹法检测的典型结果见图 4 - 25，免疫细胞化学反应的典型结果见图 4 - 26，各组灰度的统计结果见图 4 - 27。

2. 菾花苷对 eNOS mRNA 含量的影响·通过半定量的 qRT - PCR 检测（图 4 - 28），结果表明，单纯的缺氧-复氧可以使内皮细胞中的 eNOS mRNA 含量减少，菾花苷可以逆转这种变化，使 eNOS mRNA 仍保持较高水平，并且 25 μg/mL、50 μg/mL、100 μg/mL 的菾花苷都可以使 eNOS mRNA 含量高于正常组，表明它可以促进 eNOS mRNA 的合成，同时这一结果也与 eNOS 蛋白含量的变化是一致的。

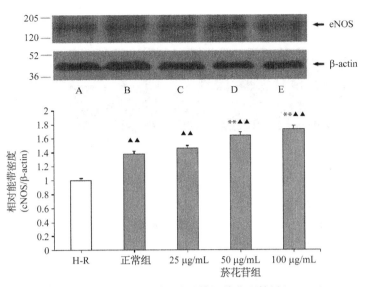

图 4-25 eNOS 蛋白质印迹法检测的典型结果($n = 40$)

[A：缺氧-复氧(H-R)组；B：正常组；C：25 μg/mL 荭花苷组；D：50 μg/mL 荭花苷组；E：100 μg/mL 荭花苷组。
与缺氧-复氧组相比，▲▲ $p < 0.01$ ；与正常组相比，** $p < 0.01$]

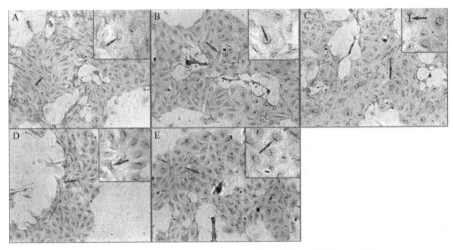

图 4-26　内皮细胞 eNOS 免疫细胞化学反应结果(×100)

[在原代培养的脑血管内皮细胞中，eNOS 主要定位于核旁位置，尤其是在核的一侧(箭头所示)。
右上角是放大照片的一部分(×200)。A：H-R；B：正常；C：25 μg/mL 荭花苷组；D：50 μg/mL 荭花
苷组；E：100 μg/mL 荭花苷组]

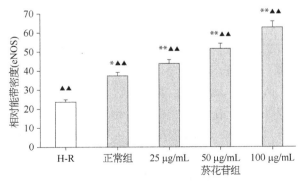

图 4-27　eNOS 免疫细胞化学反应各组的相对灰度值($\bar{x} \pm SD$, $n = 40$)

(与缺氧-复氧组相比，▲▲ $p < 0.01$ ；与正常组相比，* $p < 0.05$ ，** $p < 0.01$)

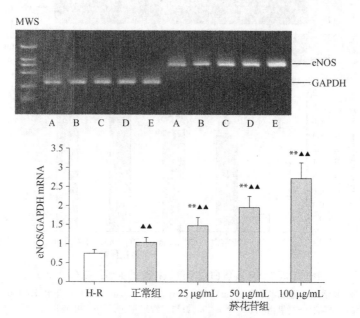

图 4-28　eNOS mRNA qRT-PCR 检测的典型结果和各条带的相对灰度（$\bar{x} \pm$ SD，$n = 4$）

（A：H-R；B：正常组；C：25 μg/mL；D：50 μg/mL；E：100 μg/mL。与缺氧-复氧对照组相比，▲$p < 0.05$，▲▲$p < 0.01$；与正常组相比，**$p < 0.01$）

（三）结论

研究结果显示，缺氧 4 h，复氧 12 h 可以显著地减少原代培养的大鼠脑微血管内皮细胞中 eNOS 的蛋白和 mRNA 的含量，苏花苷可以逆转这种变化，使蛋白和 mRNA 的含量仍保持较高的水平，甚至高于正常培养条件的含量。这表明苏花苷可以促进脑血管内皮细胞中 eNOS 的表达。由于 eNOS 对于维持脑血管正常的张力、保持血管的通透性具有重要的作用，此项研究结果也表明苏花苷对脑血管内皮细胞中 eNOS 的影响可能是它防治缺血再灌注损伤的重要机制之一。

十六、复脑素注射液对大鼠脑缺血-再灌注损伤致神经细胞凋亡的影响

（一）试验方法

将 SD 大鼠 30 只，随机分成 5 组，分别为假手术组（$n = 6$）、阴性对照组（复脑素溶剂，$n = 6$）、复脑素注射液低（2.5 mg/kg，$n = 6$）、中（5 mg/kg，$n = 6$）和高剂量（10 mg/kg，$n = 6$）组。给药体积 1 mL/100 g。经尾静脉注射一次性给药。大鼠用水合氯醛麻醉（350 mg/kg），将大鼠仰卧固定，沿颈正中做约 2 cm 长皮肤切口，分离出右侧颈总动脉并穿缝线 2 根备用。再分离出颈外动脉，结扎之。在颈外动脉下方小心分离出颈内动脉及其旁边一根小分支（翼突腭动脉），于分支下穿一根缝线，于近分叉处结扎之。在已分离的颈总动脉近心端用动脉夹阻断血流，远心端用一缝线轻轻拉起，于颈总动脉上剪一小口，将一端加热成圆珠状（<0.3 mm）的尼龙线棒（德国产尼龙钓鱼线，直径 0.25 mm）插入小

口,缓慢推入至前脑动脉(约 20 mm)再往回拉约 2 mm 即至 MCA 口,长约 17 mm(自颈内外动脉分叉处算起),用缝线结扎固定尼龙线棒。最后近心端用另一根缝线结扎,取下动脉夹,缝合肌肉和皮肤,手术过程中用恒温加热垫维持大鼠肛温在 36.5～37.5 ℃。假手术组不插尼龙线,其余手术操作同对照及给药组。于缺血 1 h 后从尾静脉给大鼠分别注射复脑素溶剂和复脑素注射液,并于缺血 2 h 后抽出尼龙线至颈总动脉切口处,使血流重新灌注。于再灌注 24 h 后,用 10% 水合氯醛麻醉大鼠,然后用 200 mL 生理盐水从心脏灌注,接着用 4% 多聚甲醛(0.1 mol/L 磷酸盐缓冲液配制,pH 7.4)灌注。然后取脑,在 4% 多聚甲醛中固定 24 h,再放入 25% 蔗糖的磷酸盐缓冲液中,4 ℃ 过夜。经石蜡包埋后,行冠状切片,厚度为 20 μm。取前夕后 3～4 mm 的切片做原位末端标记(TUNEL)反应。组织切片经脱蜡与水合处理后,将切片浸入 3% H₂O₂ 的甲醇溶液中,10 min 后置于 37 ℃ 蛋白水解酶 K 中孵育 20 min 进行渗透处理,其余操作按照原位细胞凋亡检测试剂盒(Roche-Applied)说明进行。最后以碱性磷酸酶标记的抗体和 NBT/BCIP 显色,封片,光镜下观察,用生物显微图像分析系统(复旦 FR - 988)照相,记录结果并进行处理。每张切片随机选取 1 个视野,计数每平方毫米内的凋亡细胞数,并求出每组的平均凋亡细胞数。观察指标及观察时间:计数视野中每平方毫米内的凋亡细胞数,并求出每组的平均凋亡细胞数。数据及统计学处理:实验数据用 $\bar{x}$±SD 表示,用 SPSS 10.0 软件 ANOVA 方差分析进行差异显著性检验。

(二) 试验结果

光镜下可见被染成蓝色的 TUNEL 反应阳性的细胞呈散在分布。与假手术组相比,缺血再灌注可以使凋亡细胞数明显增加。与溶剂组相比,3 个剂量的复脑素注射液均可以显著减少脑组织中阳性反应的细胞数。各组 TUNEL 阳性反应的典型结果见图 4 - 29、图 4 - 30。

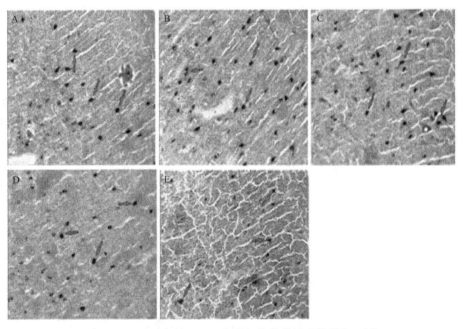

图 4 - 29　内皮细胞 eNOS 免疫细胞化学反应结果(×100)

〔A:假手术组;B:溶剂对照组;C～E:复脑素注射液 2.5 mg/kg、5 mg/kg 和 10 mg/kg 组(×50)〕

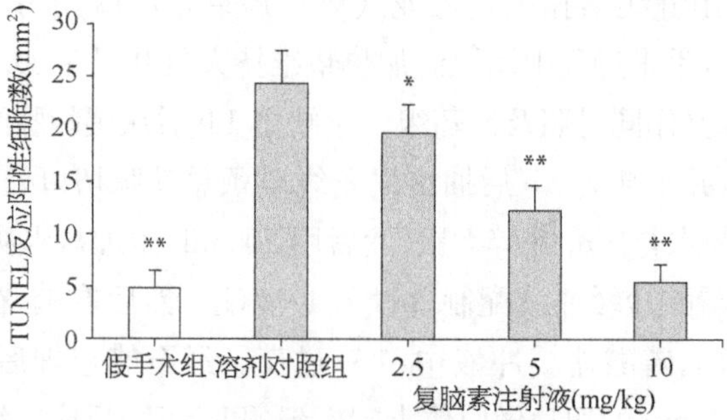

图 4－30　脑缺血再灌注后大鼠脑组织神经细胞凋亡数($\overline{x} \pm SD$, $n=6$)

(与溶剂组相比，* $p<0.05$，** $p<0.01$)

(三) 结论

脑缺血 2 h，再灌注 24 h 后，复脑素注射液可以显著地减少脑组织中神经细胞的凋亡数目，表明它对缺血再灌注损伤所致的神经组织凋亡有保护作用，这可能是它减小缺血再灌注损伤引起的脑梗死体积，减轻脑水肿，改善行为学症状的重要机制之一。

十七、药效学实验结论

实验结果表明复脑素注射液对电凝大鼠 MCA 造成的脑组织缺血性损伤有明显的治疗作用，2.5～20 mg/kg 静脉注射对脑组织的坏死有明显的减少作用，同时非常显著的改善动物的行为学缺陷；对大鼠线栓法造成局灶性脑缺血后再灌注也有明显的治疗作用，2.5～10 mg/kg 静脉注射使组织坏死率明显降低，行为学缺陷显著改善；在大鼠全脑缺血再灌注模型上，静脉注射 2.5～10 mg/kg 复脑素注射液可非常显著地延长缺血后脑电图消失时间，缩短再灌注后的脑电图恢复时间和翻正反射恢复时间，且复脑素注射液抗全脑缺血再灌注损伤作用明显优于阳性药尼莫地平，同时复脑素注射液静脉注射可降低缺血再灌注后的脑组织含水率，表明本品对缺血再灌注引起的脑水肿有明显的预防作用。药效试验结果证实，复脑素注射液静脉注射对动物的实验性脑梗塞及缺血后再灌注引起的组织损伤有明显的预防和治疗作用。

对上述大鼠脑缺血模型的治疗作用，复脑素注射液强于红花注射液；菸花苷以静脉注射高剂量的 2～5 倍灌胃给药，均未显示其对上述大鼠脑缺血模型有明显的改善。

在抗脑缺血机制方面的研究中发现：与阴性组相比，复脑素注射液不同剂量组对大鼠脑部微循环障碍无明显改善作用，而阳性药丹参注射液对大鼠脑微循环障碍的血液流态有不同程度的改善，表现为血细胞聚集程度有所减轻，如血液流态由淤滞状变为粒状，或由粒状变为带状或线状，或由虚线状变为线状，使脑膜毛细血管网点计数明显增加($p<0.05$)。在脑血流动力学研究中发现，复脑素注射液静脉注射不增加脑血流量。对血液流变学的研究发现，高剂量复脑素注射液静脉注射可降低高切和低切时的全血黏度，

高剂量时对大鼠血浆黏度亦有降低作用,但与阴性组相比无显著性差异;中剂量对高切的全血黏度也有明显降低,其降低全血黏度的作用可能与其改善红细胞变形能力、抑制血细胞聚集有关。大鼠体内给药时,复脑素注射液对 AA 诱导的血小板聚集亦有明显的抑制作用,高剂量对 ADP 诱导的血小板聚集有明显的抑制作用,但对胶原诱导的血小板聚集则无明显的抑制作用;对大鼠动静脉血栓形成有预防作用,对纤维蛋白原含量无明显影响,但可升高纤溶酶活性。在家兔体外血小板聚集试验中,苏花苷明显抑制 PAF 引起的血小板聚集,但作用弱于银杏内酯。另外,复脑素注射液对兴奋性氨基酸-谷氨酸引起的离体回肠纵行肌收缩有较弱的抑制作用,而阳性药 Ifenprodil 对谷氨酸引起的离体回肠纵行肌收缩却有很强的抑制作用,其剂量与效应呈明显的正相关。从离体动脉环实验中不同浓度的复脑素注射液对 KCl 诱导的家兔基底动脉环收缩没有抑制作用。在体外缺氧-复氧来模拟体内缺血再灌注模型中,苏花苷对缺氧-复氧造成的体外培养的大鼠脑神经元损伤有显著的保护作用。这可能是它减小缺血再灌注损伤引起的脑梗死体积,减轻脑水肿,改善行为学症状的重要机制之一。在大鼠神经元原代细胞和脑微血管内皮细胞培养结果表明:缺氧 4 h-复氧 12 h 可以显著地减少原代培养的大鼠脑微血管内皮细胞中 eNOS 的蛋白和 mRNA 的含量,苏花苷可以逆转这种变化,使蛋白和 mRNA 的含量仍保持较高的水平,甚至高于正常培养条件的含量。这表明苏花苷可以促进脑血管内皮细胞中 eNOS 的表达。由于 eNOS 对于维持脑血管正常的张力、保持血管的通透性具有重要的作用,此项研究结果也表明苏花苷对脑血管内皮细胞中 eNOS 的影响可能是它防治缺血再灌注损伤的重要机制之一。大鼠脑缺血再灌注 24 h 后,复脑素注射液可以显著地减少脑组织中神经细胞的凋亡数目,表明它对缺血再灌注损伤所致的神经组织凋亡有保护作用,这可能是它减小缺血再灌注损伤引起的脑梗死体积,减轻脑水肿,改善行为学症状的重要机制之一。因此,复脑素注射液抗脑缺血作用可能与降低全血黏度、抗血小板聚集、抑制血栓形成、抑制脂质过氧化酶系统、神经元保护、抑制神经元细胞凋亡和上调脑血管内皮细胞中 eNOS 的表达作用有关。就其抗脑缺血作用是否与拮抗兴奋性氨基酸的作用有关,尚有待于进一步研究。

第三节

一般药理研究

一、复脑素注射液静脉注射对麻醉杂种狗心电、血压和呼吸的影响

(一)试验方法

将狗用 3.0% 戊巴比妥钠 30 mg/kg 静脉注射麻醉。将动物仰卧位固定于手术台上,于右侧腹股沟处分离股静脉,插入导管作输液用,分离右侧股动脉插管,连接血压换能器,测定外周血压。于喉部气管插管并连接张力换能器以记录呼吸频率和呼吸幅度。连接肢

体导联心电图电极。手术结束后，动物休息 0.5 h，状态基本稳定后，开始正式试验。记录给药前的血压、呼吸和心电参数。试验药物从静脉恒速推注，时间 30 min，给药容积 5.0 mL/kg 体重，对照组动物同法给以 5.0 mL/kg 生理盐水。分别在开始给药后 1 min、3 min、5 min、10 min、15 min、20 min、30 min、60 min、90 min 和 120 min 记录各项参数。

试验数据从记录纸上测量得到，用平均值±标准差($\overline{x}\pm$SD)及各组样本给药后与给药前的变化值之 $\overline{x}\pm$SD 表示。结果统计用给药组给药后比给药前的变化差值与对照组相应的变化差值进行组间 t-检验。

由于 QT 间期受心率影响很大，故对其根据心率进行了校正，QTc 的校正公式为：

$$QTc = QT + 0.154(1 - RR)$$

RP = 60/HR，单位为秒。

（二）试验结果

结果显示，复脑素注射液 3～10 mg/kg 静脉滴注给药后可使麻醉狗心率减慢，其中 3 mg/kg 剂量组给药后 1 min、10～30 min 和 90 min 的心率变化值与对照组相应变化值比较有统计学显著或极显著差异（$p<0.05$ 或 $p<0.01$），10 mg/kg 剂量组给药后 3～30 min 及 90 min 的心率变化值与对照组相应变化值比较有统计学显著或极显著差异（$p<0.05$ 或 $p<0.01$）。复脑素注射液 3～10 mg/kg 静脉滴注给药后 QT 间期延长，其中 3 mg/kg 剂量组给药后 15 min 的 QT 间期变化值与对照组相应变化值比较有统计学极显著性差异（$p<0.01$），10 mg/kg 剂量组 5～15 min 的 QT 间期变化值与对照组相应变化值比较有统计学显著或极显著差异（$p<0.05$ 或 $p<0.01$），但校正后的 QTc 与阴性组相比没有出现显著性差异，提示 QT 间期延长是由于心率减慢所致。复脑素注射液 3～10 mg/kg 剂量给药后血压（收缩压、舒张压、平均压）下降并有剂量依赖性，3 mg/kg 组的收缩压下降值在给药后 5～10 min 与对照组相应下降值比较虽有显著差异（$p<0.05$ 或 $p<0.01$），5 min 时的舒张压和平均压下降值也显著大于对照组下降值（$p<0.05$ 或 $p<0.01$），但血压实际降低值小于 20 mmHg；10 mg/kg 组的收缩压和舒张压下降值在给药后 3～10 min 与对照组相应下降值比较有显著或极显著性差异（$p<0.05$ 或 $p<0.01$），平均压下降值在给药后 3～10 min 也显著大于对照组下降值（$p<0.05$ 或 $p<0.01$），但 10 mg/kg 给药对收缩压和平均动脉压的降低幅度小于 30 mmHg，对舒张压的降低幅度小于 20 mmHg。3 mg/kg 在给药后 5 min，10 mg/kg 剂量组在给药后 3～10 min 呼吸频率有所增加，与阴性组相比有显著性差异（$p<0.05$ 或 $p<0.01$）。

给药后未见异常心律波形，对心电的其他参数未见明显影响。

（三）结论

复脑素注射液 3～10 mg/kg 静脉滴注给药，可减慢麻醉杂种狗的心率，延长心电 QT 间期，但对校正后的 QTc 基本无影响，表明本品对 QT 间期的影响是由于心率改变所致；3～10 mg/kg 剂量在给药期间可短暂性降低血压，有剂量依赖性，并伴随呼吸频率轻微增加。给药后未见异常心律波形，对心电的其他参数未见明显影响。

二、复脑素注射液静脉注射对小鼠神经系统的影响

观察复脑素注射液静脉注射后对动物一般行为的影响。

(一) 试验方法

复脑素注射液抗大鼠局部性脑缺血实验的最低有效剂量为 2.5 mg/kg，中间有效剂量为 5 mg/kg，小鼠的一般药理试验剂量按药效中剂量的 1 倍、2 倍和 5 倍折算，这样小白鼠的剂量分别为低剂量组 10 mg/kg、中剂量组 20 mg/kg、高剂量组 50 mg/kg。

雄性昆明种小鼠，体重 19～21 g；动物饲养于正压净化层流通风动物房，室温(25±2)℃，自由进食与饮水。

样品静脉注射，体积为 0.4 mL/20 g，阳性对照为地西泮 5.0 mg/kg，体积也为 0.4 mL/20 g，阴性对照组静脉分别注射相同体积生理盐水和复脑素溶剂，观察时间为给药前，给药后 15 min、30 min、60 min 和 120 min。采用 Irwin 行为试验法和爬杆试验，观察药物对动物翻正反射、被动状态、肌颤、流涎、眼球震颤和爬杆能力的影响，并对动物翻正反射、被动状态、爬杆试验、肌颤、流涎和眼球震颤进行评分(表 4 - 2)，计算每组平均得分。

表 4 - 2 小鼠肌颤、流涎和眼球震颤评分

指标	程度	分值
肌颤	无	0
	轻度	4
	强烈	8
流涎	无	0
	少量	4
	多	8
眼球震颤	无	0
	轻度	4
	强烈	8
爬杆	爬下	0
	爬下一半后滑下	0.5
	滑下	1.0
	滑下一半后掉落	1.5
	不能爬杆、掉落	2.0
	翻正反射消失	3.0

(二) 试验结果

试验结果表明，复脑素注射液静脉注射 10～50 mg/kg 时对小鼠的神经系统没有影响，与空白对照组生理盐水和复脑素溶剂组对比没有差异。

（三）结论

复脑素注射液在 10～50 mg/kg 时对清醒小鼠的一般行为没有明显影响。

三、复脑素注射液对戊巴比妥钠阈下催眠作用

观察静脉注射复脑素注射液后对小鼠的阈下催眠作用。

（一）试验方法

实验动物：昆明种小鼠。剂量设置：复脑素注射液静脉注射剂量设置与已进行的对神经系统影响的试验一致。

经预试，5 只小鼠腹腔注射戊巴比妥钠 30 mg/kg 后，有 3 只翻正反射消失，腹腔注射 25 mg/kg 后无一例翻正反射消失，故选用戊巴比妥钠 25 mg/kg 作为阈下催眠剂量。

取雄性健康小鼠 60 只，分为 6 组，每组 10 只，依次为复脑素注射液 10 mg/kg、20 mg/kg 和 50 mg/kg 组；阴性对照生理盐水和复脑素溶剂组 20 mL/kg，阳性对照地西泮注射液 5 mg/kg 组，注射体积为 0.2 mL/10 g，给药途径为静脉注射，各组给药后 15 min 腹腔注射 戊巴比妥钠 25 mg/kg，观察、记录各剂量组在 30 min 内翻正反射消失在 1 min 以上的小鼠 个数，并根据各剂量组有效睡眠动物数，用卫生部新药统计程序中 Bliss 法计算出 ED_{50}（95%可信限）。

实验时间为下午 1 时至 4 时，室温为 $(25\pm1)℃$。

（二）试验结果

生理盐水和复脑素溶剂对照组和复脑素注射液 10～50 mg/kg 组各 10 只动物无一例 翻正反射消失，有效动物数为 0。

（三）结论

结果表明，本品与阈下剂量的戊巴比妥钠没有协同催眠作用。

四、复脑素注射液对小鼠自发活动的影响

（一）试验方法

动物品系：昆明种小鼠。剂量设置：复脑素注射液静脉注射剂量设置与已进行的对神经系统影响的试验一致。

取健康小鼠 60 只，分为 6 组，每组 10 只，分别是空白对照生理盐水（20 mL/kg）组（NS）、阴性对照复脑素溶剂组、阳性对照地西泮注射液（5.0 mg/kg）组以及受试样品低剂量（10 mg/kg）组、中剂量（20 mg/kg）组和高剂量（50 mg/kg）组。给药体积为 0.2 mL/10 g，静脉注射。实验室要求为暗光，实验过程中伴白噪声；每次实验后需将屎尿清除干

净。取 40 cm×40 cm×27 cm 的方形木箱,划分为 8 cm×8 cm 大小方格 25 格。给药前将小鼠放入箱中正中格,观察并记录 3 min 内小鼠在箱中方格间穿行的次数(三爪以上跨入邻格的次数)。3 min 后取出给药,给药后 0.25 h、0.5 h、1 h 和 2 h 再次重复以上实验。

(二)试验结果

结果见图 4 - 31。

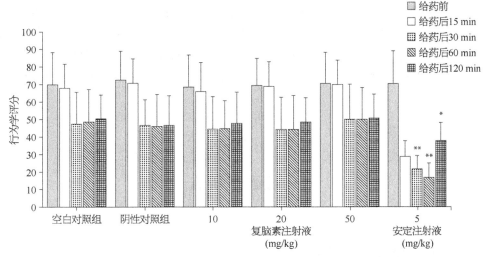

图 4 - 31 复脑素注射液对小鼠自发活动的影响($\overline{x} \pm$ SD, $n = 10$)

(与空白组比较,$^*p < 0.05$,$^{**}p < 0.01$)

试验结果表明,复脑素注射液对小鼠自发活动没有明显影响。

五、结论

试验结果显示,复脑素注射液 3～10 mg/kg 静脉滴注给药后可使麻醉狗心率减慢,其中 3 mg/kg 剂量组给药后 1 min、10～30 min 和 90 min 的心率变化值与对照组相应变化值比较有显著差异($p < 0.05$ 或 $p < 0.01$),10 mg/kg 剂量组给药后 3～30 min 及 90 min 的心率变化值与对照组相应变化值比较有显著差异($p < 0.05$ 或 $p < 0.01$)。复脑素注射液 3～10 mg/kg 静脉滴注给药后 QT 间期延长,其中 3 mg/kg 剂量组给药后 15 min 的 QT 间期变化值与对照组相应变化值比较有极显著差异($p < 0.01$),10 mg/kg 剂量组给药后 5～15 min 的 QT 间期变化值与对照组相应变化值比较有显著差异($p < 0.05$ 或 $p < 0.01$),但校正后的 QTc 没有出现显著差异,样品直接对心肌复极过程的影响微弱。复脑素注射液 1～10 mg/kg 剂量给药后血压(收缩压、舒张压、平均压)下降并有剂量依赖性,3 mg/kg 组的收缩压下降值在给药后 5～10 min 与对照组相应下降值比较有显著差异($p < 0.05$ 或 $p < 0.01$),给药后 5 min 时的舒张压和平均压下降值也明显大于对照组下降值($p < 0.05$ 或 $p < 0.01$);10 mg/kg 组的收缩压和舒张压下降值在给药后 3～10 min 与

对照组相应下降值比较有显著差异（$p < 0.05$ 或 $p < 0.01$），平均压下降值在药后 3～30 min 也明显大于对照组下降值（$p < 0.05$ 或 $p < 0.01$）。3 mg/kg 组在给药后 5 min，10 mg/kg 组在给药后 3～10 min 同时出现呼吸频率的显著性增加（$p < 0.05$ 或 $p < 0.01$）。

给药后未见异常心律波形，对心电的其他参数未见明显影响。

试验结果表明，复脑素注射液 3～10 mg/kg 静脉滴注给药，可减慢麻醉杂种狗的心率；3～10 mg/kg 剂量在给药期间可短暂性降低血压，有剂量依赖性，并伴随呼吸频率轻微增加。给药后未见异常心律波形，对心电的其他参数未见明显影响。在清醒小鼠上进行了一般行为和爬杆试验及自发活动影响研究，结果表明，复脑素注射液 10～50 mg/kg 静脉注射时，对动物的一般行为、运动协调和自发活动均无明显影响；同时本品在 10～50 mg/kg 静脉注射剂量范围内，与阈下剂量戊巴比妥钠合并使用，没有协同催眠作用。

第四节

一般毒理研究

一、复脑素注射液急性毒性试验

（一）复脑素注射液静脉注射对小鼠的急性毒性试验

1. 试验方法·给药途径：小鼠静脉注射。容量：25 mL/kg 体重。剂量：根据预试验结果，复脑素注射液毒性较低，拟测定静脉注射给药的一日最大耐受量（MTD），即以药物的最大浓度（30 mg/mL）按 ICR 小鼠能耐受的最大给药容量（25 mL/kg 体重）静脉注射给予复脑素注射液，一日内连续 3 次给药，每次间隔 4 h，则日最大给药剂量为 2 250 mg/kg 体重。

观察指标：观察给药后 14 日内小鼠的中毒及死亡情况，对死亡小鼠在 24 h 内尸检，进行肉眼和显微检查，未死亡小鼠于第 15 日称重后处死，解剖，肉眼及显微检查各脏器是否有病变。

2. 试验结果·给小鼠一次静脉注射 750 mg/kg 复脑素注射液后，小鼠马上出现静卧、蜷缩不动、精神不振、嗜睡、双眼紧闭现象，给药 15 min 后，全部小鼠两腮红肿，两耳血管明显扩张、充血，四爪变红、稍肿，尾部血管充血，颜色发紫，给药 1 h 后，全部小鼠逐渐恢复正常。3 次给药后，小鼠症状相同。在给药后 14 日内，小鼠未出现死亡，体重均有明显增加。给药后第 15 日，全部小鼠处死，解剖，肉眼检查各脏器，均未见明显病变，显微检查见肝细胞轻度浊肿变性。

3. 结论·对 ICR 小鼠静脉注射复脑素注射液，其一日 MTD > 2 250 mg/kg 体重，相当于大鼠药效学试验有效剂量的 450 倍。

（二）复脑素注射液肌内注射对小鼠的急性毒性试验

1. **试验方法**

给药途径：小鼠肌内注射。容量：10 mL/kg 体重。剂量：因莤花苷毒性较低，拟测定肌内注射给药的一日 MTD，即以药物的最大浓度（30 mg/mL），按 ICR 小鼠能耐受的最大给药容量（10 mL/kg 体重）肌内注射给予复脑素注射液，一日内连续给药 3 次，每次间隔 4 h，则日最大给药剂量为 900 mg/kg 体重。

观察指标：观察给药后 14 日内小鼠的中毒及死亡情况，对死亡小鼠在 24 h 内尸检，未死亡小鼠于给药后第 15 日称重后处死，解剖，检查各脏器是否有病变。

2. **试验结果**·给 ICR 小鼠一次肌内注射复脑素注射液后，未见动物异常，动物活动正常，反应灵敏，饮食、饮水正常，3 次给药后，小鼠症状相同；继续观察 2 周，小鼠未出现死亡，其一般行为活动未见任何异常，体重均有明显增加；给药后第 15 日，解剖未死亡小鼠，各脏器均未见明显异常。

3. **结论**·试验结果表明，给小鼠肌内注射复脑素注射液的一日 MTD>900 mg/kg 体重，相当于大鼠药效学试验有效剂量的 180 倍。

（三）复脑素注射液静脉注射对 Beagle 犬的急性毒性试验

1. **试验方法**·给药途径：静脉注射。药物浓度：分别为 4.0 mg/mL、6.0 mg/mL、9.0 mg/mL、13.3 mg/mL、20.0 mg/mL、30.0 mg/mL。给药剂量：静脉注射复脑素注射液，按最大药物浓度（30.0 mg/mL）、最大给药容积（15 mL/kg 体重）给药时，其最大给药剂量为 450.0 mg/kg 体重。本试验中选择给药剂量分别为 60 mg/kg、90 mg/kg、135 mg/kg、200 mg/kg、300 mg/kg、450 mg/kg，50% 等量递增。

观察指标：观察给药后 14 日内 Beagle 犬的中毒及死亡情况，并每周称重一次，实验前后测定瞳孔、呼吸频率、心电图、血常规、血生化及尿液等指标。于第 15 日称重后处死，解剖，检查各脏器是否有病变。

2. **试验结果**·实验前观察未见动物异常，测定各 Beagle 犬体温、心电图、尿液、血常规、血生化、瞳孔及呼吸频率等指标均正常。给各动物静脉注射不同剂量复脑素注射液后，较高剂量组（135 mg/kg、200 mg/kg、300 mg/kg、450 mg/kg 体重）动物立即出现四肢无力、精神萎靡、困倦、流涎、绿色小便、尿频尿急等症状，给药 1～2 h 后症状缓解，4～8 h 后毒性反应消失，但未见动物死亡。给药后继续观察 14 日，仅一只动物（300 mg/kg 体重）在给药后第 4 日出现一次抽搐症状，持续 10 min 后消失，其他动物饮食及一般行为活动正常，未见明显毒性反应。给药后第 14 日测定 Beagle 犬体温、心电图、尿液、血常规、血生化、瞳孔及呼吸频率等指标，均未见异常。静脉给予戊巴比妥钠麻醉，解剖，肉眼及显微镜检查各脏器，仅 450 mg/kg 剂量动物发生急性中毒性肝炎，未见其他毒理学相关病理改变。

3. **结论**·给 Beagle 犬分别静脉注射给予复脑素注射液 60 mg/kg、90 mg/kg、135 mg/kg、200 mg/kg、300 mg/kg、450 mg/kg 体重后，较高的 4 个剂量组动物出现四肢无力、困倦、流涎、尿频尿急等毒性反应，4～8 h 后毒性反应消失，低剂量动物未见明显毒性反应。给药后 14 日内,未引起动物死亡;给药后第 15 日,解剖动物,肉眼未见各脏器有明显毒性反应;病理学检查表明,450 mg/kg 剂量 Beagle 犬肝脏有弥漫性水样变性,伴多发性点状坏死。结果表明,对 Beagle 犬静脉注射复脑素注射液的 MTD>450 mg/kg 体重,相当于大鼠药效学试验有效剂量的 450 倍。复脑素注射液对 Beagle 犬的急性毒性主要表现为在大剂量时对肝脏的轻微损害。

二、复脑素注射液长期毒性试验

(一) Beagle 犬长期毒性试验

1. 试验方法

给药途径:静脉滴注。给药体积:12 mL/kg。滴注速度控制在 40~60 滴/min(2~3 mL/min)。

分组及剂量设置:按体重随机并参考血液学和心电图数据分为 4 组(表 4-3)。

表 4-3　Beagle 犬复脑素长期毒性试验分组及编号

分组				编　号			
低剂量组	1*	9*	10	11	12	14*	16	23
中剂量组	3	4*	13*	17*	20*	22	27	32
高剂量组	2	7	8*	15*	24*	29*	30	31
溶剂组	5	6*	18	19*	21	25*	26*	28

注:单号为雄性,双号为雌性。有 * 者为给药结束解剖。

本品大白鼠抗脑缺血的有效剂量为 2.5 mg/kg,大鼠长毒的实验剂量按药效有效剂量的 5 倍、15 倍和 50 倍设置,狗的长毒剂量分别为低剂量组:5 mg/kg(相当于大鼠有效剂量的 5 倍)。中剂量组:15 mg/kg(相当于大鼠有效剂量的 15 倍)。高剂量组:50 mg/kg 组(相当于大鼠有效剂量的 50 倍)。溶剂组:溶剂按照高剂量组的比例加入生理盐水稀释。

2. 实验周期·本品临床使用周期初步定为 2 周,故长期毒性实验周期确定为 3 个月。每周给药 6 日,休息 1 日。给药结束每组解剖 1/2 动物,剩余 1/2 动物观察 4 周后解剖。

3. 观察指标

(1) 一般表现:每日观察动物外观体征、行为活动、精神状态、腺体分泌、饮食饮水、恶心呕吐、粪便性状、尿液排泄、给药局部反应,每周测量一次体重、体温。

(2) 血液学检查:于给药前检测二次、给药中期(第 7 周)、给药结束(第 13 周)和停药观察期结束时(停药 4 周后)进行血常规检查,检查指标包括:红细胞(RBC)、白细胞(WBC)、血红蛋白(Hb)、红细胞容积(HCT)、平均红细胞容积(MCV)、平均红细胞血红蛋白(MCH)、平均红细胞血红蛋白浓度(MCHC)、网织红细胞(Ret)、血小板(PLT)、白细胞分类(五分类)、凝血时间(CT)。

（3）血液生化学检查：测定丙氨酸转氨酶（ALT）、天冬氨酸转氨酶（AST）、碱性磷酸酶（ALP）、γ-谷氨酰转移酶（γ-GT）、肌酸激酶（CK）、尿素氮（BUN）、肌酐（CRE）、总蛋白（TP）、白蛋白（ALB）、血糖（GLU）、总胆红素（T-BiL）、总胆固醇（T-CHO）、甘油三酯（TG）、K^+、Na^+、Cl^-。检查时间同血液学指标。

（4）心电图检查：测定 II 导联心电图检查心率，P-R、QRS 和 QT 间期，ST 段，P、R、T 波幅度，并观察心电图波形。检查时间同血常规。

（5）眼科检查：于动物解剖日麻醉后以检眼镜检查。

（6）尿常规检查：测定白细胞、红细胞、亚硝酸盐、pH、蛋白质、葡萄糖、酮体、尿胆原、尿胆红素。于动物解剖日在膀胱内采集尿样检测。

（7）系统尸解：在给药结束（3 个月）末次给药后 24 h，停药观察期 4 周结束后 24 h，以 3% 戊巴比妥钠麻醉放血处死动物（各 1/2 动物，雌雄各半），全面检查动物全身脏器。

（8）脏器系数：心脏、肝脏、脾脏、肺脏、肾脏、肾上腺、甲状腺、睾丸（或卵巢）、附睾（或子宫）、胸腺和脑。

（9）组织学检查：内容包括脑（大脑、小脑、脑干）、脊髓（颈、胸、腰段）、垂体、胸腺、甲状腺、甲状旁腺、食管、唾液腺、胃、小肠和大肠、肝脏、胰腺、肾脏、肾上腺、脾脏、心脏、气管、肺脏、主动脉、睾丸、附睾、子宫、卵巢、乳腺（雌性）、前列腺、膀胱、坐骨神经、给药局部、视神经、淋巴结（包括给药局部淋巴结、肠系膜淋巴结）、胸骨骨髓涂片。10% 福尔马林固定，常规脱水，包埋，切片，HE 染色，光镜观察。

（10）毒代动力学研究采血：在给药第 42、63、89 日采血供毒代动力学试验。以前一次给药后 24 h 作为给药前，分别在给药前、给药后 10 min、20 min、30 min、1 h、2 h、4 h、8 h、12 h 和 24 h 采血。每次采血 1 mL，放入肝管中，4℃ 3 000 rpm 离心 10 min，分离血浆后 -80℃ 冷冻保存至测定。每组只采 4 只动物，前后保持一致。

4. 统计方法・各项定量指标采用均数两组间 t-检验。

5. 实验结果

（1）一般表现：给药期间无动物死亡，主要异常表现如下。

1）腺体分泌、流涎：受试样品 3 个组的动物在给药后大部分出现鼻尖湿润和舔舌现象，约 1/2 的动物流涎，个别动物出现大量流涎。此现象从给药开始立即出现，约 15 min 后逐渐减轻至消失，给药 4 周后基本不再出现。此现象似乎与给药剂量无关。溶剂组未发生同样情况。

2）呕吐：给药过程中出现与剂量相关的呕吐反应，给药速度较快也容易引起呕吐。给药中记录到溶剂组有 2 只动物发生 2 次呕吐；低剂量组有 2 只动物发生 2 次呕吐；中剂量组有 6 只动物发生 16 次呕吐；高剂量组有 7 只动物发生 21 次呕吐。

3）活动减少：从第 11 周开始观察到所有高剂量组动物在给药 30 min 后活动减少，喜静卧。约 2 h 后恢复正常。

（2）体重体温变化：给药后可见低、中、高剂量组与溶剂组体重增长均匀，各组间比较均未出现显著性差异。体温各组间亦无显著性差异。

（3）摄食量变化：高、中、低剂量组动物与溶剂组动物摄食量无差异。

（4）血液学检查：实验前两次血液学检查各项指标给药组与溶剂组相比只有白细胞

分类中个别指标有显著性差异，但均在正常范围内。

给药中期（第7周）所有指标均无显著性差异。

给药结束可见高剂量组Hb及中、高剂量组的PLT明显高于溶剂组；低剂量组CT显著大于溶剂组。通过前后比较，PLT的差异可能是由于溶剂组的测定值偏低引起的。CT变化无剂量关系，应与药物毒性无关。高剂量组Hb升高同时，RBC和HCT也有升高，可能与药物有关。

恢复观察期结束可见高剂量组MCV显著高于溶剂组；三个给药组的MCHC均低于溶剂组，MONO％均高于溶剂组；中剂量组PLT高于溶剂组。但以上变化结果均在正常范围内，且绝对数值差异较小，与药物毒性无关。

（5）血液生化学检查：实验前两次给药组的血液生化学各项指标的检查结果与溶剂组相比只有个别指标有显著性差异，但均在正常范围内。

给药中期（第7周）血液生化学检测显示高剂量组ALT显著高于溶剂组，但通过前后比较可见是因为溶剂组数据偏低所致，与药物毒性无关。其他还显示血糖降低及血钾升高，虽然中、高剂量组与溶剂组比较有显著性意义，但都在正常范围以内，而且绝对数值差异较小。结合给药末（第13周）的数据，可以认为与药物毒性无关。

给药末（第13周）仅个别数据与溶剂组有显著性差异，但无剂量关系，故与药物毒性无关。

恢复期末所有指标均无显著性差异。

（6）眼科检查：眼科检查未见异常。

（7）心电图检查：实验前两次、给药中期、给药结束及恢复期心电图检查结果显示，仅在给药中期高剂量组的T波幅度较溶剂组低，检查数据是因为其中3只犬T波倒置引起的，为动物的自发性变化，无实际临床病理意义。

（8）尿常规检查：给药结束及恢复期各项尿常规检查结果表明，给药组的各项指标与溶剂组动物之间基本相同。

（9）系统尸解：给药3个月末及停药4周末作系统尸解，肉眼观察发现各组动物脏器形态、色泽等基本正常，主要脏器未见与药物有关的明显改变。

（10）脏器重量及其系数：给药3个月末，脏器重量和系数检查可见高剂量组动物的脑、心、肝、肾、肾上腺、脾、肺都较溶剂组显著的降低；中剂量组只有脾脏系数较低，与溶剂组比较有显著性差异。该变化与给药有关，但病理组织学检查未发现明显异常。

恢复期末仅低剂量组的心脏和肾上腺系数较溶剂组有所上升，但无量效关系，应与药物无关。其他各剂量组，各脏器重及系数与阴性组相比均恢复正常，表明给药引起的脏器系数降低是可逆的。

（11）组织学检查

1）给药末

溶剂组：共计4只，雄雌各半（6＃、19＃、25＃、26＃）。3/4（6＃、19＃、25＃）局灶性心、肝、肺瘀血（＋），系动物临终期表现，无病理组织学意义，其余全部组织未见病理学改变。

低剂量组：共4只，雄雌各半（1＃、9＃、14＃、16＃）。1/4（16＃）见肝、肾单个小囊肿,系动物自发性病理改变,无毒性病理学意义。其余脏器组织无病理学改变。

中剂量组:共 4 只,雄雌各半(4♯、13♯、17♯、20♯)。3/4(4♯、13♯、17♯)见局灶性心、肝、肺瘀血,系动物临终期改变,其余组织未见出血或炎性反应毒性病理学改变。

高剂量组:共计 4 只,雄雌各半(8♯、15♯、24♯、29♯)。肺、肾、脾、肝有轻度局灶性瘀血系动物临终期表现。8♯肾局灶性慢性炎细胞浸润系动物自然性疾病,无毒性病理学意义。心、肺、脑、肝、肾实质性细胞均未发现较重的多种细胞变性(浊肿变、脂肪变、水样变)和片状凝固性坏死(肝、心肌)或液化坏死(脑)及其继发慢性炎细胞浸润及轻度成纤维细胞增生性改变;肾小球未见萎缩或数目减少,均提示染毒物对靶动物血管和组织主细胞无明显毒性作用。淋巴结生发中心、胸小体、脾小体组织结构均未见异常,提示染毒后对免疫系统无明显抑制作用。其他脏器无明显病理组织学改变。

2)观察期结束

溶剂组:共计 4 只,雄雌各半(5♯、18♯、21♯、28♯)。4/4(5♯、18♯、21♯、28♯)肺、肝、肾瘀血(＋),系动物临终期表现。全部组织未发现明显组织学病理改变。

低剂量组:共 4 只,雄雌各半(10♯、11♯、12♯、13♯)。2/4(10♯、11♯)局灶性肺瘀血系动物临终期表。睾丸组织 2/4(11♯、23♯)组织结构模糊系组织因固定原因引起组织细胞自溶。其全组织均未发现病理变化。

中剂量组:共 4 只,雄雌各半(3♯、22♯、27♯、32♯)。3/4(3♯、27♯、32♯)肺肝肾轻度瘀血(＋)系动物临终期表现。其余组织未见明显病理组织学改变。

高剂量组:共计 4 只,雄雌各半(2♯、7♯、30♯、31♯)。肺、肾、脾、肝有轻度局灶性瘀血系动物临终期表现。31♯肾局灶慢性炎细胞浸润多半系动物自然性疾病,无毒性病理学意义。31♯睾丸组织结构模糊不清,系组织固定不佳,引起的细胞自溶。心、肺、脑、肝、肾实质性细胞均未发现较重的多种细胞变性(浊肿变、脂肪变、水样变)和片状凝固性坏死(肝、心肌)或液化坏死(脑)及其继发慢性炎细胞浸润及轻度成纤维细胞增生性改变;肾小球未见萎缩或数目减少,均提示染毒物对靶动物血管和组织主细胞无明显毒性作用。淋巴结生发中心、胸小体、脾小体组织结构均未见异常,提示染毒后对免疫系统无明显抑制作用。其他脏器无明显病理组织学改变。

本组实验动物狗给药 3 个月和恢复末期不同剂量 30 余种脏器组织切片结果表明复脑素注射液对实验动物主要脏器未造成器质损害,经病理组织学观察证明该药物无明显毒副作用。

(12)骨髓检查

1)粒细胞系统:有核细胞增生活跃,各阶段细胞形态比例大致正常,未见核固缩。

2)红细胞系统:有核细胞增生活跃,各阶段细胞形态比例大致正常。

3)其他系统:各阶段细胞形态大致正常,未见病理性细胞。

6. 讨论·本实验采用狗,每组 8 只,雄雌各半,分为每日 5 mg/kg、15 mg/kg、50 mg/kg 给药组和溶剂组连续静脉滴注 3 个月。

Beagle 犬静脉滴注复脑素注射液给药 3 个月长期毒性实验结果表明,对动物的体重体温和摄食量没有明显影响。所有剂量在给药前 4 周可引起动物短时流涎,中、高剂量组可引起动物呕吐,高剂量在给药 11 周后动物有短时间的活动减少。在血液学、血液生化学、心电图和尿液检查中未发现明显与药物相关的变化。系统尸检发现高剂量组动物的心、肝、脾、肺、肾、脑和肾上腺的脏器重量和系数都较溶剂组降低,中剂量组只有脾脏系数较低,与溶剂组比较有显著性差异。病理组织学检查未发现与药物相关的病理变化。

恢复期4周的体重、体温、摄食量、腺体分泌、自发活动、血液学、血清生化学、心电图、尿常规、系统尸检、脏器系数及病理组织学等检查也均未见与药物有关的明显毒性反应。

7. 结论·狗静脉滴注复脑素注射液连续3个月,其无毒性剂量为15 mg/kg/d(相当于大鼠有效剂量的15倍)。

(二) 大鼠长期毒性实验

1. 试验方法

(1) 给药

给药途径:临床给药途径为静脉滴注,本实验采用腹腔注射。

给药体积:5 mL/kg。

分组及剂量:按体重随机分为4组:低剂量组12.5 mg/kg,中剂量组37.5 mg/kg,高剂量组125 mg/kg,溶剂组5 mL/kg(溶剂按照高剂量组的比例加入生理盐水稀释)。

(2) 剂量设置:该样品在大鼠药效学研究时有效剂量为2.5 mg/kg、5 mg/kg、10 mg/kg,以2.5 mg/kg为有效剂量,长毒剂量为有效剂量的5倍、15倍、50倍。

(3) 实验周期:本品临床给药周期为静脉滴注2周,故长期毒性实验给药周期确定为腹腔注射3个月,每周给药6日。给药结束后解剖1/2动物。其余动物停止给药,观察2周后解剖。

(4) 观察指标

1) 一般表现:每日观察动物外观体征、行为活动、精神状态、腺体分泌、饮食饮水、粪便性状、尿液排泌、给药局部反应,每周称一次体重并记录进食量。

2) 血液学指标检查:给药结束(3个月)和停药观察期结束时(停药2周后)进行血常规检查,检查指标包括:红细胞(RBC)、白细胞(WBC)、血红蛋白(Hb)、红细胞容积(HCT)、平均红细胞容积(MCV)、平均红细胞血红蛋白(MCH)、平均红细胞血红蛋白浓度(MCHC)、网织红细胞(Ret)、血小板(PLT)、白细胞分类(五分类)、凝血时间(CT)。

3) 血液生化学指标检查:测定丙氨酸转氨酶(ALT)、天冬氨酸转氨酶(AST)、碱性磷酸酶(ALP)、肌酸激酶(CK)、尿素氮(BUN)、肌酐(CRE)、总蛋白(TP)、白蛋白(ALB)、血糖(GLU)、总胆红素(T-BiL)、总胆固醇(T-CHO)、甘油三酯(TG)、K^+、Na^+、Cl^-。检查时间同血液学指标。

4) 系统尸解:在给药末(3个月后)24 h,停药观察期2周结束后24 h,以3%戊巴比妥钠麻醉放血处死动物(给药末1/2动物,观察期结束后1/2动物,雌雄各半),全面检查动物全身脏器。

5) 脏器系数:包括心、肝、脾、肺、肾、肾上腺、睾丸、附睾、卵巢、子宫、胸腺和脑。

6) 组织学检查:内容包括脑(大脑、小脑、脑干)、脊髓(颈、胸、腰3段)、垂体、胸腺、甲状腺、甲状旁腺、食管、唾液腺、胃、小肠和大肠、肝脏、胰腺、肾脏、肾上腺、脾脏、心脏、气管、肺脏、主动脉、睾丸(连附睾)、子宫、卵巢、乳腺(雌性)、前列腺、膀胱、坐骨神经、骨髓、视神经、淋巴结、给药局部。10％福尔马林固定,常规脱水,包埋,切片,HE染色,光镜观察。

（5）统计方法：各项定量指标采用均数两组间 t-检验。

2. 试验结果

（1）一般表现：未发现因药物引起的明显毒性反应及死亡。

（2）体重变化：给药后可见各剂量组与溶剂组体重均稳定增长。雄性大鼠除高剂量组第13周体重较溶剂对照组有所减轻外,其余各剂量组、各时间点体重与阴性组相比均无显著性变化；雌性大鼠只有高剂量组6周、8周、9周、10周体重较溶剂对照组有所减轻,其余各剂量组、各时间点体重与溶剂组相比也均无显著性变化。

（3）摄食量变化：给药后雄性大鼠中、高剂量组在第11、13周摄食量显著性低于溶剂组,雌性大鼠仅中剂量组在第6周的摄食量低于溶剂组。其余各剂量组、各时间点与溶剂组相比均无显著性变化。

（4）血液学检查：血液学检查仅给药后中剂量组单核细胞比例（MONO）偏低,但在正常范围内,且变化无剂量关系,无毒理学意义。其他血液学指标均正常。

（5）血液生化学检查：给药末检查可见 AST 呈剂量依赖性升高,高剂量与溶剂组相比有显著性差异,其他指标变化无毒理学意义。而恢复期的 AST 恢复正常,其他各项生化指标也均在正常范围内。

（6）系统尸解：给药结束（第3个月）作系统尸解,肉眼观察发现各组动物脏器形态、色泽等基本正常,未见明显与药物有关的改变。

（7）脏器重量及其系数：给药结束（第3个月）各组动物的脏器重量及系数均基本接近,但肝脏和肾脏系数高剂量组与溶剂组相比显著性升高。恢复期高剂量组的肝、肾和脾系数仍明显高于阴性对照组；低、中剂量组的脏器系数与阴性组相比均无显著性差异。

（8）组织学检查

1）给药末

溶剂组：共计10只,雄雌各半（1♯～10♯）。所有动物肺组织局灶瘀血（±～＋）系动物临终期表现,无病理学意义。3/10（3♯、6♯、7♯）,灶性肺泡出血系动物宰杀挣扎所致,无病理学意义。10♯肾间质慢性炎症反应,系自然性疾病。

低剂量组：共10只,雄雌各半（11♯～20♯）肺组织均有不同程度局灶性瘀血（±～＋）系动物临终期表现,16♯灶性肺出血,无病理组织学意义。其余组织均未发现病理学改变。

中剂量组：共10只,雄雌各半（21♯～30♯）肺、肝、肾均有不同程度局灶性瘀血（±～＋）,系动物临终期表现,无病理组织学意义。21♯、30♯见肺泡灶性出血（±～＋）系动物处死挣扎吸入,无病理组织学意义。

高剂量组：共计10只,雄雌各半（31♯～40♯）。病理组织观察主要心、肝、肾均未发现比较重度浊肿变性,水样变性,以及大脑组织液化性坏死,肝和心肌凝固坏死及其继发慢性炎性反应,均提示染毒（受试药物）后未产生血管和主细胞损伤病变；淋巴结生发中心、脾小体、胸小体形态正常,提示染毒后对免疫系统无抑制作用。

2）观察期结束

空白组：共计10只,雄雌各半（41♯～50♯）肺、肝、肾均有不同程度局灶性瘀血

（±～＋），系动物临终期表现，无病理组织学意义。41♯灶性肺泡出血系动物宰杀挣扎所致，无病理学意义。

低剂量组：共 10 只，雄雌各半（51♯～60♯）肺组织均有不同程度局灶性瘀血（±～＋），其余组织均未发现病理学改变。11♯、15♯见睾丸组织结构模糊不清，系固定原因产生细胞自溶。

中剂量组：共 10 只，雄雌各半（61♯～70♯）肺、肝、肾均有不同程度局灶性瘀血（±～＋），系动物临终期表现，无病理组织学意义。61♯见肾内单个灶性（＋）间质慢性炎细胞浸润，无毒性病理学意义。

高剂量组：共计 10 只，雄雌各半（71♯～80♯）。病理组织观察主要心、肝、肾均未发现比较重度浊肿变性，水样变性，以及大脑组织液化性坏死，肝和心肌凝固坏死及其继发慢性炎性反应，均提示染毒（受试药物）后未产生血管和主细胞损伤病变；淋巴结生发中心，脾小体、胸小体形态正常，提示染毒后对免疫系统无抑制作用。

本组实验动物大鼠给药末和恢复末期不同剂量 30 余种脏器组织切片结果表明复脑素注射液对实验动物主要脏器未造成器质损害，经病理组织学观察证明该药物无明显毒副作用。

（9）骨髓检查

1）粒细胞系统：有核细胞增生活跃，各阶段细胞形态比例大致正常，未见核固缩。

2）红细胞系统：有核细胞增生活跃，各阶段细胞形态比例大致正常。

3）其他系统：各阶段细胞形态大致正常，未见病理性细胞。

3. 讨论·大鼠腹腔注射复脑素注射液给药 3 个月长期毒性实验结果表明，对动物的一般状况（外观体征、行为活动、粪便性状、饮食饮水、腺体分泌、体重等）、血液学无明显影响。血液生化学检查可见给药末 AST 随剂量关系上升，高剂量组与阴性对照组相比有显著性差异。系统尸检可见高剂量组的肝脏、肾脏系数有所上升，与溶剂组相比有显著性差异。组织病理学等检查未见与药物有关的明显毒性反应。停药 2 周后的其他各项检查均未见与药物相关的明显毒性反应。

4. 结论·大鼠连续腹腔注射复脑素注射液给药 3 个月，其无影响剂量为每日 37.5 mg/kg（相当于大鼠药效学试验有效剂量的 15 倍）。

第五节

特殊毒理研究

一、复脑素注射液微生物回复突变试验

（一）试验方法

1. 受试药物·复脑素注射液（批号：031110），标示量：30 mg/mL。

2. 对照品

(1) 阳性对照：

1) 不加 S9 Mixture：TA97、TA98 敌克松（50 g/皿），TA100、TA102 MMS（1 L/皿）；TA1535 4-硝基喹啉-N-氧化物（0.5 g/皿）。

2) 加 S9 Mixture：TA97、TA98、TA100 2-AF（10 g/皿）；TA102 1,8-二羟基蒽（50 g/皿）；TA1535 环磷酰胺（50 g/皿）。

(2) 空白对照：双蒸水 0.1 mL/皿。

(3) 溶剂对照：溶剂 0.1 mL/皿。

3. 测试菌株 · 菌株名称、株数：采用组氨酸缺陷型鼠伤寒沙门菌（*Salmonella. typhimurium*）TA97、TA98、TA100、TA102 及 TA1535 菌株。来源、保存：由美国加利福尼亚大学 Ames 实验室提供，贮存于液氮中。

菌株鉴定如下。

(1) R 因子鉴定：用无菌棉拭子沾各菌株培养液少许，平行划线接种于氨苄青霉素平板上，于 37℃ 培养 24 h。结果：在各菌株的划线处均有菌落生长，表明有 R 因子存在。

(2) 自发回变数鉴定：将 0.1 mL 各菌株培养液加入 2 mL（45℃）含组氨酸/生物素的顶层琼脂中，充分混匀后，倒入低限葡萄糖平板上，于 37℃ 培养 48 h，作菌落计数。结果：在不加入 S9 Mixture 的低限葡萄糖平板上，自发回变菌落数分别为：TA97：98.33±10.53；TA98：28.00±7.00；TA100：93.33±10.79；TA102：215.67±42.78；TA1535：36.00±10.44。

(3) 致突性鉴定：用作阳性对照的标准致突变物，对各菌株作平板掺入试验，以鉴定菌株的致突变性，不加 S9 Mixture。结果：TA97：1836.33±610.10；TA98：1766.33±521.50；TA100：1501.67±385.96；TA102：1228.33±120.53；TA1535：193.67±20.21。

上述鉴定结果表明，本试验所用的各种菌株均符合实验要求。

4. 剂量选择和理由 · 设 5 000 g/皿、500 g/皿、50 g/皿、5 g/皿、0.5 g/皿、0.05 g/皿、0.005 g/皿共 7 个剂量组。通常设 5 个剂量组。本试验由于复脑素注射液为水溶液，故以其最大溶解度为 30 mg/mL，故其剂量设计为 3 000 g/皿、300 g/皿、30 g/皿、3 g/皿、0.3 g/皿（每皿加受试物 0.1 mL）。

5. 代谢活化剂、来源、储存 · 代谢活化剂购自复旦大学公共卫生学院环境卫生学教研室；经包括蛋白质含量测定，酶活化性 P450 测定，致突变性测定，细菌培养的质量鉴定符合要求。冻存于 -80℃ 冰箱或液氮中。

6. 方法 · 根据新药（西药）临床前研究指导原则的要求，采用标准平板掺入法，在加和不加代谢活化系统（S9 Mixture）条件下进行，样品的各种剂量设 3 个平行平皿，取其均值及标准差（$\bar{x} \pm SD$）。

（二）结果

Ames 试验结果的评价，是以比较各剂量的回变菌落数为基础，如大于相当于阴性对照的 2 倍，并在一定的剂量范围内存在着剂量反应关系，而又有重现性，则判为阳性。

本实验中各受试物剂量和对照组的回变菌落数见表 4-4。结果显示，受试物在受试剂量下，在加或不加代谢活化剂（S9 Mixture）条件下均与自发回变数相近，可判定为阴性结果。

表4-4 复脑素注射液对 TA97、TA98、TA100、TA102 及 TA1535 的回变菌落数(x̄±SD)

剂量组(μg/皿)	TA97a(个/皿)		TA98(个/皿)		TA100(个/皿)	
	-S9 Mixture	+S9 Mixture	-S9 Mixture	+S9 Mixture	-S9 Mixture	+S9 Mixture
3 000	87.00±4.36	94.33±10.41	33.33±3.06	33.33±4.93	174.67±24.01	144.67±21.56
300	103.00±25.24	114.33±9.45	34.00±7.21	40.67±7.51	142.00±35.16	140.33±12.50
30	97.67±14.05	103.66±21.46	39.00±3.61	40.00±2.65	146.67±21.08	137.67±4.73
3	93.33±10.06	90.67±15.37	34.33±10.12	38.00±6.24	132.00±11.36	136.00±8.00
0.3	81.33±12.34	89.33±7.37	34.33±3.06	43.33±8.50	159.67±4.73	152.33±24.91
空白对照	88.00±4.36	94.33±3.21	34.00±3.61	38.00±3.00	136.33±18.82	135.00±4.00
溶剂对照	81.33±24.03	94.00±7.00	34.67±8.62	33.33±4.16	148.66±37.54	177.33±30.24
阳性对照	1999.67±180.40	2244.67±125.79	1952.33±327.78	1813.00±18.03	1164.33±159.08	1141.67±426.18

剂量组(μg/皿)	TA102(个/皿)		TA1535(个/皿)	
	-S9 Mixture	+S9 Mixture	-S9 Mixture	+S9 Mixture
3 000	261.00±24.27	240.33±18.15	27.33±2.08	28.33±5.69
300	249.00±33.15	253.33±40.27	33.67±23.46	28.00±7.81
30	274.00±21.38	266.33±31.34	31.33±6.66	26.67±5.13
3	258.67±10.12	271.67±9.71	27.00±4.36	24.33±3.79
0.3	284.00±40.06	240.67±19.76	39.00±1.00.	27.67±9.07
空白对照	238.67±9.71	245.33±31.23	31.00±9.54	35.33±1.53
溶剂对照	266.00±19.31	277.67±25.70	31.33±6.66	33.33±4.51
阳性对照	1196.67±54.37	1353.67±107.82	216.67±64.39	233.00±10.04

（三）结论

本实验条件下,采用标准平板掺入法,复脑素注射液在加和不加 S9 Mixture 条件下对组氨酸缺陷型鼠伤寒沙门菌无致突变性。

二、复脑素注射液的染色体畸变试验

（一）实验设计方案

1. 试验目的・测定受试物复脑素注射液有无染色体畸变作用,以评价该受试物有无遗传毒性。

2. 受试药物・复脑素注射液(批号:031110),标示量:30 mg/mL。

3. 方法及原理・采用中国仓鼠肺(CLO)细胞体外培养的方法进行染色体畸变分析。中国仓鼠肺(CLO)细胞在有和没有代谢活化系统的条件下,与受试物接触一定时间后,用秋水仙素处理,使细胞的有丝分裂停止在中期相,以增加处于中期相的细胞数。然后收集细胞,经低渗、固定、涂片和染色后,在显微镜下观察染色体数量和结构的改变,检测受试物的诱变性。试验方法按第二军医大学实验室编写的《特殊毒理学试验标准操作程序》进行。

4. 剂量分组・首先预试测定受试物的 IC_{50},根据 IC_{50} 确定给药剂量,正式试验设 3 个剂量组,另设阴性对照组、阳性对照组。阳性对照物在加 S9 Mixture 时用环磷酰胺(40 g/mL),不加 S9 Mixture 时用丝裂霉素(0.5 g/mL),每个剂量设 2 个平行样品。

5. 结果判定・采用盲片法在光镜下(100)观察染色体畸变现象,选择数目完整、分散良好、收缩适中的染色体进行计数,每个剂量观察 100 个中期分裂相并记录于专门表格上。按我国新药毒理技术要求规范规定,下列标准为试验结果的判定依据:

结果评定	记 作	畸变率界限(%)
阴性	(−)	<5
可疑	(+/−)	>5
阳性	(+)	>10
阳性	(++)	>20
阳性	(+++)	>50

（二）复脑素注射液哺乳动物培养细胞染色体畸变试验

1. 受试药物・名称:复脑素注射液。批号:031110。性状:棕红色澄明液体。标示量:30 mg/mL。提供单位:第二军医大学药学院。溶剂:由第二军医大学药学院提供。

2. 对照品・阳性对照:丝裂霉素 C 0.5 g/mL,环磷酰胺 40 g/mL。阴性对照:由第二军医大学药学院提供。

3. 细胞·名称：中国仓鼠卵巢(CHO)细胞。来源：中国科学院上海细胞研究所。

4. 剂量·由于该受试物有轻微的促进细胞增殖作用，故其 IC_{50} 无法求出。正式实验时以其最大溶解剂量为高剂量，分为 3 个剂量组、溶剂对照组及阳性对照组，剂量组分别为高剂量组 300 $\mu g/mL$、中剂量组 150 $\mu g/mL$、低剂量组 75 $\mu g/mL$。

5. 代谢活化剂·大鼠肝微粒体酶(S9 Mixture)购自复旦大学公共卫生学院环境卫生学教研室，置液氮中保存。

S9 Mixture(5.00 mL) 的组成：S9 Mixture 1.50 mL，HEPES 4.76 mg，$MgCl_2 \cdot 6H_2O$ 5.00 mg，KCl 12.30 mg，G-6-P 7.60 mg，NADP(70%)21.00 mg，双蒸水 3.50 mL。

6. 药物作用时间·不加 S9 Mixture 处理组：分别为 24 h 和 48 h。加 S9 Mixture 处理组：6 h。

7. 标本制作时间·收获细胞前 4 h，加入秋水仙素(最终浓度 0.2 g/mL)，培养结束后各组细胞经胰酶消化、吹打，收集于 10 mL 离心管中，1 500 rpm 离心 15 min，弃去上清液，加入 0.75% KCl 溶液 8 mL 低渗处理 30 min，再经固定、离心、制片和染色，每个标本制片 2～3 张。

8. 标本的观察与结果判定·选择染色体分散良好、数目完整的中期分裂相细胞染色体作为观察对象，采用盲法读片，每组观察 100 个，计数染色体或染色单体的断裂、缺失及其他类型结构异常的数目，计算畸变率。染色体畸变细胞的发生率小于 5% 者为阴性，在 5% 与 10% 之间者为可疑阳性，大于 10% 者判为阳性。

9. 结果·复脑素注射液对体外培养 CHO 细胞的染色体畸变试结果见表 4-5、表 4-6。

表 4-5　复脑素注射液对体外培养 CHO 细胞的染色体畸变试验结果(给药 24 h)

组别		观察细胞数(个)	各类染色体畸变数(含染色单体)								畸变细胞数(个)	畸变率(%)
			断裂	断片	交换	三辐体	四辐体	单体缺失	环状	其他		
溶剂对照组	−S9 Mixture	100	0	0	0	0	0	0	0	0	0	0
	+S9 Mixture	100	0	0	0	1	0	0	0	0	1	1
1640 对照组	−S9 Mixture	100	0	0	0	0	0	0	0	0	0	0
	+S9 Mixture	100	0	0	0	0	0	0	1	0	1	1
阳性对照组	−S9 Mixture	100	9	0	0	3	2	0	0	10	25**	25*
	+S9 Mixture	100	3	0	0	3	2	0	0	19	27**	27*
75 $\mu g/mL$ 组	−S9 Mixture	100	0	0	0	0	0	0	0	0	0	0
	+S9 Mixture	100	0	0	0	0	0	0	0	1	1	1
150 $\mu g/mL$ 组	−S9 Mixture	100	0	0	0	0	0	0	0	0	0	0
	+S9 Mixture	100	0	0	0	0	0	0	0	0	0	0
300 $\mu g/mL$ 组	−S9 Mixture	100	0	0	0	0	0	0	0	1	1	1
	+S9 Mixture	100	0	0	0	0	0	0	0	0	0	0

注：阳性对照组：+S9 Mixture 用环磷酰胺 40 $\mu g/mL$，−S9 Mixture 用丝裂霉素 C 0.5 $\mu g/mL$；与阴性对照组比较，* $p < 0.05$。

表 4-6　复脑素注射液对体外培养 CHO 细胞的染色体畸变试验结果(作用 48 h)

组别		观察细胞数(个)	各类染色体畸变数								畸变细胞数(个)	畸变率(%)
			断裂	缺失	交换	三辐体	四辐体	单体缺失	环状	其他		
溶剂对照组	−S9 Mixture	100	0	0	0	0	0	0	1	0	1	1
阳性对照组	−S9 Mixture	100	8	0	0	2	1	0	0	13	24*	24*
75 μg/mL 组	−S9 Mixture	100	0	0	0	0	0	0	1	0	1	1
150 μg/mL 组	−S9 Mixture	100	0	0	0	1	0	0	0	1	1	1
300 μg/mL 组	−S9 Mixture	100	0	0	0	0	0	0	0	2	2	2

注：阳性对照组用丝裂霉素 C 0.5 μg/mL；与阴性对照组比较，* $p < 0.05$。

10. 分析评价・本实验结果显示阳性对照组能够诱发受试细胞染色体的畸变率明显增高，与阴性对照组相比有统计学差异；受试物复脑素注射液对中国仓鼠卵巢(CHO)细胞，在 300 μg/mL、150 μg/mL 和 75 μg/mL 剂量组，在加和不加 S9 Mixture 代谢活化剂的试验系统中于 24 h 和 48 h 诱发的细胞染色体畸变率均小于 5%，呈阴性结果。

11. 结论・复脑素注射液对哺乳动物培养细胞的染色体无致畸变作用。

三、啮齿类动物微核试验

(一) 试验方法

1. 受试物・名称：复脑素注射液。批号：031110。溶剂：不含复脑素的空白溶剂。对照品：阳性对照采用环磷酰胺，阴性对照采用溶剂对照。

2. 实验动物・选用性成熟 NIH 小鼠共 50 只，每组 10 只，雌雄各半，体重分别为雌性 (22.12±1.48) g，雄性(22.61±1.35) g。由上海市西普尔-必凯实验动物有限公司提供，合格证号：001750。

3. 剂量・本试验设 75 mg/kg、150 mg/kg 和 300 mg/kg 共 3 个剂量组。对照组：阴性用溶剂对照，阳性用环磷酰胺 40 mg/kg 体重。

4. 给药途径・受试物和阴性对照物尾静脉注射一次给予，给药容量为 0.1 mL/10 g 体重；阳性对照物经腹腔注射一次给药，给药容量为 0.1 mL/10 g 体重。

5. 骨髓采样时间・经预试验受试物诱发的微核率于 24 h 微核的发生率低，无显著性差异，48 h 和 72 h 微核的发生率高，但无显著性差异，因此确定正式试验的骨髓采样时间为给药后 48 h。

6. 标本制作・取股骨，将骨髓挤出后加 1 滴小牛血清搅匀，每只动物制 2 张涂片，固定后用 pH 6.8 的 Giemsa 染液染色。

7. 镜检・每只动物镜检 1 000 个骨髓嗜多染红细胞(PCE)，计数含微核的 PCE 数(MNPCE)，计算微核发生率(‰)，同时计数正染红细胞(NCE)，求 PCE/NCE 值。

（二）试验结果

见图 4-32。

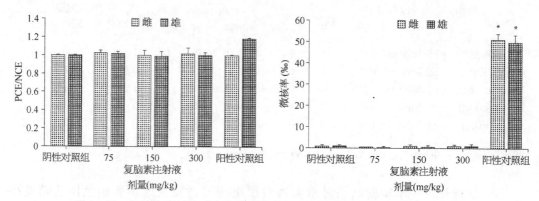

图 4-32　复脑素注射液对小鼠骨髓嗜多染红细胞的微核效应（$\overline{x} \pm SD$，$n = 5$）

（与阴性对照组相比，* $p < 0.05$）

（三）结论

试验结果经统计学分析处理，样品复脑素注射液在 75 mg/kg、150 mg/kg 和 300 mg/kg 剂量下对 NIH 小鼠的微核诱发率（‰）与阴性对照组比较均无显著差异（$p > 0.05$），表明受试物复脑素注射液对 NIH 小鼠无诱发骨髓嗜多染红细胞微核的效应。

第六节

药代动力学研究

菸花苷（山柰酚-3-O-β-D-芸香糖苷，英文名：nicotiflorin，简称：FNS；曾用名：复脑素）是"中药药品注册分类 1"的新药。我们根据我国新药申报要求，对菸花苷进行动物药代动力学研究。内容包括：①采用 LC/MS/MS 技术，并以千金藤啶碱（stepholidine）为内标物（IS），建立并验证了一种快速、灵敏、特异的测定血浆等生物样品中 FNS 浓度的分析方法，为开展菸花苷动物药代动力学研究创造条件。②该药 Beagle 犬 3 个剂量静脉给药和 SD 大鼠 3 个剂量静脉给药的药动学研究。③大鼠单剂量的组织分布研究。④大鼠单剂量的排泄研究。⑤血浆蛋白结合率测定试验。⑥大鼠体内生物转化研究。⑦人体 5 种细胞色素 P450 同工酶体外抑制试验等。FNS 及其内标物（IS）的化学结构见图 4-33。

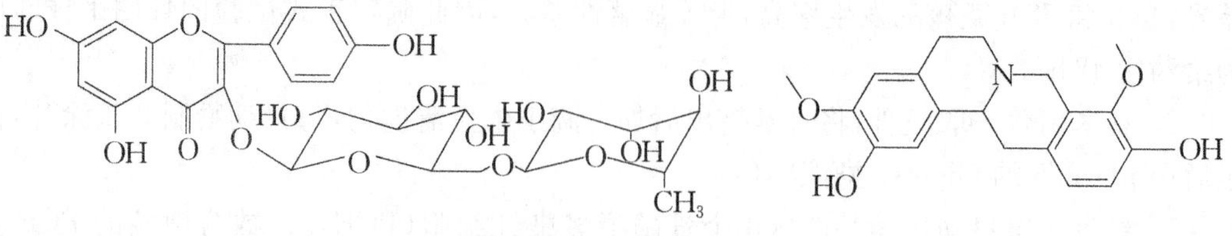

图 4-33　FNS 和内标物的化学结构

（左：$C_{27}H_{30}O_{15}$，MW；594。右：$C_{19}H_{21}NO_4$，MW；327）

一、试验方法

（一）生物样品中 FNS 浓度测定方法及可靠性验证

1. **色谱分离条件**・色谱柱：Agilent Zorbax SB C_{18}（50 mm×2.1 mm×1.8 μm）柱；柱温：室温（约 20℃）。流动相：甲醇-水（567：433，v/v，含 0.03％甲酸铵）。等梯度洗脱，流速：0.2 mL/min。进样量：20 μL。分析时间：4.5 min。

2. **质谱检测条件**・采用 ESI 离子源。在正离子检测方式下，选择 SRM 工作方式进行二级质谱分析。质谱检测工作参数见表 4-7。

表 4-7　质谱中化合物的相关参数

化合物	Q1	Q3	扫描宽度（m/z）	扫描时间（s）	峰宽 Q1	峰宽 Q3	喷雾电压（V）	鞘气	辅助气	毛细管温度	碰撞能量	透镜电压	源内诱导解离
FNS	595.1	287.0	0.4	0.5	0.7	0.7	4 900	45	5	360	37	115	0
IS	328.1	178.1	0.4	0.5	0.7	0.7	4 900	45	5	360	37	67	0

3. **血样前处理方法**・将−70℃冷冻保存的血浆（50 μL）解冻，加入 IS 溶液 10 μL，用 0.20 mol/L HCl 溶液 10 μL 酸化，于 1 600 rpm 振摇 5 min。再用 1 000 μL EtOAc 提取。吸取上清液 800 μL，并用氮气吹除溶剂，得固体提取残留物。在进行 LC/MS/MS 分析前，将提取残留物用 70 μL 甲醇-水（40：60，v/v，含 0.03％甲酸铵）溶解，离心后，取上清液 20 μL 进行分析。

若血样中的 FNS 浓度超出了其标准曲线的线性范围，用动物给药前收集的空白血浆稀释该血样，并混合均匀。再取 50 μL 稀释后血样，按以上步骤进行血样前处理以供分析。

4. **组织样品前处理方法**・取称重过的 SD 大鼠脏器组织在 5℃解冻，切成小块，加入 4 倍水，用 IKA 高速分散机匀浆。匀浆后的组织样品存入−80℃冰箱中。

取 50 μL 解冻后的 SD 大鼠组织匀浆样品，加入 IS 溶液 10 μL，用 0.20 mol/L HCl 溶液 10 μL 酸化，于 1 600 rpm 振摇 5 min。用 1 000 μL EtOAc 提取组织匀浆样品，之后进行 LC/MS/MS 分析（进样量 20 μL）。

若组织匀浆样品中的 FNS 浓度超出了其标准曲线的线性范围，用动物空白组织匀浆样品稀释该组织样品，并混合均匀。再取 50 μL 稀释后样品，按以上步骤进行组织样品前处理以供分析。

5. **尿、粪便及胆汁样品前处理方法**・SD 大鼠的尿样品和胆汁样品直接提取分析。大鼠的粪便样品在加入 9 倍水匀浆后，提取分析。

取 50 μL 解冻后的 SD 大鼠排泄物样品,加入 IS 溶液 10 μL,用 0.20 mol/L HCl 溶液 10 μL 酸化,于 1 600 rpm 振摇 5 min。用 1 000 μL EtOAc 提取组织匀浆样品,之后进行 LC/MS/MS 分析(进样量 20 μL)。

若排泄物样品中的 FNS 浓度超出了其标准曲线的线性范围,用动物给药前收集的空白排泄物样品稀释该样品,并混合均匀。再取 50 μL 稀释后样品,按以上步骤进行排泄物样品前处理以供分析。

6. 生物样品中 FNS 定量分析标准曲线的制作·向 SD 大鼠空白血浆中加入一定量的 FNS,配成相当于 FNS 血药浓度分别为 600 ng/mL、120 ng/mL、24 ng/mL、4.8 ng/mL、0.96 ng/mL 及 0.192 ng/mL 的血样,取各浓度血样 50 μL,加入 10 μL 的 IS 溶液(200 ng/mL),用 0.20 mol/L HCl 溶液 10 μL 酸化,于 1 600 rpm 振摇 5 min 混匀。再用 1 000 μL EtOAc 提取血浆样品,之后进行 LC/MS/MS 分析(进样量 20 μL)。

向 SD 大鼠空白组织匀浆样品中加入一定量的 FNS,配成相当于 FNS 组织浓度分别为 600 ng/mL、120 ng/mL、24 ng/mL、4.8 ng/mL、0.96 ng/mL 及 0.192 ng/mL 的血样,取各浓度血样 50 μL,加入 10 μL 的 IS 溶液(200 ng/mL),用 0.20 mol/L HCl 溶液 10 μL 酸化,于 1 600 rpm 振摇 5 min 混匀。再用 1 000 μL EtOAc 提取血浆样品,提取方法见上文,之后进行 LC/MS/MS 分析(进样量 20 μL)。

向 SD 大鼠空白尿、粪便(匀浆后)及胆汁样品中加入一定量的 FNS,配成相当于 FNS 排泄物样品浓度分别为 600 ng/mL、120 ng/mL、24 ng/mL、4.8 ng/mL、0.96 ng/mL 及 0.192 ng/mL 的排泄物样品,取各浓度排泄物样品 50 μL,加入 10 μL 的 IS 溶液(200 ng/mL),用 0.20 mol/L HCl 溶液 10 μL 酸化,于 1 600 rpm 振摇 5 min 混匀。再用 1 000 μL EtOAc 提取排泄物样品,之后进行 LC/MS/MS 分析(进样量 20 μL)。

以被测化合物 FNS 与 IS 的峰面积之比对被测化合物在生物样品中的浓度进行线性回归,并以浓度的倒数(1/X)为权重因子(weighting factor),求得测定效应与浓度的回归方程。

7. 血样提取回收率·分别取 50 μL 不同浓度(600 ng/mL、120 ng/mL、24 ng/mL、4.8 ng/mL、0.96 ng/mL 及 0.192 ng/mL)的 FNS 血样,加入 10 μL 的 IS 溶液(200 ng/mL),用 0.20 mol/L HCl 溶液 10 μL 酸化,于 1 600 rpm 振摇 5 min 混匀。按前文方法处理血样,再进行 LC/MS/MS 分析(进样量 20 μL)。同时,向分析用水中加入一定量的 FNS,配成相对应浓度的 FNS 溶液。分别取不同浓度 FNS 溶液 50 μL,加入 10 μL 内标溶液(200 ng/mL)及 10 μL 去离子水混合均匀后,以此为阳性对照。取 20 μL 进行 LC/MS/MS 分析。

血样提取回收率由从血样中提取出的 FNS 色谱峰面积与相应浓度的溶液中 FNS 色谱峰面积之比计算而得。

8. 分析方法准确性和精密性的日内与日间差·分别用 600 ng/mL、120 ng/mL、24 ng/mL、4.8 ng/mL、0.96 ng/mL 及 0.192 ng/mL 共 6 种 FNS 浓度的血样 50 μL,分别进行日内差及日间差重复分析实验,以测定分析方法的准确性和精密性。日内差实验在同一日内进行 5 次,日间差实验在正式血样分析期间的不同日先后进行 5 次。

9. 分析方法的最低定量限·以标准曲线上的最低浓度作为定量限(LLOQ)。LLOQ

的 RSD 应<20％,其准确度($C_{measured}/C_{nominal}$)应在80％～120％之间。

(二) FNS的动物药动学研究

1. 在Beagle犬上进行的药动学研究·根据药效评价试验及安全性评价试验提供的数据,本试验设计3 mg/kg、10 mg/kg及30 mg/kg(体重)3个静脉给药剂量组,在Beagle犬上进行药动学试验。每组动物数为3只。Beagle犬购入后,在动物中心犬房适应至少15日后,开始动物试验。

静脉给药FNS注射液前后,在非麻醉状态下前肢静脉采血约0.8 mL,收集于事先加入肝素的试管中。采血时间点为:0 h、0.083 h、0.25 h、0.5 h、1 h、2 h、4 h、6 h、8 h、10 h、12 h、24 h和31 h。采血后离心制备血浆,并按50 μL分装成3份,于-70 ℃保存直至分析。按上文中的方法分析各动物不同时间点的血样中FNS的浓度。

2. 在SD大鼠上进行的药动学研究·根据药效评价试验及安全性评价试验提供的数据,本试验设计9 mg/kg、30 mg/kg及90 mg/kg(体重)3个静脉给药剂量组,在SD大鼠上进行药动学试验。每组动物数为5只。SD大鼠购入后,在动物中心大鼠房适应7日后,开始动物试验。

静脉给药FNS注射液前后,在乙醚麻醉状态下眼窝静脉窦采血约0.5 mL,收集于事先加入肝素的试管中。采血时间点为:0 h、0.083 h、0.25 h、0.5 h、1 h、2 h、4 h、6 h、8 h、12 h和24 h。采血后离心制备血浆,并按50 μL分装成3份,于-80 ℃保存直至分析。分析各动物不同时间点的血样中FNS的浓度。

3. 药动学参数的计算·FNS的药动学参数用InnaPhase Kinetica™软件(美国)处理,实验数据以均数±标准差($\overline{x}$±SD)表示。

(三) 在SD大鼠上进行的FNS组织分布研究

用SD大鼠,静脉给药FNS注射液(剂量为:30 mg/kg)后,在0.25 h、2 h和8 h时处死动物,解剖,采集完整肝、小肠、大肠、胃、脾、肾、膀胱、心、肺、大脑、睾丸、肌肉(右后腿)及脂肪(腹腔中骨盆上接近脊椎骨处)等组织。制成组织匀浆。方法分析大鼠不同时间点的各组织匀浆样品中FNS的浓度。

(四) 在SD大鼠上进行的FNS排泄研究

1. 尿及粪便排泄试验·用5只SD大鼠,分别置于5套Nelgent大鼠代谢笼中,收集给药前的空白尿样及粪便样品。适应一日后,静脉给药FNS注射液(剂量为:30 mg/kg)。收集给药后0～7 h、7～24 h、24～48 h及48～72 h时间段的大鼠尿样及粪便样品。称量各时间段的排泄物样品。分析大鼠不同时间段采集的排泄物样品,计算FNS的累积排泄量和累。

2. 胆汁排泄试验·SD大鼠用乙醚麻醉,仰位固定,进行胆管插管引流手术,并缝合腹部伤口。术后静脉给药FNS注射液(剂量为:30 mg/kg)。收集给药前后0 h、0～0.5 h、0.5～1 h、1～2 h、2～3 h、3～6 h、6～9 h、9～12 h、12～18 h及18～24 h时间段的大鼠胆汁样品。量取各时间段的胆汁排泄体积。分析大鼠不同时间段采集的胆汁样品,计算 FNS 的胆汁累积排泄量。

（五）FNS 血浆蛋白结合试验

本试验采用超滤法测定 FNS 与血浆蛋白的结合率。根据上文试验结果,向 Beagle 犬混合空白血浆中加入一定量的 FNS,配成相当于 FNS 血药浓度分别为 600 ng/mL、60 ng/mL 及 6 ng/mL 的血样。混匀后,37 ℃孵育 30 min。37 ℃高速离心（12 000×g）8 min,测滤出液中 FNS 的含量。滤出液体积约为上样血样体积的 25%。

（六）FNS 在 SD 大鼠体内的生物转化研究

从不同时间段采集的给药前后 SD 大鼠尿样、胆汁样品和血样中,检测 FNS 的未知代谢物。利用 LC/MS 和 LC/MS/MS 技术,来分析新发现的代谢物的化学结构。

（七）FNS 对人体五种 CYP450 同工酶的抑制试验

本试验采用重组人细胞色素 P450 酶（Supersomes™）进行体外酶抑制试验。通过分别检测 CYP1A2、CYP2C9、CYP2C19、CYP2D6 和 CYP3A4 各自的特异性底物（表 4-8）,在酶作用下产生的代谢物荧光强度,分析加入不同浓度 FNS 后,其对代谢物产生的影响。若 FNS 对酶反应有抑制作用,计算相关 IC_{50}。以已知的酶抑制剂为阳性对照,来检查不同酶反应系统是否工作正常。

表 4-8　细胞色素 P450 同工酶（BD Gentest 公司）抑制检测试验的底物及其代谢物

底物→代谢物	激发和发射波长(nm)	细胞色素 P450 酶表型
CEC→CHC	410/460	CYP1A2，CYP2C19
MFC→HFC	410/538	CYP2C9
AMMC→AMHC	390/460	CYP2D6
BFC→HFC	409/530	CYP3A4

注：CEC 为 3-氰基-7-羟基香豆素;CHC 为 3-羟基-7-羟基香豆素;MFC 为 7-甲氧基-4-(三氟甲基)香豆素;BFC 为 7-苄氧基-4-(三氟甲基)香豆素;HFC 为 7-羟基-4-(三氟甲基)香豆素;AMMC 为 3-[2-(N,N-二乙基-N-甲基铵)乙基]-7-甲氧基-4-甲基香豆素;AMHC 为 3-[2-(N,N-二乙基-N-甲基铵)乙基]-7-羟基-4-甲基香豆素。

二、实验结果与讨论

（一）生物样品中 FNS 浓度的测定方法及其可靠性验证结果

1. LC/MS/MS 分析条件·FNS 及 IS 的二级质谱图见图 4-34。FNS 及 IS 的色谱保留时间(T_R)分别为 2.3 min 和 2.2 min（图 4-35）。在服药前的空白血样中未测到 FNS 及 IS,内源性物质对分析无明显干扰。

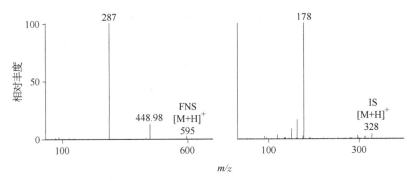

图 4-34　FNS 及 IS 的二级质谱图

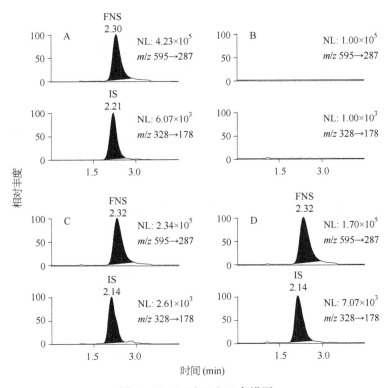

图 4-35　LC/MS/MS 色谱图

（A. FNS 与 IS 的混合样品；B. 空白血浆样品；C. 空白血浆加入 FNS 与 IS 样品；D. Beagle 犬静脉给药 FNS 后血浆样品）

（二）测定 FNS 血药浓度的标准曲线及线性回归方程

测定 FNS 血药浓度的标准曲线由 6 个浓度（每个浓度点含 5 个重复样）的数据转化而成（表 4-9）。得到测定效应与血药浓度的线性回归方程为：$Y = 0.0042X + 0.0014$，其中 Y 为 FNS 与 IS 的峰面积之比，X 为 FNS 的血药浓度。浓度范围为：$0.192 \sim 600 \, ng/mL$。该标准曲线（图 4-36）线性良好 $r = 0.9999 (n = 30)$。

表4-9 血浆中FNS浓度的标准曲线数据

FNS的理论血药浓度, X(ng/mL)	FNS/IS的峰面积比,Y				
	1	2	3	4	5
0.192	0.0024	0.0024	0.0024	0.0024	0.0024
0.96	0.0054	0.0055	0.0055	0.0053	0.0051
4.8	0.0219	0.0209	0.0223	0.0222	0.0217
24	0.1019	0.1054	0.1040	0.1011	0.1026
120	0.5058	0.5108	0.5093	0.5051	0.4922
600	2.4986	2.5619	2.5063	2.5283	2.5120

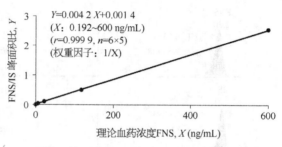

$Y=0.0042X+0.0014$
(X:0.192~600 ng/mL)
(r=0.9999, n=6×5)
(权重因子:1/X)

图4-36 血浆中FNS含量测定的标准曲线

红花生药学研究

(三)测定组织匀浆样品中FNS浓度的线性回归方程

见表4-10。

表4-10 组织匀浆样品中FNS浓度的标准曲线数据

组织	线性回归方程	浓度范围(ng/mL)	r
肝	$Y=0.0005X+0.0001$	0.192~600	0.999
小肠	$Y=0.0028X+0.0009$	0.038~600	0.999
大肠	$Y=0.0034X+0.0018$	0.192~600	0.998
胃	$Y=0.0053X+0.0015$	0.192~600	0.999
脾	$Y=0.0040X+0.0008$	0.192~600	0.999
肾	$Y=0.0038X+0.0004$	0.038~600	0.999
膀胱	$Y=0.0028X+0.0011$	0.192~600	0.999
心	$Y=0.0019X+0.0006$	0.192~600	0.997
肺	$Y=0.0072X+0.0001$	0.038~600	0.999
脑	$Y=0.0034X+0.0000$	0.192~600	0.999
睾丸	$Y=0.0066X+0.0012$	0.192~600	0.999
骨骼肌	$Y=0.0065X+0.0001$	0.192~600	0.998
脂肪	$Y=0.0022X+0.0006$	0.192~600	0.999

（四）测定排泄物样品中 FNS 浓度的线性回归方程

见表 4-11。

表 4-11　排泄物样品中 FNS 浓度的标准曲线数据

组织	线性回归方程	浓度范围(ng/mL)	r
尿	$Y = 0.0053X - 0.0023$	0.960～600	0.999
粪便	$Y = 0.0027X + 0.0016$	0.192～600	0.999
胆汁	$Y = 0.0033X + 0.0025$	0.192～600	0.999

（五）血样前处理过程中的提取回收率

提取回收率通过将 FNS 从血中提取所得的峰高除以其稀释后直接分析的峰高来计算,其结果见表 4-12。

表 4-12　分析得到的提取回收率($n=6$)

化合物	血浆浓度(ng/mL)	提取回收率($\overline{x}\pm$SD)(%)	RSD(%)
FNS	0.192	68.3±4.6	6.8
	0.96	66.4±6.9	10.3
	4.80	58.5±7.0	12.0
	24	69.0±4.1	5.9
	120	70.1±1.7	2.4
	600	67.9±3.0	4.4
SPD(IS)[*]	200	72.5±10.2	14.0

注: [*] $n=30$。

（六）精密性及准确性考察

以 6 种浓度的 FNS 进行血浆样品中化合物浓度测定的日内和日间精密度/准确度试验,结果列于表 4-13,其日内和日间试验的变异系数[RSD(%)=(SD/$\overline{x}$)×100%]<15%。

表 4-13　血浆样品中 FNS 的日内和日间浓度测定($n=5$)

化合物	理论浓度(ng/mL)	实际浓度(ng/mL);RSD(%)	准确度(%)
日内 FNS	0.192	0.205±0.004(1.8)	107
	0.960	0.887±0.051(5.7)	92
	4.80	4.83±0.131(2.7)	101
	24.0	24.2±0.406(1.7)	101
	120	119.8±1.75(1.5)	100
	600	600.0±5.98(1.0)	100

化合物	理论浓度（ng/mL）	实际浓度（ng/mL）；RSD（%）	准确度（%）
	0.192	0.180±0.014（8.0）	94
	0.960	0.942±0.064（6.8）	98
日间 FNS	4.80	4.66±0.238（5.1）	97
	24.0	22.9±1.92（8.4）	95
	120	113.6±5.77（5.1）	95
	600	596.0±8.82（1.5）	99

（七）灵敏度

本方法测定的血浆中 FNS 的最低定量限（LLOQ）为 0.192 ng/mL。

（八）FNS 的稳定性

在整个实验过程中，各种浓度的 FNS 溶液、IS 溶液以及采集分装后的不同含 FNS 的生物样品均储存于−70℃冰箱中。在样品分析实验过程中，最高温度为 40℃，其他实验温度为 4～6℃和室温 20℃。在以上温度条件下开展实验，FNS 及 IS 均表现稳定，未见实验结果受到影响。FNS 及 IS 在整个实验过程中对光线不敏感。

采集后的各种生物样品在提取其中的 FNS 及 IS 之前，均长期储存于−70℃冰箱中、或短期置于 4～6℃环境中。未见生物样品中的 FNS 及 IS 在以上条件下发生变化。

三、研究结果

（一）Beagle 犬的血药浓度测定结果及药动学参数计算结果

3 组 Beagle 犬静脉给药 3 mg/kg、10 mg/kg 及 30 mg/kg 后不同时间点的血药浓度-时间曲线见图 4-37。

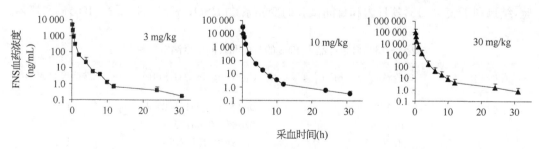

图 4-37　Beagle 犬静脉给药后不同时间点的平均血药浓度-时间曲线

采用 InnaPhase Kinetica™ 程序,进行非房室模型计算,计算所得的药动学参数列于表 4-14,其中 Beagle 犬的 3 个剂量组的 $AUC_{0\rightarrow31}$ 值与给药剂量呈正线性相关,相关系数 $r=0.996$(图 4-38)。

表 4-14 Beagles 犬静脉给药 FNS 后的平均药动学参数(非房室模型分析)

项 目	剂量(mg/kg BW)		
	3	10	30
C_{max}(ng/mL)	4 950±1 318	31 932±16 070	105 108±24 624
$AUC_{(0\rightarrow31h)}$[ng(h/mL)]	1 940±563	9 294±3 173	39 622±8 375
$AUC_{(0\rightarrow\infty)}$[ng(h/mL)]	1 942±563	9 300±3 176	39 627±8 374
$T_{1/2}$(h)	1.60±0.473	1.77±0.397	1.55±0.193
MRT(h)	0.565±0.036	0.497±0.037	0.456±0.066
CL[mL/(min/kg)]	27.5±8.37	19.5±8.69	13.0±2.84
V_{ss}(L/kg)	3.84±1.54	3.15±2.04	1.76±0.48

注: * C_{max} 为测得的最大血浆浓度;$AUC_{(0\rightarrow31h)}$ 为 0~31 h 血浆水平-时间曲线下面积;$AUC_{(0\rightarrow\infty)}$ 为血浆水平-时间曲线下面积从 0 到无穷大;$T_{1/2}$ 为消除半衰期;MRT 为平均停留时间;CL 为清除时间;V_{ss} 为分布体积稳定状态。

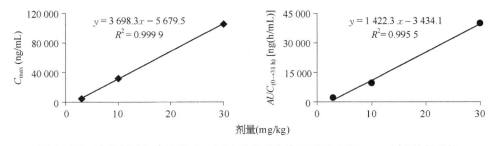

图 4-38 给药剂量与峰浓度 C_{max}(左)及药时曲线下面积 $AUC_{(0\rightarrow31h)}$(右)的相关性

(二) SD 大鼠的血药浓度测定结果

3 组 SD 大鼠静脉给药(9 mg/kg、30 mg/kg 及 90 mg/kg)后不同时间点的血药浓度-时间曲线见图 4-39。

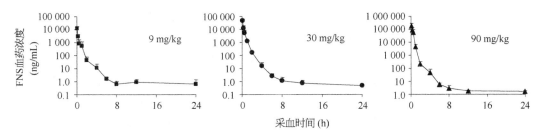

图 4-39 大鼠静脉给药后不同时间点的平均血药浓度-时间曲线

将不同时间点的血药浓度数据输入 InnaPhase Kinetica™ 程序,进行非房室模型计算,计算所得的药动学参数列于表 4-15,其中 Sprague-Dawley 大鼠的 3 个剂量组的 $AUC_{0\to24}$ 值与给药剂量呈正相关,其相关系数 $r=0.98$(图 4-40)。

表 4-15　大鼠静脉给药 FNS 后的平均药动学参数(非房室模型分析)

项目	剂量(mg/kg BW)		
	9	30	90
C_{max}(ng/mL)	$11\,905\pm1\,061$	$45\,267\pm13\,208$	$189\,982\pm47\,569$
$AUC_{(0\to24\,h)}$[ng(h/mL)]	$3\,131\pm525$	$11\,565\pm3\,007$	$70\,294\pm14\,877$
$AUC_{(0\to\infty)}$[ng(h/mL)]	$3\,132\pm525$	$11\,567\pm3\,010$	$70\,298\pm14\,876$
$T_{1/2}$(h)	1.22 ± 0.417	1.27 ± 0.662	1.10 ± 0.266
MRT(h)	0.312 ± 0.163	0.324 ± 0.139	0.286 ± 0.016
CL[mL/(min/kg)]	48.9 ± 7.6	45.4 ± 10.6	22.1 ± 4.41
V_{ss}(L/kg)	5.40 ± 2.54	4.57 ± 1.17	2.10 ± 0.64

注: * C_{max} 为测得的最大血浆浓度;$AUC_{(0\to31\,h)}$ 为 0～31 h 血浆水平-时间曲线下面积;$AUC_{(0\to\infty)}$ 为血浆水平-时间曲线下面积从 0 到无穷大;$T_{1/2}$ 为消除半衰期;MRT 为平均停留时间;CL 为清除时间;V_{ss} 为分布体积稳定状态。

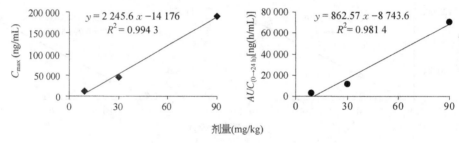

图 4-40　给药剂量与峰浓度 C_{max}(左)或药时曲线下面积 $AUC_{(0\to24\,h)}$(右)的相关性

FNS 在 Beagle 犬上的 $T_{1/2}$ 为 1.6 h 左右,在 SD 大鼠上的约为 1.1 h,该化合物在动物体内的清除率(CL)较高,且其平均保留时间(MRT)较短,FNS 在体内消除较快,静脉滴注可能是较适宜的给药方式。

(三) FNS 在 SD 大鼠体内的组织分布情况

SD 大鼠静脉注射给药 FNS(30 mg/kg)后,在 0.25 h、2 h 及 8 h 的组织分布试验结果图 4-41,其中给药后 FNS 在以上各组织中均有较高分布,在 0.25 h 时各组织的 FNS 浓度最高,随后依次降低。此外,肝脏组织里的 FNS 浓度最高(以上 3 个时间点的浓度分别为: 165 273 ng/g、258 ng/g、90.2 ng/g),其次是肾脏(以上 3 个时间点的浓度分别为: 123 552 ng/g、272 ng/g、25.7 ng/g)。FNS 在脑中的分布浓度明显较其他组织的低,在以上 3 个时间点上该化合物在大脑组织中的浓度分别为: 917 ng/g、14.9 ng/g 及 2.21 ng/g。

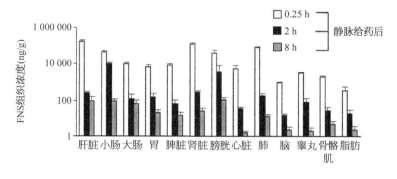

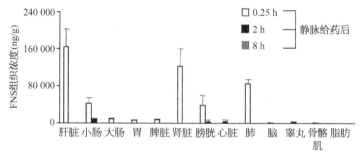

图 4-41　SD 大鼠静脉给药 FNS(30 mg/kg)后的组织分布

(四) FNS 从 SD 大鼠体内排泄的特征

1. 尿排泄·SD 大鼠静脉注射给药 FNS(30 mg/kg)后,在不同时间段内随尿排泄出的 FNS 原型药物累积排出量及排泄速率见图 4-42。

2. 粪便排泄·SD 大鼠静脉注射给药 FNS(30 mg/kg)后,在不同时间段内随粪便排泄出的 FNS 原型药物累积排出量及排泄速率见图 4-42。

3. 胆汁排泄·SD 大鼠静脉注射给药 FNS(30 mg/kg)后,在不同时间段内随胆汁排泄出的 FNS 原型药物累积排出量及排泄速率见图 4-42。

(五) FNS 与血浆蛋白的结合率

FNS 与血浆蛋白的结合较强。当血药浓度为 6.00 ng/mL、60.0 ng/mL 及 600 ng/mL 时,其血浆蛋白结合率分别为 83.9%、83.9% 及 84.4%。

(六) FNS 在 SD 大鼠体内的生物转化研究结果

应用 LC/MS 和 LC/MS/MS 分析技术,首先从静脉给药复脑素 30 mg/kg 的 SD 大鼠的尿样及胆汁样品中检测到 5 个 FNS 的代谢物(图 4-43)。这 5 个代谢物也在给药后的大鼠血浆样品中检测到(图 4-44)。FNS 在体内主要经二相代谢生成极性更强的葡萄糖醛酸轭和物(M1、M2)或硫酸酯轭和物(M3、M4),以利于排泄,发现分子量为 624(M5)的化合物,可能由 FNS 经羟基化后甲基化生成。

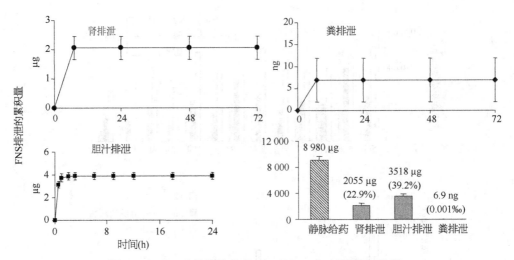

图 4 - 42　SD 大鼠静脉给药 FNS(30 mg/kg)后随尿、粪便、
胆汁排泄出 FNS 原型药物的累积排出量

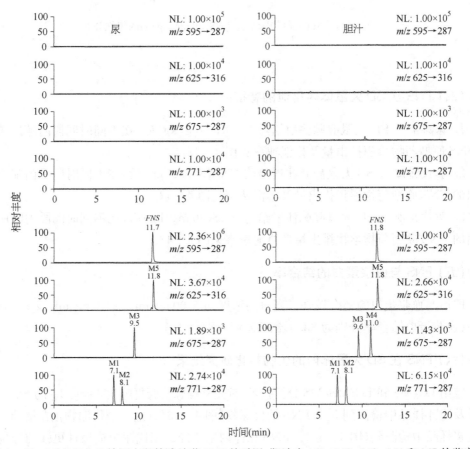

图 4 - 43　LC/MS/MS 检测大鼠静脉给药 FNS 前后尿、胆汁中 M1、M2、M3、M4 和 M5 的鉴定

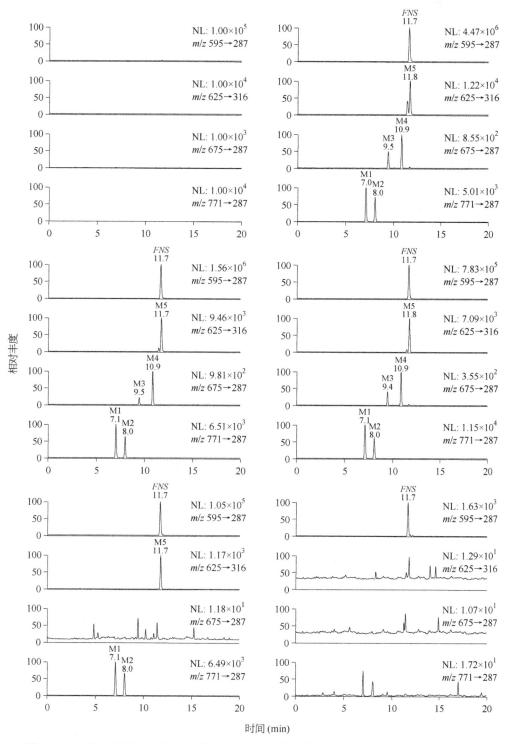

图 4-44 LC/MS/MS 分析空白血浆（左上）、大鼠静脉给药 0.083 h（右上）、0.25 h（左中）、
0.5 h（右中）、1 h（左下）、4 h（右下）后的结果

（七）FNS 对人体五种 CYP450 同工酶的影响

Furafylline 作为人体 CYP1A2 酶的选择性阳性抑制剂，在本实验系统中它抑制在 CYP1A2 催化下 CEC 转化为 CHC 的代谢反应的 $IC_{50}=5.66\,\mu\text{mol/L}$。

Sulfaphenazole 作为人体 CYP2C9 酶的选择性阳性抑制剂，在本实验系统中它抑制在 CYP2C9 催化下 MFC 转化为 HFC 的代谢反应的 $IC_{50}=0.65\,\mu\text{mol/L}$。

Tranylcypromine 作为人体 CYP2C19 酶的选择性阳性抑制剂，在本实验系统中它抑制在 CYP2C19 催化下 CEC 转化为 CHC 的代谢反应的 $IC_{50}=3.90\,\mu\text{mol/L}$。

Quinidine 作为人体 CYP2D6 酶的选择性阳性抑制剂，在本实验系统中它抑制在 CYP2D6 催化下 AMMC 转化为 AMHC 的代谢反应的 $IC_{50}=0.02\,\mu\text{mol/L}$。

Ketoconszole 作为人体 CYP3A4 酶的选择性阳性抑制剂，在本实验系统中它抑制在 CYP3A4 催化下 BFC 转化为 HFC 的代谢反应的 $IC_{50}=0.20\,\mu\text{mol/L}$。

体外试验表明，FNS 对人体 CYP1A2、CYP2C9、CYP2C19、CYP2D6 和 CYP3A4 没有明显的抑制作用（图 4-45）。预测该药可能不会在与主要由这 5 种酶代谢的其他药物合用时，产生因代谢酶抑制而造成的不良相互作用。

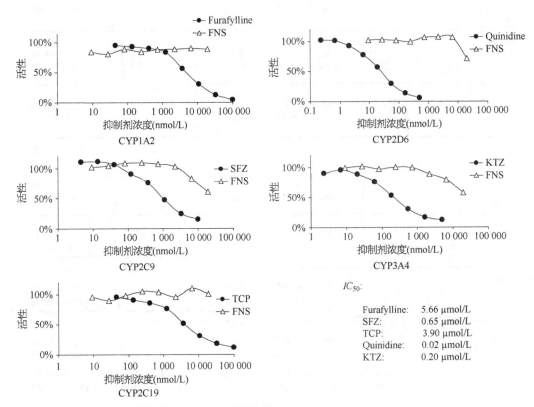

图 4-45　FNS 对人体细胞色素 P450 同工酶 CYP1A2、CYP2C9、CYP2C19、CYP2D6 和 CYP3A4
　　　　介导生物转化的影响

（分别选用呋拉茶碱、磺胺苯吡唑、反苯环丙胺、奎尼丁和酮康唑作为 CYP1A2、CYP2C9、CYP2C19、CYP2D6 和 CYP3A4 的选择性阳性对照抑制剂进行检验）

四、小结

(1) 采用 LC/MS/MS 技术建立了一种灵敏特异可靠测定生物样品中 FNS 浓度的分析方法。该方法用于分析 $50\,\mu L$ 血浆样品中 FNS 浓度的 LLOQ 为 $0.192\,ng/mL$。

(2) 静脉给药 Beagle 犬 $3\,mg/kg$、$10\,mg/kg$ 及 $30\,mg/kg$ 剂量 FNS 注射剂，以及静脉注射给药 SD 大鼠 $9\,mg/kg$、$30\,mg/kg$ 及 $90\,mg/kg$ 剂量 FNS 注射剂后，3 个剂量组的 AUC 与给药剂量均呈正相关，线性相关系数 $r > 0.99$。FNS 在 Beagle 犬上的 $T_{1/2}$ 为 $1.6\,h$ 左右，在 SD 大鼠上的 $T_{1/2}$ 约为 $1.2\,h$。

(3) 静脉给药后，FNS 在大鼠肝、肾、肺、小肠、膀胱等组织中有较高分布浓度，以 $0.167\,h$ 时的 FNS 浓度最高，随后很快降低。FNS 与血浆蛋白结合率偏高（在 84% 左右）。

(4) 静脉给药后，FNS 原型物的 23% 随尿排出体外；约有 40% 随胆汁排入肠道，其中绝大部分在肠道再吸收。静脉给药后，大鼠尿样及胆汁样品中检测到 5 个 FNS 的代谢物，这些代谢物在血中也可测到。根据 LC/MS 和 LC/MS/MS 分析，这些代谢物可能是 FNS 在体内生成的 2 个葡萄糖醛酸结合物、2 个硫酸酯结合物和 1 个经羟基化后的甲基化产物。

(5) 体外试验表明，FNS 对人体细胞色素 P450 的五种重要同工酶 CYP1A2、CYP2C9、CYP2C19、CYP2D6 和 CYP3A4 没有明显的抑制作用。

第七节

毒代试验血样分析

一、毒代分析血浆样品的方法

毒代分析血浆样品由中国科学院上海医药工业研究院药理室提供。血药浓度测定方法、测定方法的可靠性验证同前述药代研究。

二、血样分析结果

结果见图 4-46、图 4-47。在空白及对照血样中未测到 FNS。

三、结论

毒代分析结果表明，长期毒性试验三种剂量下，Beagles 犬机体对 FNS 的暴露与剂量大小在前、中、后三次毒代分析中均呈线性相关（$r = 0.999$），且未见 FNS 在体内有显著蓄积现象。

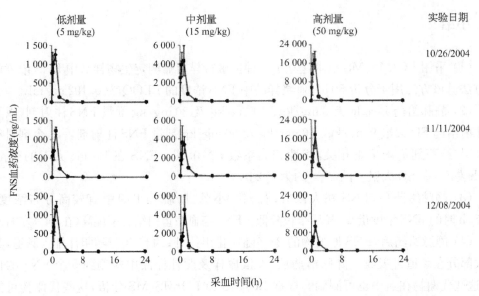

图 4-46　Beagles 犬静脉注射低、中、高剂量 FNS 后 FNS 的血浆浓度-时间分布

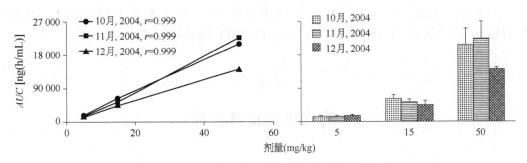

图 4-47　FNS 在 Beagles 犬体内的毒代动力学研究

参考文献

[1] BORN GV. Aggregation of blood platelets by adenosine diphosphate and its reversal [J]. Nature, 1962(194): 927 - 929.

[2] Gall GL, DuPont MS, Mellon FA, et al. Characterization and content of flavonoid glycosides in genetically modified tomato(*Lycopersicon esculentum*)fruits [J]. Journal of Agricultural & Food Chemistry, 2003,51(9): 2438 - 2446.

[3] Laing RJ, Jakubowski J, Laing RW. Middle cerebral artery occlusion without craniectomy in rats: which method works best? [J]. Stroke, 1993(24): 294.

[4] Li Runping, Guo Meili, Zhang Ge, et al. Nicotiflorin reduces cerebral ischemic damage and upregulates endothelial nitric oxide synthase in primarily cultured rat cerebral blood vessel endothelial cells [J]. Ethnopharmacology, 2006(107): 143 - 150.

[5] Li Runping, Guo Meili, Zhang Ge, et al. Neuroprotection of nicotiflorin in permanent focal cerebral ischemia and in neuronal cultures [J]. Biological & Pharmaceutical Bulletin, 2006(29): 1868 - 1872.

[6] Maron DM, Ames BN. Revised methods for the Salmonella mutagenicity test [J]. Mutat Res, 1983(113):

红花生药学研究

173 – 215.

［7］ Nagasawa H，Kogure K. Correlation between cerebral blood and histologic changes in a new rat model of cerebral artery occlusion［J］. Stroke，1989(20)：1037.

［8］ Tamura A，Graham DI，McCulloch J，et al. Focal cerebral ischaemia in the rat：1. Description of technique and early neuropathological consequences following middle cerebral artery occlusion［J］. J Cereb Blood Flow Metab，1981(1)：53 – 60.

［9］ 贾世山，马超美，李英和，等. 甘草叶中酚酸和黄酮甙类成分的分离鉴定［J］. 药学学报，1992(6)：441 – 444.

［10］ 李麟仙. 活血化瘀药物研究中动物模型的概况［J］. 中国中西医结合杂志，1985(5)：255 – 256.

［11］ 刘仁光，蔡久英，李丽. QTC 和 QTLC 两种 QT 间期校正方法的评价(摘要)［J］. 中国循环杂志，1996(7)：429.

［12］ 秦椿华. 化学物致突变致癌检测技术［M］. 乌鲁木齐：新疆卫生科技出版社，1996.

［13］ 史荫锦. 川芎对球结膜和软脑膜慢性微循环障碍影响的实验研究［J］. 中华医学杂志，1980(10)：623.

［14］ 王业晴，夏玉叶，唐颖，等. 莸花苷对全脑缺血再灌注模型大鼠的脑保护作用［J］. 药学服务与研究. 2017，17(2)：109 – 113.

［15］ 徐叔云. 药理实验方法学［M］. 2 版. 北京：人民卫生出版社，1991.

［16］ 徐叔云，卞如濂，陈修. 药理实验方法学［M］. 北京：人民卫生出版社，2003.

［17］ 中华人民共和国卫生部药政局. 新药(西药)临床前研究指导原则汇编(药学药理学毒理学)［M］. 北京：中华人民共和国卫生部药政局，1993.

红花的功能基因研究

红花作为我国传统大宗中药材,主要物质基础是以羟基红花黄色素 A(HSYA)和红花红色素(carthamin)为代表的查尔酮类化合物及以山柰酚苷和槲皮素苷类为代表的黄酮醇类化合物,这些化合物基于单体或多组分协同作用,在临床中广泛应用于预防和治疗心脑血管疾病,同时这些成分含量的高低直接影响了红花品质的优劣。同时,我国红花的主产区在新疆,花质轻量少,产量有限,亩产 $12\sim15\,kg$,提高红花药材产量已成为红花产业发展的关键问题。因此,借助现代分子生物技术手段,对成分生物合成、调控及产量相关功能基因进行深入研究,将为今后提高红花产量,获得高品质的红花资源,以及利用合成生物学手段高效、低廉、绿色地合成红花中的活性成分奠定基础,对于实现红花种质资源的遗传改良及降低制药成本具有重要的理论和实践意义。

为了搭建合适的、在真核水平验证红花基因功能的平台体系,我们做了很多尝试后发现,悬浮细胞体系次生代谢组分有限,组织培养再生体系的再生芽出芽率低、出牙后的生根率以及成活率也不高,但通过花粉管通道法获得的转基因植株比例较高,可以较合理地反映基因过表达情况,同时,还可以有效检测过表达引起的基因在转录水平和化合物代谢水平的变化。

随着测序技术的发展,高通量测序技术已逐渐被应用于红花的基因组研究,越来越多的功能基因被发现及报道。我们通过对红花进行转录组及代谢组联合分析结合红花植株体内的功能验证,筛选和鉴定了与红花黄酮类化合物积累及红花产量形成相关的潜在影响基因,包括黄酮类化合物生物合成结构酶基因 *CtCHS1*、*CtCHS4*、*CtCHI1*、*CtF3H*、*CtSDRs* 和 *CtUGTs*,黄酮类化合物生物合成调控基因 R2R3 - MYB 家族基因和 *CtACOs* 以及产量相关功能基因 *CtXTHs* 为阐明红花黄酮类化合物合成及调控的关键基因及网络提供了重要依据。

黄酮类成分生物合成途径概述

一、黄酮化合物的基本概念

黄酮类化合物(flavonoids)是广泛存在于自然界中的一大类次生代谢化合物。1814年,第一个黄酮类化合物-白杨素被发现。黄酮类化合物的基本母核是 2-苯基色原酮,基本骨架如图 5-1 所示,是一个 $C_6 - C_3 - C_6$ 的母环结构。因这类化合物多呈黄色,且分子中含酮基而被称作黄酮。

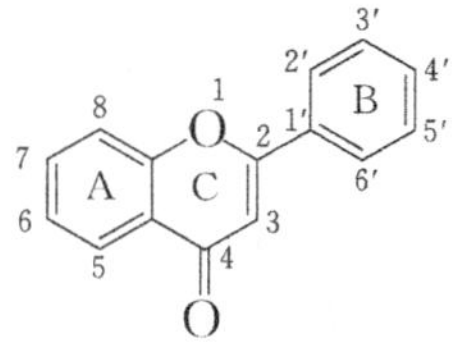

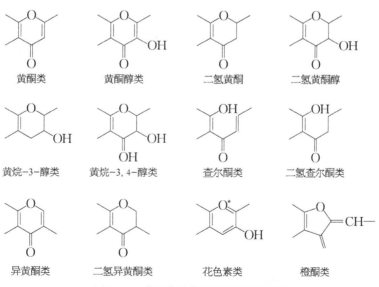

图 5-1　2-苯基色原酮

按照 C 环的开环方式和 B 环连接的位点差异以及 3 位是否有羟基,黄酮类组分可以分为以下几类(图 5-2),游离黄酮一般难溶或不溶于水,但是羟基苷化后,水溶性会增加。因黄酮苷化合物分子中多具有酚羟基,故显酸性。

黄酮类　　黄酮醇类　　二氢黄酮　　二氢黄酮醇

黄烷-3-醇类　　黄烷-3,4-醇类　　查尔酮类　　二氢查尔酮类

异黄酮类　　二氢异黄酮类　　花色素类　　橙酮类

图 5-2　黄酮化合物的主要结构类型

二、黄酮的生物合成途径解析

在自然界众多植物物种中,黄酮生物合成途径已被详细地描述。在 *Muriel Wheldale Onslow's The Anthocyanin Pigments of Plants, 2nd ed* 和 *Helen Stafford's Flavonoid Metabolism* 这两本经典著作中详细地记述了黄酮的结构和生物合成研究过程。起初,人们主要是从植物花器官中获得一些有色提取物,发现含 C、H、O 元素,将其定为黄酮的主要成分。随着孟德尔遗传定律的发现,科学家们开始研究黄酮代谢的生化和遗传基础。同时,随着酶学的发展,第一个 phenylpropanoid 合成途径的苯丙氨酸解氨酶(PAL)在1961 年被发现,紧随其后肉桂酸酯-4-羟化酶(C4H)以及第一个黄酮合成途径酶——查尔酮异构酶(CHI)从大豆中分离出来。1975 年,Kreuzaler 和 Hahlbrock 从欧芹中分离纯化出第二个黄酮酶——查尔酮合成酶(CHS),它也是黄酮通道的入门酶。1977 年,Styles 和 Ceska 第一次在玉米中绘制出关于黄酮生物合成途径的流程图。自 1990 年以来,关于黄酮的研究层出不穷,黄酮基因的表达调控,控制终端产物分布的分子机制以及重要结构酶的三维立体结构解析都有所突破。众多研究表明,黄酮类化合物的生物合成途径是复合型的(图 5-3),由莽草酸途径提供 3 个丙二酰辅酶 A 环化形成黄酮 A 环,1 个 4-香豆酰辅酶 A 形成 B 环,3 个丙二酰辅酶 A 和 1 个香豆酰辅酶 A 在查尔酮合酶的作用下生成查尔酮是黄酮合成途径的第一步,再在异构酶的作用下形成二氢查尔酮,此后在各种酶的催化作用下,如聚合酶、羟化酶、甲基转移酶、糖基转移酶等修饰酶,形成其他类终端黄酮化合物,其中 P450 类羟化酶被认为是具有靶向膜定位的作用。Dixon RA 阐释了在模式植物金鱼草、拟南芥、玉米和矮牵牛中的 3 类主要黄酮分支,也展示了草木樨(*Melilotus*

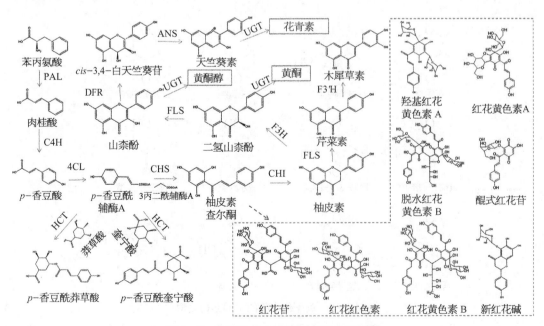

图 5-3　黄酮生物合成途径主要分支流程

alba）中根瘤菌结瘤过程涉及的黄酮，黄烷酮和异黄酮等信号分子特征。但是截至目前，关于黄酮酶催化底物的立体特异性的结构和生化基础仍然不甚明了，此外关于黄酮不同分支间的流动机制仍有待于进一步研究。

三、黄酮生物合成途径的调控

在开花植物中，R2R3-MYB 是一个非常大的转录因子家族，在拟南芥中大约有 135 个，在玉米及近缘物种中也有超过 250 个。研究表明，P1 可以编码一个 R2R3-MYB 转录因子，通过激活一系列黄酮合成途径的基因，包含 *CHS*、*CHI*、*DFR*，调控 3-deoxy flavonoid 的生物合成途径，但是无法激活黄烷酮-3-羟化酶（F3H）及花青素合成途径的其他基因。和调控 3-deoxy flavonoid 不同，R2R3-MYB 需要和 bHLH 的 R/B 家族基因共激活发挥调控花青苷生物合成途径的作用。植物 bHLH 也是一个很大的转录因子家族，在拟南芥中存在超过 150 个基因。R2R3-MYB/bHLH 共激活由 R2R3-MYB 的 R3 重复区和 bHLH 因子的 N 端介导。此外，WDR 蛋白也被认为参与花青苷的调控。黄酮醇的形成需要多个黄酮结构基因的协同作用，如 *CHS*、*CHI*、*F3H* 和 *FLS*。在拟南芥中，花青苷的调控子 PAP1 可以促进很多黄酮合成基因上调从而诱导黄酮醇的积累，但是无法上调 FLS 基因，说明了黄酮醇含量的增加很可能是 *FLS* 高表达和黄酮代谢流富集的综合结果。*At*MYB12 是一个存在于拟南芥中的黄酮醇调控子，它可以调控 *CHS*、*CHI*、*F3H* 和 *FLS* 的表达，*At*MYB12 的突变体中黄酮醇含量明显下降。同时 P1 也存在于拟南芥中，控制着黄酮基因的表达，但是在玉米中，P1 无法激活 *F3H* 的表达，也无黄酮醇化合物被鉴定出来。由此可以看出，*At*MYB12 在拟南芥中独立发挥调控黄酮醇的作用。

第二节

红花的组织培养

一、红花组织培养概述与应用价值

（一）概述

植物组织培养（plant tissue culture），广义上讲又称离体培养，指从植物体分离出符合需要的组织、器官或细胞，原生质体等，通过无菌操作，在人工控制条件下进行培养以获得再生的完整植株或生产具有经济价值的其他产品的技术。植物组织培养从狭义上讲是指用植物各部分组织，也指在培养过程中从各器官上产生愈伤组织的培养，愈伤组织再经过再分化形成再生植物。它是 20 世纪初发展起来的一门新兴技术，近年来主要朝两个方向发展：一方面主要从事生物遗传工程的转基因及植物体细胞无性系变异与育种和作物改良方面的研究；另一方面结合实际广泛开展了植物组织培养快速繁殖的研究，其研究成果已迅速得到推广和应用，普及程度和技术水平居世界领先地位。

尽管红花作为一种很有前途的经济作物，已得到大面积种植，但是球腐病、叶斑病、根腐病、锈病、叶枯病、疫病、白粉病等病害长期影响着红花的生产。红花以花入药，有刺品种也因采花时扎手不易采收。因此，培育高产、优质、抗病虫、抗逆性强的油花兼用的无刺品种，是红花育种的重要目标之一。但目前在红花育种方面仍然以常规选育为主。传统的育种方法主要是借助表型性状来选择，许多重要性状易受环境影响，选择结果不可靠，而且整个育种周期比较长，耗费大量的人力和物力。随着分子遗传学和植物转基因技术的发展，为我们提供了一个新的思路，即通过植物基因工程技术赋予红花抗病性、高有效成分含量等优良性状，获得优良品种。植物组织培养体系的建立是植物基因工程操作的前提条件。近年来植物组织培养研究取得了令人瞩目的进展，红花组织培养和基因工程改良品种方面的研究，国内才刚刚起步，仍处于摸索优化适合中国红花品种培养条件的阶段，国外虽然开展了一些研究，但由于与国内品种差异性大，其培养条件用于国内品种时重现性差。因此，研究红花的组织培养技术，建立红花再生体系，对于红花的基因操作及红花优良性状的定向调控具有非常重要的意义。

植物的有效成分大多为一些次生代谢产物，通过大规模培养植物细胞获得次生代谢产物克服了复杂次生代谢产物合成难的问题，是一种理想的生产过程。红花的花、籽粒、茎叶和秸秆等均可被综合利用，是一种集药材、油料、染料于一体的特种经济作物。红花的种子中富含脂肪油，其主要成分亚油酸甘油酯是一种优质的食用油，含量高达 80%。红花植物油中还富含生育酚，天然存在的 D 型 α-生育酚具有较强的抗氧化功能，具有延缓衰老和预防老年病的作用，其活性优于化学合成的消旋体构型。植物细胞培养的目的之一是实现次级代谢产物的工业化生产，生物反应器技术则是植物组织和细胞培养生产次级代谢产物实现产业化的关键因素之一。近几十年来，人们对红花组织培养再生的研究取得了很大进展。红花中的黄酮类成分如羟基红花黄色素 A、红花胺（tinctormine）、红花红色素等是发挥药理作用的主要活性成分，证据表明，上述黄酮类成分具有显著的抗缺氧、抗凝血、抗氧化和抗炎镇痛等作用，还可以作为食品添加剂、染色剂被广泛地用于工业生产中。

(二) 红花组织培养的应用

植物的有效成分大多为一些次生代谢产物，通过大规模培养植物细胞获得次生代谢产物克服了复杂次生代谢产物合成难的问题，是一种理想的生产过程。目前，已有从红花细胞培养物中获得红花黄色素、红色素等的报道。通过组织培养生产红花黄色素和红色素既不受季节性影响，又可对细胞生长和代谢过程进行适当调控，从而达到减少劳动成本、提高生产效率的目的。植物细胞培养的目的之一是实现次级代谢产物的工业化生产，生物反应器技术则是植物组织和细胞培养生产次级代谢产物实现产业化的关键因素之一。

本章节就国内外有关红花组织培养的研究进展作一综述，在红花愈伤组织的诱导、次生代谢产物的合成及细胞的大规模培养、种苗快繁等方面，对影响红花组织培养的因素进行了详细的讨论。

二、红花离体再生培养与悬浮细胞体系建立

(一) 红花离体再生的途径

离体再生的过程就是已经分化的离体组织先经过脱分化恢复分生能力,然后再分化形成各种组织、器官的过程。红花较菊花等其他同源植物再生困难,基因型、苗龄、外植体类型、培养基成分、植物生长调节剂及其他添加剂对红花组织培养均有一定的影响。研究认为,植物组织或细胞离体培养中的形态发生有器官发生和体细胞胚胎发生两种途径形成再生植株。

为了获得最佳再生效果,研究外植体供体的苗龄、外植体类型、培养基配比、培养温度、光照强度及环境湿度对红花离体再生的影响,范莉姣等采用多因素多水平完全随机试验,探索诱导红花离体再生的最佳培养条件,具体试验方案如下。

1. 灭菌时间选择·分别用 0.1% $HgCl_2$ 溶液处理种子 10 min、15 min、20 min、25 min、30 min,以确定最佳灭菌时间。

2. 外植体选择·选取萌发 6 日、8 日、10 日、12 日、14 日的健壮无菌苗作为外植体供体进行红花再生芽诱导预实验。将无菌苗的子叶、新生的两片真叶、下胚轴和根剪下,其中子叶剪切为约 0.5 cm^2 的小方块,真叶、下胚轴和根剪切为长约 1 cm 的片段,将它们作为外植体候选材料。

3. 诱导培养基选择·将外植体放置于以 MS(Murashige and Skoog)为基本培养基并添加植物生长调节剂 6-苄基腺嘌呤(6-BA)、α-萘乙酸(NAA)、苯基噻二唑基脲(TDZ)、吲哚-3-丁酸(IBA)、异戊烯腺嘌呤(2-ip)构成的 12 种诱导培养基组合(表 5-1)上,进行完全随机实验诱导红花不定芽。每种处理包含 20 个组培瓶,每瓶接种 4 个外植体,重复 3 次。

表 5-1　12 种诱导培养基组合

编号	组　　合
1	MS+6-BA(0.5 mg/L)+NAA(0.1 mg/L)
2	MS+6-BA(0.5 mg/L)+NAA(2.0 mg/L)
3	MS+6-BA(1.0 mg/L)+NAA(0.2 mg/L)
4	MS+6-BA(1.0 mg/L)+NAA(1.0 mg/L)
5	MS+6-BA(1.5 mg/L)+NAA(0.5 mg/L)
6	MS+6-BA(2.0 mg/L)+NAA(0.2 mg/L)
7	MS+6-BA(2.0 mg/L)+NAA(0.5 mg/L)
8	MS+6-BA(2.0 mg/L)+NAA(1.0 mg/L)
9	MS+TDZ(0.2 mg/L)+NAA(0.2 mg/L)
10	MS+TDZ(0.5 mg/L)+NAA(0.5 mg/L)
11	MS+TDZ(2.0 mg/L)+NAA(0.5 mg/L)
12	MS+TDZ(6.0 mg/L)+IBA(2.5 mg/L)+2-ip(1.5 mg/L)

为了达到体细胞转基因操作对离体再生率的要求（≥60%），需要在培养基组合（12）的基础上优化激素配比进一步提高再生率，优化培养基配方（表5-2）。

表5-2　优化的再生芽诱导培养基配方

编号	组　合
13	MS+TDZ(9.0 mg/L)+IBA(2.5 mg/L)+2-ip(1.5 mg/L)
14	MS+TDZ(12.0 mg/L)+IBA(2.5 mg/L)+2-ip(1.5 mg/L)
15	MS+TDZ(15.0 mg/L)+IBA(2.5 mg/L)+2-ip(1.5 mg/L)

基于上述研究背景，我们进一步探讨了植物生长素和细胞分裂调节剂对诱导红花子叶外植体不定芽的影响。以MS为基本培养基，配制3种植物生长调节剂，即NAA(0.25 mg/L、0.5 mg/L、1.0 mg/L)、6-BA(1.0 mg/L、2.0 mg/L、4.0 mg/L)、激动素(KT)。分别三三组合，KT浓度不变(20.0 mg/L)，设计两因素三水平完全随机实验用于红花不定芽诱导（表5-3）。从而筛选出较适宜诱导红花不定芽的激素种类和浓度，观察红花愈伤质地紧密情况及长芽情况，每次处理接种60个外植体。

表5-3　子叶不定芽诱导的完全随机设计表

处理号	激素配比		
	NAA(mg/L)	6-BA(mg/L)	KT(mg/L)
1	0.25	1.00	20.00
2	0.25	2.00	20.00
3	0.25	4.00	20.00
4	0.50	1.00	20.00
5	0.50	2.00	20.00
6	0.50	4.00	20.00
7	1.00	1.00	20.00
8	1.00	2.00	20.00
9	1.00	4.00	20.00

为了提高红花再生芽的概率，针对预实验筛选出来的配方对其进行优化，设计方案（表5-4），从而筛选出最适宜诱导红花不定芽的激素种类和浓度，观察红花愈伤质地紧密

表5-4　红花子叶不定芽诱导的优化实验表

处理号	激素配比		
	NAA(mg/L)	6-BA(mg/L)	KT(mg/L)
1	1.00	3.00	20.00
2	2.00	4.00	20.00
3	1.00	5.00	20.00
4	2.00	8.00	20.00
5	1.00	8.00	20.00

情况及长芽情况,每次处理接种 60 个外植体。

由于红花长芽较慢,以及红花中含有黄酮类成分,大量的酚羟基容易褐化,因此,为了维持再生芽的继续增长,减少褐化现象(指培养材料向培养基释放褐色物质,致使培养基逐渐褐变,培养材料也随之变褐甚至死亡的现象),尝试在培养基中添加 4 g/L 活性炭或 5 mg/L $AgNO_3$,观察子叶再生芽的生长情况(附图 5-1)。

待再生芽长出之后,将其转移到不同的伸长培养基上(表 5-5)。

表 5-5 再生芽伸长培养基配方

编号	组 合
16	MS+6-BA(1.0 mg/L)+NAA(1.0 mg/L)
17	MS+GA_3(赤霉素,0.2 mg/L)
18	MS+myoinositol(肌醇,400 mg/L)+casaminoacid(酪蛋白氨基酸,200 mg/L)+L-glutamine(左旋谷氨酰胺,500 mg/L)+thiamine HCl(盐酸硫胺素,250 mg/L)+pyridoxine HCl(盐酸吡多辛,250 mg/L)+nicotinicacid(烟酸,300 mg/L)+L-asparagine(左旋天冬酰胺,50 mg/L)
19	MS

诱导不定芽再生的实验过程中,以 7 日为周期统一更换新鲜培养基,如有特殊情况(褐化、污染),则立即转移到新鲜培养基上。每日观察外植体生长情况,并及时记录愈伤组织产生情况、褐化与污染外植体数、再生芽情况等统计指标,同时用数码相机拍摄各阶段有代表性的图片。将统计得到的原始数据进行方差分析($p \leqslant 0.05$),并以此为依据及时调整实验设计,筛选红花再生的最佳培养方案。

萌发率=萌发种子数/种子总数×100%

污染率=污染种子数/种子总数×100%

有效萌发率=萌发种子数/有效种子总数×100%

再生率=长芽外植体数/外植体总数×100%

有效再生率=长芽外植体数/有效外植体总数×100%

有效种子总数为去除染菌种子后的种子数,有效外植体数为去除实验过程中因褐化、污染的外植体后的外植体数。

1. 器官发生途径·通过器官发生途径形成再生植株一般有直接途径和间接途径两种方式,前者是在外植体上直接分化出再生芽;后者是在外植体上先形成愈伤组织或突起,再进行芽的分化与伸长,然后将芽转到诱导生根,从而长成完整植株的过程。红花无菌子叶能够作为外植体,在适宜的培养条件下形成愈伤组织,分化诱导不定芽生长和生根,且诱导率较高,比同龄的真叶、下胚轴和根外植体反应更灵敏。不同品种红花及同一品种红花的不同部位愈伤组织的诱导率不同。其具体步骤分为:愈伤组织的诱导、丛生芽的诱导与生长、生根与移栽过程(附图 5-2)。

(1)愈伤组织的诱导:红花愈伤组织的诱导国内外已做了一定程度的研究,不同品种、同一品种的不同部位诱导愈伤组织的诱导率不同,最高诱导率达 95%～100%。

Nikam 等对印度产的红花品种 Bhima 愈伤组织的诱导、生长进行了研究,表明不同外植体诱导愈伤的能力不同,生长所需的最适激素种类及配比不同。

1) 种子的萌发:饱满无皱缩的红花种子(供试材料取自新疆)经自来水预处理后,放入已灭菌的培养瓶中,倒入 75% 乙醇处理 30 s 后用无菌水冲洗 2 次,每次 5 min,不断振摇以清洗彻底,然后用 0.1% $HgCl_2$ 处理种子 25 min,用无菌水冲洗 4~5 次,每次 5 min。充分洗净后,用已灭菌的镊子将种子取出置于无菌滤纸上,干燥的无菌滤纸吸干表面水分接种到无植物生长调节剂的 MS 固体培养基上,一个培养基瓶中约 10 颗种子。

2) 外植体的选择:选取 7~10 日的无菌红花子叶为外植体,剪切成 $0.2 \sim 0.5 \, cm^2$ 后以远轴面接种在诱导培养基上。各种诱导培养基均以 MS 为基本培养基,附加不同浓度的植物激素,放入智能光照培养箱中培养,每 5 日更换 1 次新鲜培养基。继代培养 4~6 次后,获得淡黄色、疏松的愈伤组织。上述愈伤组织也可以被用以红花悬浮细胞的培养。

(2) 丛生芽的诱导及生长:将绿色愈伤组织切成 $1 \, cm^2$ 左右的小块接种到以 MS 为基本的生芽培养基上,培养 28 日左右,逐渐出现圆形隆起,形成绿色芽点。继续继代培养 10~15 日后,出现不定芽,将其转入含有不同植物激素配比的新鲜培养基中,促进不定芽生长与伸长,继续培养以形成典型成株形态的苗。

(3) 生根与移栽:待不定芽形成以后,将其移至生根培养基中,每 20 日继代 1 次,观察生根情况。试管苗移栽是红花组织培养的最后一步,也是非常重要的工作环节。正常状况下,当苗高 2~3cm 时,打开瓶口练苗 2 日;取出小苗,用清水洗净根部并移栽到已灭菌的富含腐殖质、疏松肥沃、保水透气的土壤中,同时注意保温、保湿和湿度的光照,最终成活率可达 95% 以上。

2. 细胞胚胎发生途径·体细胞胚胎发生途径再生植株的过程不仅能充分说明植物细胞的全能性,而且还具有繁殖速度快、单细胞起源及色体稳定等特点而受到普遍关注。体细胞胚胎发生途径可分为直接途径和间接途径,直接途径就是从外植体某些部位直接分化出体细胞胚;间接途径指外植体脱分化形成愈伤组织,再由愈伤组织的某些细胞分化出体细胞胚,进而发育成再生植株。在 1995 年,Mandal 等首次对印度产红花品种 Girna 的体细胞胚胎发生直接途径再生植株进行了研究,进一步明确基因型、外植体苗龄、碳源、乙烯抑制剂等因子、不同激素种类、不同激素浓度对红花体细胞胚胎发生的影响。

(二) 悬浮细胞体系建立

在研究愈伤组织的形成与过氧化物酶和酯酶同工酶的关系时,靳占忠等发现酯酶同工酶可望作为红花愈伤组织的形成和再分化的生化指标。事实上,红花的无性快繁体系很难建立,在离体培养条件下,红花新梢易发生水分过多,成根能力差,从组织培养基转移到土壤中成活率较低,阻碍了组织培养方法在红花上的应用。因此,基于薛英茹等优化后的红花组织培养方法[温度 (25 ± 2) ℃;16 h 光照/8 h 黑暗],郭丹丹等选择淡黄色、质地疏松、增殖速度快的愈伤组织为材料进行悬浮培养,即构建红花悬浮细胞体系,为进一步研究红花的功能基因搭建平台。

红花悬浮细胞系的建立:选取质地疏松、分散性好、胚性好的愈伤组织接种到 MS 液体培养基中(添加愈伤组织继代培养的激素最佳浓度配方)。25 ℃培养,光照摇床转速为

100 rpm。起初 3 日继代 1 次,继代 5 次后每隔 7 日继代 1 次,愈伤组织成团块并大量繁殖后,悬浮液用 50 目金属细胞筛过滤,收集滤液补充新鲜培养液进行培养。培养过程中采用 Leica DFC500 荧光显微镜观察悬浮细胞生长情况,并显微摄影。不同处理组重复 3 次。

多种客观条件会限制红花的离体培养,培养方法和条件的确定能够直接影响红花组织培养的进行,正交试验常被用于植物组织培养条件的建立和优化。

三、红花组织培养的重要影响因素

在植物组织培养过程中,化学和物理环境的改变均能够影响植物的生长状况,药用植物的培养环境较之更为严格。中药材红花 Flos Carthami 的活性成分主要是黄酮类化合物,其中查尔酮类化合物 HSYA 的含量较高。红花的组织培养会受到温度、湿度、光照和环境酸碱度的影响,同时,红花优良品种的快速繁殖和遗传转化离不开植物激素的调控。植物激素调节的灵活性和多样性,能够通过改变外源激素或人工合成植物激素的浓度与配比,进而改变内源激素水平与平衡来实现。

(一) 温度

植物细胞的生长、繁殖和次级代谢物的产生需要一定的温度条件。在细胞生长和产生次级代谢产物的过程中,新陈代谢与热量扩散过程综合作用,共同决定了培养基的温度。利用方差分析研究温度对红花种子发芽率的影响,结果表明在 15 ℃/25 ℃ 的变温条件下其发芽率和发芽指数能够达到 80.0% 和 8.50。进一步研究发现 24 ℃ 是愈伤组织培养的最适温度,在一定的温度范围内,较高的温度有利于出苗,较低的温度有利于生根:24~27 ℃ 形成的不定芽数量多,叶片为绿色、状态较好,21 ℃ 生根效果较好。研究表明,适当降低温度还有利于缓解植株的褐化和玻璃化。另外,针对客观条件限制,利用添加活性炭或 $AgNO_3$ 的培养基可以明显提高丛生芽的生芽率,并有效减少褐化现象。

(二) 湿度

根据红花耐旱怕涝的重要习性,严格控制红花组织培养的环境湿度至关重要。随着湿度的不断升高,红花愈伤组织鲜重增长加快,在 70% 湿度条件下,愈伤组织的含水量和鲜重增长量均达到最高,但愈伤组织出现玻璃化现象,且不利于分化形成不定芽;而湿度达到 90% 时,鲜重增长反而下降,愈伤组织呈透明状,继续培养将会死亡。通常情况下,30% 湿度条件利于不定芽分化及生根;50% 的湿度则适用于愈伤组织鲜重积累。范莉姣等研究发现相对湿度为 60% 时,吉姆萨尔红花(Jimsar)适宜再生。

(三) 光照

光照对红花组织培养有重要影响,其作用不能被任何种类的植物生长调节物质所代替。植物细胞的生长以及次级代谢物的生产要求一定波长的光线照射,并对光照强度和光照时间有要求。在不同的发育阶段,培养物对光照的需求各不相同:诱导愈伤组织初期,应给予较长时间光照(>16 h);诱导不定芽时应提供 16 h 光照与 8 h 黑暗交替培养;生根期则应缩短光照时间(<12 h)。研究表明,郭丹丹等在获得无菌的红花愈伤组织时,利用 4 ℃ 春化 48 h 后的红花种子,在照度 8 800 lux 培养箱中培养 10 日得到子叶;薛英茹等同理使用 9 000 lux 的培养条件以研究红花组织培养体系的优化;范莉姣等分别在不同的照度(4 600 lux、7 800 lux、9 000 lux 和 12 000 lux)下进行条件筛选,结果表明在 4 个光照水平下,9 000 lux 时外植体的再生能力高于其他水平,但是大多数外植体在 12 000 lux 的照度下变得非常潮湿和棕色。

(四) 酸碱度

培养环境的 pH 与细胞的生长繁殖及次级代谢产物的产生关系密切,不同植物细胞生长繁殖的最适 pH 有所不同,红花细胞的生长最适 pH 为 5~6,细胞产生次级代谢产物的最适 pH 与生长过程往往不同,因此需要在不同的生长阶段提供适宜的酸碱度环境。pH 的变化对愈伤组织的鲜重、不定芽分化及生根均有一定的影响。在一定的范围内,pH 上升能够促进鲜重增量,在 pH 6.2 时达到峰值,而后随之下降。在 pH 6.2 时,不定芽分化数量较多、叶片为深绿色、水分含量少且抗逆性强。当培养环境偏酸时(pH 5.4),不定芽分化率降低、叶片为浅绿色、含水量高;当培养基为中性(pH 7.0)时,不定芽分化极少,猜测是由于中性环境的培养基过硬,不利于生长调节物质在胞内的运输,以致愈伤组织难以吸收养分,难以分化形成不定芽。

(五) 植物激素

在细胞的分裂与伸长、组织与器官分化、开花与结实、成熟与衰老、休眠与萌发以及离体组织培养等方面,植物激素表现出重要的调节作用。植物组织培养常用的植物激素包括生长素、细胞分裂素和赤霉素等。生长素在诱导培养物细胞分裂、增殖、愈伤组织形成以及根的分化上作用明显。常用的生长素有吲哚乙酸、IBA、NAA、萘氧乙酸、对氯苯氧乙酸、2,4-二氯苯氧乙酸和 2,4,5-三氯苯氧乙酸,其中 NAA 能够促进生根及诱导细胞分裂,2,4,5-三氯苯氧乙酸能够明显诱导愈伤组织形成和植物生长。胞分裂素的主要作用是促进细胞分裂和器官分化、终止种子和芽的休眠、抑制顶端优势、延迟叶片衰老,能够促进营养物质的运输和机体的抗逆性。常用的细胞分裂素有 6-BA、玉米素、呋喃氨基嘌呤和异戊烯氨基嘌呤。赤霉素具有促进细胞伸长及茎叶伸展、诱导长日照植物提前开花、果实发育和单性繁殖等作用。常用的赤霉素 GA_3 有助于诱导离体芽的萌动和伸长。

在诱导愈伤组织过程中,国内外就不同配比的植物激素的诱导做了多项研究。杨晶等采用单一激素诱导红花愈伤组织,以 26 ℃ 暗环境培养,每 25 日继代一次,结果表明含 NAA 的 MS 培养基(1.0 mg/L NAA＋0.3％蔗糖＋0.7％琼脂)的诱导效果最好,诱导率达 90％;崔大练等在此基础上尝试多种配比的诱导作用,结果表明在添加 1.0 mg/L 6-BA、0.5 mg/L NAA 和 0.1 mg/L 玉米素的 MS 培养基中,诱导率能提高至 91.56％,其中在培养基中加入少量的玉米素有利于愈伤组织的形成。Kumar 等研究了在不同培养基基质(MS、B5 或 SH 培养基)、不同外植体(子叶或真叶),及添加不同种类和剂量的植物激素条件下的诱导效率,结果表明添加激动素 6.0 mg/L TDZ、1.5 mg/L 异戊烯氨基嘌呤和 2.5 mg/L IBA,诱导率可达 94.3%;当初生愈伤组织被转移至另一种培养基(1/2MS+400 mg/L 肌醇+200 mg/L 酪蛋白氨基酸+500 mg/L L-谷氨酰胺+250 mg/L 维生素 B_1+250 mg/L 维生素 B_6+300 mg/L 烟酸+50 mg/L L-天冬酰胺+1.5%蔗糖+0.7%琼脂),随着时间增加至 90 日后,其诱导率能够达到 100%。超微结构研究揭示,红花子叶脱分化过程中的细胞代谢极其活跃,贮藏的脂类在诱导的初期即被利用,叶绿体也产生质体分裂或出芽增殖的脱分化过程。

诱导丛生芽生长是红花组织培养的难点,国内外对红花组织培养的研究虽然有不少文献报道,但均未取得突破性进展。根据上文所述,范莉姣等在含有 12.0 mg/L TDZ、2.5 mg/L IBA 和 1.5 mg/L 2-ip 的 MS 培养基上培养,再生芽率能够达到 79.1%,且每个外植体约有 5 个不定芽。杨晶等将 1 cm² 左右的块状愈伤组织接种到含 0.2 mg/L NAA 和 2.0 mg/L 6-BA 的 MS 生芽培养基上,培养 28 日左右出现圆形隆起,形成绿色芽点,继续培养 10~15 日后长出不定芽,并转移至含有 0.2 mg/L NAA、1.0 mg/L 6-BA 和 0.5% AgNO₃ 的 MS 培养基中,生长出大量的不定芽,且平均 21 日继代增殖一次,生长速率下降;将生成的不定芽转入含 7.9 g/L KNO₃ 和 1.0 mg/L GA₃ 的培养基中继续培养 10 日后,不定芽开始伸长,且芽的长势良好,有利于形成典型成株形态的苗。崔大练等利用单一配方的 MS 培养基(2.0 mg/L 6-BA+1.0 mg/L NAA),使膨大的浅绿色红花愈伤组织分化培养 4 日后形成浅绿色芽点,6 日后分化出 2 或 3 个小芽,出芽率和增殖率可分别达到 74.66%和 6.37。利用无刺红花成熟种子胚轴为外植体,牛立涛等利用含 0.5 mg/L 6-BA 和 1.5 mg/L NAA 的 MS 培养基直接诱导丛生芽,每个外植体平均可产生 4 个不定芽。这一方法的生芽率几乎达到 100%,是一种只利用 2 种常用植物激素的理想培养方法。

植物激素对于丛生芽的生根具有决定性作用,生长素能够显著促进不定根和侧根发生及生长作用;乙烯通过调控生长素代谢途径产生作用;赤霉素对不定根和侧根的形成没有影响或影响甚微;而细胞分裂素和脱落酸则对不定根和侧根的生长有抑制作用。在培养过程中,常用来诱导生根的植物激素主要有 IBA、NAA、吲哚乙酸和 2,4-二氯苯氧乙酸,其中 IBA 和 NAA 最为常见。IBA 的作用强烈且作用时间长,诱导根多而长,而 NAA 诱导根少而粗,一般地,IBA 和 NAA(0.1~1.0 mg/L)共同使用有助于诱导生根。杨晶等在添加 0.5 mg/L 吲哚乙酸和 2.0 mg/L NAA 的 1/4MS 含糖固体培养基上生根,诱导率达 15%,生根长度约为 3 cm;崔大练等改用含 0.05 mg/L IBA 和 0.1 mg/L NAA 的 1/2MS 培养基诱导生根,2 日后形成根原基,4 日后开始生长出明显的粗壮小根,10 日后根系发达健壮,其平均生根数和生根率分别为 4.76 和 97.88%。不同的是,Kumar 等仅在 1/4MS 培养基中添加了一种不常用的植物激素腐胺(1.5 mg/L),就可达到 64.1%的生根率,远高于配比为 2.0 mg/L NAA+0.1 mg/L 6-BA(25.0%生根率)或 1.5 mg/L NAA+0.3 mg/L 细胞分裂素(43.3%生根率),且平均生根长度和数量分别可以达到 15.6 mm 和 3.5 个。

四、红花组织培养的相关试验结果

(一) 培养无菌苗

采用 0.1% HgCl₂ 分别处理 10 min、15 min、20 min、25 min、30 min 的种子培养 20

日后,统计分析其萌发、污染情况。结果表明,用 0.1％ HgCl₂ 溶液处理 25 min 的种子萌发率较高(51.0％),污染率较低(3.0％)。延长处理时间,种子污染率大幅下降,但同时种子萌发率也急剧降低。因此,用 0.1％ HgCl₂ 溶液处理种子 25 min 为佳。

经过反复消毒灭菌的红花种子,在 MS 基本培养基上培养 2 日后开始萌发,4～11 日为萌发的主要时期,萌发种子数急剧增加。萌发种子数在 11 日左右达到最大,之后变化不大、趋于平稳。培养到 4 日种子周围开始出现污染,到 11 日左右累计污染种子数达到最大值,之后趋于平稳,与种子萌发趋势一致(图 5-4)。

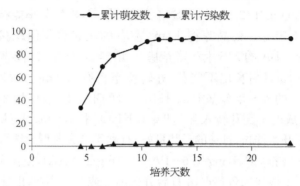

图 5-4 红花种子萌发、污染趋势(共 220 个种子)

(二)红花再生芽诱导预实验

再生芽诱导培养基上所有的外植体在培养 2 日后有明显的膨大,边缘有凸出的愈伤组织出现,尤其是在近轴端切口处。培养 2 周左右,子叶外植体的近轴端切口处出现淡绿色致密的圆凸起,有时伴有翠绿色星点分布甚至有小的不定芽出现。培养 4～6 周后,再生芽数达到最大。

当培养温度设为持续 24℃时,外植体一般比较松泡,难以形成致密的愈伤组织和凸起。而当把培养温度设为白天 24℃、晚上 16℃时,外植体上形成较致密的绿色愈伤组织,是适合红花再生的温度条件。

光照强度在 9 000 lux 时外植体一般能够较快产生绿色致密的凸起,当光照强度较低时一般很少有致密凸起,而光照强度较高时外植体则容易褐化。因此,9 000 lux 是比较适合红花再生的光照强度。

环境湿度对再生的影响主要表现为湿度低时,外植体容易干、产生少量甚至不产生愈伤组织;湿度高时,外植体松泡玻璃化,不易形成致密的愈伤组织和凸起,不利于再生芽的产生;60％的相对湿度是比较适合红花再生的环境湿度条件。

培养 6 周左右,再生芽数一般达到最大,来源于 8～10 日龄无菌苗的子叶外植体再生能力最强,苗龄小的外植体容易玻璃化,苗龄过大的外植体容易褐化,都不利于再生。其他类型的外植体中,下胚轴和根只出现膨大的愈伤组织,始终未见有凸起和再生芽出现,真叶偶尔诱导出再生芽,但数目太小且重复性差。

因此,在此后的实验中固定使用萌发 6～8 日的无菌苗上剪下的子叶作为外植体,培养温度设为白天 24 ℃、晚上 16 ℃,光照强度设为 9 000 lux,环境湿度控制在 60%。

12 种再生芽诱导培养基配方的诱导能力也有很大差别。其中 6 - BA＋NAA 组合诱导的愈伤组织松泡易碎、但常有绿色小点分布;TDZ＋NAA 组合诱导的愈伤组织松泡易碎,偶尔呈现半透明状;TDZ＋2 - ip＋IBA 组合诱导的愈伤组织一般为深绿色致密疣状凸起。

培养基(1)(2)(4)(5)(7)(8)(12)有不同的诱导能力,然而培养基(3)(6)(9)(10)(11)却完全没能诱导出再生芽。其中,培养基(12)的有效再生率最高,达到 43.0%,是比较适合红花再生的培养基配方。

(三) 红花再生芽诱导培养基配方的优化

红花再生芽诱导预实验结果显示,尽管培养基(12)的有效再生率最高,但是该培养基上诱导的红花再生不定芽外观显示为中度玻璃化,再生率尚不能达到转基因操作的要求(≥60%)。对培养基组合(12)的激素配比进行调整,结果发现在一定范围内随着培养基中 TDZ 浓度的增加,再生率明显增加;当超出该范围时,再生率又有所下降,而每个外植体上的不定芽数则随着培养基中 TDZ 浓度的增加不断增多。当培养基中 TDZ 的浓度为 12.0 mg/L 时,有效再生率最高(79.1%)且不定芽青翠健壮、多丛生、外观正常,重现性好(图 5 - 5)。当培养基中 TDZ 的浓度为 15.0 mg/L 时,有效再生率也达到了 65.9%,且不定芽外观正常。因此,培养基(14)(15)是比较理想的红花再生芽诱导培养基。

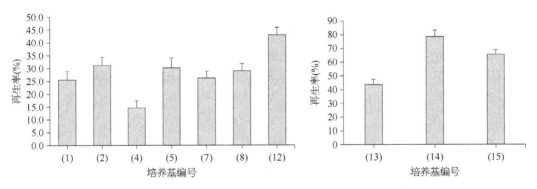

图 5 - 5 不同再生芽诱导培养基及优化培养基的再生率

出现这种现象的原因可能是 TDZ 的细胞分裂素样作用,能够与红花体内的内源性细胞分裂素相互作用。当内源性细胞分裂素不足时,增大培养基中 TDZ 浓度可以起到补充作用,促进再生。当培养基中 TDZ 浓度足够大时,反而会对再生产生抑制作用。

(四) 红花再生芽的伸长

参照文献报道,将红花再生芽转接到 4 种代表性的高效伸长培养基上,经过 2～3 周的培养,配方(16)(17)上的再生芽慢慢变黄,及时更换新鲜的培养基亦无明显改善,再生芽最终褐死;配方(18)上的再生芽很快便染菌而死;只有配方(19)上的再生芽顺利长大,培养 2 周后已达到 4～5 cm 高,长势良好。

结合以上实验现象,分析这 4 种伸长培养基组分可以发现,配方(18)的组分中营养物质比较多,非常易于感染菌类,可能由于菌类的大量繁殖竞争性抑制了红花再生芽的伸长生长。配方(19)为 MS 基本培养基,未添加任何外源激素反而比添加了激素的配方(16)(17)更利于再生芽伸长生长,可能是由于再生芽体内已产生足够的激素,培养基中添加外源激素反而抑制了再生芽的伸长。

(五) 不同浓度激素配比对红花子叶愈伤诱导的影响

1. 完全随机实验·红花子叶外植体在添加不同激素浓度配比的培养基上培养,在随机配方 5(NAA 0.5＋6-BA 2.0＋KT 20.0)中愈伤最多,愈伤率为 79.5%(图 5-6)。子叶外植体在随机配方 5 上培养 20 日后愈伤质地致密,数量多,且呈青绿色;子叶外植体在随机配方 9(NAA 1.0＋6-BA 4.0＋KT 20.0)上培养 15 日后愈伤呈黄白色,易褐化。

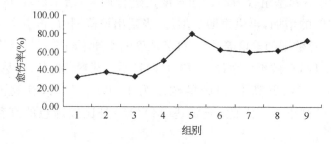

图 5-6　完全随机实验中不同激素配比子叶的愈伤率

2. 优化实验·红花子叶外植体在添加不同激素浓度配比的培养基上培养,在优化配方 2(NAA 2.0＋6-BA 4.0＋KT 20.0)中愈伤最多,愈伤率为 87.7%(图 5-7)。子叶外植体在优化配方 2 上培养 15 日后愈伤较致密,青绿色;在优化配方 2 上培养 23 日后愈伤致密,数量多,呈青绿色;在优化配方 4(NAA 2.0＋6-BA 8.0＋KT 20.0)上培养 23 日后愈伤较致密,呈黄白色。

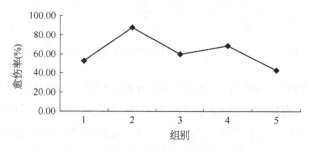

图 5-7　优化实验中不同激素配比子叶的愈伤率

由以上可见,不同激素浓度的培养基对红花外植体愈伤的诱导情况,发现 6-BA 的浓度对外植体愈伤的诱导及生长情况影响较大。当 6-BA 浓度在 4.0～8.0 mg/L 时,外植体愈伤生长较快,数量多且质地紧密。

(六) 不同浓度激素配比对红花子叶出芽诱导的影响

1. **完全随机实验** · 红花子叶外植体在添加不同激素浓度配比的培养基上培养,在随机配方 5(NAA 0.5+6－BA 2.0+KT 20.0)和随机配方 6(NAA 0.5+6－BA 4.0+KT 20.0)中长出再生芽,在随机配方 5 中出芽率较高,为 4.5%(图 5－8)。子叶外植体在随机配方 6 上培养 55 日后再生芽颜色青翠,但生长缓慢,长 0.3～0.8 cm;在随机配方 5 上培养 25 日后再生芽颜色青翠,长约 0.2 cm。

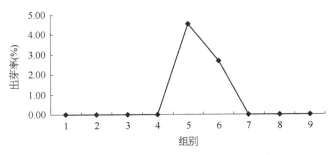

图 5－8　完全随机实验中不同激素配比子叶的出芽率

2. **优化实验** · 红花子叶外植体在添加不同激素浓度配比的培养基上培养,在优化配方 2(NAA 2.0+6－BA 4.0+KT 20.0)、优化配方 3(NAA 1.0+6－BA 5.0+KT 20.0)和优化配方 4(NAA 2.0+6－BA 8.0+KT 20.0)中长出再生芽,且在优化配方 2 中出芽率达 13.5%,在优化配方 4 中出芽率达 10.0%(图 5－9)。子叶外植体在优化配方 2 上培养 34 日后再生芽有 3～4 小簇,颜色青翠,长 0.5～0.7 cm;在优化配方 2 上培养 29 日后再生芽生长良好,颜色青翠,长 0.5～1.0 cm;在优化配方 2 上培养 49 日后再生芽生长旺盛,长 1.0～1.5 cm;在优化配方 2 上培养 52 日后再生芽生长旺盛,长 1.0～1.7 cm,与培养基接触的部分有些泛黄;在优化配方 4 上培养 47 日后再生芽纤细,长约 1 cm,与培养基接触的部分有些褐化;在优化配方 4 上培养 53 日后再生芽纤细,长 2.5～3.0 cm;在优化配方 3(NAA 1.0+6－BA 5.0+KT 20.0)上培养 47 日后芽细小,长约 0.5 cm,少丛生。

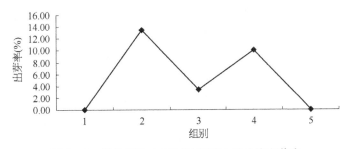

图 5－9　优化实验中不同激素配比子叶的出芽率

由以上可知,不同激素浓度的配比配制的培养基对红花外植体出芽的诱导情况。当 NAA 浓度在 1.0～2.0 mg/L,6－BA 浓度在 4.0～8.0 mg/L 时有芽冒出,绿色青翠且有光泽,生长较稳定,易于重复。

(七)红花子叶再生芽的生长

由于红花长芽较慢,以及红花中含有黄酮类成分,大量的酚羟基容易褐化,因此,为了维持再生芽的生长,尝试在培养基中添加活性炭(4g/L)或AgNO$_3$(5mg/L),减少了其褐化的情况。子叶外植体在添加AgNO$_3$的培养基上培养50日后再生芽生长旺盛,颜色青翠,长约3.0cm,褐化减少,有丛生现象;在添加AgNO$_3$的培养基上培养55日后,再生芽生长旺盛,颜色青翠,褐化减少,1.0～3.0cm,有多处丛生现象;在添加活性炭的培养基55日上再生芽生长旺盛,褐化减少。

五、结论与讨论

(一)红花离体再生的最佳培养条件

植物再生体系的建立首先是要获得无菌的实验材料。0.1% HgCl$_2$是一种高效杀菌试剂,在使用它对种子进行消毒的同时对种子也有一定程度的伤害。用0.1% HgCl$_2$处理25min的种子萌发率较高(51.0%),污染率较低(3.0%),是最佳灭菌时间。

在植物组织培养过程中,器官分化的难易受物种、外植体供体类型、外植体本身的生理状态以及外源和内源植物生长调节物质的相互平衡等多方面因素的影响。在红花再生诱导的过程中,想要获得理想的诱导效果,就需要根据外植体不同的生长时期和状态选择含有适当激素配比的培养基。本实验结合文献报道选取萌发6日、8日、10日、12日、14日的健壮无菌苗作为外植体供体进行红花再生芽诱导预实验。将无菌苗的子叶、新生的两片真叶、下胚轴和根剪下,其中子叶剪切为约0.5cm^{2}小方块,真叶、下胚轴和根剪切为长约1cm的片段,然后,将它们作为外植体放置于以MS为基本培养基,并添加植物生长调节剂6-BA、NAA、TDZ、IBA、2-ip,构成的12种诱导培养基组合上进行完全随机实验诱导红花不定芽,培养温度分别设为持续24℃或者白天24℃、晚上16℃;光照强度分别设为4 600lux、7 800lux、9 000lux、12 000lux,环境湿度控制在40%、60%、80%进行再生芽诱导培养,以研究外植体供体的苗龄、外植体类型、培养基配比、培养温度、光照强度及环境湿度对红花再生诱导的影响。

预实验结果显示,从萌发6～8日的无菌苗上剪下的子叶作为外植体有较高的红花再生芽诱导能力,培养温度为白天24℃、晚上16℃;光照强度为9 000lux;湿度在60%时最适合再生芽的诱导,并且此时再生芽长势最好,重现性高。红花子叶外植体在配方(1)(4)(7)(12)上培养时均诱导出再生芽,再生率为14.7%～43.0%。其中配方(12)的再生率最高,是比较适合红花再生的培养基配方。但是,该培养基上诱导的红花再生不定芽外观显示为中度玻璃化,且再生率尚不能达到转基因操作的要求(≥60%)。

在预实验的基础上,对培养基组合(12)的激素配比进行调整,结果发现在一定范围内随着培养基中TDZ浓度的增加,再生率明显增加;当超出该范围时,再生率又有所下降;而每个外植体上的不定芽数则随着培养基中TDZ浓度的增加不断增多。红花再生芽诱导培养基配方优化实验的结果表明,当培养基中 TDZ 的浓度为 12.0 mg/L 时,有效再生率最高(79.1%)且不定芽青翠健壮、多丛生、外观正常。当培养基中 TDZ 的浓度为 15.0 mg/L 时,有效再生率也达到了 65.9%,且不定芽外观正常。因此,培养基(14)(15)是比较理想的红花再生芽诱导培养基。

将红花再生芽转移到 4 种伸长培养基上 3 周后,配方(16)(17)上的再生芽慢慢变黄,及时更换新鲜的培养基亦无效,最终死掉;配方(18)上的再生芽很快便染菌死掉;只有配方(19)上的再生芽顺利长大,培养 2 周后已达到 4~5 cm 高,长势良好。因此,配方(19)MS 基本培养基是最佳的红花再生芽伸长培养基。

综上所述,通过实验建立了一种高效的红花离体再生体系,可以作为后续转基因操作的平台。从萌发 6~8 日的红花无菌苗上剪下的子叶作为外植体在 MS＋TDZ(12.0 mg/L 或 15.0 mg/L)＋IBA(2.5 mg/L)＋2-ip(1.5 mg/L)固体培养基上,培养温度为白天 24℃、晚上 16℃,光照强度为 9 000 lux,湿度在 60% 的条件下容易长出再生芽,再生率高达 79.1%,再生情况稳定,可以满足转基因操作对再生体系的要求。再生芽在 MS 基本培养基上能顺利长大,培养 2 周后已达到 4~5 cm 高,长势良好。

(二) 红花培养基中植物激素的优化

植物组织培养过程中,器官分化对激素的需要是必不可少的,主要由生长素和细胞分裂素的比例控制。不同生长素和细胞分裂素的种类和浓度以及两者的不同比例对愈伤组织的诱导和生长的影响,是与外植体供体植物种类、外植体本身的生理状态或生长调节物质敏感性密切相关。

一般来说,生长素是促使细胞进入亢进状态的因子,细胞分裂素是促使细胞进入保守状态的因子。外源的细胞分裂素可以打破顶端优势,诱导腋芽分化和生长。不同激素浓度的配比配制的培养基对红花愈伤和再生芽的诱导情况,子叶外植体在随机配方 5(MS＋NAA 0.5＋6-BA 2.0＋KT 20.0)、随机配方 6(NAA 0.5＋6-BA 4.0＋KT 20.0)、优化配方 2(NAA 2.0＋6-BA 4.0＋KT 20.0)、优化配方 3(NAA 1.0＋6-BA 5.0＋KT 20.0)和优化配方 4(NAA 2.0＋6-BA 8.0＋KT 20.0)上培养时均有再生芽,出芽率在 2.7%~13.5%,根据再生芽生长情况,筛选出最佳激素配方为优化配方 2 和优化配方 4,出芽率为 10.0%~13.5%,较过去不到 2.0% 的出芽率提高了 5~6 倍。当子叶外植体在优化配方 2 培养时,出芽率为 13.5%,再生芽生长良好,颜色青翠,在该激素配比条件下,再生芽生长稳定,多丛生,重现性高,长势好。当子叶外植体在优化配方 4 培养时,出芽率为 10.0%,再生芽生长良好较纤细,底部稍发白,颜色青翠。由于红花长芽较慢,以及红花中含有黄酮类成分,大量的酚羟基容易褐化,因此,为了维持再生芽的生长,在培养基中添加活性炭 $AgNO_3$,有效地减少了其褐化的情况。

综合以上各因素,在 MS 固体培养基上添加激素 NAA(2.0 mg/L)＋6-BA(4.0~8.0 mg/L)＋KT(20.0 mg/L),16 h 光照/8 h 黑暗培养。在该条件下较易长出再生芽,长芽情况稳定,较过去不到 2.0% 的出芽率提高了 5~6 倍。培养基上添加活性炭和 $AgNO_3$ 后,有效地解决了再生芽褐化的问题。

六、红花组织培养的研究难点与发展前景

目前，红花组织培养主要集中在利用细胞培养技术生产有用成分及应用现代生物学技术筛选出遗传性状稳定的高产细胞系。通过组织培养的手段进行育种，有望解决红花传统育种方法中难以获得高杂交百分率品系的问题，实现红花细胞培养生产有用次级代谢产物的工业化、商品化。随着红花组织培养研究的快速发展，在培养基的植物激素配比、外源环境条件的调节方面均有了新的进步。但是，处于不断探索阶段的药用红花培养技术，仍然存在不稳定因素，不能够保证再生植株的持续产出。红花组织培养再生植株及由愈伤组织诱导体细胞胚发育成再生植株的间接途径鲜有报道，而国外仅在利用器官发生和体细胞胚胎发生直接途径再生植株方面有一些报道。器官发生中根与芽要分别在不同的培养基上诱导，为了获得完整的植株需要变换培养基，此过程不仅耗费人力、物力，而且增加污染概率，所以体细胞胚发生途径获得再生植株值得进一步研究，这不仅有望解决红花传统栽培选育存在的问题，也可为植物体细胞胚的发生机制的探索提供理论基础。

基于不同产地、品种的红花建立的培养条件、激素配比不尽相同，诱导的难易程度、培育结果也有一定的差异性。各种激素在红花植物体内作用机制的研究，仍有待于进一步的探索，由此可见植株再生中外植体的基因型有着重要的影响，红花器官发生途径再生植株的系统研究应进一步加强。根据已有的研究提示，新的激素种类或搭配能够为试验提供新的突破点。目前，红花组织培养依然局限于传统的影响因素，对声波、电磁波、辐射和气味等影响因子的研究几乎空白。事实上，空间声场能够增强水稻对纹枯病菌的抵抗能力，强声波能够影响植物细胞周期，Nd-YAG 倍频激光照射能够提高大豆幼苗异黄酮的含量，紫外辐照能够影响植物体内黄体酮、酚类、生物碱类活性化合物的含量，$100\,kV/m$的高压静电能够提高贯叶连翘的发芽率，He-Ne 激光辐射能够修复小麦幼苗细胞器的损伤。以上事实为研究红花组织培养提供了崭新的思路。

红花作为一种具有广泛用途的经济作物已越来越受到各界的关注，关于红花的研究也日益深入。利用新技术研究红花基因多态性标记，发现红花品质先关基因的研究日渐增多。但目前关于红花的基因研究多集中在含油性质相关基因的研究，关于红花药用性质相关基因的研究尚未见报道。本课题组一直致力于中国红花药用性质的研究与开发，克隆并鉴定红花黄酮类生物合成途径中的关键酶基因，将从基因水平阐明红花品质形成的分子机制，非常具有研究价值。

随着红花组织培养及转基因技术的日益发展，红花已逐渐成为生产 γ-亚油酸、血清载脂蛋白、人胰岛素等新的次生代谢产物的生物平台。但是由于不同的红花品种、同一品种的不同外植体的再生植株的诱导条件不同，诱导的难易程度也不同，对于某种红花高效的再生体系难以应用到所有的红花品种，所以关于红花组织培养再生植株的研究还需要更加强。建立高效的红花再生体系不仅有望解决红花传统栽培选育存在的问题，也为将为进一步进行遗传转化，提高品质奠定理论基础。利用生物反应器生产红花色素也有报道，但技术还不够成熟，规模也较小。所以如何应用现代生物学技术筛选出遗传性状稳定

的高产细胞系,并与工程学相结合,利用生物反应器大规模培养,实现红花细胞培养生产有用次级代谢产物的工业化、商品化也将成为今后研究的重要方向。另一方面可以结合转基因技术及生物反应器技术生产一些难以用常规方法获得的生物活性物质,如果这项技术能够研究成功,将具有非常广阔的应用前景。

第三节

红花转录组学研究

随着技术的发展和模式植物研究的深入,对于药用植物代谢途径的分子机制的探索也在飞速发展。药用植物中黄酮类化合物种类繁多,结构独特且各异,其具体生物合成途径的研究仍存在很大的探索空间。黄酮类化合物的基本骨架合成途径在各个植物中基本相同,随着DNA测序变得越来越便宜和方便,越来越多药用植物的转录组和基因组序列被报道,因此,通过对这些基因进行注释,很容易获得药用植物中这些结构酶基因的候选序列。基于模式植物中的黄酮类化合物生物合成途径,药用植物中黄酮类化合物的基本骨架结构合成酶基因功能的进一步研究也相对容易。药用植物中高活性高价值的黄酮类化合物主要通过羟基化,糖基化,甲基化和酰基化等化学反应进行了广泛修饰,以获得溶解性药理活性等方面的提高,因此对于这些化合物生物合成途径的研究除基本骨架的合成途径以外其后修饰酶的研究十分重要。通过对药用植物转录组和基因组测序基因注释,获得候选酶基因,再进行具体基因功能的验证,是目前常用的技术手段。

本节总结了课题组对红花进行针对性地转录组研究及分析工作,以期为后续功能基因的挖掘及验证奠定基础。

一、高 HSYA 和无 HSYA 红花品系转录组比较分析

(一) 研究方法

1. 实验材料采集·选育自新疆农科院的优异红花品系 ZHH0119(黄色花,Y 品系)和 XHH007(白色花,W 品系),种植在第二军医大学药学院温室进行栽培育种和实验样品采集。温室参数设置:恒温 25 ℃,昼夜节律为 16 h 光照/8 h 黑暗。测序样品依据花序发育期分别进行采集(附图 5-3),立即置于液氮中,用于 RNA 提取。

2. 标准化 cDNA 文库构建·将不同发育期高质量的 RNA 等量混匀,使用 CloneMiner™ cDNA Library Construction Kit(Invitrogen)试剂盒,并连接 pDONR 222 质粒构建初级 cDNA 文库。利用限制性内切酶 Hind Ⅲ 和 BamH Ⅰ 消化提取 DNA,经 DNA 结合柱系统纯化初级 cDNA 文库,即可获得标准化的 cDNA 文库,转化进大肠杆菌 (Escherichia coli)感受态菌株 DH10B 测序。

3. ORF 序列分析·使用软件 TransDecoder 检测 ORF,方法如下:在转录本中鉴定

最长的 ORF 序列;选择最长的 500 个 ORF 序列作为训练集参数,使用 Markov 模型预测;对每一个可能的六码框根据 Markov 模型打分(log likelihood ratio based on coding/noncoding),如果假定的 ORF 编码结构分值为正且高于其他假定错误 ORF 结构分值,该编码结构即被确定为 ORF;如果高分值 ORF 被长 ORF 的其他不同阅读框全部包含,则该 ORF 被排除。

4. 功能注释· Nr 是 NCBI 非冗余蛋白数据库,整合了来自 GenPept、Swissprot、PIR、PDF、PDB 与 NCBI RefSeq 等蛋白数据库,更新速度很快。Nt 是 NCBI 非冗余核酸数据库,整合了来自 GenBank、RefSeq Nucleotides、EMBL、DDBJ、PDB 等核酸数据库,更新速度很快。GO 比对是用 Blast2GO 对预测的基因进行功能分类,GO mapping 一般可将基因产物分为 3 类。COG 是基于蛋白质功能和进化关系对基因进行分类。为了进一步分析基因复杂的生物学行为,我们使用在线 KAAS 进行 KEGG 注释分析,比对方法为 BBH。这些功能注释帮助我们从宏观上理解这些基因的特征。

5. 基因表达分析· 红花不同品系在不同发育期的样品 RNA 提取纯化后等量混合均匀,利用 gene expression hybridization kit(Agilent)试剂盒实施 RNA 杂交。定制 8×15K(Agilent)的原位杂交芯片检测基因表达,Microarray Scanner(Agilent)对芯片进行扫描,gProcessed Signal 值标记各转录本丰度。基因差异表达分析使用 Bioconductor 软件包的 DESeq(V1.14.0),输入的数据为基因表达水平分析中得到的 expected_count 数据,得到所有基因在不同样品中差异表达比较结果。该分析方法基于的模型是负二项分布,第 i 个基因在第 j 个样本中的 read count 值为 Kij,则有 Kij~NB(μ_{ij}, σ_{ij}^2)。

(二) 研究结果

1. 转录组组装结果分析· 对转录组组装结果进行统计(表 5 - 6),剔除长度小于 100 bp 的短序列,共获得 unigenes 7 737 条,长度分布在 105~4 412 bp 之间,平均长度高达 801 bp, N50 为 818。

表 5 - 6   Unigenes 数量与长度分布统计

样品名	序列数	总数	最低	最高	平均	N50	(A+T)%	(C+G)%
All_unigene	7 737	6 194 300	105	4 412	800.61	818	56.29	43.71

2. ORF 分析· 开放阅读框(ORF)是生物个体的基因组可能的蛋白质编码序列。基因中的 ORF 包含并位于起始密码子与终止密码子中间。开放阅读框包含一段可以编码蛋白的碱基序列,由于一段 DNA 或 RNA 序列有多种不同读取方式,因此可能同时存在许多不同的开放阅读框架。经 ORF 分析发现,其所有的核苷酸分布如图 5 - 10 所示,绝大多数长度分布在 200~700 bp 之间,最短的为 54 bp,最长的为 4 092 bp。

3. 基因功能注释

(1) Nr/Nt 基因注释:基于与公共数据库的同源性比对,blastx 和 blastn 分析结果显

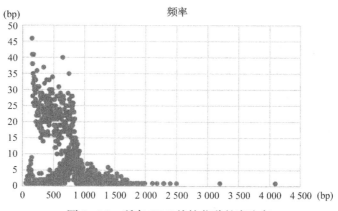

图 5-10　所有 ORF 的核苷酸长度分布

示,在 Nr 数据库中,6 755 个 unigenes 被注释,在 Nt 数据库中,4 240 个 unigenes 被注释,其中 E value<$1×10^{-5}$。

(2) GO 注释:GO(http://amigo. geneontology. org.)是一个国际标准化的基因功能分类体系,提供了一套动态更新的标准词汇表来全面描述生物体中基因和基因产物的属性。依据 Nr 注释结果,使用 blast2 GO 软件进行基因本体 GO 功能分析,我们可以得到每个基因的 GO 信息以及功能分类,从而在宏观水平上发现红花中 2 237 个 unigenes 参与 GO 三个 ontology,分别描述基因的分子功能(molecular function)、细胞组分(cellular component)、参与的生物过程(biological process)。其中,有 400 多个 unigenes 拥有分子功能中的催化活性(附图 5-4)。

(3) COG 注释:COG 是蛋白相邻类的聚簇,构成每个 COG 的蛋白都被假定为来自同一个祖先蛋白,orthologs 或者是 paralogs。orthologs 指来自不同物种的由垂直家系进化而来的蛋白,并且典型地保留了与原始蛋白有相同的功能。paralogs 是指在一定物种中的来源于基因复制的蛋白,可能会进化出新的与原来有关的功能。在红花数据库中,总共 5 429 个 unigenes 可以按照进化系统比对到 23 个 COG 聚群中(附图 5-5),其中"general function prediction"是最大的群组,具有 374 个 unigenes,紧挨着是"translation, ribosomal structure and biogenesis""posttranslational modification, protein turnover, chaperones""amino acid transport and metabolism""carbohydrate transport and metabolism",分别拥有 286、275、170 和 159 个 unigenes。

4. KEGG 代谢通路分析 · KEGG 是系统地分析基因产物在细胞中的代谢途径以及功能的数据库,利用 KEGG 可以深入研究基因在生物学上的复杂行为。KEGG 代谢通路分析结果显示,红花中共有 3 011 个 unigenes 被功能注释到 304 条代谢通路中。其中参与黄酮生物合成途径的结构基因共有 23 个,它们分别是 5 个 phenylalanine ammonia-lyase unigenes(PAL),1 个 cinnamate-4-hydroxylase unigenes(C4H),5 个 4-coumarate:CoA ligase unigenes(4CL),6 个 chalcone synthase unigenes(CHS),2 个 chalcone isomerase unigenes(CHI),2 个 dihydroflavonol 4-reductase unigenes(DFR)以及 2 个 flavonol synthase(FLS),我们对这 23 个结构基因分别进行了编号,见表 5-7。

表5-7 红花两个品系中和黄酮生物合成途径有关的差异性结构基因

基因	基因 ID	Nt/Nr 注释	长度
PAL1	CS090417302_3227.B7-28.M13F(-20)_F09.ab1	PAL	532
PAL2	CS090507305_3570.I2-71.M13F_C02.ab1	PAL	807
PAL3	CS090512301_3157.J6-58.M13F_D03.ab1	PAL	831
PAL4	CS090512306_3638.K1-39.M13F_E10.ab1	PAL	850
PAL5	CS090519305_3566.L2-67.M13F_C06.ab1	PAL	718
C4H1	Contig1434	C4H	826
4CL1	Contig1023	4CL	1885
4CL2	Contig2335	4CL	2003
4CL4	F01.CS090429303_3335.G1-36.M13F.ab1	4CL	835
4CL5	F10.CS090410702_7226.A3-27.M13F(-20).ab1	4CL	865
4CL6	H02-CS090811-6188-R003-86-M13F(-20).ab1	4CL	719
CHS1	Contig533	CHS	1487
CHS2	Contig1515	CHS	1537
CHS3	Contig1644	CHS	832
CHS4	Contig3720	CHS	1016
CHS5	C01.CS090904_3233.S003-25.M13F(-20).ab1	CHS	837
CHS6	CS090417302_3276.B7-77.M13F(-20)_B08.ab1	CHS	689
CHI1	Contig3626	CHI	1140
CHI2	CT090708_8510_T049_41_M13F_20_D05.ab1	CHI	553
DFR1	Contig2863	DFR	575
DFR2	B10-CS090906_6431-R047-022-M13F(-20).ab1	DFR	700
FLS1	Contig1913	FLS	1368
FLS2	B07.CS090416301_3177.B2-78.M13F(-20).ab1	FLS	600

5. 基因表达分析·对 DESeq 检测的结果按照差异显著性标准($p \leqslant 0.05$，$FCA \geqslant 2$)进行筛选，统计基因显著性差异表达上下调情况，此处 p 值为 FDR(误报率)调整后的 p 值。

为了分析红花 Y 品系在不同发育期的基因表达特征，设置 $FCA \geqslant 2$ 和 p 值 $\leqslant 0.05$。和 Y-Ⅰ 比较，Y-Ⅱ 中共有 346 个 unigenes 上调，58 个 unigenes 下调，Y-Ⅲ 中 606 个 unigenes 上调，260 个 unigenes 下调，Y-Ⅳ 中 1141 个 unigenes 上调，483 个 unigenes 下调，取并集，共有 1307 个 unigenes 上调(图 5-11)。GO 分析显示，在 1307 个上调 unigenes 中，278 个参与分子功能，190 个涉及生物进程，74 个关于细胞组分类群。KEGG 代谢通道分析显示，所有上调基因参与 361 条通路，淀粉和蔗糖代谢通路(ko00500)基因共 31 条，占 7.83%，苯丙酸代谢通路(ko00360)包含 17 条 unigenes，占 4.29%，单萜代谢通路(ko00902)只有 3 个 unigenes。同样，在 W 品系红花中，和 W-Ⅰ 比较，共有 1960 个 unigenes 被鉴定为上调性基因。为了比较 Y 和 W 品系中基因差异情况，设置

FCA≥2 和 p 值≤0.25，在 Y 品系中 266 个特异性上调基因被筛选出来，其中包含 8 个转录因子，3 个黄酮代谢通道结构基因，8 个激酶基因，5 个红花脂肪酸基因，10 个具有转运功能注释的基因，1 个细胞色素 P450 基因。其特异性表达图谱如附图 5-6 所示，由图可以看出，这些差异基因在 Y 品系中普遍呈递增式增长，在 W 品系的Ⅳ期表达出现下调，这些特异性表达基因中包含了重要的黄酮入口酶基因 *CHS1*。

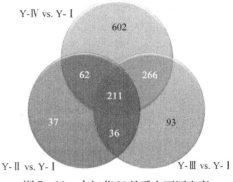

图 5-11 在红花 Y 品系中不同发育期上调基因韦恩图

二、红花花冠全长转录组分析

（一）研究方法

1. 实验材料采集·选育优异红花品系云南巍山红花，种植在第二军医大学药学院温室进行栽培育种和实验样品采集。温室参数设置：恒温 25 ℃，昼夜节律为 16 h 光照/8 h 黑暗。测序样品依据花序发育期（附图 5-3），采集Ⅳ期花瓣，立即置于液氮中，用于 RNA 提取。

2. 全长转录组测序·RNA 提取、RNA 样品质量检测、mRNA 捕获、cDNA 逆转录及富集、片段筛选、文库构建、文库检测、文库定量以及上机测序。样品检测合格后，把不同片段长度文库按照有效浓度及目标下机数据量的需求进行 PacBio Sequel 平台测序。

3. 生物信息分析·获得原始测序数据（subreads）后，对全长转录本进行鉴定，包括 CCS，Classify 以及 cluster。

（1）去除冗余后，序列分析包括：CDS 预测、SSR 分析以及 lncRNA 预测。

（2）去除冗余后，序列注释分析包括：NR、Swissprot、KOG、GO 及 KEGG 功能注释。

（3）转录本进行基因水平的聚类分析及饱和度分析。

（二）研究结果

1. 测序数据质量评估·使用 SMRTLink 软件 Iso-Seq 流程获取全长转录组的分析过程主要包括 3 个阶段，获取 CCS 序列（CCS），全长序列识别（classify）、isoform 水平聚类（cluster）。

（1）CCS(Circular Consensus Read)：环形一致性序列，由同一个零模波导孔（ZMW）产生的 subreads 经过自我矫正产生。产生的 CCS read 不包括或不需要与参考序列比对（表 5-8）。

从 subreads 中按下列条件提取 CCS 序列：

Minimum Predicted Accuracy：0.8。

Minimum Number of Passes：0。

表 5-8 CCS 序列统计

CCS 读数	CCS 个数	CCS 平均长度	Passes 平均长度
463 214	1 105 494 424	2 386	9

（2）CCS 序列分类：得到 CCS 序列之后，需要对 CCS 序列进一步分类，区分全长转录本序列及非全长转录本序列。获得包含 5′ 和 3′ 端引物序列数（341 687）；全长非嵌合体序列数（334 092）；全长非嵌合体序列平均长度（2 095）。

2. 转录本注释

（1）Nr 基因注释：基于与公共数据库的同源性比对，blastx 和 blastn 分析结果显示，在 Nr 数据库中，25 717 个转录本被注释。

（2）Swissprot 注释：SWISS-PROT 是经过注释的蛋白质序列数据库，由欧洲生物信息学研究所（EBI）维护。数据库中的所有序列条目都经过有经验的分子生物学家和蛋白质化学家通过计算机工具并查阅有关文献资料仔细核实。数据库由蛋白质序列条目构成，每个条目包含蛋白质序列、引用文献信息、分类学信息、注释等，注释中包括蛋白质的功能、转录后修饰、特殊位点和区域、二级结构、四级结构、与其他序列的相似性、序列残缺与疾病的关系、序列变异体和冲突等信息。SWISS-PROT 中尽可能减少了冗余序列，并与其他 30 多个数据建立了交叉引用，其中包括核酸序列库、蛋白质序列库和蛋白质结构库等。结果显示 22 581 个转录本被 SWISS-PROT 注释。

（3）GO 注释：GO 数据库是基因本体联合会（Gene Onotology Consortium）所建立的数据库，旨在建立一个适用于各种物种的，对基因和蛋白质功能进行限定和描述的，并能随着研究不断深入而更新的生物语言词汇标准。GO 定义了三级结构的标准语言（ontologies）：基因产物的分子功能（molecular function，M）；生物途径（biological process，P）；细胞组分（cellular component，C），如附图 5-7。

（4）Pfam 注释：Pfam，Protein family，最全面的蛋白质结构域注释的分类系统。蛋白质是由一个个结构域组成的，而每个特定结构域的蛋白序列具有一定保守性。PFAM 将蛋白质的结构域分为不同的蛋白家族，通过蛋白序列的比对建立了每个家族的氨基酸序列的 HMM 统计模型。PFAM 家族按注释结果可靠性分为两大类：手工注释的可靠性高的 Pfam-A 家族和程序自动产生 Pfam-B 家族。通过 PfamScan 程序，可以搜索已建好的蛋白质结构域的 HMM 模型，从而对 Gene 进行蛋白家族的注释。结果显示 23 321 个转录本被 Pfam 注释。

（5）KEGG 代谢通路分析：KEGG 数据库是系统分析基因功能，基因组信息的数据库，它整合了基因组学，生物化学及系统功能组学的信息，并按照不同类型的生物过程进行绘制相应的生物通路图，有助于研究者把基因及表达信息作为一个整体网络进行研究。通过对基因在 KEGG 生物通路数据库上进行注释分析，可以查看这些基因参与哪些生物通路,体现出了哪些重要的生物功能。其中 10 885 个转录本被注释到 KEGG 代谢通路中。

三、结论和讨论

在过去十年中,国内外多个课题组实施了红花不同深度的转录组测序。2012 年,Li Xiaokun 课题组应用高通量测序公司 Illumina 的 Solexa 系统对红花进行了从头转录组测序,共获得 516 414 条 contigs,长度从 101 bp 到 7 600 bp 不等,平均长度超过 235 bp。其中 153 769 个 unigenes 具有注释功能,平均长度为 748 bp。从该次测序结果中,23 个 unigenes 被预测参与黄酮的生物合成途径,包含了 17 个 *CHS* 基因,4 个 *CHI*,以及 8 个 unigene 被预测参与种子特异性油质蛋白合成。同年,Hu Shangqin 课题组通过 Illumina HiSeq™2000 二代测序平台对红花进行了从头转录组测序,共组装了 120 778 个 unigenes,平均长度 446 bp,最长的高达 3 967 bp,注释了 70 342 个 unigenes,其中约 58% 是已被鉴定的(cut-off E-values=10-5)。2015 年,吉林农业大学 Li Xiaokun 课题组对不同发育期的红花花冠进行 P454 焦磷酸测序,共组装成 51 591 条 unigenes,平均长度 679 bp,最长的高达 5 109 bp,从转录组数据库中,共鉴定出 9 个 *CHS* 基因,1 个 *CHI* 基因,12 个 *ANS* 基因,并且发现它们与红花黄色素的积累有关。2016 年,美国佐治亚大学 John M. Burke 课题组进行了红花低覆盖度的全基因组 shotgun 重测序,产生了一个初步的红花基因组草图,共含有 3 254 412 个 contigs,片段大于 100 bp 的被组装成了 2 195 958 条 scaffolds,基因组大小 1.35G,65% 的组装成功率,共获得 866 Mbp 组装数据。通过和向日葵,生菜的遗传图谱比较,揭示了红花中大量的染色体重排现象。这种基于序列的遗传图谱构建是一种很好的低成本基因组草图组装方法。2018 年,成都中医药大学 Pei Jin 课题组利用基于单分子实时技术(SMRT)原理的三代测序平台 PacBio RS Ⅱ 测序仪,实施了红花全长转录组测序,总共获得 79 926 个 isoforms,其中 38 302 个 isoforms 在 BLASTX 有注释功能。

在高 HSYA 和无 HSYA 红花品系转录组测序中,鉴定了 44 个 isoforms 和黄酮生物合成途径相关,可分为 8 个基因家族:*C3H*(8 个)、*C4H*(2 个)、*OMT*(6 个)、*LAD*(1 个)、*HCT*(14 个)、*CHI*(4 个)、*CHS*(3 个)和 *F3H*(4 个)。*C3H* 和 *C4H* 都有细胞色素 P450 结构域,广泛参与多种天然产物的氧化降解。*OMT* 具有 O-甲基转移酶结构域。*HCT* 家族包含了一些转移酶,如 anthranilate N-hydroxycinnamoyl/benzoyltransferase 催化植物抗毒素的生物合成的第一步,以及 deacetylvindoline 4-O-acetyltransferase 催化 vindolin 生物合成的最后一步。基于红花不同组织部位黄酮结构基因的表达情况,发现在红花花冠中高表达的 *CtC4H1*、*CtC4H2*、*CtC3H1*、*CtC3H5*、*CtC3H6*、*CtCHI2*、*CtCHI3*、*CtF3H1*、*CtF3H3*、*CtF3H4*、*CtCHS1* 和 *CtCHS3* 最有可能参与红花中黄酮的生物合成途径。同时,通过对红花花冠全长转录组测序获得了 26 249 个去除冗余后的转录本,平均长度为 2 091.38 bp,为后续基因的克隆及进一步功能验证提供了资料。

CtCHSs 基因功能研究

查尔酮合酶(CHS)是合成黄酮类化合物的关键酶,也是其限速酶,在不同植物中CHS 催化产生不同种类的黄酮类化合物。但目前对于红花中黄酮化合物生物合成途径的研究还十分浅显,尤其是查尔酮类化合物的生物合成,由各种内源及外源性因素诱导,且受到大量的转录因子、结构酶基因的共同调控,但对其分子机制知之甚少,至今未形成突破。由主通道基因入手,逐步深入探索其生物合成途径的关键基因,将为最终阐明红花品质形成的分子机制提供重要科学依据。

在植物体中 CHS 作为植物聚酮类化合物代谢的入口酶,催化产生黄酮类化合物以参与植物的 UV 防护,植物生殖器官发育,抗病原体侵染等。对于 CHS 基因家族的调控和功能在许多植物中已经进行了研究,大多数植物含有一个较小的 CHS 基因家族,如豌豆中有 8 个 CHS 基因被报道,番薯中发现了 6 个 CHS 基因、矮牵牛中有 8 个完整的和 4 个部分被测序的 CHS 基因。本节克隆了 3 个 CHS 基因组成一个小的 CHS 基因家族,这与之前报道的其他植物中 CHS 基因家族情况吻合。

CHS 基因编码的多基因家族中的每个个体都可以被不同的调控方式所调控,如组织特异性表达,由光、诱导处理或病原体侵染而诱导的转录,及由其他调节基因控制的转录。且细胞内的 CHS 基因通常处于静止状态,很难被检测到,只有在 UV 或是生物诱导因子作用下在转录水平上被激活,从而行使其催化黄酮类化合物的功能。在粘毛黄芩(*Scutellaria viscidula*)、大麻(*Cannabis sativa*)等植物中已证实 CHS 以香豆酰辅酶 A 作为起始底物使中间分子 C6 和 C1 位置进行缩合生成查尔酮。同时在酸性条件下,可以使查尔酮进行闭环反应生成柚皮素。Shinozak 等已报道了 3 个在体外表现出查尔酮合酶活性诱导香豆酰辅酶 A 生成柚皮素的 CHS 基因。本节结果为阐明红花品质形成的分子机制、定向调控红花的品质提供了部分依据。因此,研究红花 CHS 基因家族的功能对于阐释红花黄酮类的生物合成途径具有重要意义。

一、CtCHS1 基因功能研究

(一) 研究方法

1. CtCHS1 的 RACE 克隆

(1) 提取 RNA,利用 SMARTer™ RACE cDNA Amplification Kit(购自美国 Clontech 公司)试剂盒逆转录构建 5′和 3′ RACE cDNA 文库,RACE 克隆的具体实验方法参考试剂盒说明书。

(2) 以红花 5′和 3′RACE cDNA 文库为模板,利用 UPM 和设计的 GSP 引物,做 PCR 扩增,基因特异性引物(GSP)设计如下。

> *CtCHS1* - GSP1 - 5′: CGCTCGTGTCCTCGTGGTTTGCTC
> *CtCHS1* - GSP1 - 3′: CAACGGAGAAAACGCCTGC

（3）使用 Advantage 2 PCR Kit(Clontech，USA)试剂盒扩增获得 *CtCHS1* 的 5′端片段和 3′端片段，胶纯化回收后测序。

（4）对测序结果使用离线分析软件 SeqMan 进行拼接，预测基因全长序列。

2. *CtCHS1* 的全长克隆

（1）运用 Oligo 7 软件设计基因全长引物：

> *CtCHS1* -全长- 5′: ATGGCATCCTTAACCGATATTG
> *CtCHS1* -全长- 3′: TTAAGCGGCAATGGGGGTGG

（2）PCR 扩增体系采用 KOD-Plus-Neo polymerase mix system。

反应体系：cDNA 2 μL，10 μmol/L 正向引物 1 μL，10 μmol/L 反向引物 1 μL，KOD-Plus-Neo Buffer 2.5 μL，dNTP 2.5 μL，MgSO₄ 1.5 μL，KOD-Plus-Neo 聚合酶 0.5 μL，双蒸水加至 25 μL。

反应程序：94 ℃ 2 min；94 ℃ 10 s，58 ℃ 30 s，72 ℃ 5 min，循环 30 次；72 ℃ 5 min；4 ℃保持。

（3）PCR 产物由 QIAquick® Gel Extraction Kit(Qiagen，Germany)纯化回收。

（4）按照 pEASY®-Blunt Zero 载体试剂盒说明书连接载体（载体和片断摩尔比 1∶7）。反应体系：PCR 片段 x μL，pEASY®-Blunt Zero 载体 1 μL，双蒸水加至 5 μL。

将以上体系置于 200 μL 的 PCR 管中，轻轻混合均匀，低速离心，置于 PCR 仪上，25 ℃，连接 15 min。

3. 转化

（1）取感受态细胞（每管 100 μL，−70 ℃保存）于冰上，待溶解后吸取 50 μL 感受态细胞。

（2）加入 2 μL 连接液，轻轻旋转以混匀内容物。

（3）冰浴 30 min。

（4）42 ℃金属浴，热激 45 s。

（5）快速将管子转移到冰浴上，冷却 2～3 min。

（6）每管加 900 μL LB 培养液，37 ℃摇床振荡，孵育 1 h 使细菌复苏。

（7）4 000 rpm，离心 2 min。

（8）小心吸去上清，剩余约 100 μL 上清，用枪头轻轻混匀菌液沉淀。

（9）涂布在提前准备好的 LB＋100 mg/L Amp 的固体培养板上。

（10）倒置于恒温培养箱中，37 ℃培养过夜。

4. 克隆子的菌液 PCR 鉴定

（1）在平板中心区域挑取 5 个克隆，置于 5 mL LB＋100 mg/L Amp 的液体培养基中，37 ℃振荡培养 6～8 h。

（2）菌液 PCR 鉴定：pEASY®-Blunt Zero 载体通用引物 M13 - F/R。

PCR 体系：模板 1 μL，10 μmol/L 正向引物 0.5 μL，10 μmol/L 反向引物 0.5 μL，

$2 \times EasyTaq^{®}$ PCR mix 12.5 μL，双蒸水加至 25 μL。

PCR 程序设置：95 ℃ 5 min；95 ℃ 30 s，58 ℃ 30 s，72 ℃ 1 min，循环 35 次；72 ℃ 1 min；4 ℃ 保持。

5. 质粒抽提和测序・经菌液 PCR 验证，选择阳性克隆菌液进行质粒抽提。

(1) 5 000 rpm，慢速离心 3 min，轻轻倒去上清。

(2) 加入 200 μL FAPD1 Buffer，垂直加入，涡旋混匀，至看不到明显细胞块。

(3) 快速加入 200 μL FAPD2 Buffer，立即盖上盖子，液体澄清，说明裂解得较好。

(4) 轻轻用手上下颠倒 5～6 次。

(5) 加入 300 μL FAPD3 Buffer，上下颠倒 2～3 次，EP 管中出现絮状沉淀。

(6) 12 000 rpm，离心 10 min。

(7) 用枪头沿着沉淀的反壁慢慢吸取上清，加入收集柱中间的 DNA 吸附膜中间，12 000 rpm，离心 30 s，倒去滤液。

(8) 加入 400 μL W1 Buffer 洗去蛋白质类杂质，离心 30 s，倒去滤液。

(9) 加入 600 μL Wash Buffer 洗去盐类杂质，离心 30 s，倒去滤液。

(10) 12 000 rpm，空转 3 min。

(11) 将吸附柱转移到新的 1.5 mL 离心管中，室温挥发 5 min，加入 50 μL 双蒸水溶解 2～3 min。

(12) 12 000 rpm，离心 2 min，扔去吸附柱。取 10 μL 用于测序，其余保存在 −20 ℃ 冰箱。

6. *CtCHS1* 的生物信息学特征・经由测序获得 *CtCHS1* 基因全长，利用在线分析工具(www. ncbi. nlm. nih. gov 和 www. expasy. org)分析 *CtCHS1* 的开放阅读框(ORF)以及编码氨基酸序列，同时通过 DNAMAN 进行多序列比对并运用 ClustalX version 2.0 和 MEGA 构建系统进化树。

7. *CtCHS1* 在拟南芥原生质体中亚细胞定位实验

(1) 酶解液制备：准确称量 0.15 g 纤维素酶 R10、0.075 g Macerozyme R10、1.093 g 甘露醇、1 mL MES(100 mmol/L, pH 5.7)、4 μL 巯基乙醇，加入 8 mL 双蒸水至容量瓶中，上下颠倒，轻轻混合均匀，定容至 10 mL，用 KOH 调节 pH 至 5.8。

(2) PEG4000 溶液制备：准确称量 1.093 g Mannitol、0.11 g CaCl₂、4 g PEG4000，加入 8 mL 双蒸水至容量瓶中，上下颠倒，轻轻混合均匀，定容至 10 mL，用 KOH 调节 pH 至 5.8。每次均需新鲜制备。

(3) W5 溶液制备：准确称量 0.9 g NaCl、1.39 g CaCl₂、0.068 g KH₂PO₄、2 mL 100 mmol/L MES、0.09 g 葡萄糖，加入 90 mL 双蒸水至容量瓶中，上下颠倒，轻轻混合均匀，定容至 100 mL，用 KOH 调节 pH 至 5.8。灭菌后，冷却至室温，每管 15 mL 分装，4 ℃ 保存。

(4) MMG 溶液制备：准确称量 0.72 g Mannitol、0.03 g MgCl₂・6H₂O、0.4 mL 100 mmol/L MES，加入 8 mL 双蒸水至容量瓶中，上下颠倒，轻轻混合均匀，定容至 10 mL，用 KOH 调节 pH 至 5.8。灭菌后，冷却至室温，每管 1.5 mL 分装，4 ℃ 保存。

(5) 取 2～3 周的拟南芥苗，采集约 10 个鲜嫩叶片，采用"三明治法"撕去下表皮。

（6）加入 10 mL 酶解液浸泡全部组织。光下置于摇床上缓慢震荡（≤40 rpm）酶解 1 h，至原生质体释放到溶液中，溶液呈微绿色。

（7）40 μm 滤网过滤，100 g 离心 3 min，可见绿色沉淀。

（8）倒去上清，用预冷的 W5 溶液 15 mL 洗涤 2 次，每次 100 g 离心 3 min，离心温度 4～25℃均可，可见管底部绿色沉淀。

（9）加入 500 μL MMG 溶液悬浮溶液，置于冰上孵育 30 min。

（10）用 200 μL 原生质体镜检：40 倍镜下，每个视野 20～40 个，终浓度（2～5）× 10^5 cells/mL 为宜。

（11）取 200 μL 原生质体悬液，室温下轻轻加入 40 μg DNA 混合，取等体积 PEG 溶液，轻柔均匀混合。室温静置 5 min。

（12）加入 3 mL W5 溶液稀释原生质体，混合均匀终止反应。

（13）100 g，离心 1 min，去上清，收集原生质体。

（14）加入 1 mL W5 溶液，清洗 2 次。

（15）最后加入 1 mL W5 溶液重悬，转移到六孔板管中（1% BSA 孵育），室温暗培养 16 h，置于激光共聚焦显微镜下观察。

8. 构建真核载体

（1）线性化载体：用 *Bam* H I - HF 和 *Spe* I - HF 对工具载体 pMT39 进行酶切，回收载体片段。

（2）扩增目的基因

1）设计合成引物

正向引物：GAGCTTTCGCGGATCCGCCACCATGGCATCCTTA
反向引物：ATCGAGCCACCGCCACCAGCGGCAATGGGGGTG

用于 PCR 钓取目的基因。

2）模板为构建的 *CtCHS1* 全长质粒。

PCR 反应体系：模板 1 μL，10 μmol/L 正向引物 1 μL，10 μmol/L 反向引物 1 μL，KOD-Plus-Neo Buffer 2.5 μL，dNTP 2.5 μL，$MgSO_4$ 1.5 μL，KOD-Plus-Neo 聚合酶 0.5 μL，双蒸水加至 25 μL。

PCR 程序设置：94℃ 2 min；94℃ 10 s，58℃ 30 s，72℃ 1 min，循环 30 次；72℃ 5 min；4℃保持。

（3）目的基因同源重组入表达载体：将目的 DNA 片段和线性化载体以摩尔比 2∶1 加到试管中进行重组反应。反应体系：PCR 片段 x μL，线性化载体 pMT39 y μL，5×In-Fusion HD Enzyme Premix 2 μL，双蒸水加至 10 μL。

轻轻混匀，低速离心后，将管子置于 PCR 仪上，50℃连接 15 min，置于冰上。

（4）转化、克隆子的菌液 PCR 鉴定、质粒抽提和测序均参见上文。

9. 农杆菌介导的植物转化

（1）重组质粒化学转化 GV3101 农杆菌感受态

1）取−70℃保存的农杆菌感受态,室温放置待其部分融化后置于冰浴中。

2）每50μL感受态加1μg测序正确的真核重组质粒,用手拨打管底轻轻混匀,冰浴5 min,转移至液氮中冷冻5 min,37℃金属浴5 min,冰浴5 min。

3）加入700μL无抗生素的LB液体培养基,28℃振荡培养2~3 h复苏。

4）5 000 rpm,离心1 min收菌,留取100μL左右上清液,轻轻吹打重悬菌块涂布于含LB+50μg/mL Kana+20μg/mL Rif平板上,倒置于28℃培养箱培养2~3日。

5）挑取圆而大的克隆,置于5 mL LB液体培养基中。

6）菌液PCR验证。

（2）农杆菌侵染植物

1）挑上述步骤中转化成功的农杆菌单菌落到5 mL加有LB+50μg/mL Kana+20μg/mL Rif液体培养基中,28℃摇36 h(确保12 h的时候检查菌液是否生长,如果有明显生长迹象表明杂菌污染)。

2）按2%接种量接种到300 mL加入LB+50μg/mL Kana+20μg/mL Rif培养基中28℃扩大培养至菌液OD_{600}为1.0~1.2。

3）4 000 rpm,离心3~5 min,室温,收集菌体。

4）用5%蔗糖溶液重悬菌体至OD_{600}为0.8左右(约加入250 mL悬浮液),之后轻轻加入0.02%(200μL/L)的表面活性剂Silwet−77重悬,缓慢上下颠倒混匀。

5）准备生长状态良好的红花植株(一般两个月大小),用50 mL的注射器吸取新鲜的含有质粒的农杆菌菌液轻轻蘸在尚未关闭的柱头上,一个花序的盛开周期中(约1周时间)大约需要经历3次浸染,每次侵染后立即用不透光纸带进行黑暗处理12 h,然后置于光下,约1个月后,采集T1代种子。

6）将采集的T1代种子置于干净的托盘中,撒一层蛭石,倒入含有20 mg/L潮霉素的双蒸水,置于组培箱中。组培箱参数设置为黑暗条件下,温度为25℃。

7）待种子发芽至两子叶展开,转移至装有营养土的培养盆中,置于温室进行培养,温室的条件为16 h光照/8 h黑暗,恒温25℃。每隔3日浇一次水。

8）待小苗长至2~3周,取少量叶片提取基因组用于转基因鉴定。

（3）植物组织基因组提取

1）取新鲜的红花叶片约100 mg置于1.5 mL EP管中,在每个EP管中提前放入3.2 mm钢珠,盖紧管盖,立即置于液氮中冷冻1 min,有序放入研磨机的适配器中。设置研磨机参数为60 Hz,30 s。

2）取出粉末状样品,加入400μL FGA缓冲液和6μL RNase A(10 mg/mL),涡旋振荡约1 min,室温放置10 min。

3）加入130 mL LP2缓冲液,涡旋振荡1 min至充分混匀。

4）12 000 rpm,离心5 min,转移上清至新的1.5 mL离心管中。

5）向管中加入1.5倍体积的LP3缓冲液,立刻涡旋振荡15 s完全混匀,可见絮状沉淀产生。

6）将所有的上述液体转移至装有收集管的吸附柱CB3中。

7）12 000 rpm,离心30 s,弃废液,将吸附柱CB3放回收集管中。

8）向吸附柱中间加入 600 μL 漂洗液 PW。

9）12 000 rpm，离心 30 s，弃废液，吸附柱 CB3 放回收集管中。

10）重复操作一次。

11）将吸附柱 CB3 放回收集管，12 000 rpm，离心 2 min，弃废液，将吸附柱置于室温下挥发残余的漂洗液。

12）将吸附柱 CB3 转移至新的 1.5 mL 离心管中，向吸附膜中间滴加 50 μL 双蒸水。

13）室温孵育 3～5 min。

14）12 000 rpm，离心 2 min。

15）检测 DNA 浓度及纯度，样品保存在－20 ℃冰箱。

10. 转基因红花植株基因组鉴定

（1）设计鉴定引物

35S -正向引物：CCACTATCCTTCGCAAGACC
CtCHS1 -反向引物：CGCACTCGACATGTTACCGTA

PCR 产物大小为 1 152 bp。

（2）PCR 混合体系：gDNA 2 μL，10 μmol/L 正向引物 0.5 μL，10 μmol/L 反向引物 0.5 μL，2×EasyTaq® PCR mix 12.5 μL，双蒸水加至 25 μL。

PCR 程序设置：94 ℃ 5 min；94 ℃ 30 s，58 ℃ 30 s，72 ℃ 1 min，循环 30 次；72 ℃ 5 min；4 ℃保持。

（3）电泳条件设置为横压 100 V，30 min，取 PCR 体系 10 μL 在 1.2% 的琼脂糖胶上上样，置于紫外凝胶成像仪上拍照。

11. 过表达 CtCHS 对苯丙素/黄酮生物合成途径中其他基因的影响

（1）提取 RNA，并逆转录为 cDNA。

（2）将样品 cDNA 浓度平衡成一致浓度。

（3）设计黄酮代谢通道上基因的荧光定量引物。

（4）荧光定量 PCR 混合体系参照上文。

（5）设置 PCR 程序：95 ℃ 3 min；95 ℃ 10 s，58 ℃ 20 s，72 ℃ 35 s，循环 40 次。

（6）在 ABI7500 仪器上进行实验。

（7）设置 60S 作为内参基因，采用相对定量法 $2^{-\Delta\Delta Ct}$ 分析转录表达情况。

12. 过表达 *CtCHS1* 对黄酮代谢产物的影响分析

（1）样品处理：将红花花冠样品置于 50 ℃烘箱中烘至恒重，磨成粉末，取约 10 mg，精密称定，置于 1 mL 70% 甲醇溶液中浸泡 12 h，超声处理 40 min，13 000 prm，离心 10 min，取上清进样。

（2）色谱条件：使用 Agilent 1290 Infinity LC 系统和 Agilent 6538 Accurate Mass Quadrupole Time-of-Flight 串联质谱联用仪（UPLC - Q - TOF/MS）（美国 Agilent Technologies 公司）。色谱分离使用 XBridge™ BEH C₁₈ 柱（2.1 mm×100 mm，2.5 μm，美国 Waters 公司），柱温保持 25 ℃；流动相 A 为 0.1% 的甲酸，流动相 B 为含 0.1% 甲酸

的乙腈；后运行时间（post time）设为 5 min；流速 0.4 mL/min；进样量 4 μL；自动进样器温度 4℃。梯度条件如下：0～2 min，5% B；2～2.5 min，5%～15% B；2.5～7.5 min，15% B；7.5～8 min，15%～20% B；8～10 min，20%～21% B；10～18 min，21%～95% B；18～20 min，95% B。

（3）质谱分析：毛细管电压：正离子模式下 4 kV，负离子模式下 3.5 kV。雾化器压力 45 psi。气体温度 350℃。干燥器流速 11 L/min。skimmer 电压 60 V。破碎器电压 120 V。质谱数据采集使用 Centroid 模式，m/z 采集范围 50～1100。参比离子：正离子模式下 121.050 9，922.009 8；负离子模式下 119.036 32，966.000 725。物质在负离子模式下均响应良好，因此定量分析采用负离子模式。

（4）数据提取分析：使用 Agilent Masshunter Qualitative Analysis B. 04. 00 software 对原始数据进行采集，之后使用 Agilent Profinder B. 06. 00 software 进行峰的识别，提取，积分。然后使用 excel 进行重量归一化处理后，导入 simca-P 进行多元统计分析（PCA，PLS-DA）。

（5）对照品的购买及配制：芦丁、山奈酚-3-O-β-D-芸香糖苷、山奈酚-3-O-β-D-葡萄糖苷、山奈酚、二氢山奈酚、槲皮素、槲皮素-3-O-β-D-葡萄糖苷、D-苯丙氨酸、木犀草素、芹菜素、柚皮素、野黄芩苷、红花红色素、二氢查尔酮、D-苯丙氨酸、3-苯丙酸、氯化矢车菊素、矢车菊素-3-O-葡萄糖苷、6-羟基山奈酚-3，6-O-β-D-葡萄糖苷、6-羟基山奈酚、圣草酚、水仙苷、槲皮素-7-O-β-D-葡萄糖苷、木犀草素-7-O-葡萄糖醛酸苷、金合欢素、野黄芩素购自美国 Sigma-Aldrich 和中国阿拉丁、美仑生物，cartormin、羟基红花黄色素 A 和红花红色素由第二军医大学实验室自提，柚皮素查尔酮购自南京广润生物制品有限公司。除了羟基红花黄色素 A、cartormin、红花红色素用 70%甲醇溶解，其他均用纯甲醇溶解，置于-70℃备用。内标物 L-对氯苯丙氨酸终浓度为 10 μg/mL，采用标准曲线法对样品中的化合物含量进行定量（表 5-9）。

表 5-9　用于代谢物检测的对照品信息

编号	分子式	化合物中文名	化合物英文名	Mass
1	$C_{27}H_{30}O_{16}$	芦丁	rutin	610.15
2	$C_{15}H_{10}O_6$	山奈酚	kaempferol	286.05
3	$C_{15}H_{10}O_7$	槲皮素	quercetin	302.04
4	$C_{15}H_{12}O_6$	二氢山奈酚	dihydrokaepferol	288.06
5	$C_{27}H_{32}O_{16}$	羟基红花黄色素 A	hydroxysafflor yellow A	612.17
6	$C_{15}H_{12}O_5$	柚皮素	naringenin	272.07
7	$C_{27}H_{30}O_{15}$	山奈酚-3-O-β-D-芸香糖苷	kaempferol-3-O-β-D-rutinoside	594.16
8	$C_{21}H_{20}O_{11}$	山奈酚-3-O-β-D-葡萄糖苷	kaempferol-3-O-β-D-glucoside	448.10
9	$C_{27}H_{29}NO_{13}$	cartormin	cartormin	575.16
10	$C_{43}H_{42}O_{22}$	红花红色素	carthamin	910.22
11	$C_{15}H_{10}O_5$	芹菜素	apigenin	270.05
12	$C_{21}H_{20}O_{12}$	槲皮素-3-O-β-D-葡萄糖苷	quercetin-3-O-β-D-glucoside	464.10
13	$C_{21}H_{18}O_{12}$	野黄芩苷	scutellarin	462.08

编号	分子式	化合物中文名	化合物英文名	Mass
14	$C_{15}H_{10}O_6$	木犀草素	luteolin	286.24
15	$C_{15}H_{12}O_5$	柚皮素查尔酮	naringenin chalcone	272.07
16	$C_{15}H_{12}O_2$	二氢查尔酮	2′-hydroxychalcone	224.26
17	$C_9H_{11}NO_2$	D-苯丙氨酸	D-phenylalanine	165.08
18	$C_9H_{10}O_2$	3-苯丙酸	3-phenylropanoic acid	150.18
19	$C_{15}H_{11}ClO_6$	氯化矢车菊素	cyanidin chloride	322.70
20	$C_{21}H_{21}ClO_{11}$	矢车菊素-3-O-葡萄糖苷	kuromanin chloride	484.84
21	$C_{27}H_{30}O_{17}$	6-羟基山奈酚-3,6-O-β-D-葡萄糖苷	6-hydroxykaempferol-3,6-O-β-D-glucoside	626.148
22	$C_{15}H_{10}O_7$	6-羟基山奈酚	6-hydroxykaempferol	302.043
23	$C_{15}H_{12}O_6$	圣草酚	eriodictyol	288.063
24	$C_{28}H_{32}O_{16}$	水仙苷	isorhamnetin-3-O-rutinoside	624.169
25	$C_{27}H_{30}O_{16}$	山奈酚-3-O-β-D-槐糖苷	kaempferol-3-O-β-D-sophoroside	610.153
26	$C_{21}H_{20}O_{12}$	槲皮素-7-O-β-D-葡萄糖苷	quercetin-7-O-β-D-glucopyranoside	464.38
27	$C_{21}H_{18}O_{12}$	木犀草素-7-O-葡萄糖酸苷	luteolin-7-O-glucuronide	462.36
28	$C_{16}H_{12}O_5$	金合欢素	acacetin	284.27
29	$C_{15}H_{10}O_6$	野黄芩素	scutellarein	286.236

（二）研究结果

1. 黄酮生物合成途径结构基因的挖掘·在红花转录组注释文件中,我们总共发现参与红花黄酮类组分生物合成途径的结构基因共有 8 类,包含 24 个 unigenes,他们分别是 5 个 *PALs*、1 个 *C4H*、5 个 *4CLs*、6 个 *CHSs*、2 个 *CHIs*、1 个 *F3H*、2 个 *DFRs*、2 个 *FLSs*。这 8 类结构基因广泛参与各物种中黄酮类次生代谢组分的生物合成,关于他们的功能分析已在多种植物中报道,但是红花中黄酮类组分生物合成途径的细节至今罕见报道。

2. 黄酮类组分生物合成途径相关结构基因的表达·我们对筛选出的 23 个 unigenes 进行半定量分析,发现 *PAL1* 和 *FLS2* 在两个品系中表达量非常低,下游基因 *FLS1* 特异性存在于 Y 品系红花中,*CHS1* 在 Y 品系中的转录水平显著高于 W 品系中,其他基因在两个品系中的转录表达没有明显的差异。*CHS* 是苯丙素到类黄酮合成途径的重要桥梁基因,转录组数据库筛查中发现 *CHS* 是多基因家族,共有 6 个 *CHS* 存在。通过红花两个品系中基因芯片数据和半定量 RT-PCR 分析,发现 *PAL1*、*FLS2*、*CHS6* 在两个品系中表达量极低,*CHS1* 在两个品种中具有

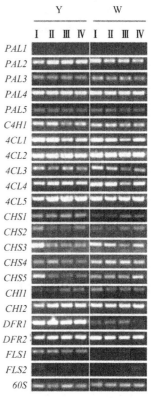

图 5-12 红花黄酮通道上结构基因的 RT-PCR 结果

明显差异,且在黄花品系的红花中表达量更高(图 5 - 12,附图 5 - 8)。

3. 基因克隆及生物信息学分析・基于数据库已有的 *CHS1* 部分序列,通过 RACE 克隆拼接结果,得到 1 143 bp 的 5′-保守片段和 755 bp 的带 polyA 尾的 3′-保守片段。将 *CHS1* 序列测序获得的 5′和 3′- cDNA 片段序列在 Vector NTI Suite 9.0 上进行序列拼接,获得一条 cDNA 全长序列。我们将其命名为 *CtCHS1*,GenBank accession No. KY471385,ORF 区包含了 1194 bp,编码 398 个氨基酸。将来自红花的 *CtCHS1*、*CHS2* 和 *CHS4* 与其他 17 个其他物种的查尔酮合成酶进行多序列比对,其他查尔酮合成酶分别为: BAV37881.1 和 BAV37882.1(*Carthamus tinctorius*),KVI08856.1 和 KVI02820.1(*Cynara cardunculus* var. *scolymus*),AFK65634.1(*Silybum marianum*),AGU91424.1(*Chrysanthemum boreale*),P48385.2(*Callistephus chinensis*),ABF69124.1(*Chrysanthemum morifolium*),AHN85848.1(*Eschenbachia blinii*),BAJ17656.1(*Gynura bicolor*),ALL34489.1(*Helianthus annuus*),BAJ14519.1,BAJ21532.1 和 BAK08888.1(*Dahlia pinnata*),APO10381.1(*Echinacea pallida*),P48390.1(*Gerbera hybrida*),ACQ84148.2(*Ageratina adenophora*)。多序列比对表明,*CtCHS1* 编码的氨基酸与其他家族的查尔酮合成酶具有高度同源性,可达到 87%,与同样来自红花的 CHS2 和 CHS4 的同源性反而较低,约为 72%(图 5 - 13)。系统进化树结果显示,*CtCHS1* 氨基酸序列和已有报道的红花查尔酮合酶(BAV37881.1)具有 100% 的同源性(图 5 - 14)。

4. *Ct*CHS1 亚细胞定位・通过采用改良后的"三明治法"分离拟南芥原生质体操作简单,通过撕去叶片下表皮,可在短时间内用少量的叶片酶解叶肉细胞获得大量的原生质体,用于质粒的转染。借助 PEG 介导绿色荧光蛋白标记的转染方法,我们可以在共聚焦显微镜下清楚地看到绿色荧光蛋白的位置。绿色荧光蛋白的发射波长为 488 nm,叶肉细胞自发荧光的激发波长为 543 nm,发射波长为 560 nm,设置在远红光参数 568 nm 下拍照。结果显示,空载体对照分布在整个原生质体中,而 *Ct*CHS1 - GFP 融合蛋白主要定位在细胞质中,与叶绿体,液泡等细胞器部位分离明显,这和 WOLF PSORT 在线分析工具预测结果一致(附图 5 - 9)。

5. 转基因红花植株培育及鉴定・以 *CtCHS1* 基因全长质粒为模板,扩增得到 PCR 产物大小 1 230 bp,连接在线性化载体 pMT39 上。将重组质粒转化大肠杆菌 DH5α,在抗性平板上挑取转化子,菌液 PCR 结果如附图 5 - 10A 所示,将阳性转化子抽提质粒测序。采集红花幼苗期叶片提取基因组 DNA,借助跨 35S 启动子和目的基因特异性引物,进行 PCR 扩增,在植株 ovx - 2、ovx - 8、ovx - 10、ovx - 16、ovx - 17、ovx - 19、ovx - 23、ovx - 25 中出现目的条带,产物片段大小为 1 152 bp,在野生型和空载对照中未发现此特异性条带,说明以上 8 株红花中真核表达质粒成功通过农杆菌介导的花粉管通道法嵌入植株基因组上。比较对照组和转基因组的表型,发现植株在花色、叶片形状、叶片大小、植株高度均没有明显差异(附图 5 - 10B)。

6. *CtCHS1* 过表达对黄酮生物合成途径其他结构基因及黄酮类化合物积累的影响・构建 35S 启动的 *CtCHS1* - EYFP 过表达载体,通过农杆菌介导的花粉管通道法获得转基因红花植株,通过检测转基因组和空载组的基因转录表达发现(图 5 - 15),*PAL2*、*PAL3*、*4CL2*、*CHS4*、*CHS6* 和 *CtCHS1* 的表达在转基因植株中明显升高,具有共调节

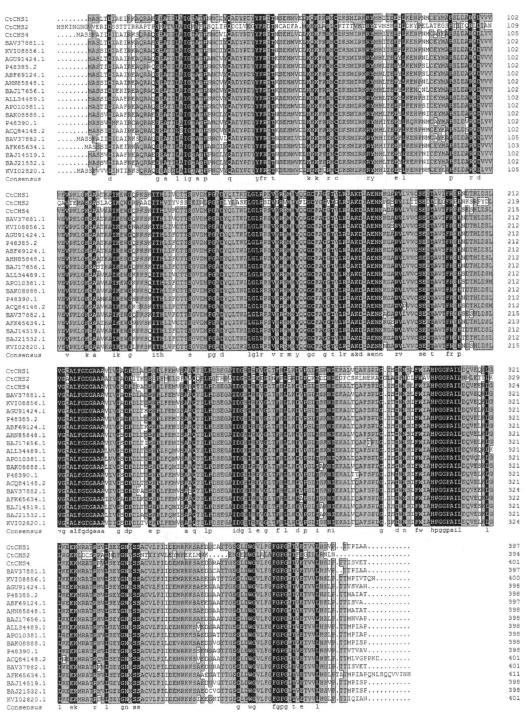

图 5-13 红花 *Ct*CHS1 与其他物种中同源基因的序列比对结果

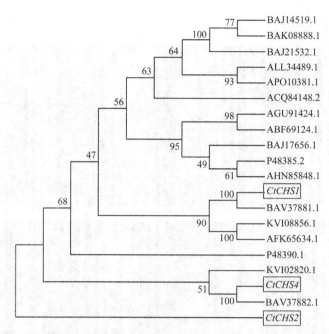

图 5-14　红花 *Ct*CHS1 与其他物种中同源基因的系统进化树分析

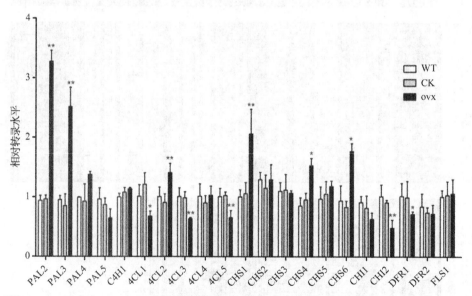

图 5-15　过表达 *Ct*CHS1 对黄酮生物合成途径结构基因的影响(* $p \leqslant 0.05$, ** $p \leqslant 0.01$)

(WT. 野生型;CK. 空载处理组;ovx. 过表达 *Ct*CHS1 组)

作用,升高最明显的 *PAL2* 比质粒对照组升高了 2.40 倍,*PAL3* 升高了 1.95 倍,而 *CHS1* 的表达也上升了 94.80%。而 *4CL1*、*4CL3*、*4CL5*、*DFR1* 和 *CHI2* 在转基因植株中表达明显下调,下降最多的是 *CHI2*,总共下调了 46.72%。由此可见,*Ct*CHS1 过表达可以引起上游基因的超表达,抑制下游基因表达,同时刺激同基因家族中的 *CHS4* 和 *CHS6* 过表达。

和空载组比较(图 5-16),过表达 CtCHS1 引起醌式查尔酮结构化合物羟基红花黄色素 A 和红花红色素含量明显上调,其中羟基红花黄色素 A 上调了 19.83%,红花红色素上调了 29.48%。其他化合物均呈现不同程度的下调,槲皮素、槲皮素-3-O-β-D-葡萄糖苷和木犀草素下降幅度最大,为 50%～60%。而山奈酚和芦丁也分别下降了 14.41%和 24.89%,山奈酚-3-O-β-D 葡萄糖苷下调 17.06%,D-苯丙氨酸下调 39.51%。利用 HPLC/MS 分析次生代谢组分含量差异,发现 CtCHS1 在红花中的过表达可以明显提高查尔酮类化合物,羟基红花黄色素 A 和红花红色素的含量。

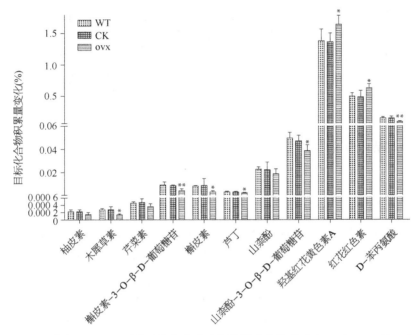

图 5-16 过表达 CtCHS1 对黄酮生物合成途径代谢产物的影响(* $p \leqslant 0.05$, ** $p \leqslant 0.01$)

(WT. 野生型;CK. 空载处理组;ovx. 过表达 CtCHS1 组)

(三) 结论

查尔酮合成酶(CHS)可以催化 3 个丙二酰辅酶 A 和 1 个香豆酰辅酶 A 生成查尔酮,被认为是黄酮生物合成途径的入口酶,经由黄酮代谢流其他酶的催化,可以导向黄酮类化合物不同分支。在构建的红花转录组注释数据库中,我们共筛选出 6 个 CHS 基因,其中 2 个 CHS 已经被本课题组克隆并表征,通过不同品系和花冠发育期的基因芯片表达分析,发现只有 CtCHS1 特异性地在红花 Y 品系(含 HSYA)中随着花冠发育过程递增式表达,通过 qRT-PCR 分析,该结果得到证实。

为了表达 CtCHS1 在体外的功能,我们构建了异源表达载体,转化进大肠杆菌 BL21 (DE3)pLysS 感受态细胞,得到了 CtCHS1 融合 MBP 标签(约 43.4 kD)的融合蛋白。在我们对其体外酶促反应进行验证时,日本学者 Junichi Shinozaki 通过将 CtCHS1 连接在 pET21 载体上,成功在大肠杆菌中表达了 CtCHS1 蛋白,并验证了 CtCHS1 在体外具有典型的 CHS 活性，即催化 3 个丙二酰辅酶 A 和 1 个香豆酰辅酶 A 生成柚皮素，从而证实了 CtCHS1 是具有活性的蛋白。

本研究中，我们试图在真核植株水平中去探讨 CtCHS1 的生物学功能。通过花粉管介导的基因工程方法，我们成功地获得了转基因阳性植株，并研究了 CtCHS1 过表达对黄酮生物合成途径的结构基因和次生代谢产物积累的影响，结果显示，和空载组比较，过表达 CtCHS1 激活了上游基因 PAL2、PAL3、4CL2、CHS4 和 CHS6 的表达，同时抑制了 4CL1、4CL3、4CL5、CHI2 和 DFR1 的表达。在 CtCHS1 过表达的转基因植株中，醌式查尔酮化合物羟基红花黄色素和红花红色素分别上调了 19.8% 和 29.5%。黄酮醇类化合物呈现出与之完全相反的趋势，均呈现不同程度的下调，槲皮素、槲皮素-3-O-β-D-葡萄糖苷下调高达 50%～60%，而山奈酚和芦丁也分别下降了 14.4% 和 24.9%，山奈酚-3-O-β-D 葡萄糖苷下调 17.1%，D-苯丙氨酸下调 39.5%。由此推测，CtCHS1 可能参与正向调节醌式查尔酮化合物分支的含量积累，并抑制黄酮醇类分支化合物的生成。

二、$CtCHS4$ 基因功能研究

（一）研究方法

1. 植株种植及处理·红花（$Carthamus\ tinctorius\ L.$）种植于第二军医大学药学院温室。生长条件设定为 25 ℃，光照节律为 16 h 光照/8 h 黑暗。在顶球花开花的第 1 日，花冠从总苞片中露出时，以 100 mM MeJA 喷洒顶球花冠（对照组：0.1% 乙醇），喷洒后立即将透明塑料袋套在花球上防止 MeJA 挥发。于喷洒后 0 h（对照组）、3 h、6 h、12 h 分别采集样品，各时间点采集 5 个样品并立即放入液氮，保存于 -80 ℃。采集时每个花球花冠平分成两份，一份放液氮保存，供基因表达分析用，一份置烘箱内烘干后用于次生成分的含量测定。

2. 基因全长克隆

（1）提取红花花冠总 RNA：利用快速植物提取试剂盒操作。

1）取 500 μL 裂解液 RLT，转入 1.5 mL 的离心管中，加入 50 μL PLANTaid 混匀备用。

2）起始材料为 -80 ℃ 冰箱冻存的红花花冠加入液氮，研磨，反复 3 次，研磨成细粉后，取 50 mg 细粉转入上述装有 RLT 和 PLANTaid 的离心管（待液氮充分挥发后转入，否则离心管中液体会溅出），立即用手上下振荡 20 s，室温静置 10 min，使充分裂解。

3）用移液器吹打裂解物以剪切 DNA，降低溶液的黏稠度，提高产量。

4）将裂解物 13 000 rpm，离心 10 min。

5）取适量裂解物上清转入一个新离心管中，加入上清体积一半的无水乙醇，此时可能出现沉淀，但是不影响提取过程，立即吹打混匀，不要离心。

6）将混合物（超过 700 μL 时，分次加）加入一个基因组清除柱中（基因组清除柱已放入收集管中），13 000 rpm 离心 3 min，弃滤液。

7）将基因组清除柱重新放入新的离心管中，向滤膜中加入 500 μL 裂解液 RLT Plus，13 000 rpm 离心 45 s，收集滤液，加入一半体积的无水乙醇，立即吹打混匀，不要离心。

8）混合液加入到吸附柱 RA 中（吸附柱事先放入收集管中），13 000 rpm 离心 1 min，弃滤液。

9）滤膜中加入去蛋白液 RW1 700 μL，室温孵育 1 min，13 000 rpm 离心 45 s，弃滤液。

10）滤膜中加入 500 μL 漂洗液 RW（确保加入无水乙醇），13 000 rpm 离心 45 s，弃滤液。

11）重复上一步操作。

12）将吸附柱 RA 放入离心管 RNAase free 中，在吸附膜的中加入 50 μL 双蒸水，充分浸润吸附膜，室温下放置 2 min，12 000 rpm 离心 1 min。

（2）RACE - cDNA 文库的构建

1）实验前准备：以红花花冠总 RNA 为模板构建 RACE - cDNA 文库，按 SMARTer™ RACE cDNA Amplification Kit 说明书第 V 部分操作，所有操作在超净台中进行，相应的试剂耗材保证 RNase-free（无核糖核酸酶）。

2）RACE 5′端文库的构建

混合液（A）体系：5×1st Strand Synthesis Buffer 2.0 μL，DTT（20 mmol/L）1.0 μL，dNTP（10 mmol/L）0.25 μL，RNase 抑制剂（40 U/μL）1.0 μL，SMART Scribe™ 逆转录酶（100 U）1.0 μL。

RNA 变性混合液（B）体系：总 RNA 2.0 μL，5′- CDS 引物 1.0 μL，无菌水 0.75 μL。

混匀后短暂离心，将变性 RNA 混合液在 72 ℃温浴 3 min，42 ℃冷却 2 min。变性 RNA 混合液中加入 1.0 μL 的 SMARTer II A oligo. 将混合液（B）加入到混合液（A）中，总体积为 10 μL 的反应液，将 5′库离心管 42 ℃孵化 90 min，72 ℃加热 10 min，4 ℃冷却。向 5′库离心管中加入 100 μL 双蒸水稀释模板，混匀，分装成小份保存于-20 ℃冰箱，备用，可保存 3 个月。

3）RACE 3′端文库的构建

混合液（A）体系：5×1st Strand Synthesis Buffer 2.0 μL，DTT（20 mmol/L）1.0 μL，dNTP（10 mmol/L）0.25 μL，RNase 抑制剂（40 U/μL）1.0 μL，SMART Scribe™ 逆转录酶（100 U）1.0 μL。

RNA 变性混合液（B）体系：总 RNA 2.0 μL，3′- CDS 引物 1.0 μL，无菌水 1.75 μL。

混匀后短暂离心，将变性 RNA 混合液在 72 ℃温浴 3 min，42 ℃冷却 2 min。将混合液（B）加入到混合液（A）中，总体积为 10 μL 的反应液，将 3′库离心管 42 ℃孵化 90 min，72 ℃加热 10 min，4 ℃冷却。向 3′库离心管中加入 100 μL 双蒸水稀释模板，混匀，分装成小份保存于-20 ℃冰箱，备用，可保存 3 个月。

4）cDNA 第一链的合成：以红花花冠总 RNA 为模板，采用 PrimeScript™ strand cDNA Synthesis Kit 进行逆转录合成 cDNA 第一链。

5）RACE 扩增反应：以红花 5′和 3′RACE cDNA 文库为模板，利用 UPM 和设计的 GSP 引物，做 PCR 扩增。使用 Advantage 2 PCR Kit（Clontech，USA）试剂盒扩增获得 *CtCHS1* 的 5′端片段和 3′端片段，胶纯化回收后测序。对测序结果使用离线分析软件

SeqMan 进行拼接，预测基因全长序列。

（3）全长克隆

1）运用 Oligo 7 软件设计基因全长引物

CtCHS2	正向引物：CGATCATCATGGCCTCTTCTCC	
	反向引物：AACTCCATTTCTAGGTCTCAACAG	
CtCHS4	正向引物：CCCATATAACCAACCATGTCAAAGATCA	
	反向引物：TATATACTAATTCAGATTACGAAGAAGAATGCC	

2）PCR 扩增、转化、克隆子菌液 PCR 鉴定、质粒抽提和测序步骤参见上文。

3. 生物信息学分析·将各基因全长序列及其编码蛋白的氨基酸序列，在 NCBI 网站上用 blastx(http://blast. ncbi. nlm. nih. gov/Blast. cgi)搜索工具进行序列比对及同源性分析；用 ExPASy 在线工具 SOPMA 分析各基因编码蛋白质的二级结构情况；用 ClustalX 2.1 软件对目的基因编码蛋白质的氨基酸序列与其同源蛋白的氨基酸序列进行多重比对分析；并采用相邻节点（NJ）算法构建系统进化树，进化树的可靠性采用自展分析法（bootstrap analysis）进行 1 000 次重复，多重比对和构建系统进化树。

4. MeJA 刺激红花植株

（1）外源刺激：不同红花品系（云南巍山红花、新红花 7 号）均匀种植于温室，在顶球花开花的当日，用 100 mmol/LMeJA 喷洒顶球花冠（对照组：0.1% EtOH），喷洒时间定于早上 9 点，喷洒 0 h（对照组）、0.1 h、3 h、6 h、12 h 分别采集样品，喷洒后立即将透明塑料袋套在花球上防止 MeJA 挥发。采集时每个花球花冠平分成两份，一份放液氮保存，供基因表达分析用，一份置烘箱内烘干后用于次生成分的含量测定。采摘好立即放在液氮中速冻，保存于 −80 ℃。

（2）RNA 提取及逆转录：总 RNA 提取利用莱峰的植物 RNA 提取试剂盒提取，具体步骤按照说明说进行。利用 NanoDrop 微量分光光度计和琼脂糖凝胶电泳来检测 RNA 浓度及纯度。应用 A260/A280 比值在 1.9~2.1 和 A260/A230 值大于 2.0 的 RNA 样品用于后续实验。

cDNA 第一链用全式金的 TransScript® One Step gDNA Removal and cDNA Synthesis SuperMix 试剂盒来合成。对于复杂的模板，取 0.5 μg 总 RNA，加入 1 μL Oligo (dT)18 引物(0.5 μg/μL)和双蒸水混匀并 65 ℃温浴 5 min 后置于冰盒上冰浴 2 min 后在混合液中加入 10 μL 的 2×TS reaction mix，1 μL 的 Enzyme Mix 和 1 μL 的 gDNA Remover 后在 42 ℃反应 45 min。接着将混合液在 85 ℃加热 5 min 使酶失活。所有样品利用双蒸水稀释 10 倍后作为 qRT‑PCR 的反应模板。

（3）qRT‑PCR 反应：PCR 引物利用 Beacon Designer v8.0 软件设计。扩增片段长度在 75~200 bp，熔解温度在 52~60 ℃，引物长度在 18~22 bp。引物特异性利用 qRT‑PCR 中的溶解曲线和琼脂糖凝胶电泳来检测。利用 Bio‑Rad 的 CFX96 Touch™ Real‑Time PCR Detection System 和 ABI 的 ABI 7500 Real‑Time PCR System 来进行 qRT‑PCR 反应。参考基因的应用 Ct60s 作为 qRT‑PCR 内参基因。

Ct60s	正向引物：CATCCATTATCCAACAATC 反向引物：AAGAGTAATCAGTCTCCA
CtCHS4	正向引物：GGCTGATCTCGAAGAACATC 反向引物：AAATAACGAGTTCCAATCCG
CtCHS2	正向引物：AGAGGGTATAAACTTCAAGC 反向引物：ATCAGTTTCGAGCAGAAC
CtCHS1	正向引物：CACCTTCTGAAAGATGTT 反向引物：GTTCCAATCCGATACC

5. 黄酮类成分积累与 *CHS* 基因表达的关联性分析

（1）样品处理：各处理组样品经天平精密称取 4.0 mg，以 1 mL 60％的甲醇浸泡过夜，密闭超声处理 40 min 后，用微孔滤膜过滤。

（2）色谱条件：色谱仪为 Agilent 1290 Infinity UHPLC。流动相 A 为 0.1％甲酸溶液，流动相 B 为含 0.1％甲酸的乙腈，流速 0.4 mL/min，柱温 40 ℃，进样量 4 μL，以梯度浓度分析（0 min，5％ B；4 min，20％ B；6 min，21％ B；9 min，26％ B；11 min，40％ B；15 min，80％ B；17 min，95％ B）。

（3）质谱分析：质谱 Agilent 6538 UHD and Accurate-Mass Q-TOF/MS。气体温度 350 ℃，流速 11 L/min，雾化器压力 45 psi，毛细管电压 4 000 V，破碎器压力 120 V，Skimmer1 电压 60 V，将八爪射频峰值电压设置为 750 V，参考质量 121.050 9 m/z、922.009 8 m/z。

（4）数据分析：应用山奈酚、D-苯丙氨酸、山奈酚-3-O-β-D-芸香糖苷、芦丁、羟基红花黄色素 A、二氢山奈酚、芹菜素、槲皮素-3-O-β-D-葡萄糖苷、野黄芩苷等 9 个成分为指标性成分来评价处理组与空白组各时间点样品以及处理组与空白组各时间点样品间的差异。通过相应的对照品（购买或自提）确定了 8 个指标性成分的保留时间及质荷比。通过对照品比对，在所有样品中找出相应的指标性成分。

6. 亚细胞定位

（1）依据目的基因的 cDNA 序列及 pMT39 多克隆位点设计无缝克隆引物。

（2）目的条带的扩增。

（3）对表达载体进行双酶切。应用 *Hind* Ⅲ 和 *Bam*H Ⅰ 对表达载体进行酶切，回收载体片段。

（4）目的 DNA 片段和线性化载体以摩尔比 2∶1 加到试管中进行重组反应体系。混匀后在 42 ℃孵育 30 min，然后转移到冰上。放置 2～3 min 后取 10 μL 反应液体转化到感受态细胞中。

（5）将感受态细胞涂布在 LB/AMP 平板上培养筛选。挑取阳性克隆子进行菌检，选取特异性的单克隆进行测序验证。

（6）洋葱表皮细胞瞬时表达：将目的基因 CtCHS3720 和空载体对照 PMT39 分别转化 GV1303 农杆菌中，在 LB 液体培养基中（卡那霉素 50 mg/L＋链霉素 100 mg/L）30 ℃摇菌至 OD＝1，5 000 rpm 离心，去上清，液体 MS 重悬，将预培养 5 h 的洋葱表皮细胞取出，进行转染 20 min，置于 MS 固体培养基上，25 ℃，避光放置 48 h。用镊子轻轻取表皮细胞,在生理盐中轻轻冲洗,然后平整得放置于载玻片上,盖上盖玻片,于 Leica TCS - SP5 共聚焦激光扫描显微镜观察。绿色荧光为 GFP 信号,激发波长为 488 nm。

7. 体外催化活性研究

（1）原核表达载体的构建：根据所获得的全长目的基因序列信息与 PMAL - C5X 原核表达载体图谱和序列信息,分别设计含酶切位点的引物,应用红花花冠提取的高质量 RNA 逆转录的 cDNA 第一链,进行 PCR 扩增。

PCR 扩增所得的条带纯化胶回收后,片段与 pMD - 19 T(simple)连接后转化大肠杆菌感受态细胞 DH5α,在氯霉素固体 LB 培养基过夜培养后,挑选单克隆,后进行菌液检测,阳性结果的菌液扩增到一定 OD 值后送往上海美吉测序。确认测序结果,待信息正确后,抽提质粒,进行后续的质粒和载体的构建工作。

（2）目的基因与 pMAL - C5X 载体进行质粒重组：pMAL - C5X 和目的基因的质粒分别应用相应的限制性内切酶(NEB 公司)进行双酶切反应,37 ℃,酶切 1 h 40 min。

取 5 μL 酶切后的目的基因条带和载体条带进行 1% 的琼脂糖凝胶电泳检测,并纯化回收目的条带,方法如前。T4 连接酶连接目的片段和载体片段,体系为 20 μL,室温(20～25 ℃),反应 30 min。

取已连接完整的质粒,体积 10 μL 加入到体积 50 μL 感受态细胞 BL21(DE3)Plys(事先放在冰盒中融化)中,冰浴 30 min 后热激 45 s,取出再冰浴 2 min,加入 900 μL 液体 LB 培养基培养 45 min,在含有氨苄和氯霉素固体 LB 培养基平板上培养过夜。第 2 日挑取菌斑,在含有氨苄和氯霉素的 LB 培养液中并进行菌检。阳性结果的菌体培养到 OD$_{600}$ 为 0.6 左右,保菌准备后续的蛋白诱导表达。

（3）诱导表达目的蛋白：取出连有目的基因的载体质粒的诱导菌 BL21(DE3)Plys 和未连接目的基因的空载体质粒菌液接种入 2 mL 含有 100 mg/L 氨苄青霉素和 17 mg/L 的氯霉素的液体培养基中,37 ℃,200 rpm,振荡培养至 OD$_{600}$ 达到 0.6 后,4 ℃ 保存过夜,次日早上 5 000 rpm 收集细胞,将感受态细胞重悬于 2 mL 含有 100 mg/L 氨苄青霉素和 17 mg/L 的氯霉素中,转接入新鲜的含有相同抗生素的液体培养基中,准备诱导。

取上述培养基两份,温度 37 ℃,200 rpm 的条件下,培养 5 h 至 OD$_{600}$ 到 0.6 左右,一份做对照处理;另一份加入 100 mmol/L 的 IPTG 至终浓度为 0.3 mmol/L,30 ℃、200 rpm 培养,在 IPTG 加入时每隔 2 h 取 1 mL 培养基。将各菌液 4 ℃、5 000 rpm 离心 20 min,收集菌体,1×PBS 洗涤两次,进行机械破碎超声处理。

将裂解液 13 000 rpm、4 ℃ 离心 20 min,取上清,沉淀用 1×PBS 洗涤两遍,并用 200 μL 1×PBS 重悬,取 15 μL 的上清和沉淀,加入 5 μL 的 4×蛋白上样缓冲液(含 β-巯基乙醇),100 ℃ 变性 10 min,进行 SDS - PAGE 分析。

（4）SDS - PAGE 检测蛋白的表达：采用固定电流电泳,浓缩胶先使用 20 mA,约 35 min,待到分离胶时采用 40 mA,约 45 min,紫色的指示线待要溢出胶块即可停止电泳。剥下较快,放入考马斯亮蓝染色液中染色 3 h,并在摇床上缓慢震荡。染色完毕后,放入脱色液中脱色,缓慢震荡,30 min 更换一次脱色液,直到胶块中条带清晰为止。将完成的胶块放入凝胶成像系统中成像,拍照保存。

（5）可溶性蛋白的分离纯化：向 2.5 cm×10 cm 的亲和层析柱中加入 5 mL 的淀粉链

树脂,用相当于 10 倍柱体积的缓冲液洗脱。加入蛋白粗提物 10 mL,收集流出液,用相当于 20 倍柱体积的缓冲液洗脱。用 10 nmol/L 4 mL 麦芽糖溶液洗脱可溶性的蛋白,每 1 mL 收集一次洗脱液,洗脱液进行 SDS-PAGE 分析。

采用改良型 Bradford 法蛋白质浓度测定试剂盒测定可溶性蛋白的浓度:用去离子水将纯化的蛋白稀释 10 倍。

(6) 蛋白质质谱鉴定

1) 胶内酶解及 Ziptip 脱盐:切取目的胶粒,每个胶粒切碎后放入 EP 管中,每管加入 $200\sim400\,\mu L$ 100 mmol/L NH_4HCO_3/30% ACN 脱色(若为银染,取 $30\sim50\,\mu L$, 30 mmol/L),$K_3Fe(CN)_6$:100 mmol/L $Na_2S_2O_3$=1:1(v/v),脱色、冻干后,加入 $5\,\mu L$ $2.5\sim10$ ng/μL 测序级 Trypsin(Promega)溶液(酶与被分析蛋白质质量比一般为 1:20:100),37 ℃反应过夜,20 h 左右。吸出酶解液,转移至新 EP 管中,原管加入 $100\,\mu L$ 60% ACN/0.1% TFA,超声 15 min,合并前次溶液,冻干,若有盐,则用 Ziptip 进行脱盐。

2) Maldi-TOF-TOF:取冻干后的酶解样品 $2\,\mu L$,加 20%乙腈复溶取 $1\,\mu L$ 样品点于样品靶上,让溶剂自然干燥。取 $0.5\,\mu L$ 过饱和 CHCA 基质溶液(溶剂为 50% ACN,0.1% TFA)点至对应靶位上并自然干燥。样品靶经氮气吹净后放入仪器进靶槽,进行质谱分析,激光源为 355 nm 波长的 Nd-YAG 激光器,加速电压为 2 kV,采用正离子模式和自动获取数据的模式采集数据,PMF 质量扫描范围为 800~4 000 Da,选择信噪比大于 50 的母离子进行二级质谱(MS/MS)分析,每个样品点上选择 8 个母离子,二级 MS/MS 激光,激发 2 500 次,碰撞能量 2 kV,CID 关闭。

3) 数据库选择:本次试验检索的是 Mascot 数据库,Mascot 是一款强大的数据库检索软件可以实现从质谱数据到蛋白质的鉴定,是目前世界上使用最广泛的蛋白质鉴定搜索软件。

(7) 可溶性蛋白酶活相关参数的测定:应用 4-香豆酰-CoA(p-coumaroyl CoA)(已合成)、malonyl-CoA 为酶催化底物,酶促反应的反应体系配制如下:用 CtCHS4(10 μg)、p-coumaroyl-CoA(10 nmol)、malony-CoA(20 nmol)、DTT(2 mmol/L)调节体系为 500 μL 的磷酸盐溶液(pH 7.5),反应 1 h 后加入 25 μL 冰醋酸。(要提高柚皮素含量,要在反应结束时调节 pH 9,反应 10 min)。后加入 500 μL 的乙酸乙酯,减压蒸干后,加入 250 μL 甲醇,250 μL 水溶解,上清进行 HPLC 检测,条件为反向色谱柱 C_{18},流动相 50%甲醇且添加 1%甲酸,流速 1 mL/min,289 nm 下收集数据,应用对照品作为对照。

(二) 实验结果

1. **CHS 基因生物信息学分析** · 克隆出 CtCHS4 全长序列 1 222 bp,预测理论等电点为 5.72;CtCHS2 全长序列 1 260 bp,预测理论等电点为 5.67。CtCHS2、CtCHS4 和 CtCHS1 核苷酸序列比对显示 CtCHS1 和 CtCHS2 基因序列相似性较高。依据系统进化树图谱分析,CtCHS4 和 CtCHS1 在聚类分支上亲缘关系较近,而与 CtCHS2 在聚类分支上距离较远,证明 CtCHS4 和 CtCHS1 氨基酸活性有一定的相似性,而 CtCHS4 与 CtCHS2 在氨基酸活性催化功能上存在较大的差异性。

2. **亚细胞定位** · 空白载体 CK 的 GFP 荧光信号定位在细胞边缘,重组载体

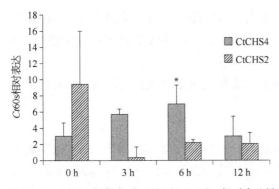

图 5-17　MeJA 刺激后 *CtCHS2* 和 *CtCHS4* 相对表达量

（和 0 h 组相比 * $p < 0.05$）

CtCHS4 的 *GFP* 荧光信号显示在细胞边缘（细胞壁和细胞膜）和细胞核。因此，*CtCHS4* 基因在细胞核和细胞膜中表达（附 5-4-4）。

3. MeJA 处理刺激了查尔酮合酶基因的表达·qRT-PCR 分析显示 *CtCHS2* 和 *CtCHS4* 基因响应 MeJA 诱导的模式不同（图 5-17），*CtCHS4* 基因的表达量在 MeJA 诱导后的 3 h 和 6 h 明显升高，特别在诱导后 6 h，表达量提高了 2.3（$p < 0.05$），诱导后 12 h 基因的表达量则没有明显变化；*CtCHS2* 基因的表达量在诱导后 3 h、6 h、12 h 具有降低的特征（$p = 0.07$）。提示 *CtCHS2* 和 *CtCHS4* 基因对于 MeJA 刺激的响应模式不同，可能在红花黄酮类生物合成途径中的作用不同。

4. MeJA 刺激红花黄酮类化合物累积·UPLC-Q-TOF/MS 检测 MeJA 处理后不同时间点（0 h、3 h、6 h、12 h）红花花冠 9 个黄酮类成分山柰酚、D-苯丙氨酸、山柰酚-3-O-β-D-芸香糖苷、芦丁、羟基红花黄色素 A、二氢山柰酚、芹菜素、槲皮素-3-O-β-D-葡萄糖苷、野黄芩苷的含量积累水平（图 5-18），从含量变化折线图可以看出，9 个黄

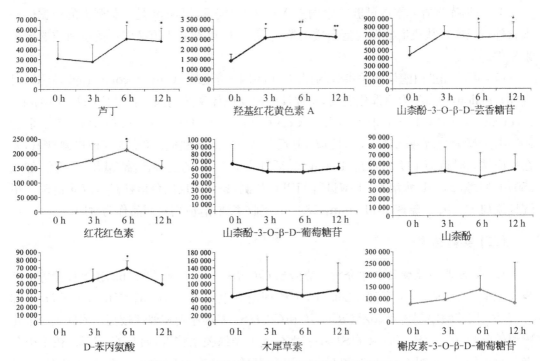

图 5-18　MeJA 刺激后红花黄酮类化合物积累量

（和 0 h 组相比 * $p \leqslant 0.05$；** $p \leqslant 0.01$；*** $p \leqslant 0.001$）

酮成分均受到 MeJA 的诱导,且种类和含量积累模式存在一定不同。MeJA 刺激诱导了羟基红花黄色素 A、D-苯丙氨酸、山奈酚-3-O-β-D-芸香糖苷、红花红色素积累,尤其是刺激后 6 h,12 h 积累量具有显著的提高,对山奈酚、山奈酚-3-O-β-D-葡萄糖苷、木犀草素、槲皮素-3-β-D-葡萄糖苷的积累则影响不明显。

根据 *CtCHS2* 和 *CtCHS4* 基因响应 MeJA 诱导不同时间点(0 h、3 h、6 h、12 h)的表达量,计算黄酮类生物合成途径 2 个 *CHS* 的表达与黄酮类化合物积累量的 Pearson 相关系数 r,可以看出羟基红花黄色素 A、D-苯丙氨酸、红花红色素的积累量与 *CtCHS4* 的表达均成正相关(表 5-10)。提示 *CtCHS4* 在红花黄酮类成分的积累中起着重要作用,*CtCHS4* 可能是形成羟基红花黄色素 A、红花红色素的关键基因,在醌式查尔酮的合成途径中具有重要作用。

表 5-10　*CtCHS2* 和 *CtCHS4* 与黄酮类化合物的相关性

黄　　酮	Pearson 相关系数		黄　　酮	Pearson 相关系数	
	CtCHS4	*CtCHS2*		*CtCHS4*	*CtCHS2*
芦丁	0.335	−0.279	山奈酚	−0.896	−0.56
羟基红花黄色素 A	0.92	0.122	D-苯丙氨酸	0.878	−0.003
山奈酚-3-O-β-D-芸香糖苷	−0.793	−0.887	木犀草素	−0.388	0.462
山奈酚-3-O-β-D-葡萄糖苷	−0.53	0.128	槲皮素-3-O-β-D-葡萄糖苷	0.493	−0.522
红花红色素	0.761	0.543			

5. *Ct*CHS4 诱导柚皮素的生成·将 *Ct*CHS4 与 pMAL-C5X 载体连接,构建成功的重组质粒导入到诱导表达 BL21(DE3)Plys 中进行菌液培养,应用 PCR 方法进行阳性菌株鉴定。挑取 *Ct*CHS4 阳性菌株进行 IPTG 诱导,同时应用导入空载体的菌液作为对照诱导,经 SDS-PAGE 检测,发现导入目的基因的阳性菌株 *Ct*CHS4 有特异性蛋白表达。

针对 *Ct*CHS4 的融合蛋白进行纯化、酶切浓缩处理,最终从 400 mL 的菌液中纯化得到约 70 μg 的可溶性蛋白,应用 p-coumaroyl-CoA 和 malonyl-CoA 为底物,对得到的蛋白进行酶活性检测(图 5-19),加入 CHS 蛋白后经过处理生成含有底物的峰形外,在 10～11 min 生成了一个新的单峰,经相同色谱条件应用柚皮素为对照品比较,鉴定为柚皮素。

(三) 结论

本节应用 RACE 技术,克隆获得 2 条红花 *CHS* 基因全长:*CtCHS2*、*CtCHS4*。生物信息学分析显示 *CtCHS4* 氨基酸序列与菊花(*Chryscanthemum boreale*)CHS 氨基酸序列(AGU91424.1)的同源性最高,覆盖度达 94%,匹配度达到 91%。依据 protparam 预测 *CtCHS4* 全长序列编码的蛋白质分子量为 43 667.25 Da,预测理论等电点为 5.72。*CtCHS2* 氨基酸序列与毛果杨(*Populus trichocarpa*)CHS 氨基酸序列(XP006375238.1)的同源性最高,覆盖度达 93%,匹配度达到 82%。依据 protparam 预测 *CtCHS2* 全长序列编码的蛋白质分子量为 43 016.36 Da,预测理论等电点为 5.67。依据

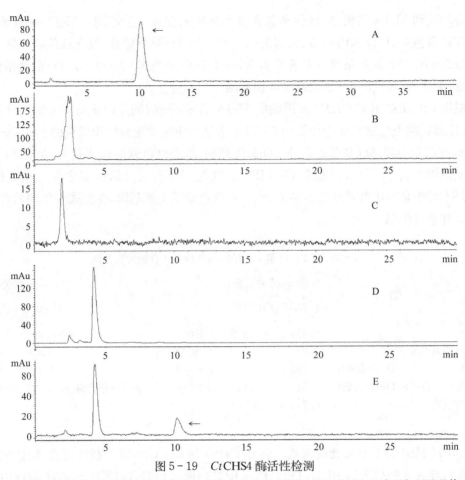

图 5-19 *Ct*CHS4 酶活性检测

[A 为柚皮素对照品;B 为丙二酰-CoA 对照品;C 为对香豆酰-CoA 对照品;D 为不含 CHS 的体系中丙二酰-CoA 和对香豆酰-CoA 的 HPLC 峰图(50%甲醇-1%甲酸);E 为 CHS 催化丙二酰-CoA 和对香豆酰-CoA 生成柚皮素的 HPLC 峰图(50%甲醇-1%甲酸)]

系统进化树图谱分析,*CtCHS1*、*CtCHS2* 和 *CtCHS4* 在聚类分支上距离较远,推测 3 个 *CHS* 基因在氨基酸活性催化功能上存在较大差异性。

以茉莉酸甲酯(MeJA,100 μM)分别刺激红花不同品系开花当日的花冠,采用 qRT-PCR 法,于刺激后 0.1h、3h、6h、12h 分析 3 个基因 *CtCHS1*、*CtCHS2*、*CtCHS4* 的相对表达量。结果表明,3 个基因响应 MeJA 诱导的模式因品种不同而不同。*CtCHS4* 基因的表达量在诱导云南巍山红花的 0.1h、3h 和 6h 明显升高,特别在诱导 6h,表达量提高了 2.3 倍,诱导 12h,则没有明显变化;而 MeJA 诱导新红花 7 号后,*CtCHS4* 基因的表达量则有所降低,在诱导后的 6h 和 12h 降低最明显。*CtCHS2* 基因的表达量在诱导云南巍山红花 0.1h、3h、6h 和 12h 明显降低;*CtCHS2* 基因在诱导新红花 7 号的不同时间点表达量均较低,对 MeJA 的诱导响应也不明显;*CtCHS1* 基因在云南巍山红花的 3h、6h 和 12h,表达量均降低,而 MeJA 在新红花 7 号诱导的 0.1h 表达量明显上升,诱导 3h、6h 和 12h 则没有明显变化。提示 *CtCHS1*、*CtCHS2* 和 *CtCHS4* 基因对红花黄酮类生物合成途径的贡献度因品系不同而不同,可能参与了红花不同化学型品系的形成过程。

UPLC-Q-TOF/MS 检测 MeJA 诱导后不同时间点(0.1h、3h、6h、12h)红花不同

品系花冠12个黄酮类成分(D-苯丙氨酸、羟基红花黄色素A、芦丁、山奈酚-3-O-β-D-葡萄糖苷、山奈酚-3-O-β-D-芸香糖苷、山奈酚、芹菜素、二氢山奈酚、槲皮素-3-O-β-D-葡萄糖苷、野黄芩苷、红花红色素、木犀草素)的积累情况,从含量变化折可以看出不同品系12个黄酮成分均受到MeJA的诱导,但成分种类和积累模式存在明显不同。羟基红花黄色素A、红花红色素、木犀草素、山奈酚-3-O-β-D-葡萄糖苷仅在云南巍山红花中有积累,而且羟基红花黄色素A的积累量远远高于其他黄酮成分,特别在诱导的3h、6h,D-苯丙氨酸、山奈酚-3-O-β-D-芸香糖苷、红花红色素的积累量均高于对照组,山奈酚、山奈酚-3-O-β-D-葡萄糖苷、木犀草素、槲皮素-3-O-β-D-葡萄糖苷的积累则受到不同程度的抑制。二氢山奈酚、芹菜素、野黄芩苷仅在新红花7号中有积累,特别在诱导的0.1h、3h、6h,芹菜素、D-苯丙氨酸、二氢山奈酚、山奈酚、槲皮素-3-O-β-D-葡萄糖苷的积累被抑制,而山奈酚-3-O-β-D-芸香糖苷、芦丁则持续升高,而野黄芩苷在4个时间点积累均受到抑制,提示红花不同品系黄酮成分的种类与积累模式的不同可能是导致不同化学型形成的重要原因。

整合分析 *CtCHS1*、*CtCHS2* 和 *CtCHS4* 基因响应 MeJA 诱导的表达量与黄酮类化合物积累量的关联分析显示,云南巍山红花羟基红花黄色素A、D-苯丙氨酸、红花红色素的积累量与 *CtCHS4* 的表达均成正相关($r=0.92$、0.88、0.76);CtCHS2 在新红花7号中与野黄芩苷的积累有正相关关系($r=0.64$),可能是形成新红花7号中黄酮类成分的关键基因。

采用无缝克隆技术构建了 *CtCHS4* 与真核表达载体 pMT39 的重组质粒并转化了 LBA4404 农杆菌。洋葱表皮的亚细胞定位显示,*CtCHS4* 基因在细胞核和细胞膜表达。

将构建的原核表达重组载体质粒转入原核表达宿主菌体 BL21(DE3)pLysS 中,加入 IPTG 诱导表达融合蛋白。*Ct*CHS4 和 *Ct*CHS2 分别编码分子量为 43.6 kD 和 43 kD 的蛋白质。体外构建酶促反应体系验证 *Ct*CHS4 所编码酶可催化1分子的香豆酰 CoA(p-coumaroyl-CoA)和3分子的丙二酰 CoA(malonyl-CoA)生成柚皮素,证明 *Ct*CHS3720 所编码的酶具有体外催化活性。

第五节

CtCHI1 基因功能研究

查尔酮异构酶(CHI,EC:5.5.1.6),是查尔酮化合物立体异构化为相应的(2S)-黄酮化合物的限速酶,也是黄酮生物合成途径的第二步。很多的研究表明,无查尔酮异构酶作为催化剂存在的情形下,查尔酮也可以自主异构为相应的黄酮。在很多植物中,查尔酮异构酶已经被克隆并功能表征。查尔酮酶一般可以分为4个亚类(type Ⅰ~Ⅳ),他们的分布具有明显的家族特异性:Ⅰ类一般出现在非豆科植物中,可以催化 6′-hydroxychalcone 生成(2S)-naringenin(5-hydroxyflavanone);Ⅱ类来自豆科植物,可以催化 6′-deoxychalcone 和 6′-hydroxychalcone 变为相应 (2S)-liquiritigenin (5-deoxyflavanone)和(2S)-naringenin(5-hydroxyflavanone);Ⅲ类广泛存在于绿色海藻和陆地植物中；Ⅳ类只存在于陆地植物中。结构分析显示所有的查尔酮异构酶都有相似的骨架。但是，Ⅲ和Ⅳ型查尔酮异构酶没有酶活性，而被命名为查尔酮样蛋白（CHIL）。Ⅲ型查尔酮异构酶多参与植物脂肪酸代谢。有意思的是，有研究表明某些豆科植物，如甘草同时含有Ⅰ型和Ⅱ型查尔酮异构酶。之前，查尔酮异构酶被认为是特异性地存在于植物界中，但是经序列比对和三维结构分析发现，细菌和真菌中也有 *CHIL* 基因，只是缺乏来自上游同源的查尔酮合成酶。

一、研究方法

（一）RNA 提取

红花花瓣组织采自第二军医大学药学院植物园，其种子由新疆农科院提供。总 RNA 利用 TRIzol 试剂盒按照操作说明书提取，RNA 浓度以及纯度利用 NanoDrop 微量分光光度计和琼脂糖凝胶电泳来检测。A260/A280 比值在 1.9～2.1 和 A260/A230 值大于 2.0 的 RNA 样品符合质量要求，用于进一步实验。

（二）*CtCHI1* 的 RACE 片段克隆

1. 构建 RACE 文库
（1）构建 RACE 5′端文库：参见本章第四节。
（2）构建 RACE 3′端文库：参见本章第四节。
2. 设计基因特异引物
基因特异引物设计如下：

GSP1：ACACCATGCTCCCCAATCACTGACTCG
GPS2：ATCGTCTTTCCGCCCTCCGTCAAGCC

---

3. 配制扩增反应液
（1）5′RACE PCR 扩增反应液：PCR-Grade Water 34.5 μL，10×Advantage 2 PCR Buffer 5.0 μL，10 mmol/L dNTP 1.0 μL，50×Advantage 2 Ploymerase 1.0 μL，5′RACE cDNA 第一链 2.5 μL，10×UPM 5.0 μL，10 mmol/L GSP 1 1.0 μL。
（2）3′RACE PCR 扩增反应液：同上。
4. 反应液 PCR · 循环如下：94℃ 30 s，72℃ 3 min，循环 5 次；94℃ 10 s，70℃ 30 s，72℃ 3 min，循环 5 次；94℃ 10 s，68℃ 30 s，72℃ 3 min，循环 30 次。
5. 胶回收 · 在琼脂凝胶显像仪下切胶，利用胶回收试剂盒纯化 PCR 片段。
6. 连接 · 将纯化后的目的片段与 pMD19－T simple 载体连接。
7. 转化 · 转化感受态细胞 Trans5α Chemically Competent Cell，在 LB＋Amp 100 mg/L 平板上进行筛选，37℃培养过夜。
8. 扩大培养 · 挑取 3～5 个单克隆在 LB＋100 mg/L 液体培养基中扩大培养。

9. **检测** · 进行菌液 PCR 后检测到阳性转化子,测序验证。

10. **抽提质粒** · 质粒小量抽提试剂盒 QIAquick® Spin Miniprep Kit 抽提质粒。

(三) *CtCHI1* 的全长克隆

(1) 利用高质量的 RNA 合成 cDNA 第一链为模板进行 PCR 反应。

(2) 设计 *CtCHI1* 引物全长

> 正向引物:*CHI1* - 5'- ACCTGTTTTACTAGTTTCAGGATCG - 3'
> 反向引物:*CHI1* - 5'- TTCTCCTAGGCAACTACAATGGC - 3'

(3) 全长克隆参考本章第四节的 PCR 反应体系和程序参数实施。

(四) *CtCHI1* 生物信息学分析

将测序正确的 *CtCHI1* 基因全长核苷酸序列提交至 GenBank,通过 BLASTN 和 BLASTX 对 *CtCHI1* 功能注释并对其同源性进行分析。利用 ORF Finder(http://www. ncbi.)在线分析工具找到 *CtCHI1* 开放阅读框(ORF),同时使用 DNAMAN 软件对 *CtCHI1* 及其他物种中的*CHI* 基因进行多序列比对,然后利用开源软件 Clustal W 和 MEGA5.0 对以上序列进行系统进化树分析。蛋白质等电点和分子量在 ExPASy server (http://web. expasy. org/compute_pi/)被预测。

(五) *CtCHI1* 在烟草中的亚细胞定位

1. **构建表达载体** · 参见本章第四节。

2. **农杆菌转化**

(1) 取农杆菌 GV3101 感受态细胞,冰上融化,吸取 50 μL 感受态,加入构建好的质粒 1 μL,轻弹数次,冰上放置 30 min。

(2) 将加入质粒的 GV3101 快速放入液氮中 1 min, 37 ℃水浴 2 min。

(3) EP 管中加入 800 μL LB, 28 ℃,摇床振荡复苏 2~4 h。

(4) 4 000 rpm,离心 5 min,弃上清,重悬菌体。

(5) 涂布平板,28 ℃培养 2 日。

3. **保存菌种**

(1) 从平板挑取单克隆菌落,LB+Kana+Rif, 28 ℃培养 30 h 左右,至能在摇晃时看到菌体。

(2) 按照 1:1 比例将菌液和 30%甘油混合,分装在 EP 管中,-70 ℃保存。

4. **转化烟草**

(1) 小摇菌种:取 60 μL -70 ℃保存的菌液加入 3~4 mL LB+Kana+Rif 中,28 ℃,培养过夜。

(2) 大摇菌种:小摇菌液按照 1:100 比例全部接种在 20 mL LB+Kana+Rif,28 ℃,摇过夜。

（3）5 000 rpm，离心 5 min 收菌。

（4）使用新鲜配制的 Buffer：10 mmol/L MES（pH 5.7），10 mmol/L MgCl$_2$，200 μmol/L As，悬浮菌液，至 OD_{600} 为 1.0。

（5）用没有针头的注射器将悬浮好的菌液注入三叶期烟草叶片中，黑暗培养 24 h。注意：注射之前最多浇足够的水，保证气孔张开，叶子直挺。

（6）烟草放回光下生长，在 48～72 h 内观察荧光信号。

（六）分子对接

使用 MAESTRO 中的 prime 板块对 *CtCHI1* 进行同源建模，同源蛋白为 PDB ID：1EYQ，加氢，加电荷，对蛋白质构象进行优化。同时构建小分子 2′，4′，4，6-tetrahydroxychalcone 的 3D 构象、质子化状态计算、构象优化，运用拉曼图（http：//services. mbi. ucla. edu/SAVES/Ramachandran/）以及 procheck 评价蛋白质模建结构的合理性。在 Glide XP 模式下计算能量格点，实施分子对接。

（七）异源表达

1. 原核表达载体的构建

（1）以构建的 *CtCHI1* 的全长质粒为模板。

（2）设计带有酶切位点的引物

CtCHI1 p-正向引物- *Nco*I：GCAACTACCATGGCAGCTC
CtCHI1 p-反向引物- *Bam*H I：GATGGATCCTTCTGAACCAATTTGC

（3）PCR 扩增体系：模板 50 ng，10 μmol/L 正向引物 1.0 μL，10 μmol/L 反向引物 1.0 μL，10×LA PCR Buffer 5.0 μL，2.5 mmol/L dNTP 8.0 μL，LA Taq DNA 聚合酶 0.5 μL，双蒸水加至 50 μL。

PCR 步骤同全长克隆。

（4）胶回收片段与 pMD-19（simple）连接后转化 DH5α 大肠杆菌，测序正确后抽提质粒。

（5）原核表达 pMAL-C5X 载体用相应的限制性内切酶进行双酶切反应，37 ℃酶切 4 h。工具质粒线性化体系：pMAL-C5X 质粒 2 μg，Buffer 9.0 μL，BSA 3.0 μL，*Nco*I 3.0 μL，*Bam*H I 3.0 μL，双蒸水加至 60 μL。

（6）将纯化回收的目的片段和线性化载体片段用 T4 连接酶连接（反应条件及步骤根据说明书进行）。

（7）16 ℃过夜反应，构建重组质粒。

（8）重组的质粒转化 DH5α 大肠杆菌感受态细胞，在 LB+Amp 平板上进行筛选。

（9）挑选单克隆进行菌检，选取特异性的单克隆进行后续的抽提质粒及双酶切的验证。

（10）重组质粒转化宿主表达菌 BL21DE3Plys 感受态细胞。

（11）在 LB+100 mg/L Amp+34 mg/L Chl 平板上进行筛选。

（12）挑选单克隆进行菌液 PCR 鉴定。

（13）阳性克隆子用于蛋白诱导表达。

2. 目的蛋白的诱导表达

（1）将保存的转化菌接入 2 mL LB＋100 mg/L Amp＋34 mg/L Chl 的液体培养基中。

（2）37 ℃振荡培养至 OD_{600} 达到 0.6～1.0,4 ℃保存过夜。

（3）离心收集细胞,将细胞重悬于 2 mL 含有 LB＋100 mg/L Amp＋34 mg/L Chl 新鲜液体培养基中,而后接种入 50 mL 培养基,准备诱导表达。

（4）37 ℃,200 rpm 培养 3～5 h,至 OD_{600} 达到 0.6 左右,加入 100 mmol/L IPTG 母液终浓度为 0.3 mmol/L;37 ℃,200 rpm 继续培养 5 h。

（5）4 ℃,5 000 rpm 离心 10 min,收集菌体,用 1×PBS 洗涤两遍。

（6）用 0.1 倍原菌液体积的 1×PBS 重悬菌体;进行超声裂解处理。

（7）将样品置于 4 ℃冷冻离心机,13 000 rpm,离心 20 min。

（8）分别取上清、沉淀用 1×PBS 洗涤两遍后,用 200 μL 1×PBS 重悬。

（9）取 15 μL 上清和沉淀,分别加入 5 μL 4×蛋白上样缓冲液(含 β-巯基乙醇),混匀后,100 ℃水浴加热 3 min,进行 SDS‐PAGE 分析。

3. SDS‐PAGE 检测蛋白的表达

（1）按照 SDS‐PAGE 凝胶的制备方法试剂盒说明书制备 12%的分离胶,5%的浓缩胶。

（2）5×Tris‐甘氨酸缓冲液配制：Tris 15.1 g,甘氨酸 94 g,SDS 5.0 g,加水 800 mL 溶解,充分溶解后,定容至 1 L。

（3）待浓缩胶凝固后,拔出梳子,上样,起初设置电流 20 mA,待样品经过浓缩胶整齐得进入分离胶时,设置电流恒定为 40 mA,待紫色指示线溢出胶块,即可停止电泳。

（4）将胶块剥离出,放入适量考马斯亮蓝染色液的平皿中,放在摇床上缓慢振荡染色 2～3 h;将染色的胶块转入适量乙酸-甲醇-水(1：4.5：4.5)的脱色液中,放在摇床上缓慢振荡脱色,大约每 0.5 h 更换一次脱色液,至胶块上蛋白条带明显无蓝色背景,即可停止脱色。

（5）将完成脱色的胶块放入蛋白凝胶成像系统,紫外灯下成像,拍照保存。

4. 可溶性蛋白的分离纯化

（1）Column Buffer 配制：20 mL 1.0 mol/L Tris‐HCl(pH 7.4)，11.7 g NaCl,2.0 mL 0.5 mol/L EDTA(NaOH 溶解),加水 800 mL,上下颠倒溶解,定容至 1 L；Regeneration Buffer 冲洗过程：3 倍柱体积的双蒸水清洗 1 次,然后用 3 倍柱体积的 0.1% SDS 清洗 4～5 次,1 倍柱体积的双蒸水再清洗 1 次,最后用 20%乙醇清洗 2 次后,保存在 20%乙醇中备用。

（2）向 2.5 cm×10 cm 的亲和层析柱中加入 5 mL 的淀粉链树脂,用相当于 5 倍柱体积的 Column Buffer 洗。

（3）加入蛋白粗提取约 10 mL,收集流出液。

（4）待流出液完全流出后,用相当于 12 倍柱体积的 Column Buffer 洗。

（5）用 4 mL 10 mmol/L 麦芽糖溶液洗脱可溶性蛋白，每 500 μL 收集一次洗脱液，洗脱液进行 SDS-PAGE 分析。

（6）待洗脱液完全流出后用 Column Buffer 洗 3～4 次。

（7）再用 20％的乙醇溶液洗 3～4 次，层析柱用 Regeneration Buffer 清洗后可重复利用。

（8）将蛋白浓缩至一定的浓度，在 EP 管中加入 20 μL 可溶性蛋白和 1 μL Factor Xa，在室温下进行 4 h 孵育，取出 5 μL 进行 SDS-PAGE 分析。

（9）采用改良型 Bradford 法蛋白质浓度测定试剂盒测定可溶性蛋白的浓度。

（八）HPLC 分析酶活性

（1）选取 2-羟基查尔酮、紫铆因、异甘草素、2,4,4,6-羟基查尔酮（柚皮素查尔酮）为底物。

（2）在 100 μL 反应体系中分别加入以下反应液：50 mmol/LHEPES(pH 7.5)、200 ng 重组蛋白，分别各加 20 mmol/L 底物。

（3）混匀后，30 ℃孵育，30 min 后，用相同体积的乙酸乙酯萃取，低速离心，上清进行检测。

（4）HPLC 检测条件：色谱柱为 Agilent 1100 series C_{18} 反向柱(4.6 mm×250 mm×5 μm)，流动相：0.2％甲酸-100％乙腈(70∶30)。流速为 1 mL/min，在波长 254 nm 下收集数据，以各对照品作为对照。

（九）真核过表达载体构建

（1）设计无缝克隆引物

正向引物：GAGCTTTCGCGGATCCGCCACCATGGCAGCTCTGACGCC

反向引物：TCCTCGCCCTTGCTCACCATGGTGGCGGCCGCAACCAATTTGCT

（2）PCR 反应体系和程序设置同本章第四节真核载体构建程序。

（3）转化大肠杆菌 DH-5α。

（4）进行 PCR 菌落鉴定后测序，鉴定引物。

正向引物：ATCTCTCTCGAGCTTTCGCGG

反向引物：TCAGGGTCAGCTTGCCGTAG

（5）抽提阳性质粒。

（十）*Ct*CHI1 在烟草中的过表达

1. 烟草材料准备 · *Nicotiana tabacum* L. cv. W38 来自中科院武汉植物园。无菌烟草叶片：将烟草种子灭菌播种于 1/2MS 培养基上，生长至 3～4 叶期的叶片，时间为 4 周。

2. 外植体制备要求 · 将无菌烟草叶片用手术刀切为 0.5 cm×0.5 cm 的小块。

3. 浸染菌液制备

（1）将含有目的基因的农杆菌在固体 LB 培养基上划板，28 ℃下暗培养 2 日。

（2）挑取单菌落，接种于 5 mL LB＋50 mg/L Kana＋50 mg/L Stre＋50 mg/L Rif 的培养基中，28 ℃下振荡培养过夜。

（3）活化过夜的农杆菌，按 1：50 的比例，稀释到含新鲜液体 LB＋50 mg/L Kana 的培养基中，继续培养至 OD_{600} 约为 0.5。

（4）取培养物 1 mL，置于无菌离心管中，5 000 rpm 离心 3 min，弃上清。加入 100 mL 的 MS_0 培养基，混匀。

4. 烟草的叶盘转化

（1）将剪切好的无菌烟草苗幼叶叶盘置于悬菌液中（MS0 悬浮），浸泡 8 min。然后取出，用无菌滤纸吸去其表面的液体。

（2）将浸染过的叶盘接种在覆有两层滤纸的 MS＋2.25 mg/L BA＋0.3 mg/L NAA 共培养基，25 ℃下暗培养 3 日。

（3）用含 Kana＋Cef（母液 1000 倍）的无菌水清洗 10 min，最后用无菌水清洗 10 min。

（4）然后用无菌滤纸吸去其表面的液体再转入分化培养基 MS＋2.25 mg/L BA＋0.3 mg/L NAA＋抗性标记（Hyg 50 mg/L）＋抑菌剂（Cef 600 mg/L）进行光下分化培养（筛选培养）。

（5）前期 2～3 日继代一次，每次继代需在无菌条件下进行。

（6）连续继代 3 次后就每隔两周继代一次。

（7）至第一个小芽长出，转至组培瓶培养 MS＋0.1 mg/L BA＋0.01 mg/L NAA 壮芽培养基进行壮芽培养。

（8）待芽长至 2 cm 时，切去芽基部及基部叶片愈伤组织，转移到生根培养基上。

（9）待根长至 3 cm 时，取出无菌苗，轻轻打碎固体培养基，洗去残留的培养基。

（10）然后将无菌苗置入土壤，套上透明塑料袋（扎孔），培养大约 1 周，移到室外。注意：最初的 3 日应在室外阴暗处生长。

（十一）*CtCHI1* 转基因植株特征分析

1. 烟草 *CtCHI1* 过表达转基因阳性苗的鉴定·取幼苗期的烟草叶片，液氮冷冻研磨成粉，使用高效植物基因组 DNA 提取试剂盒提取基因组 DNA 作为模板，筛选转基因阳性苗。

2. 烟草 *CtCHI1* 过表达植株中蛋白水平的表达分析

（1）配制蛋白质提取液：准确量取 45 mL Tris‐HCl（1 mol/L，pH 8.0），75 mL 甘油，6 g 聚乙烯吡咯烷酮，加入 250 mL 双蒸水中溶解，放置片刻，加双蒸水定容至 300 mL，4 ℃保存备用。

（2）提取总蛋白：依次从烟草植株上剪取约 200 mg 叶片，转入 1.5 mL EP 管中，立即放入液氮中，置于研磨机上，60 Hz，振荡 30 s，研磨成粉，加入蛋白提取液 200 μL，涡旋振荡混合均匀，低温 12 000 rpm，离心 5 min，取上清采用改良型 Broadford 法测定蛋白浓度。

（3）上样准备：将蛋白样品加入 5×蛋白上样缓冲液，轻轻混合，置于 100 ℃金属浴灭活 3 min，待样品冷却至室温，取 50 ng 样品上样，其余置于－70 ℃备用。

（4）SDS - PAGE 电泳：设置电泳条件为 U＝500 V，I＝30 mA，待蛋白跑至一条线时，将电流改为 40 mA，至样品跑至接近玻璃板底端时，关闭电泳仪。

（5）转膜：按照蛋白 Maker，确定目的蛋白大小，切胶。将滤纸和 NC 膜提前放入洗涤液中润湿，在三明治夹上放置衬垫和两层滤纸，轻轻放上切好的胶，铺上剪裁合适的 NC 膜，赶去气泡，夹住三明治夹（整个过程在含有洗涤液的平皿中操作），按照"黑对黑，红对白"放入转印芯，在转膜槽中加入湿转液，加冰盒，预冷，盖上转膜槽盖，置于泡沫箱中，加冰覆盖电泳槽，避开电源接口处，设置 U＝500 V，I＝30 mA，P＝50 W，转膜约 1 h，取膜，切去多余部分，右上角做个三角标记正反面。

（6）洗涤：膜在保持湿润的情况下，快速放入洗涤液中摇床振荡清洗 1～2 min。

（7）封闭：用移液枪将膜表面的洗涤液吸尽，放入封闭液中封闭 1 h。

（8）孵育一抗：将膜轻轻取出，浸入 2 mL 提前 1∶1000 稀释好的 EGFP 一抗稀释液中，内参 β - actin 1∶500 稀释使用；4 ℃过夜，取出；置于洗涤液中室温摇床振荡洗涤 5～10 min/次，共 3 次。

（9）孵育二抗：洗去洗涤液，加入提前 1∶5000 稀释的 IgHRP 二抗，孵育 1～2 h，置于洗涤液中室温摇床振荡洗涤 5～10 min/次，共 3 次。

（10）化学发光成像：等体积混合适量 BeyoECL Star A 液和 B 液，室温放置备用。工作液宜在临检测前配制。用平头镊将膜取出，用吸水纸轻轻吸去过多的液体（切勿接触膜的蛋白面），然后置于洁净保鲜膜上。按每 1 cm² 膜加 1 mL BeyoECL Star 工作液的比例，滴加 BeyoECL Star 工作液到膜上，确保使工作液均匀覆盖在膜上，放置 1～2 min。随后置于 Tanon 5200 化学发光凝胶成像仪进行成像仪检测。

3. *CtCHI1* 过表达植株中黄酮通道上功能基因的 mRNA 水平表达分析·用全式金的 TransScript® One Step gDNA Removal and cDNA Synthesis SuperMix 试剂盒来合成 cDNA 第一链，利用 Beacon Designer v8.0 软件设计 PCR 引物。转基因烟草中各荧光定量引物如下所示，转基因红花中各荧光定量引物见本章第四节。

NtTub1	F：GAAGGAGAAGACGATGAT R：CAACTGAAGAACCAAAGAA	*NtF3H*	F：CATTGTCTCTAGCCATCT R：CCATTGCCTCTGATAGTA
NtPAL	F：CTTATCCACTCTACAGGTT R：ATTCCATTCCTTGAGACA	*NtF3′H*	F：GCTTATTCGTAATCCAAGAA R：CCATTAATCTCACAACTCTC
NtC4H	F：CTTGCTGGATATGACATTC R：CTCCTCTTCAAAGAACCT	*NtDFR*	F：AGAAGATGACAGGATGGA R：GCGGTATGATGCTAATGA
Nt4CL	F：CAATGGAGACTACTACAGA R：TCAACCTCAGCATAAGTAT	*NtFLS*	F：GAGGAGAAAGAGGTGATT R：TAATTGATGGCAGAAGGA
NtCHS	F：TATCACTAATAGCGAGCATA R：CACCACTATGTCTTGTCT	*NtANS*	F：CTACATTCCAGCAACAAG R：TCCTTCTCTAGTCTTCCT
NtCHI	F：AGGAGTTGGCTAATTCAC R：CCTTCTCTGAGTATTGCTTA	*CtCHI1*	F：ACTGGTGTTATGGTAGGA R：GGATACTTCAAGGTAAGGATA

PCR 反应体系：cDNA x μL，10 μmol/L 正向引物 1 μL，10 μmol/L 反向引物 1 μL，2× TranStart™ Top Green qPCR SuperMix 10 μL，50× Passive Reference dye Ⅱ

0.4 μL,双蒸水加至 25 μL。

PCR 程序设置：95 ℃热启动 30 s；95 ℃变性 10 s，58 ℃退火 15 s，在 72 ℃延伸 20 s 并用于荧光信号读取，重复 40 个循环。接着读取扩增条带的溶解曲线：在 60 ℃到 95 ℃升温的过程中每 0.4 ℃读一个荧光值。PCR 反应重复 3 次。

4. *CtCHI1* 过表达烟草植株中化合物含量检测

（1）提取苷元：取盛开期的烟草花称重研成粉末，参考文献中提及的方法。进行三类主要化合物（山奈酚，槲皮素和花青素）的分离和含量测定。

1）提取山奈酚和槲皮素：大约 200 mg 精细的烟草花粉末置于 2 mL 1% HCl/甲醇（*v/v*）中，超声溶解 30 min 后 4 ℃过夜，离心，取 400 μL 上清转移至新的 EP 管中，加入 120 μL 3 mol/L 的 HCl，90 ℃水浴中孵育 1 h，加入 200 μL 甲醇混匀，0.22 μm 微孔滤膜过滤即可得到黄酮醇苷元提取液。

2）提取花青素：取大约 200 mg 精细的烟草花粉末溶解于 80% 甲醇中，4 ℃静置 24 h，离心，取 200 μL 上清转移至新的 EP 管中，加入 220 μL 3N 浓度的 HCl，90 ℃水浴中孵育 3 h，加入 200 μL 甲醇混匀，0.22 μm 微孔滤膜过滤即可得到花青素苷元提取液。

（2）HPLC 检测：Agilent1100 series C$_{18}$ 柱（4.6 mm×250 mm×5 μm）被用于 HPLC 含量检测分析。色谱条件：A 为 0.1% 甲酸水，B 为乙腈，C 为甲醇，D 为 H$_2$O。0~10 min，10% B+2% C+88% D；10~15 min，20% B+4% C+76% D；15~20 min，50% B+10% C+40% D；20~25 min，20% B+4% C+76% D；25~28 min，10% B+2% C+88% D。后运行时间（post time）为 10 min，10% B+2% C+88% D；流速 0.4 mL/min；柱温 25 ℃。

山奈酚和槲皮素的检测波长为 350 nm，花青素的检测波长为 650 nm。对照品山奈酚和槲皮素购自 Sigma-Aldrich，花青素购自上海源叶生物。

5. *CtCHI1* 过表达红花植株中次生代谢产物含量检测·具体检测方法见本章第四节 *CtCHS1* 过表达红花植株中次生代谢产物含量检测。

二、研究结果

（一）*CtCHI1* 的全长克隆及生物信息学分析

采用 RACE 技术克隆出 *CtCHI1* 的 5′端和 3′端，测序结果进行拼接，将拼接结果与候选序列比对分析并根据 BLASTX 和序列结构分析找出完整的 5′和 3′端序列并得到拼接全长。*CtCHI1* 基因全长通过 RACE 克隆和基因全长扩增的方法从红花中分离得到。其 GenBank accession No. MF421811。*CtCHI1* 核苷酸序列全长 1 378 bp，编码 232 个氨基酸，多肽段大小约为 24.9 kD，等电点约为 5.8。多序列比对结果显示 *CtCHI1* 与来自 *Saussurea medusa* 的 *CHI*（GenBank accession No. Q8LKP9.1）有高达 92% 的氨基酸相似度，与来自 *Cynara cardunculus* var. *scolymus* 的 CHI（KVI06946.1）有高达 85% 的相似度，系统进化树分析显示 *CtCHI1* 与来自 *Saussurea medusa* 的 *CHI* 有最近的亲缘关系，而研究表明 *SmCHI* 的过表达可以显著提高水母雪莲毛状根中的芹菜素含量（附图 5 - 11）。

（二）亚细胞定位

为了检测 *Ct*CHI1 蛋白的定位，*Ct*CHI1 的 CDS 区域通过 PCR 扩增连接到真核表达载体 pMT39，通过去除终止子融合 GFP 标签蛋白，经测序正确后转化农杆菌 GV3101。在三叶期的烟草叶片背面用注射器针头轻轻戳孔以便悬浮菌液进入，用没有针头的注射器将菌液注入烟草叶片中，黑暗培养 24 h。放回光下生长，在 72 h 内使用 Leica TCS SP5 confocal 观察荧光信号，设置 GFP 激发波长 λ nm=488，发现 *Ct*CHI1-GFP 融合蛋白主要定位在保卫细胞细胞核中，而对照质粒主要定位在细胞质和膜上（附图 5-12）。

（三）分子对接分析

为了揭示 *Ct*CHI1 催化 2′,4′,4,6′-tetrahydroxychalcone 的潜在作用，我们对 *Ct*CHI1 进行同源建模（PDB-ID：1EYQ），通过拉曼图（http://services.mbi.ucla.edu/SAVES/Ramachandran/）显示，该蛋白构象合理，将准备好的蛋白和 PYMOL 构建的小分子 3D 构象进行对接，2′,4′,4,6′-tetrahydroxychalcone 与 *Ct*CHI1 在保守催化口袋处形成 2 个被多个氨基酸（Thr 105，Leu 104，Phe 50，Leu 41，Arg 39，Lys 112，Glu 111 和 Lys 112）围绕的羟化口袋，对接结果按照自由能进行评分，结果显示 *Ct*CHI1 与 2′,4′,4,6′-tetrahydroxychalcone 具有结合可能性（附图 5-13）。

（四）原核表达载体的构建及蛋白纯化

采用双酶切再连接的方法将 *Ct*CHI1 成功与原核表达载体 pMAL-c5x 重组得到重组原核表达载体，转化进大肠杆菌 BL21(DE3)pLysS 细胞中，30 ℃ 振荡培养，在 0.3 mmol/L IPTG 诱导下，融合蛋白得到了高量表达。将细菌破碎离心发现，融合蛋白主要存在于细菌的胞质中，并没有形成包涵体。利用亲和层析，将其他杂蛋白与融合蛋白分离，在 Factor Xa 的作用下，使得目的蛋白与 MBP5 成功分离开，经过纯化后得到目的蛋白。在原核表达菌液中有分子量约 67 kD 的融合蛋白得到高表达（MBP5 蛋白质分子量为 42.5 kD）并且能得到纯化的蛋白质。以融合蛋白为底物在 Factor Xa 作用下，得到了 24.9 kD 的 *Ct*CHI1 和 42.5 kD 的 MBP5 蛋白条带（图 5-20）。

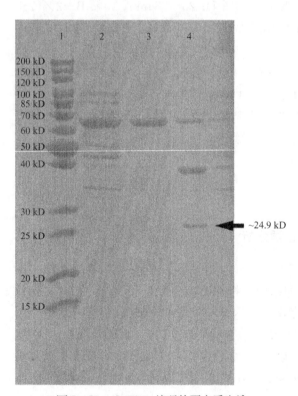

图 5-20　*Ct*CHI1 编码的蛋白质电泳

（1：蛋白质分子 marker；2：菌液中蛋白质表达情况；3：纯化后融合蛋白条带；4：箭头所指为酶切后的目的蛋白）

（五）HPLC 分析 *Ct*CHI1 体外催促反应

已有研究已经表明 $2',4',4,6'$-羟基查尔酮可以自行异构化为柚皮素，且优化后的缓冲液体系 pH 为 7.5。我们将体外分离纯化的 *Ct*CHI1 蛋白置于合适的体系中，进行的不同的查尔酮底物催化尝试，结果发现，*Ct*CHI1 在体外催化 $2',4',4,6'$-羟基查尔酮异构化为柚皮素。如附图 5-13 所示，在 pH 7.5 条件下，查尔酮自发形成柚皮素，但反应很缓慢，所以在未加入酶的空白缓冲溶液中，有微弱的柚皮素生成。

（六）转基因阳性植株筛选

将构建好的真核表达质粒，通过叶盘转化法侵染烟草愈伤组织，经过分化、发芽、生根继代培养后，分离出健壮的幼苗至组培室培养，待 3~4 周后，取发育良好的烟草小苗叶片少许，提取基因组 DNA，PCR 鉴定外源基因是否整合到烟草基因组上。引物选用和构建真核载体的鉴定引物如下。

正向引物：ATCTCTCTCGAGCTTTCGCGG
反向引物：TCAGGGTCAGCTTGCCGTAG

结果显示（图 5-21），在目的片段 875 bp 位置处，共筛选出 10 株转基因成功的烟草幼苗，他们分别是 ovx-1、ovx-3、ovx-5、ovx-10、ovx-12、ovx-13、ovx-14、ovx-15、ovx-16、ovx-18，对照组在此位置无目的条带出现。

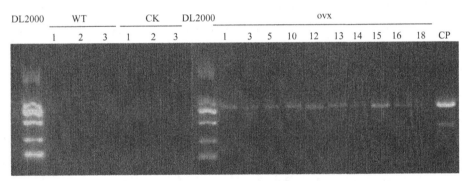

图 5-21　烟草 *Ct*CHI1 转基因基因组 DNA 鉴定

（WT：野生型；CK：空载体对照；OVX：过表达组）

（七）*CtCHI1* 在转基因烟草中表达情况

1. 蛋白表达情况·为了检测外源基因 *Ct*CHI1 在烟草中的过表达情况，我们利用目的蛋白融合的 GFP 抗体进行蛋白表达水平分析，β-actin 作为内参蛋白进行校准，结果显示（图 5-22），和阴性对照组比较，目的蛋白 *Ct*CHI1 在烟草品系 ovx-5、ovx-10、ovx-

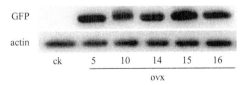

图 5-22　*Ct*CHI1 在转基因烟草阳性植株中的蛋白表达情况

14、ovx-15、ovx-16中均过表达,且在过表达植株中呈现出非常显著的差异表达情况。

2. 转录表达情况·和对照组比较,*Ct*CHI1在烟草中明显过表达,在转基因植株ovx-10表达上调6.37倍,在ovx-14中上调3.17倍,在ovx-16中上调3.48倍。qRT-PCR结果显示,黄酮通道上游基因*Nt*C4H和*Nt*4CL转录水平明显上调,下游基因*Nt*FLS、*Nt*F3'H、*Nt*DFR和*Nt*ANS转录表达变化比较剧烈,但是并未呈现出规律性。该结果表明在转基因烟草中黄酮代谢通道下游基因可能存在竞争关系并导向不同的代谢分支(附图5-15)。

3. 代谢表达情况·和阴性空载组比较,*Ct*CHI1在烟草中的过表达引起烟草表型的变化,如花色由粉色变成浅粉色,叶片变得更小,更绿,且叶尖变得圆钝,植株稍微更矮,尤其在ovx-5植株中比较明显。通过HPLC分析代谢化合物积累变化,我们发现在转基因烟草植株中,花青素和槲皮素苷元的含量明显下降,与之相反,山奈酚苷元的含量呈现上调趋势。在过表达植株ovx-5、ovx-14和ovx-16中,山奈酚苷元含量分别上调了11.84%、13.07%和20.88%,然而,槲皮素苷元在ovx-5和ovx-15中却分别下调了79.63%和70.56%,花青素在所有转基因烟草植株中均出现了明显下降,这和花色变化的现象是一致的,在ovx-15植株中下调最多,约为64.55%。由此可以看出,*Ct*CHI1的过表达抑制了槲皮素和花青素的生成,促进了山奈酚的积累(附图5-15)。

(八) *Ct*CHI1 在转基因红花中表达分析

比较空载体组和红花转基因阳性植株组的表型,发现两者在舌状花颜色、叶片颜色、形状及株高均没有差异性变化(附图5-16A)。在转基因红花中,植株ovx-3、ovx-5和ovx-6被特征性地分析。内源性基因*Ct*CHI1在红花植株ovx-3、ovx-5和ovx-6中均过表达,其中上游基因*Ct*PAL3、*Ct*C4H1和*Ct*CHS1转录表达水平在ovx-3中上调分别约3.88倍、2.12倍和3.03倍,下游基因*Ct*F3H和*Ct*DFR2在株系ovx-3和ovx-6均被转录抑制高达50%以上(附图5-16B)。以上结果显示,在红花中*Ct*CHI1过表达可以促进上游基因的转录表达,抑制下游基因的转录表达。

为了评价*Ct*CHI1过表达对转基因红花代谢组的影响,我们对转基因组和未转基因组的红花进行了PCA和PLS-DA分析,通过无监督无偏差PCA分析,我们发现转基因组和未转基因组依据代谢组主成分差异可以得到有效分离。另外,监督PLS-DA在负离子模式下能得到很好的响应,可以分离出差异性代谢产物。在loading plots图(图5-23)

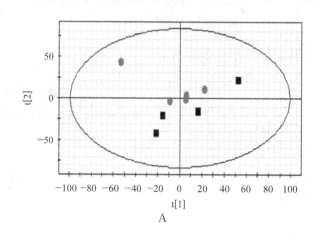

A

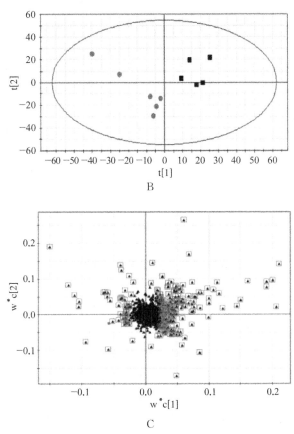

图 5-23　红花 *Ct*CHI1 过表达和空载体代谢组差异比较

（A. PCA 得分图；B. PLS-DA 得分图；C. 负离子模式下的载荷图）

中,每一个点代表一个内源性物质,远离中心分布区的物质即为组间差异性化合物,离得越远,差异性越显著。通过以上分析方法,总共 788 个差异性化合物被筛选出来。

此外,通过标准曲线法对化合物进行提取分离并定量。对次生代谢产物进行含量分析发现,*Ct*CHI1 过表达明显提高了 HSYA 和山奈酚-3-O-β-D-芸香糖苷,二氢山奈酚和芦丁的含量,尤其在过表达植株 ovx-6 中,HSYA、山奈酚-3-O-β-D-芸香糖苷和芦丁分别上升了 3.11 倍、3.50 倍和 3.04 倍,二氢山奈酚上升了 4.27 倍(附图 5-16)。

三、结论

本节从红花转录组数据库中筛选出两个查尔酮异构酶,因另一个更多的被注释为黄酮增强子,故我们将具有纯粹查尔酮异构酶结构域的异构酶命名为 *Ct*CHI1。多序列比对和系统进化树分析结果显示 *Ct*CHI1 和 *Saussurea medusa* 的 CHI 氨基酸序列具有高达 92% 的相似度。通过烟草的瞬时定位实验证实,*Ct*CHI1 主要定位在保卫细胞细胞核中。异源表达结果显示,体外纯化分离的 *Ct*CHI1 蛋白可以有效地催化 $2', 4', 4, 6'$-tetrahydroxychalcone 生成柚皮素。在植株水平上对 *Ct*CHI1 的体内功能进行验证发现,在烟草中过表达异源性的 *CtCHI1* 基因,可以显著抑制槲皮素和花青苷的生成,但是却可以促进山奈酚的积累。在转基因红花中,内源性的 *CtCHI1* 基因过表达可以促进黄酮合成途径上游基因(*CtPAL3*,*CtC4H1* 和 *CtCHS1*)的转录表达,并抑制下游基因 *CtF3H* 和 *CtDFR2* 的表达。通过对转基因组和非转基因组的代谢组学 PCA 和 PLS - DA 分析,共筛选出 788 个差异性次生代谢化合物,且它们在转基因组中几乎全呈现出上调趋势。

依据以上的研究,我们可以推测在模式植物烟草中,*CtCHI1* 是一个花青素合成途径的负调控基因,但是在红花中,*CtCHI1* 是一个黄酮醇和查尔酮合成途径的正向调控基因。关于 *Ct*CHI1 在植物体中差异性的生物学功能及其内部分子调控机制有待进一步研究。

第六节

CtF3H 基因功能研究

黄烷酮-3-羟化酶(flavanone 3-hydroxylase,F3H)是类黄酮类化合物生物合成途径分叉处的关键酶之一,可催化二氢黄酮的 3 -羟化反应,如催化柚皮素生成二氢黄酮醇。类黄酮代谢途径中的大部分 *F3H* 基因已从银杏、拟南芥、红砂、黄花红砂、小麦、茶树等多种植物中获得,并得到了鉴定。但红花中 *F3H* 基因的生物信息学分析和功能鉴定尚未见报道,也尚未见 F3H 酶在细胞水平的功能研究。为了探索红花中黄酮类化合物的生物合成途径,我们选择 2 个不同的红花品系,包括醌式查尔酮高含量黄色花品系和不含醌式查尔酮类成分的白色花品系,研究了其转录组表达模式以及在 MeJA 诱导下两个红花品系花冠中宏量黄酮类化合物的积累情况,并对红花中 F3H 的功能和特性进行了研究。并将其开放阅读框插入原核表达载体 pMAL - c5X 中进行蛋白表达和体外酶活性鉴定。构建 *Ct*F3H 与 pCAMBIA - 1380 - CaMV35S - MCS - EGFPNOS(PMT - 39)的重组蛋白,研究了其亚细胞定位特征。

一、研究方法

(一) 基因克隆及生物信息学分析

为了研究红花的功能基因,对红花进行转录组测序。表达序列标签(ESTs)用 BLASTx 和 BLASTn 在 Nr 和 Nt 数据库中进行注释。红花中只有一个基因注释为 *F3H*。使用 RACE 方法克隆获得 *F3H* 全长。*CtF3H* mRNA 序列已提交 GenBank,登录号为 AEG64806. 1。利用 ExPASyProtParam 工具(http://web. expasy. org/protparam/)预测了蛋白质的理论等电点和质量值。为鉴定 *Ct*F3H 的保守基序,利用 DNAMAN8. 0 软件与其他物种的 F3H 蛋白序列进行比对。利用 MEGA 软件(5. 0 版本),采用邻域连接法构建系统发育树,显示不同植物 F3H 基因的系统发育关系。构建系统树参数:系统发育重建 bootstrap 方法(1 000 次重复)。取代模型:氨基酸和 p -距离。

取代包括:全部。系间模式:相同(同质)。位点间速率:一致。

(二) 亚细胞定位

利用 WOLF PSORT 程序(http://www.genscript.com/psort/wolf_psort.html)首次预测了 $CtF3H$ 蛋白的亚细胞定位。用引物扩增 $CtF3H$ 蛋白的整个开放阅读框,在其 5′端添加 PMT-39 载体特异性序列(正向引物:GAGCTTTCGCGGATCCGCCACCAT-GGCTCCGATATCGTCGT;反向引物:CATGGTGGCAAGCTTAGGGCCGGGAT-TCTCCTCCCCGTCACCGCATGTTAGAAG)。然后将扩增片段与线性化的 PMT-39 载体融合。经测序确认后,利用电泳装置将重组质粒转化到大肠杆菌 GV3101 中。选择阳性农杆菌在含 50 mg/L 卡那霉素和 100 mg/L 链霉素的 LB 培养基中培养。农杆菌达到 OD_{600} 为 1.0 后,取出,5 500 rpm 离心 10 min,在相同体积的 Murashige and Skoog (MS)液体培养基中重悬。将洋葱表皮层置于 MS 液体培养基中培养 20 min,然后置于含有 0.4 mol/L 甘露醇的 MS 固体琼脂上,25 ℃暗培养 24 h。提取细胞核并进行 4′,6′-二氨基-2-苯吲哚(DAPI)染色。在共聚焦显微镜下(Leica TCS SP5)观察 $CtF3H$ 蛋白和对照的 GFP 荧光。

(三) 重组 $CtF3H$ 蛋白的表达、纯化及活性测定

将 $CtF3H$ 的编码区从 pMD19 扩增到 pMAL-C5x 载体。扩增产物测序后,用限制性内切酶进行酶切,与编码麦芽糖结合蛋白(MBP)的线性化质粒 pMAL-C5x 连接。在验证其完整性后,将构建物导入大肠杆菌 BL21(DE3)pLysS 细胞进行蛋白表达。重组 CtF3H 蛋白按上述方法表达,含 pMAL-C5xCtF3H 的大肠杆菌 BL21(DE3)pLysS 细胞在 300 mL 氨苄西林(100 mg/L)LB 培养基中培养,当细胞生长到 $2×10^8$ cells/mL(A_{600} = 0.5)时,加入 IPTG,最终浓度为 0.4 mmol/L。37 ℃孵育 4 h,5 000×g 离心 10 min;分取上清液。将细胞重悬在 100 mL 由 20 mmol/L Tris-HCl、200 mmol/L NaCl 和 1 mmol/L EDTA 组成的缓冲液中,超声 15 s,收集上清液,13 000×g 离心 20 min,用淀粉酶树脂柱纯化。

将纯化的蛋白浓缩到至少 1 mg/mL,并用 Xa 进行切割,以消除麦芽糖结合蛋白标签对酶活性分析的影响。使用 pMAL™ 蛋白融合和纯化试剂盒,通过阴离子交换色谱从 MBP 中分离目标蛋白,然后用于体外酶分析。纯化后的 pMAL-C5x-CtF3H 进行 SDSPAGE 凝胶电泳(10%丙烯酰胺),考马斯亮蓝染色观察。检测 CtF3H 蛋白含量,用相同方法测定 BSA 蛋白(牛血清蛋白)的标准曲线进行定量。然后在 30 ℃下,以 100 μL 含 100 mmol/L 蓖麻碱的反应进行 CtF3H 活性测定 10 min。以 10% (w/v)甘油、2 mg/mL 抗坏血酸、0.5 mg/mL 过氧化氢酶、0.1 mg/mL 牛血清白蛋白、40 μmol/L $FeSO_4$、1 mmol/L 2-羟戊二酸、100 μmol/L 柚皮素为底物,与 50 μg 不含 MBP 标签的 CtF3H 蛋白反应。反应产物进入自动采样的 UPLC-Q-TOF/MS 系统,该系统配有 XBridge™bel-C_{18} 反相柱(2.1 mm×100 mm,2.5 μm)。溶剂 A 相为水和 0.1%甲酸,B 相为乙腈和 0.1%甲酸。分离过程为:0~2 min,5%B;2~15 min,95%B。在相同条件下,采用柚皮素和二氢山柰酚的对照品进行色谱分析和紫外光谱分析。通过改变反应缓冲液

中柚皮素的浓度（10～800 μmol/L），测定了 *Ct*F3H 催化柚皮素的动力学参数。每个浓度的柚皮素设 3 个重复。通过 Graphpad Prism 5 软件 Michaelis-Menten 方程得到动力学参数。应用标准校准曲线计算反应产物的数量。

（四）MeJA（茉莉酸甲酯）刺激

对 ZHH0119 和 XHH007 品系第 1 天开花的花球分别喷洒 10 μmol/L MeJA（Sigma-Aldrich）溶液，对照组喷洒不含 MeJA 的溶液，然后用塑料袋覆盖。为尽量减少单株间差异可能造成的误差，每一浓度处理喷 5 个花球，每个花球连续喷 5 次。处理后的花球用透明塑料袋包裹，防止挥发性植物激素的释放，以保证花球对诱导溶液得到更大程度的吸收。分别在 0 h、3 h、6 h、12 h 处理后，取下塑料袋，在 4 个时间点分别采集 5 个花球，立即用液氮冷冻，放入－80 ℃冰箱保存。

（五）qRT－PCR 分析 *CtF3H* 表达情况

分别于 0 h、3 h、6 h 和 12 h 采收两组花，对 ZHH0119 和 XHH007 的 *CtF3H* 转录本进行分析。用花的总 RNA 合成第一链 cDNA，用于 qRT－PCR（实时荧光定量 PCR）分析。*Ct*60s 作为内参，用相对定量法 $2^{-\Delta\Delta Ct}$ 将 *CtF3H* 的相对表达量与其 0 h 的相对表达量进行比较。

（六）代谢物提取和 UPLC－Q－TOF/MS 分析

1. **样品处理** · 取精确称出的 5 个冻干花球（4.0 mg），用 1 mL 溶剂（甲醇：H_2O = 6：4）浸泡过夜，然后超声一次，静置 40 min。提取液 8 000 rpm 离心 10 min，上清液在－80 ℃下保存或使用配备有电喷雾接口的 UPLC－Q－TOF/MS（超高效液相色谱结合四极杆飞行时间质谱仪分析）系统直接分析，进样量 4 μL。

2. **色谱条件** · 采用 Waters XSELECT™ HSS T3 C_{18} 色谱柱（2.1 mm×100 mm，2.5 μm），流动相 A 为水，B 为含 0.1％甲酸的乙腈。柱温 40 ℃。样品梯度洗脱：流动相 B 在对应时间点的含量为 0～2 min，5％；2～2.5 min，5％～15％；2.5～7.5 min，15％；7.5～8 min，15％～20％；8～10 min，20％～21％；10～18 min，21％～95％；18～20 min，95％。流速 0.4 mL/min。

3. **质谱分析** · 电离参数包括：气体温度 350 ℃，气体流速 11 L/min；毛细管电压为 4 000 V，破碎器电压为 120 V，skimmer1 电压为 60 V，雾化器压力为 45 psi。将八爪射频峰值电压设置为 750 V，参考质量分别为 m/z 121.050 9 和 m/z 922.009 8。质量采集范围为 100～1 100 amu，正离子模式下采集数据。

4. **对照品配制** · 采用 D-苯丙氨酸、羟黄 A、芦丁、槲皮素 3－O－β－D－葡萄糖苷、野黄芩苷、山奈酚－3－O－β－D－芸香糖苷、山奈酚－3－O－β－D－葡萄糖苷、二氢山奈酚、木犀草素、芹菜素、红花素、山奈酚等 12 个标准品进行鉴定。

5. **数据提取分析** · 代谢物数据采用 MassHunter 定性分析软件进行处理，获得拟合峰丰度值。将 MeJA 处理 3 h、6 h、12 h 后的花中代谢产物积累量与 MeJA 处理 0 h 后的花中代谢产物积累量进行比较。用单因素方差分析方法比较花中代谢物积累量，每个结果以至少 3 个生物学重复的 $\bar{x}\pm\mathrm{SD}$ 表示。

二、研究结果

（一）CtF3H 基因特征

CtF3H 的 cDNA 包含一个 1086 bp 的开放阅读框，编码 361aa。分子量为 40.72 kD，理论等电点为 5.57。与预测的氨基酸序列比对显示，与其他 F3H 蛋白一样，*Ct*F3H 蛋白也含有 2 - ODD(2-oxgluttate-dependent dioxygenase)保守结构域：2 -羟戊二酸结合域 RxS(Arg289 和 Ser291)和铁结合位点 HxDxnH(His78、His121、His211、Asp213、His221、Asp223、His265、His267 和 His279)。这些氨基酸的保守性表明 *Ct*F3H 蛋白具有潜在的生物学功能。系统发育树分析表明，*Ct*F3H 与大丽花、红凤菜和山柳兰的 F3H 亲缘关系更密切。*F3H* 基因家族的氨基酸序列的多序列比对见附图 5 - 17。

（二）*Ct*F3H 亚细胞定位

利用 WoLF PSORT 程序对 *Ct*F3H 可能的亚细胞定位进行了计算分析，结果表明 *Ct*F3H 可能定位于细胞质或细胞核。为确定 *Ct*F3H 的准确定位，将 CaMV 35S 启动子控制的 *Ct*F3H 与 GFP(绿色荧光蛋白)的融合蛋白与 GFP 空载体通过农杆菌菌株 GV3101 介导导入洋葱表皮细胞。用含有 *Ct*F3H - GFP 蛋白的农杆菌侵染的洋葱表皮细胞，主要在细胞核、细胞质和细胞膜上显示 GFP 信号。单用 GFP 载体转化的洋葱细胞在细胞膜上显示 GFP 信号。结果表明，*Ct*F3H 定位于细胞核和细胞质，为其的植物生物学功能提供了线索。洋葱表皮细胞 GFP - *Ct*F3H 融合蛋白的亚细胞定位见附图 5 - 18。

（三）*Ct*F3H 的纯化及体外活性研究

采用淀粉酶树脂柱纯化大肠杆菌表达的重组粗蛋白，没有 MBP(麦芽糖结合蛋白)标签的 *Ct*F3H 蛋白分子量约为 40 kD，与预测的 *Ct*F3H 蛋白大小一致。以柚皮素、山柰酚、二氢山柰酚、槲皮素和二氢槲皮素为底物，考察了 *Ct*F3H 的体外活性。但只有柚皮素能被 *Ct*F3H 蛋白催化生成其他产物。其他 4 种化合物不能被 *Ct*F3H 蛋白催化生成其他产物。柚皮素为底物催化生成的产物与二氢山柰酚的保留时间相同。LC - MS/MS 分析结果表明，产物中含有 m/z 为 287 的分子离子$[\mathrm{M-H}]^{-}$，以及 m/z 为 259、243、201、177、152、125 和 107 的碎片离子；与二氢山柰酚对照品相符。F3H 可将拟南芥中的柚皮素转化为二氢山柰酚。在一定浓度范围内测定了 *Ct*F3H 的动力学参数。初始速度 V_0 与柚皮素浓度成直角双曲线，$V_{\max}=(22.90\pm0.94)[(\mu\mathrm{mol/L})/\min]$，$K_{\mathrm{m}}=(43.75\pm7.12)$ mmol/L。数据表明 *Ct*F3H 可以有效地催化柚皮素生成二氢山柰酚，说明它在黄酮类生物合成途径中的作用。以柚皮素为底物，研究无 MBP 标记的重组 *Ct*F3H 蛋白的体外活性，两个品系红花组织中 *Ct*F3H 的表达水平分析见图 5 - 24。

为了明确 *Ct*F3H 基因在红花黄酮醇途径及非生物胁迫中的作用，首先选择 *Ct*F3H 基因，通过实时荧光定量 PCR 的方法，分析其在两个红花不同品系（ZHH0119 和

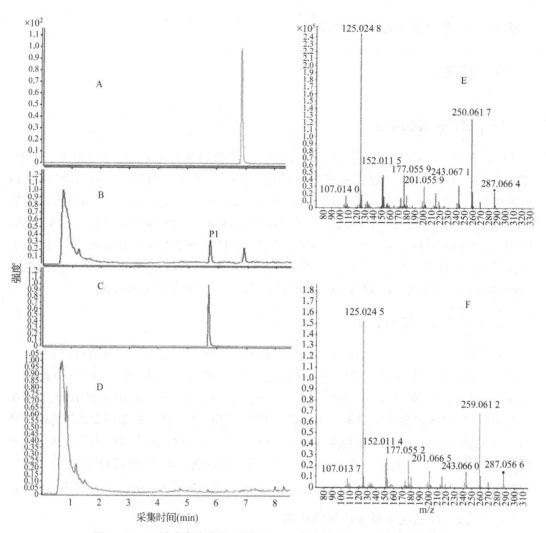

图 5 - 24　以柚皮素为底物,研究无 MBP 标记的重组 *Ct*F3H 蛋白的体
外活性两品系红花组织中 *Ct*F3H 的表达水平分析

XHH007)中对 MeJA 刺激的影响。结果显示(图 5 - 25),ZHH0119 花中 *CtF3H* 基因的
表达量随着时间的推移逐渐增加。处理后 12 h 的表达量也显著高于处理后 0 h、3 h、6 h,
差异有统计学意义($p < 0.05$),显示 *CtF3H* 可能在红花的防御反应中起一定作用。与 0 h

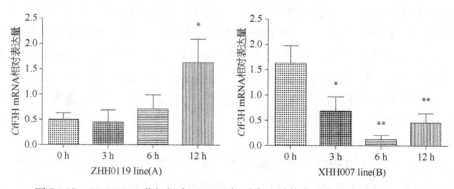

图 5 - 25　ZHH0119 花组织中 *CtF3H* 相对表达量的实时荧光定量 PCR 分析

相比,刺激 3 h 和 6 h 无显著影响($p>0.05$)。与 ZHH0119 花中 *CtF3H* 基因的表达水平相反,XHH007 花中 *CtF3H* 基因的表达量在 MeJA 处理 12 h 后持续受到抑制,与 0 h 相比,在 3 h、6 h、12 h 时差异有统计学意义。这说明 MeJA 处理对 ZHH0119 花中 CtF3H 表达水平有正向调控作用,而对 XHH007 花中 *CtF3H* 表达水平有抑制作用。

(四) MeJA 刺激下花组织中黄酮类化合物的积累分析

对照品质子离子峰:羟基红花黄色素 A:613. 177 m/z([m+H]$^+$)。芦丁:611. 162 7 m/z([m+H]$^+$)。槲皮素 3-β-D-葡萄糖苷:465. 103 8 m/z([m+H]$^+$)。野黄芩苷:463. 088 2 m/z([m+H]$^+$)。山奈酚-3-O-β-D-芸香糖苷:595. 167 5 m/z([m+H]$^+$)。山奈酚-3-O-β-D-葡萄糖苷:449. 109 m/z([m+H]$^+$)。二氢山奈酚:289. 072 m/z([m+H]$^+$)。木犀草素:287. 055 5 m/z([m+H]$^+$)。芹菜素:271. 061 m/z([m+H]$^+$)。红花红色素:909. 210 4 m/z([m+H]$^-$)。山奈酚:287. 056 m/z([m+H]$^+$)。采用 MassHunter 软件定性分析,在 ZHH0119 中检测到 9 个目标化合物(图 5-26):羟基红花黄色素 A、芦丁、槲皮素 3-O-β-D-葡萄糖苷、山奈酚-3-O-β-D-芸香糖苷、山奈酚-3-O-β-D-葡萄糖苷、木犀草素、红花红色素、山奈酚。

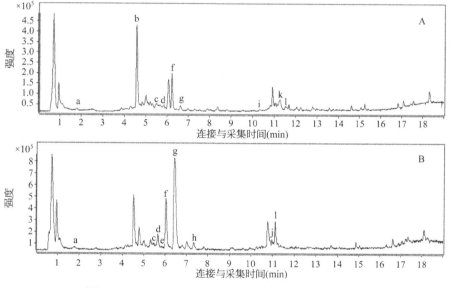

图 5-26 ZHH0119(A)和 XHH007(B)的总 ECI 谱图

(a:D-苯丙氨酸;b:羟基红花黄色素 A;c:芦丁;d:槲皮素-3-O-β-D-葡萄糖苷;e:野黄芩苷;f:山奈酚-3-O-β-D-芸香糖苷;g:山奈酚-3-O-β-D-葡萄糖苷;h:二氢山奈酚;f:山奈酚-3-O-β-D-芸香糖苷;j:芹菜素;k:红花红色素;l:山奈酚)

进一步对比分析发现(图 5-27),与 0 h 时相比,MeJA 诱导下 ZHH0119 花中 9 种目标化合物的含量呈现出不同的积累模式。羟基红花黄色素 A 是 ZHH0119 的特征成分和主要成分,在 MeJA 刺激下,3 h、6 h、12 h 积累量持续增加,与 0 h 相比差异有统计学意义($p<0.05$)。而 ZHH0119 中另一种查尔酮类化合物红色素则受 MeJA 刺激正向调控。另一方面,MeJA 处理下 ZHH0119 的黄酮醇类含量也有不同程度的增加趋势。MEJA 处

理后 6 h 和 12 h,山奈酚-3-O-β-D-芸香糖苷和芦丁的积累显著增加(p<0.05)。然而,山奈酚-3-O-β-D-葡萄糖苷、山奈酚、木犀草素和槲皮素-3-O-β-D-葡萄糖苷的积累对 MeJA 的刺激没有显著变化。在 XHH007 品系中,已鉴定的 9 个化合物表现出不同的积累趋势。MeJA 刺激 3 h 后,芹菜素和二氢山奈酚的积累明显减少,与刺激 0 h 时相比有统计学差异(p<0.05)。而山奈酚和 D-苯丙氨酸的积累量在 6 h 和 12 h 显著增加,与 0 h 相比,差异无统计学意义。山奈酚-3-O-β-D-芸香糖苷和芦丁的积累呈持续上调趋势。

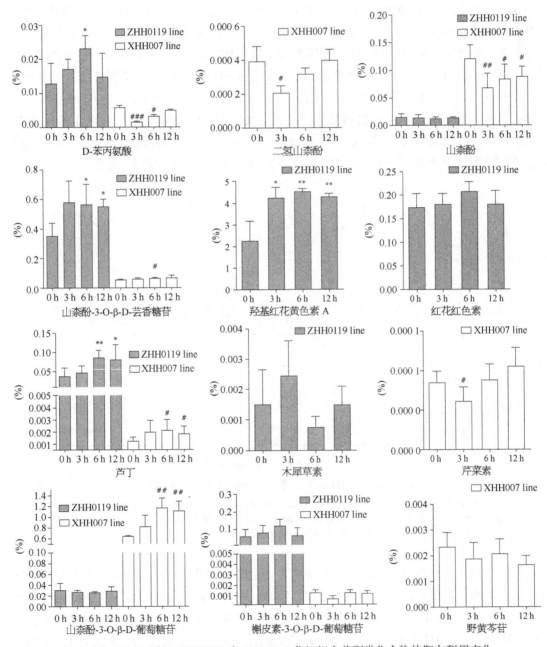

图 5-27 MeJA 诱导 ZHH0119 和 XHH007 花组织中黄酮类化合物的靶向积累变化

此外,在 MeJA 处理 3 h 后,尽管槲皮素 3-O-β-D-葡萄糖苷的积累量减少,但槲皮素 3-O-β-D-葡萄糖苷和芹菜素的积累量的变化没有统计学意义。槲皮素 3-O-β-D-葡萄糖苷和 D-苯丙氨酸在 ZHH0119 和 XHH007 中均被识别,除了山奈酚-3-O-β-D-芸香糖苷和芦丁的积累增强外,山奈酚、槲皮素 3-O-β-D-葡萄糖苷和 D-苯丙氨酸的积累规律相反或不同。总体上,山奈酚-3-O-β-D-葡萄糖苷、芦丁和槲皮素 3-O-β-D-葡萄糖苷的相对含量均低于 XHH007 品系,山奈酚的积累与 XHH007 品系相反。这些结果表明,MeJA 处理下两个红花品系的黄酮类物质积累模式不同,进一步揭示了两的品系不同表型和化学型的形成的潜在机制。

三、结论

黄酮类化合物在红花中大量积累,具有独特的生物学功能。已从红花中分离鉴定了多种黄酮类化合物,但它们的代谢途径在很大程度上仍然不明确。在本研究中,我们对 CtF3H 进行了序列分析,并对其功能进行了研究。F3H 分为 Fe^{II} and 2-ODD。所有 F3H 均具有两个保守的基序:HxDxnH(His233、Asp235 和 His289)结合 Fe,RxS(Arg299 和 Ser301)结合 2-OG(2-羟戊二酸),在 CtF3H 中也发现了这些保守的残基。我们的研究结果还表明,CtF3H 与其他植物的 F3H 具有高度同源性。这些生物信息分析结果表明,CtF3H 在红花黄酮类生物合成途径中具有潜在的作用。

亚细胞定位结果表明,CtF3H 蛋白定位于细胞核和细胞质,这不仅丰富了而且进一步支持了之前的观点,该观点指出,查尔酮合成酶和查尔酮异构酶参与拟南芥黄酮类代谢,存在于一些细胞的细胞质和细胞核中。

体外酶活性分析表明,以柚皮素为底物时,CtF3H 能有效催化二氢山奈酚的生成,这与 F3H 参与黄酮醇的生物合成途径相一致。CtF3H 的 Km[(24±3) μmol/L]高于 AtF3H,这些差异可能在一定程度上反映了红花与拟南芥 $F3H$ 基因的差异,这可能是由于红花与拟南芥之间的远缘进化关系,也可能是由于温度、反应体系等反应条件的不同。

本研究中,黄色花的红花品系在喷洒 MeJA 后的 12 h 内,CtF3H 的转录水平逐渐上调。相反,在一个白色花的红花品系中观察到一个逐渐下降的调控,这可能是导致无色花表型的一个原因。两种红花品系响应 MeJA 的 CtF3H 反向表达模式,可能在一定程度上反映了红花不同化学型背后的分子机制。此外,植物的许多表型特征在很大程度上依赖于植物生命周期中特定器官和组织或特定时间内特定(内部和外部)信号的代谢产物积累。黄色品系中羟基红花黄色素 A、红花红色素、山奈酚-3-O-β-D-芸香糖苷和芦丁含量增加。在 MeJA 诱导下,山奈醇-3-O-β-D-芸香糖苷和芦丁的积累也呈增加趋势。除山奈酚 3-O-β-D-芸香糖苷和芦丁在两个品系中的积累增强外,其他化合物在两个品系中的积累规律相反或不同。此外,所选化合物并非都在黄花和白花品系中被识别。这些黄酮类化合物的差异积累模式可能进一步揭示了红花两种表型和化学型的形成机制。

CtSDRs 基因功能研究

短链脱氢酶/还原酶(SDR)在植物次生代谢物的生物合成中广泛参与各类碳-氧双键,碳-碳双键以寄烯酮键的氧化还原催化反应。短链脱氢酶(SDRs)超基因家族中大多数基因成员属于 EC 类的氧化还原酶。但是在整个 SDRs 基因家族中不同成员之间的序列有着不高的相似性,但是一般来说,在功能上类似的还原酶中,其蛋白酶结构上存有相似的二级、三级折叠结构,能够用于进行结合 NADPH,从而对底物上质子转移至氢化物上。根据 SDRs 基因序列的特征结构,SDRs 超家族可以被分为 5 个亚家族。最早发现并且进行鉴定的两类主要短链还原酶命名为 Classical 和 Extend,Classical 此类的 SDRs 基因拥有长度约为 250 个的氨基酸残基,被称为 Extended 类的 SDRs 基因在碳基末端因其含有多余的约 100 个氨基酸残基而得名。另外的三种类型 SDRs 基因分别被命名为 Intermediate、Complex 和 Divergent。这些类型的 SDRs 基因基于其结合辅酶类型和结合催化位点的不同进行命名分类。此外,存在与传统类型不同的含有"Rossmann-fold"保守结构域的氧化还原酶结构。在一些真核生物基因组中短链还原酶超家族成员已经被确认或预测。例如,拟南芥中有 178 个,杨树中有 298 个,葡萄中有 215 个,大豆中有 325 个,水稻中有 267 个,玉米中有 234 个,高粱中有 37 个,石松柏中有 42 个,苔藓中有 16 个和单细胞绿藻中有 78 个。另外,目前为止,在蛋白数据库中短链还原酶超家族下属的亚家族超过 47 000 个,并且包括约 300 种不同的结合位点与催化结构。植物中的 SDRs 功能多种多样,广泛参与生物的初级代谢和次级代谢进程。初级代谢产物存在所有的植物中,并且参与重要的代谢途径,在脂类、糖类、核苷酸和氨基酸生物合成和降解的途径,并且此类代谢途径通常都与光合作用相关。次级代谢产物则是多物质复杂的参与植物自身对环境改变做出的调节,例如,植物之间相互竞争,抗外界逆境胁迫能力,以及吸引传粉者和种子散播。

一、研究方法

(一)红花黄酮类还原酶的分析与筛选

课题组前期已有红花花冠 EST 转录组数据库,以及分子对接结果,基于数据库中的基因注释,以"黄酮还原酶""黄酮类化合物生物合成"作为关键词进行检索,对检索结果再进行注释核对,筛选出其中可能与羟基红花黄色素 A 生物合成相关的还原酶基因。调取红花花冠表达谱芯片数据库中筛选基因的 4 个不同花期时间的表达量,并且将其与红花代谢组数据库中同花期的芦丁(rutin)、山奈酚(kaempferol)、槲皮素(quercetin)、羟基红花黄色素 A(HSYA)、柚皮素(naringenin)、山奈酚-3-O-β-D-芸香糖苷(kaempferol-3-O-β-D-rutinoside)、山奈酚-3-O-β-D-葡萄糖苷(kaempferol-3-O-β-D-gluciside)、红花红色素(carthamin)、芹菜素(apigenin)、野黄芩苷(scutellarin)、木犀草素(luteolin)、D-苯丙氨酸(D-phenylalanine)等 12 个主要成分的含量作为指标,进行 Pearson 相关性分析。

(二)目的基因全长克隆验证与生物信息学分析

将 EST 转录组数据库中筛选得到的目的基因序列,在全长转录组数据库进行检索比对,获得与 EST 转录组数据库中序列存在重合的全长转录组数据库序列,再进行人工核验两个数据库中的基因注释,确定为相同基因。基于红花全长转录组数据库获取的目的基因序列,在其 5′端、3′端分别设计特异性引物,引物长度在 23～28 个碱基之间,GC 含量则在 30%～70%之间,引物交由上海生工生物有限公司合成,引物经双蒸水溶解,稀释至浓度为 10 μmol/L,−20 ℃冰箱保存备用,全长引物序列如下。

Contig325	正向引物：CATGGGATCACACAATATAATAC 反向引物：AACACAAGTATCAACCATAAAA
Contig483	正向引物：AAGTTGTCCCCAAACAGTAGTTG 反向引物：TTGTAACGAAAGCACTCGTATTA
Contig2863	正向引物：TTCTCTCTATCTCTTGGCAACTC 反向引物：CATCGAGGACAAACAACTTAAT

取 200 μL 的离心管依高保真酶说明书于冰盒上,分别加入 Master Mix、特异性引物、红花花冠 cDNA 模板、双蒸水,涡旋混匀后离心。

PCR 反应体系:红花 cDNA 2 μL,正向引物(10 μmol/L)2 μL,反向引物(10 μmol/L) 2 μL,2×Master Mix 25 μL,双蒸水 19 μL。

PCR 程序设置:98 ℃ 3 min;98 ℃ 30 s、58 ℃ 30 s、72 ℃ 1 min 循环 35 次;72 ℃ 10 min;4 ℃保持。

将 PCR 产物经琼脂糖凝胶电泳后,切下目的条带,通过胶回收试剂盒进行回收纯化,于冰盒上取 3 μL PCR 纯化产物加入 2 μL pBlunt-Zero 载体,5 μL 2×Seamless buffer 混匀离心后,于 PCR 仪内孵育,设置反应温度 25 ℃,15 min,反应结束后终产物置于−20 ℃冰箱保存。

取上一步的产物加入到冰上刚融化的 50 μL 大肠杆菌 T1 感受态细胞内,静置于冰上 20 min,再放至金属浴上 42 ℃,50 s,最后再置于冰上 5 min,将转化的大肠杆菌加入 500 μL 液体培养基 LB0,置于恒温培养箱中 37 ℃,200 rpm,1 h 复苏大肠杆菌,将摇至浑浊的菌液 4 000 rpm 离心 1 min,留 100 μL 上清液与沉淀重悬混匀,在无菌超净台内将其均匀涂布在 LBA 平板上,恒温培养箱中 37 ℃,培养过夜,平板挑取阳性单克隆菌落,送至上海生工生物有限公司进行菌液测序,将序列结果进行拼接,去除 pBlunt-Zero 载体序列后得到目的基因的全长 cDNA 序列。

基于全长转录组获取的红花中羟基红花黄色素 A 生物合成途径相关的还原酶基因再进行验证其全长序列后,对其进行了全面且系统的生物信息学分析,预测目的基因的序列特征以及潜在功能。登录 NCBI 网站,进入 ORF Finder 界面(http://www.ncbi.nlm.

nih. gov/gorf. html),对各目的基因的开放阅读框进行了预测。登录 ExPASy 网站,进入在线分析软件 ExPASyProtParam 程序(http://web. expasy. org/compute/),对目的基因的理论等电点(pI)蛋白分子量(Mw)和蛋白分子式进行预测。为进一步预测这些蛋白的功能,通过在线分析程序 SMART(http://smart. embl-heidelberg. de/)对目的基因编码的蛋白质结构功能域进行分析。然后使用 ProtScale 网站的在线分析软件(http://us. expasy. org/cgi-bin/protscale. pl)以及 TMHMM 软件(http://www. cbs. dtu. dk/services/TMHMM/)对蛋白质的亲/疏水性和跨膜区域做出预测。使用在线分析软件 SignaIP 4.0(http://www. cbs. dtu. dk/services/SignalP/)预测目的蛋白是否含有信号肽。使用 ClustalX2.1 对红花中 *SDRs* 基因的氨基酸序列与其他物种中的 *SDRs* 基因进行 BLAST 序列比对,在 MEGA4.0 软件内,通过相邻节点法(NJ)构建系统发育进化树,自展分析法进行 1000 次重复,检验构建系统发育进化树可靠性。最后,使用 PBILYON-GRLAND 数据库,通过霍普菲尔顿神经网络(HNN)预测构建蛋白质二级结构模型。蛋白质三级结构由 Protein Homology/analogy Recognition Engine 建模方法进行三级结构预测。

(三) *CtSDRs* 基因表达模式分析

不同花旗红花总花冠 RNA 提取。选 4 个红花花期 RNA 提取,实验方法步骤同红花花冠总 RNA 的提取方法,RNA 逆转录孵育时间选择适用 qRT - PCR。

提取红花各部位总 RNA。取盛花期新鲜红花花冠、茎、叶、根 4 个部位的新鲜组织重约 100 mg,对于茎、根、苞片不易研磨的组织,将其剪碎后研磨。上述 4 个部位总 RNA 提取方法同红花花冠总 RNA 的提取方法。

根据目的基因全长序列,在靠近 5′端处,设计长度为 17~25 bp,扩增产物片段 100~200 bp,GC 含量在 40%~60%之间的特异性引物。交由上海生工生物有限公司合成。引物序列如下。

CtSDR1	正向引物:CCGTACGACTGCTCTATGCTCGA 反向引物:ACCCGATCTGCCGTTGCATGCTA
CtSDR2	正向引物:ACGATGCATGCTGATGGTAGTTG 反向引物:CGATTGCATGCACACTCGTATTA
CtSDR3	正向引物:CGATGAGCCACTCTTGGCAACTC 反向引物:CAGACTGCGTCGACAACTTAA

依据 qRT - PCR 试剂盒推荐体系,加样完成后涡旋混匀离心。

打开 ABI QUANStudio 3 实时荧光定量 PCR 仪,电脑打开 ABI 软件工作站,联机成功后,新建方法文件设置样品编号并命名,选择标准模式,以 SYBR Green 染料作为荧光信号标记,采用 96 孔板标准模式加样运行,以 *Ct60s*(KJ634810)作为内参标记基因,进行 qRT - PCR 实验,每个样品设 3 个复孔。荧光信号采集选择在 72℃及最后 95℃过程。结果使用 $2^{-\triangle\triangle Ct}$ 的方式进行计算分析。

qRT - PCR 程序设置:95℃ 3 min;95℃ 10 s、58℃ 20 s、72℃ 35 s,循环 30 次;95℃

30 s。

（四）*Ct*SDR3 植物表达载体构建及红花体内功能初步验证

根据目的基因 *CtSDR3* 的开放阅读框，结合植物真核表达载体 pMT-39 图谱多酶切位点的序列信息，按照同源克隆引物设计原则设计无缝克隆引物。以红花 cDNA 做模板，使用高保真酶进行 PCR 反应。产物经琼脂糖凝胶电泳后，切胶回收纯化。依无缝克隆试剂盒说明书将胶回收产物与经 Nco Ⅰ 酶切线性化的 pMT-39 载体进行重组连接。重组载体通过热激法转化大肠杆菌 T1 感受态细胞，复苏菌液涂布 LBK 平板，培养箱 37℃，过夜培养后挑取单克隆进行测序，确保目的基因 ORF 序列准确。

根据红花 *CtSDR3* 基因的 cDNA 全长序列，通过 NCBI 在线工具 ORF Finder 程序，识别 *CtSDR3* 基因的开放阅读框，在 ORF 的 5′端选取 20～30 个碱基并根据植物真核表达载体 pMT-39 的 Nco Ⅰ 酶切位点序列信息添加 5′同源臂，作为上游同源引物，在 3′端去除终止子后，以其互补序列设计引物并添加 3′同源臂序列。引物序列如下：

> 正向引物：GAGCTTTCGCGGATCCGCCACCATGACATATTCGTCGAG
> 反向引物：TCCTCGCCCTTGCTCACCATGGTGGCGGCCGCAATCCCATCCATAC

1. 目的片段的获取 · 以红花花冠 cDNA 文库为模板，使用 Phanta 高保真酶进行 PCR 反应。

PCR 反应体系：cDNA 2 μL，正向引物（10 μmol/L）2 μL，反向引物（10 μmol/L）2 μL，2×Master Mix 25 μL，双蒸水 19 μL。

PCR 程序设置：98℃ 3 min；98℃ 30 s、67℃ 30 s、72℃ 1 min 循环 35 次；72℃ 1 min；4℃ 保持。

反应结束后，将 PCR 产物经 1.2% 的琼脂糖凝胶电泳分离，置于凝胶成像仪内，切取目的条带回收纯化，回收产物立即与线性化载体连接。

2. 克隆 · 选择 pMT-39 载体多克隆位点处的 Nco Ⅰ 酶切位点，采用 Nco Ⅰ 内切酶酶切，将酶切产物在 1.0% 的琼脂糖凝胶电泳分离，将目的片段回收纯化，获得线性化的 pMT-39 载体。酶切体系：pMT39 质粒 1 μg，10×FlyCut Buffer 2 μL，FlyCut Nco Ⅰ 0.5 μL，双蒸水加至 20 μL。程序设置：PCR 仪内 37℃ 孵育 15 min，之后加入 5 μL 5× loading buffer 终止反应，载体酶切后立即与目的片段连接。

选择无缝克隆进行互联，反应体系：纯化的 PCR 片段 4 μL，线性化载体 2 μL，5×In-Fusion HD Enzyme Premix 2 μL，双蒸水 2 μL。反应程序：PCR 仪设置 50℃，15 min，产物可在 -20℃ 保存。

3. 载体转化 · 热激法将重组载体转化至大肠杆菌细胞，菌液复苏后涂布 LBK 平板，37℃，过夜培养，挑取 3 个单克隆菌落，使用 pMT-39 通用验证引物进行菌液 PCR，验证阳性克隆。将阳性克隆扩大培养后抽提质粒，质粒 -20℃ 贮存。

取出 100 μL 贮存于 -80℃ 冰箱的农杆菌 GV3101 感受态细胞，置超净工作台内，冰上融化，待刚刚融化时，向 GV3101 加入 1 μL 浓度为 100 ng/μL 的 pMT39-CtSDR3 质粒。同时另取 100 μL GV3101 加入 1 μL 浓度为 100 ng/μL 的 pMT－39 空载体作为对照质粒。轻缓混匀，冰上静置 10 min，再静置于液氮中 6 min，取出后金属浴 37 ℃ 5 min，最后冰浴 5 min。分别再加入 700 μL LB0 液体培养基，摇床设定 30 ℃，200 rpm，2～3 h 以复苏细胞。复苏浑浊的菌液 6 000 rpm 离心 2 min 收集菌体，只留 100 μL 上清菌液重悬菌体后涂布在 LBK＋Rif 平板上，培养箱设定 30 ℃，1～2 日，至平板长出直径约 1 mm 的单克隆菌落。

4. 摇床培养·培养基内长出单克隆菌落后，挑取 7 个单克隆至 500 μL LB＋K＋Rif 的液体培养基中，摇床设定 30 ℃，200 rpm，8～12 h。

5. 鉴定·待菌液浑浊，取 1 μL 菌液作为模板，进行 PCR 鉴定阳性单克隆农杆菌。选取经菌液 PCR 鉴定为阳性的单克隆，扩大培养 10 mL 于 50 mL 离心管内，摇床设定 30 ℃，200 rpm，待菌液 OD 约为 0.8，取 1 mL 菌液以甘油冷冻保存法贮存于 －80 ℃ 冰柜。

6. 浸染·取上述阳性克隆菌液 10 mL，平均分装为 10 个 1.5 mL 离心管中，4 ℃ 保存，作为临时菌种。用于浸染红花花冠。浸染前，取浸染用的菌液 1 mL，6 000 rpm，离心 3 min。弃上清，另取 1 mL 5% 的蔗糖溶液重悬菌体，加入 Silwet－L 1 μL，作为表面活性剂混匀后使用。取 1 mL 无菌注射器吸取 pMT39－CtSDR3 浸染液，注射于红花花柱，注射结束，立即套袋避光，早晚各一次，在红花花冠Ⅰ期开始浸染，至花冠Ⅵ期后取下套袋，收集经浸染过的成熟红花种子。

7. 培育采收·将收集的成熟红花种子干燥后储存于干燥阴凉处，在种植期选择形态饱满的种子种植于温室中，进行编号，设置 16 h 光照/8 h 黑暗，恒定 25 ℃ 培养，相同条件水肥培育，至红花花冠Ⅲ期时采收样品。

8. 验证·对子代红花进行编号并采收新鲜叶片用于阳性植株初步鉴定。首先以 TIANGEN Hi DNA secure Plant Kit 说明书提取转化植株叶片 gDNA 做模板，通过 pMT39－CtSDR3 载体序列，在 pMT－39 插入目的片段上游的 35s 启动子区域设计 5′端特异性引物，在目的基因 CtSDR3 中设计 3′端引物，引物序列如下。

正向引物：GACAAGCAGAAATCACCAGTCTC
反向引物：CCACTGAAAACACGACGTGGTG

通过鉴定引物，设计 PCR 反应体系。产物经电泳后于凝胶成像仪内进行观察拍照，确定各样品的是否存在目的条带。若存在目的条带，将条带胶回收后测序确认。

阳性植株鉴定 PCR 反应体系：植株 DNA 4 μL，正向引物（10 μmol/L）2 μL，反向引物（10 μmol/L）2 μL，2×EasyTaq® PCR Mix 10 μL，双蒸水 4 μL。

程序设置：95 ℃ 3 min；95 ℃ 30 s、60 ℃ 30 s、72 ℃ 1 min 循环 2 次；95 ℃ 30 s、58 ℃ 30 s、72 ℃ 1 min 循环 5 次；95 ℃ 30 s、56 ℃ 30 s、72 ℃ 1 min 循环 5 次；95 ℃ 30 s、54 ℃ 30 s、72 ℃ 1 min 循环 5 次；95 ℃ 30 s、52 ℃ 30 s、72 ℃ 1 min 循环 5 次；72 ℃ 10 min；4 ℃ 保持。

（五）过表达植株 CtSDR3 基因的过表达水平

为评价过表达植株 CtSDR3 基因的过表达水平，我们通过 qRT－PCR 的方法检测

CtSDR3 基因的相对表达量来作为过表达水平的评判指标。采集 *CtSDR3* 阳性植株花冠以及 pMT-39 空载体对照植株的花冠,采用上一节相同方法提取两者的总 RNA,以上一节相同的 qRT-PCR 方法,比较空载对照植株表达水平,以及 *CtSDR3* 过表达植株中 *CtSDR3* 基因的相对表达量。

使用 UPLC-Q-TOF/MS 检测了 *CtSDR3* 转基因不同株系过表达组和空载体对照组的黄酮代谢物含量,选择以 HSYA 为代表性成分的 8 个黄酮类化合物作为检测对象,从红花药效物质的角度考察了 *CtSDR3* 对红花育种品质的影响。具体检测方法同第四节 *CtCHS1* 过表达红花植株中次生代谢产物含量检测。

(六) *CtSDRs* 原核表达载体构建及蛋白表达

根据目的基因 *CtSDR3* 的开放阅读框,结合蛋白表达表达载体 pGEX-6p-1 以及 pET-28a 图谱的酶切位点序列信息,按照同源克隆引物设计原则设计同源重组克隆引物。以红花花冠 cDNA 为模板,使用高保真酶进行 PCR 反应扩增。PCR 产物经琼脂糖凝胶电泳后,切下目的条带回收纯化。使用 Seamless 无缝克隆试剂盒,通过将回收纯化的目的产物与 XhoI、BamHI 酶切线性化的载体进行重组连接。重组载体通过热激法转化大肠杆菌 T1 感受态细胞,涂布带有相应抗性的平板,过夜培养后挑取单克隆进行测序,验证目的片段成功插入载体。

根据 *CtSDR1*、*CtSDR2*、*CtSDR3* 基因的 ORF 的 5′端选取 20~30 个碱基并根据 pGEX-6p-1、pET-28a 酶切位点序列信息添加 5′同源臂序列,作为 5′端同源克隆引物,在 3′端去除终止密码子碱基,选择 20~30 个碱基以其互补序列并添加 3′端同源臂序列,作为 3′端同源克隆引物。5′-3′引物序列如下。

CtSDR1	正向引物: TCGCGGATCCGCGATGCATCATCTAGCTATGCGCTAGTCGATC
	反向引物: CCGCCCTTGCTCACCATGGTGGCGGCCGCAATCCCATCCAT
CtSDR2	正向引物: TCGCGCGCGGATCCGCCACCATGACATATTCGTCGAG
	反向引物: CCTTGCTCACCATGGTGGCGGCCGCAATCCCCATCCAT
CtSDR3	正向引物: TCGCGCGGATCCGCCACCATGACATATTCGATCGATCGATGCG
	反向引物: TCCTCGCCCTTGCTCACCATGGTGGCGGCCGCAATCCCATCCAT

以红花花冠 cDNA 文库为模板,使用 KOD 酶进行 PCR 反应。PCR 反应体系: cDNA 2 μL,正向引物(10 μmol/L)2 μL,反向引物(10 μmol/L)2 μL,2×Master Mix 25 μL,双蒸水 19 μL。

PCR 程序设置:98 ℃ 3 min;98 ℃ 30 s、58 ℃ 30 s、72 ℃ 1 min,循环 35 次;72 ℃ 10 min;4 ℃ 保持。

反应完成后,将 PCR 产物经 1.2% 的琼脂糖凝胶电泳分离,在凝胶成像仪内观察,切取目的条带进行回收纯化,回收产物至-20 ℃ 备用。

选择 pGEX-6p-1、pET-28a 载体的 XhoI、BamHI 酶切位点,经内切酶双酶切后,将酶切产物在 0.8% 的琼脂糖凝胶电泳分离,切取目的条带胶回收纯化,获得线性化的载体。双酶切体系:Plasmid 1 μg, 10×FlyCut Buffer 2 μL, FlyCut XhoI 1 μL, FlyCut

BamH I 1 μL,双蒸水加至 20 μL。程序设置：PCR 仪设定 37℃ 孵育反应 15 min,反应完成加入 5×Loading Buffer 终止反应。

重组载体通过 Seamless Mix 连接线性化载体以及目的片段,反应体系：纯化的 PCR 片段 4 μL,线性化载体 2 μL, 5×In-Fusion HD Enzyme Premix 2 μL,双蒸水 2 μL。无缝克隆反应程序：PCR 仪设定温度 50℃,反应 15 min,产物 −20℃ 备用。

将上述重组载体产物热激法转化至大肠杆菌 T1 感受态细胞,菌液复苏后涂布 LBA 平板。培养箱 37℃,200 rpm,摇至过夜,挑取平板 3 个单克隆菌落,再次加入 LBA 液体培养基 500 μL,摇至菌液浑浊,即可进行菌液 PCR 验证。将阳性克隆菌落,扩大培养,抽提质粒备用。

将构建完成的载体质粒,热激法转化大肠杆菌 Rosseta,在 20 mL LBA 液体培养基中 37℃, 200 rpm 培养至 OD 约 0.6。将上述菌液分成 10 mL 一份,其中一份菌液加入 IPTG 至终浓度为 0.3 mmol/L;另一份加等体积的生理盐水后,两者继续放于摇床,温度设置为 16℃, 100 rpm 继续培养 16 h。

将蛋白诱导过程结束的菌液 4℃, 12 000 rpm 离心 10 min,弃上清液收集菌体,用 1× PBS 缓冲液洗涤两次。用 0.1 倍培养基原体积的 1×PBS 缓冲液重悬菌体;于超声破碎仪中设置功率 40 kW,工作时间 5 s,循环间隔时间 25 s,共 15 个循环,进行细胞超声破碎,裂解完成后菌液呈澄清液体状,此时将破碎后的菌液 4℃, 13 000 rpm 离心 15 min,分别取上清与沉淀 15 μL,加入 5 μL 4×蛋白上样缓冲液,涡旋混匀后 100℃ 加热 5 min,样品于 −20℃ 保存备用。取 12%蛋白电泳预制胶置于电泳槽,取样品 10 μL 上样,样品处于压缩胶时,设定电流 20 mA,样品进入分离胶时,电流设定为 40 mA,直至紫色指示线溢出胶块,停止电泳。

分离胶块,切去多余的胶块,置于培养皿内,加入考马斯亮蓝快速染色液,缓慢震荡染色 3 h,再用脱色液洗脱染料至胶块无明显蓝色背景,将洗脱染料的蛋白凝胶置于成像系统分析。

二、实验结果

(一) 红花黄酮类化合物相关还原酶基因的筛选

通过课题组前期对红花黄酮类化合物生物合成关键基因的研究,以及结合 docking 分子对接技术预测蛋白与化合物的亲和性,预测羟基红花黄色素 A 的合成途径如图 5 - 28 所示。

基于红花花冠 EST 文库中带有的基因注释,我们检索到了黄酮还原酶 10 个、黄酮醇还原酶 7 个、二氢黄酮还原酶 3 个共 20 个可能在红花黄酮类化合物生物合成通路中具有还原作用的基因(分别是 contig325、contig1118、contig6420、contig1444、contig1619、contig3362、contig2056、contig1611、contig2872、contig1789、contig8510、contig2200、contig1579、contig1290、contig1290、contig697、contig483、contig2863、contig3943、contig3543)。之后在红花花冠基因芯片数据库中选定筛选基因在 4 个不同花期的表达量

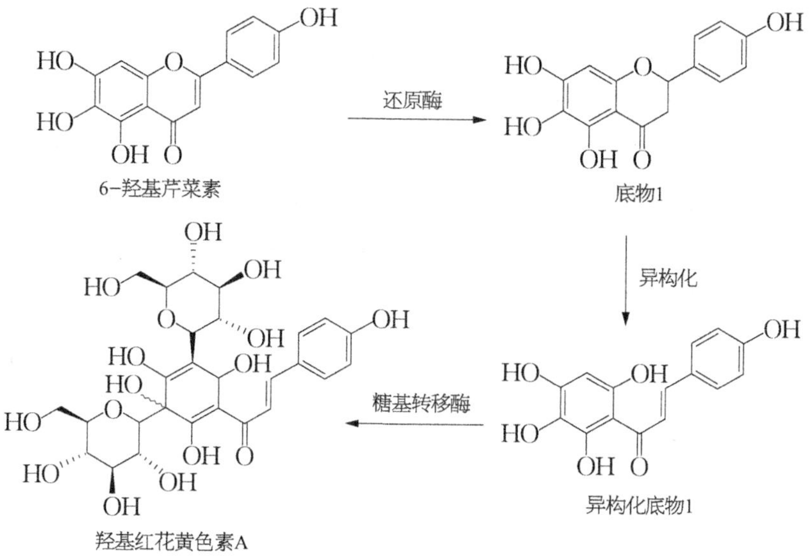

图 5-28　HSYA 生物合成通道预测

数据进行统计,并且将筛选基因在不同时期内的表达水平与对应花期的红花花冠黄酮类化合物积累量进行相关性分析,通过相关性分析结果,我们所得到的 contig325、contig483、contig2863 共 3 个与羟基红花黄色素 A 具有强相关性的基因($r > 0.85$),通过对上述 3 个基因的生物信息学分析,contig325、contig483、contig2863 根据其保守结构域预测,都属于短链还原酶超基因家族(SDRs)。不同花期红花还原酶基因表达量与黄酮类化合物积累量相关性分析热图见附图 5-19。

(二) CtSDRs 基因的全长克隆与生物信息学分析

contig325、contig483、contig2863 三个目的基因序列信息经测序验证结果如下:contig325 全长共 1 523 bp,开放阅读框 1 341 bp,编码 446 个氨基酸;contig483 全长 1 393 bp,开放阅读框 792 bp,编码 263 个氨基酸;contig2863 全长序列 1 527 bp,开放阅读框 1 023 bp,编码 340 个氨基酸。

contig325 基因编码 446 个氨基酸,命名为 *Ct*SDR1,BLAST 结果表明 *Ct*SDR1 氨基酸序列与水稻(*Oryza sativa* L.)*Os*SDR7 氨基酸序列(A6XFB7.2)同源性最高,覆盖率为 92%。Prot-param 分析 *CtSDR1* 基因所编码的蛋白质分子式 C2230H3346N606O639S7,相对分子量为 49.2 kD,理论等电点 pI=9.61,对 *Ct*SDR1 蛋白质三维结构预测如附图 5-20A 所示,Prot Scale 分析预测 *Ct*SDR1 蛋白为亲水性蛋白,无信号肽属非分泌蛋白;蛋白跨膜性分析显示 *Ct*SDR1 不含有跨膜区域,为非跨膜蛋白。对 *Ct*SDR1 蛋白二级结构的预测显示属于不规则结构。

Contig483 基因编码 263 个氨基酸,命名为 *Ct*SDR2,BLAST 结果表明 CtSDR2 氨基酸序列与水稻(*Oryza sativa* L.)OsSDR7 氨基酸序列(A6XFB7.2)同源性最高,覆盖率为 93%。Prot-param 分析 *CtSDR2* 基因所编码的蛋白质分子式 C1289H2072N360O379S13,相对分子量为 29 kD,理论等电点 pI=8.63,对 *Ct*SDR2 蛋白质三维结构预测如附图

5-20B 所示，Prot Scale 分析表明预测 CtSDR2 蛋白为亲水性蛋白，无信号肽属非分泌蛋白；蛋白跨膜性分析显示 CtSDR2 不含有跨膜区域，为非跨膜蛋白。对 CtSDR2 蛋白二级结构的预测显示属于不规则结构。

Contig2863 基因编码 339 个氨基酸，命名为 CtSDR3，BLAST 结果表明 CtSDR3 氨基酸序列与水稻（Oryza sativa L.）OsSDR7 氨基酸序列（A6XFB7.2）同源性最高，覆盖率为 96%。Prot-param 分析 CtSDR1 基因所编码的蛋白质分子式 C1691H2614N442O481S9，相对分子量为 37.1 kD，理论等电点 pI＝6.80，对 CtSDR3 蛋白质三维结构预测如附图 5-20C 所示，Prot Scale 分析表明预测 CtSDR3 蛋白为亲水性蛋白，无信号肽属非分泌蛋白；蛋白跨膜性分析显示 CtSDR3 不含有跨膜区域，为非跨膜蛋白。对 CtSDR3 蛋白二级结构的预测显示属于不规则结构。

通过构建系统发育进化树如附图 5-21，我们发现 SDR 基因家族可分为 5 类，CtSDRs 基因同属一类，且序列具有较高的保守性。

（三）CtSDRs 基因在红花不同花期及不同部位表达水平分析

如图 5-29 所示，CtSDRs 基因在 Ⅰ～Ⅳ 期花冠中表达量逐渐升高，相较于前面 3 个花期，CtSDR1、CtSDR2、CtSDR3 在 Ⅳ 期花冠中都有不同程度的显著性的升高（$p <$ 0.01），CtSDR1、CtSDR2、CtSDR3 的 Ⅳ 期花冠对比 Ⅲ 期花冠的表达量分别平均提高了 7.2 倍、2.7 倍、2.3 倍。

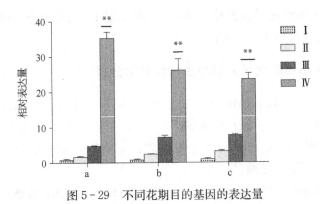

图 5-29　不同花期目的基因的表达量

（Ⅰ、Ⅱ、Ⅲ、Ⅳ 分别表示红花花冠 4 个花期。a：CtSDR1；b：CtSDR2；c：CtSDR3）

如图 5-30 所示，Ⅳ 期红花花冠内的 CtSDR1、CtSDR2、CtSDR3 基因都主要在花冠部位表达，在根中表达水平最低，其中 CtSDR1 在根中的相对表达量约为花冠部分的 1/3，而 CtSDR2、CtSDR3 在根中的相对表达量都约为花冠部分的 1/4。结果表明 CtSDR1、CtSDR2、CtSDR3 在红花花冠中特异性高表达。

（四）CtSDR3 植物表达载体构建及红花体内功能初步验证

1. pMT39-CtSDR3 真核表达载体的构建·扩增 CtSDR3 基因的 ORF，线性化 pMT-39 载体，重组载体阳性克隆鉴定。

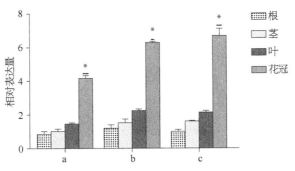

图 5-30　目的基因在不同部位的表达量

（a：*CtSDR1*；b：*CtSDR2*；c：*CtSDR3*）

2. 转基因阳性植株的鉴定·通过 PCR 鉴定和测序确认后，我们从 19 株农杆菌浸染的子代植株中得到 7 株 pMT39-*CtSDR* 阳性红花植株，再次通过 qRT-PCR 对其 *CtSDR3* 基因转录水平进行测定，结果发现阳性红花植株中 *CtSDR3* 基因的转录水平得到显著增加，如图 5-31 所示，为空白组株系的 2～3 倍，*CtSDR3* 的在花冠部位的高表达也证明了研究成功获取 CtSDR3 过表达红花植株。

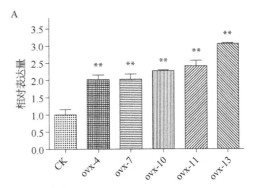

图 5-31　过表达植株 *CtSDR3* 相对表达量

3. 阳性植株黄酮类化合物含量测定·通过 UPLC-Q-TOF-MS 技术测定阳性转基因红花株系组和空白对照组的目标化合物含量，包括 7 个红花花冠主要黄酮类化合物及苯丙烷类代谢途径上游关键物质苯丙氨酸，分别为：野黄芩苷、红花红色素、羟基红花黄色素 A、山奈酚、山奈酚-3-O-β-D-葡萄糖苷、山奈酚-3-O-β-D-芸香糖苷、芦丁和 D-苯丙氨酸。其结果如下图 5-32。由图可知，与空白组相比，*CtSDR3* 过表达株系中部分红花黄酮类化合物的含量产生了显著性的升高，例如过表达株系相较于空白组野黄芩苷提高了 9.66%，羟基红花黄色素 A 提高了 11.6%，以及苯丙氨酸含量提高了 16.6%，具有显著性升高。其他化合物含量则有无显著性变化趋势。

通过对过表达株系与空白组的含量分析，我们认为 *CtSDR3* 基因过表达会引起红花中黄酮类物质的变化，尤其是 HSYA 含量升高显著。同时，苯丙氨酸代谢途径属于植物重要的次生代谢途径，过表达组引起苯丙氨酸含量的显著上升上述指标性成分的变化也进一步说明 *CtSDR3* 对红花黄酮类化合物次生代谢途径具有一定的影响，但目前我们尚难以判断 *CtSDR3* 红花中影响次生代谢产物的积累明确途径。

4. *Ct*SDRs 原核表达载体构建及蛋白表达·目的片段成功扩增，将目的条带切下，进行胶回收，纯化。

蛋白表达情况如图 5-33 所示，*Ct*SDR1、*Ct*SDR1、*Ct*SDR1 构建的 pGEX-6p-1、pET-28a 原核表达载体均有在大肠杆菌内表达，但是 *Ct*SDR1-pGEX-6p-1、*Ct*SDR2-pGEX-6p-1、*Ct*SDR3-pGEX-6p-1、*Ct*SDR1-pET-28、*Ct*SDR2-pET-28a、

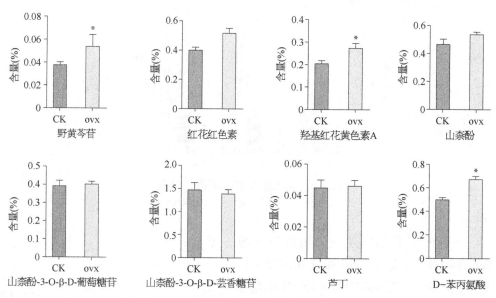

图5-32 阳性植株黄酮类化合物含量测定

（CK. 空白组株系；ovx. 阳性过表达株系）

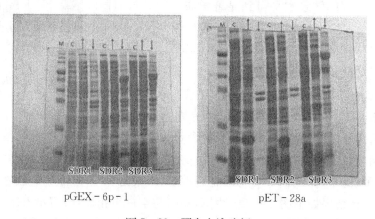

pGEX-6p-1　　　　　　　　　pET-28a

图5-33 蛋白电泳分析

CtSDR3-pET-28a 表达的目的蛋白均形成包涵体，存在于沉淀中。无法进行下一步大量纯化实验，唯有 CtSDR2-pGEX-6p-1 诱导表达了可溶于上清液的目的蛋白，明显可以在上清液中观察到质分子量约为 50.9 kD 的蛋白条带。

三、结论

本研究根据课题组前期研究积累的资料，首先对红花黄酮类化合物的生物合成途径进行科学预测，我们推测羟基红花黄色素 A 需要经由前体物质通过还原酶的作用生成，因此通过筛选转录组中的黄酮类化合物还原酶基因，结合红花不同花期基因表达谱以及红花花冠代谢物含量变化进行 Pearson 相关性分析，筛选出了潜在具有参与羟基红花黄色素 A 生物合成途径的还原酶基因 20 个，进一步对基因注释的核验，结合相关性分析的结果我们筛选得到并且通过荧光定量 PCR 测定红花不同花期所筛选基因的表达量将其与红花中羟基红花黄色素 A 的含量进一步分析，以验证其功能。本研究将 EST 文库筛选得到 3 个与羟基红花黄色素 A 积累量高度正相关（$r>0.8$）的 SDR 基因，并且将其作为目的基因，探究它们在红花中的特征以及功能。

通过对目的基因序列在全长转录组数据库中进行检索比对，获取目的基因的 cDNA 全长序列，设计特异性引物，通过 PCR 技术将产物进行凝胶电泳，切胶回收后，纯化产物，连接 pBlunt-Zero 载体，以热激法转化大肠杆菌 T1 感受态细胞，通过含有氨苄抗生素的培养基筛选阳性克隆菌落，将阳性单克隆菌落进行测序验证，获得准确的目的基因的全长 cDNA 序列。在此基础上进一步对全长序列进行了全面详细的生物信息学分析，包括开放阅读框、编码蛋白质的理论等电点、蛋白质分子式以及分子量、蛋白质亲/疏水性、跨膜转运区、功能域、信号肽、蛋白质的二级和三级结构，以及系统发育进化树等。生物信息学分析表明了 3 个目的基因的序列特征，CtSDR1、CtSDR2、CtSDR3 同属一个基因家族，都带有 NADPH 结合位点，能够催化黄酮类化合物的还原反应。结合转录组数据库中的基因注释，我们推测上述 CtSDR1、CtSDR2、CtSDR3 基因可能参与红花中黄酮类化合物羟基红花黄色素 A 的生物合成途径，通过对合成机制上游的前体物质进行还原反应从而得到羟基红花黄色素 A。

通过实时荧光定量 PCR 技术，对 CtSDR1、CtSDR2、CtSDR3 在不同花期的花冠相对表达水平，以及红花不同部位的表达水平进行系统的分析，结果发现，CtSDR1、CtSDR2、CtSDR3 都是主要在花中积累，且在 Ⅳ 期花冠中表达水平最高，CtSDR1、CtSDR2、CtSDR3 基因在根、茎、叶、花 4 个部位中，都呈现出在花中的特异性高积累量，而在根中的相对表达量最低，在 4 个不同花期内，CtSDR1、CtSDR2、CtSDR3 表现出从Ⅰ 期到Ⅳ期花冠中表达水平逐渐升高的趋势，Ⅳ 期与Ⅲ期的相对表达量分别平均提高了 7.2 倍、2.7 倍、2.3 倍。这与之前课题组研究中红花黄酮类化合物的积累情况一致。由上述结果，我们可以进一步推断 SDRs 基因参与红花黄酮类化合物的生物合成。

验证目的基因参与红花黄酮类化合物的生物合成途径。本研究通过构建植物表达载体 pMT39 - CtSDR3 导入农杆菌 GV3101，并采用花粉管通道法转化红花。获取子代具有过表达转化的红花植株，结合液-质联用分析对其代表性成分进行含量趋势研究。结果表明，过表达株系相较于空白组野黄芩苷提高了 9.66%，羟基红花黄色素 A 提高了 11.6%，以及苯丙氨酸含量提高了 16.6%，具有显著性升高。过表达 CtSDR3 的红花株系能够显著提高羟基红花黄色素 A 的含量，也验证了其在红花体内的功能。

为了更好地了解红花 CtSDRs 的基因功能，我们构建了 CtSDRs 的真核异源表达载体，转化大肠埃希菌 Rosseta，通过 IPTG 诱导表达蛋白。其中 CtSDR2 - pGEX - 6p - 1 诱导表达了可溶于上清液的目的蛋白，在上清液中观察到分子量约为 50.9 kD 的蛋白条带。构建的其余载体的表达蛋白均形成包涵体存在沉淀中。难以大量纯化进行下一步酶活实验。

总而言之，本课题首次分离克隆了红花中可能对黄酮类化合物生物合成具有还原作用的 SDR 基因，对其进行了生物信息学分析、表达模式分析，CtSDRs 基因的特征模式，通过红花遗传转化体系对 CtSDR3 在红花的体内功能进行了初步的研究。

第八节

CtUGTs 基因功能研究

许多已有的研究表明,UGT 在植物的次生代谢产物调控中扮演着重要的角色。他们可以转移核苷酸二磷酸激活的糖基到小分子底物上。固有的糖基供体有:UDP-葡萄糖、UDP-鼠李糖、UDP-葡萄糖醛糖、UDP-半乳糖。糖基修饰,作为天然产物生物活性的一部分,发挥着重要的生理和药理活性。UGT 家族隶属于糖基转移酶家族的 I 类亚群,通常具有相似的 GT-B Rossmann-fold 蛋白结构。目前,UGT 家族资源数据库(http://www. flinders. edu. au/medi-cine/sites/clinical-pharmacology/ugt-homepage. cfm)包含了 UGT 家族,亚家族等数以百计的表征基因,其中 71~100 号标识了来自植物界的 UGT 基因。UGT 超级家族常被认为含有一个共同的 44 个氨基酸构成的高度保守的蛋白质结构,被称为 PSPG Box,主要作为糖基供体的 UDP 结合部分,糖基化是一个很重要的修饰反应,在红花中,众多的活性代谢产物以糖苷的形式存在,因此了解红花中黄酮类组分的糖基化修饰过程异常重要。很多的研究表明,参与次生代谢产物糖基化修饰的 UGT 基因已在多个植物物种中被克隆出来,例如:*Arabidopsis thaliana*、*Catharanthus roseus*、*Crocus sativus*、*Litchi chinensis*。但是红花中具体的糖基化过程及分子特征仍罕见报道,目前,只有一个 UGT 基因被报道在体外有广泛的底物活性(UGT73AE1)。

一、实验方法

(一) 红花转录组数据库中 UGT 家族基因筛选

利用本课题组转录组测序数据库,在 Nr 和 Nt 数据库中进行 Blastx 和 Blastn,基于"UDP-糖基转移酶"(UGT)功能注释,进行 UGT 家族基因的筛选。

(二) 转录表达谱分析

基于红花 2 个品系 4 个花冠发育期转录谱表达数据,信号值以 log2 标准化,利用MeV 构建热图,以 Stage I 作为对照,表达值标准化为 1,分析 UGT 基因表达差异。

(三) 红花 UGT 基因生物信息学分析

利用在线分析数据库 ORF Finder 查询各基因的开放阅读框(ORF),并推导其编码氨基酸序列,使用在线分析网站 ExPASy server(http://web. expasy. org/compute_pi/)预测各蛋白质理论等电点(pI)以及分子量大小(Mw)。使用软件 ClustalX 2.0 进行多序列比对,基于序列比对结果,运用软件 MEGA 5.0 构建系统进化树。

(四）差异基因全长克隆

1. 基因克隆

（1）运用 Oligo 7 软件设计基因全长引物，引物序列如下。

CtUGT3	正向引物（全长）：CTTGTCGACTAGTTCCATGAAATCG 正向引物（用于 qRT - PCR）：CCAAGAGACCATCAGACAA 反向引物（全长）：AAGAGCCCATGGAGGAGAAAGTAG 反向引物（用于 qRT - PCR）：GGCACAGTTCCAATACCA
CtUGT16	正向引物（全长）：AAGCGGCCGCTTGATGAGATGTTC 正向引物（用于 qRT - PCR）：GGAAGAGGAGTATGATGA 反向引物（全长）：AATCCATGGCCCATGACTTCTTTCG 反向引物（用于 qRT - PCR）：AATGGCAGTTGAGATTAC
CtUGT25	正向引物（全长）：TCTAGCCATGGCTTCCCTCACCTCATT 正向引物（用于 qRT - PCR）：CTACACCAACCTCAATCG 反向引物（全长）：ATAGGATTCTTCGATTCTTAGGAGGTGTA 反向引物（用于 qRT - PCR）：AGTCACATCCACATTCAAG

（2）PCR 扩增、转化、克隆子菌液 PCR 鉴定、质粒抽提和测序：参见本章第四节。

（五）差异基因生物学特征

基因全长序列经在线分析网站 www. swissmodel. expasy. org 进行三维结构预测，并运用 WOLF PSORT 进行亚细胞定位预测。

（六）MeJA 诱导实验

（1）在第二军医大学药学院温室种植 Y 品系和 W 品系红花至顶花盛开。

（2）配制终浓度为 100 mmol/L 的茉莉酸甲酯（乙醇为溶剂）。

（3）在顶花正前方喷洒茉莉酸甲酯（100 mmol/L），量控制为同规格喷壶的最大喷洒量，Mock 组喷洒等量溶剂。

（4）喷洒后立即套上透明塑料袋，在扎口处留空隙以便空气进入。

（5）于 0 h、3 h、6 h、12 h 共 4 个时间点分别采集顶花样品，立即置于液氮中。

（七）MeJA 诱导的时序性 UGT 基因 mRNA 水平表达分析

（1）将采集的样品分别提取 RNA，逆转录成 cDNA。

（2）利用软件 Beacon Designer 8 设计 qRT - PCR 引物；引物特异性可以经由溶解曲线的单峰进行验证，基因相对表达量用 $2^{-\Delta\Delta Ct}$，60S（KJ634810）作为内参基因进行校正。

（3）PCR 反应体系：cDNA x μL，10 μmol/L 正向引物 1 μL，10 μmol/L 反向引物 1 μL，2×TranStart^{TM} Top Green qPCR SuperMix 10 μL，50× Passive Reference dye Ⅱ 0.4 μL，双蒸水加至 25 μL。

PCR 程序设置：95 ℃热启动 30 s；95 ℃变性 10 s，58 ℃退火 15 s，在 72 ℃延伸 20 s 并用于荧光信号读取，重复 40 个循环。接着读取扩增条带的溶解曲线：在 60 ℃到 95 ℃升温的过程中每 0.4 ℃读一个荧光值。

（八）MeJA 诱导的时序性代谢产物积累变化分析

1. **样品处理**·将红花花冠样品置于 50 ℃烘箱中烘至恒重,磨成粉末,精密称定,置于 1 mL 60%甲醇溶液中浸泡过夜,超声处理 40 min,13 000 prm,离心 10 min,0.22 μmol/L 微孔滤膜过滤,取上清进样。

2. **色谱条件**·流动相 A 为 0.1%甲酸溶液,流动相 B 为含 0.1%甲酸的乙腈。流速为 0.4 mL/min。柱温为 40 ℃。后运行时间(post time):5 min。进样量为 4 μL。色谱柱采用 Waters XSelect™ HSS T3(2.5 μm, 100 mm×2.1 mm),Agilent 1290 Infinity UHPLC。质谱为 Agilent 6538 UHD and Accurate-Mass Q-TOF/MS。

3. 采用半定量方法对代谢产物进行检测·12 个检测的化合物分别是:D-苯丙氨酸、羟基红花黄色素 A、芦丁、槲皮素-3-O-β-D-葡萄糖苷、野黄芩苷、山奈酚-3-O-β-D-芸香糖苷、山奈酚-3-O-β-D-葡萄糖苷、二氢山奈酚、木犀草素、芹菜素、红花红色素、山奈酚。其中羟基红花黄色素 A 来自第二军医大实验室,其他 11 个对照品购自 Sigma-Aldrich。

二、实验结果

（一）基于红花转录组数据库 *UGT* 基因家族筛选

从本课题组前期建立的红花转录组数据库中,经功能注释比对,共筛选出 45 个 UGT 基因,通过 ORF 搜索,我们共得到 27 个含有完整 ORF 的全长基因,并依序对其命名为 *CtUGT1*～*CtUGT27*(表 5-11)。这些 *UGT* 基因全长范围在 200～1 500 bp,编码氨基酸 50～500 个,等电点在 4.9～9.9 不等,多数在 7.0 以下,分子量范围集中在 20～50 kD。从转录组数据库调取所有 27 个 *UGT* 基因在红花不同发育期的转录丰度值。因 UGT17 和 UGT22 的信号值与背景值临近,故从数据中剔除。对其他 25 个 *UGT* 基因进行表达谱分析,设置热图临界值分别为 −0.5 和 0.5,比对方法为 HCL,stage Ⅰ 为对照,数值经 log2 之后为 0。通过热图分析,有 11 个 UGT 基因在两个红花品系中均呈现上调趋势,他们分别是 *CtUGT5*、*CtUGT7*、*CtUGT12*、*CtUGT14*、*CtUGT15*、*CtUGT19*、*CtUGT21*、*CtUGT23*、*CtUGT24*、*CtUGT25* 和 *CtUGT27*。与之相反地,另外 6 个基因(*CtUGT1*、*CtUGT2*、*CtUGT4*、*CtUGT11*、*CtUGT17* 和 *CtUGT26*)均呈现下调趋势。*CtUGT3*、*CtUGT16* 和 *CtUGT25* 在两个品系中呈现出不同的表达谱特征,*CtUGT3* 和 *CtUGT16* 在 Y 品系的 stage Ⅲ 达到峰谷式丰度值,但是 *CtUGT3* 在 W 品系中呈现出随着花序日渐发育成熟而表达水平递增的趋势,*CtUGT16* 在 W 品系中在发育进程中几乎无表达变化。*CtUGT25* 的转录表达丰度在 Y 品系中呈现递增式增长,在 W 品系中的花序发育早期表达稳定,中晚期表达里量开始上升(附图 5-22)。由此可以看出,*CtUGT3*、*CtUGT16* 和 *CtUGT25* 在两个品系的红花生长发育过程中可能承担不同的生物学功能。

表 5-11　红花转录组数据库 UGT 基因家族筛选

基因	基因编号	CDS(bp)	ORF(aa)	PI	Mw(kD)
CtUGT1	Contig837	1 416	471	5.51	51.99
CtUGT2	Contig1071	783	260	6.60	29.16
CtUGT3	Contig1097	1 410	469	5.31	52.95
CtUGT4	Contig1841	1 368	455	6.34	51.20
CtUGT5	Contig2153	729	242	5.30	26.76
CtUGT6	Contig2267	267	88	5.47	10.20
CtUGT7	Contig2457	741	246	5.33	26.80
CtUGT8	Contig2737	1 053	350	7.18	40.41
CtUGT9	Contig2789	300	99	5.21	10.84
CtUGT10	Contig2794	1 380	459	5.91	51.39
CtUGT11	Contig3171	798	265	4.97	29.53
CtUGT12	Contig3742	696	231	7.06	26.72
CtUGT13	Contig3776	1 071	356	5.95	39.46
CtUGT14	Contig3800	1 440	479	5.55	53.72
CtUGT15	Contig3889	234	77	7.85	8.51
CtUGT16	A09-CS0907125834-R044-10-M13F (-20).ab1	1 194	397	4.92	43.96
CtUGT17	B05.CS090410701_7179.A2-80.M13F (-20).ab1	399	132	6.13	15.29
CtUGT18	B11.CS090904_3135.S005-23.M13F (-20).ab1	690	229	6.05	25.79
CtUGT19	B12-CS0909027-6681-R117-24-M13F (-20).ab1	270	89	9.90	9.93
CtUGT20	CS090410709_3045.A4-56.M13F(-20)_E03.ab1	405	134	8.61	14.87
CtUGT21	CS090415301_3195.A9-96.M13F(-20)_A01.ab1	309	102	5.42	11.37
CtUGT22	CS090423305_3594.E4-105.M13F(-20)_A02.ab1	309	102	4.95	11.36
CtUGT23	CS090519307_3752.L4-63.M13F_D08.ab1	642	213	4.90	24.03
CtUGT24	CS090523704_7446.Q3-47.M13F_E02.ab1	195	64	9.35	7.35
CtUGT25	D07-CS090907_6447-R58-043-M13F (-20).ab1	1 497	498	5.84	56.01
CtUGT26	G12.CS090410702_7212.A3-13.M13F (-20).ab1	159	52	6.57	5.95
CtUGT27	H12-CS091005-6779-R169-96-M13F (-20).ab1	291	96	7.86	11.19

(二) 转录组红花 *UGT* 基因家族生物信息学分析

对氨基酸数目≥100 个氨基酸的 *UGT* 基因进行系统进化分析,从进化树图,可以发

现 *CtUGT3* 和 *CtUGT16* 被归类到 *UGT71* 亚家族中,广泛参与植物体内代谢进程(附图 5-23)。*CtUGT25* 与 *PoUGT*(GenBank accession number ACB56926.1 from *Pilosella officinarum*)具有很高的序列相似度,该基因隶属于 *UGT90* 亚家族,主要是参与黄酮类化合物的糖基化修饰。然后我们将 *CtUGT3*、*CtUGT16* 和 *CtUGT25* 与已经报道的 10 个黄酮糖基转移酶基因进行多序列比对,其中包含一个已经被报道的红花糖基转移酶 *UGT73AE1*(AJT58578.1),比对结果显示这 3 个 *UGT* 基因与黄酮糖基转移酶基因具有很高的同源性(附图 5-24)。由此可以预见,*CtUGT3*、*CtUGT16* 和 *CtUGT25* 可能也具有参与红花体内黄酮类化合物的糖基化修饰功能。

(三) 基因全长克隆及亚细胞定位

设计全长克隆引物,以实验室-70 ℃冰箱保存的野生型红花花序 cDNA 第一链为模板,采用 Tokoyo 高保真酶进行 PCR 扩增,纯化回收目的片断,连接 T 载体,挑取阳性克隆进行测序验证,对得到的基因全长与数据库里的序列进行比对,发现完全一致,此 3 个基因确实存在于红花花序中。将确认过的 *CtUGT3*、*CtUGT16* 和 *CtUGT25* 基因全长序列提交 GenBank,他们的 Accession No. 分别为 KT947113、KT947114 和 KT947116。

使用在线分析网站 SWISS model(beta. swissmodel. expasy. org)预测 UGT 蛋白质的 3D 结构。输入 *Ct*UGT3、*Ct*UGT16 和 *Ct*UGT25 推导的氨基酸序列,基于数据库匹配,可以推导出其各自的 3D 结构(附图 5-25)。运用 WoLF PSORT 亚细胞定位预测,我们发现 *Ct*UGT3 和 *Ct*UGT16 可能主要位于细胞质中,*Ct*UGT25 可能主要位于叶绿体中。Signal P4.1 Server 分析发现以上 3 个蛋白均没有信号肽。这些结果显示 *Ct*UGT3、*Ct*UGT16 和 *Ct*UGT25 可能不具有蛋白转运功能,主要在细胞质和叶绿体中发挥蛋白酶催化功能。

(四) MeJA 诱导实验

1. MeJA 诱导的 *UGT* 基因表达水平检测·采集两个红花品系 MeJA 诱导的不同时间点的样品,提取 RNA,逆转录 cDNA 后作为模板,设计 *CtUGT3*,*CtUGT16* 和 *CtUGT25* 的 qRT-PCR 引物如下,检测 3 个基因在不同品系不同诱导时间点的表达情况,见图 5-34。和 0 h 相比,MeJA 诱导红花花序抑制了 3 个 *UGT* 的表达。在 Y 品系中,*CtUGT3* 在诱导后 6 h 时被抑制的最为明显,*CtUGT16* 和 *CtUGT25* 在诱导后 3 h 时被抑制的最为明显,*CtUGT25* 在诱导后 12 h 抑制作用消失,甚至出现微弱的表达增长趋势。在 W 品系中,*CtUGT3* 和 *CtUGT16* 在诱导后的 3 h、6 h、12 h 时间点呈现出相似的抑制作用。*CtUGT25* 在诱导后 3 h 时被抑制的最为明显,12 h 时抑制作用几乎消失。

2. MeJA 诱导的代谢产物积累变化·运用 UPLC-Q-TOF/MS 检测 MeJA 诱导下不同时间点的 12 个指标性黄酮类化合物的含量积累变化。在 MASS Hunter 工作站里,对 12 个靶标成分进行分离定位,提取峰面积。在 Y 品系中,芦丁、羟基红花黄色素 A、山奈酚-3-O-β-D-芸香糖苷、红花红色素、槲皮素-3-O-β-D-葡萄糖苷的含量在 0 h、

3 h、6 h 被诱导持续增长。然而,山奈酚-3-O-β-D-葡萄糖苷、野黄芩苷和槲皮素-3-O-β-D-葡萄糖苷被 MeJA 刺激后抑制。查尔酮骨架化合物,羟基红花黄色素 A 和红花红色素特异性地存在于 Y 品系中。在 W 品系中,芦丁、山奈酚-3-O-β-D-葡萄糖苷、山奈酚-3-O-β-D-芸香糖苷在 0 h、3 h、6 h 被诱导持续增长,山奈酚、D-苯丙氨酸、野黄芩苷被 MeJA 刺激后抑制(图 5-34),由此可以看出,黄酮类组分在不同品系红花中对 MeJA 刺激具有不同的响应模式。

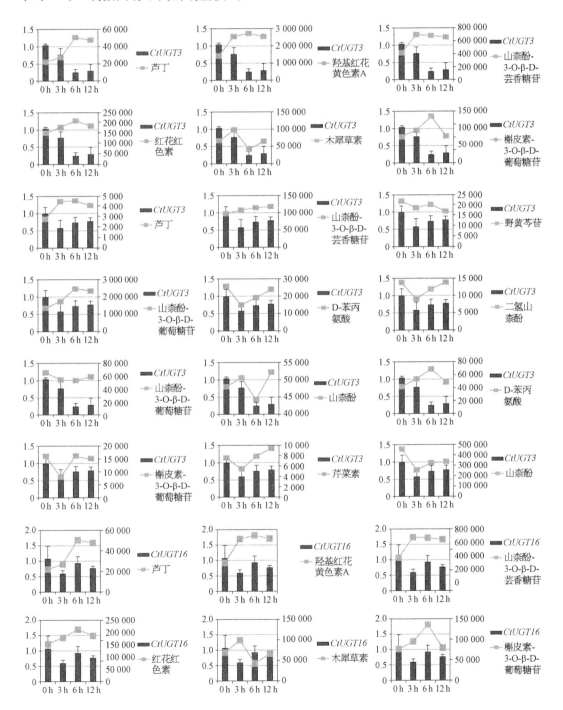

红花生药学研究

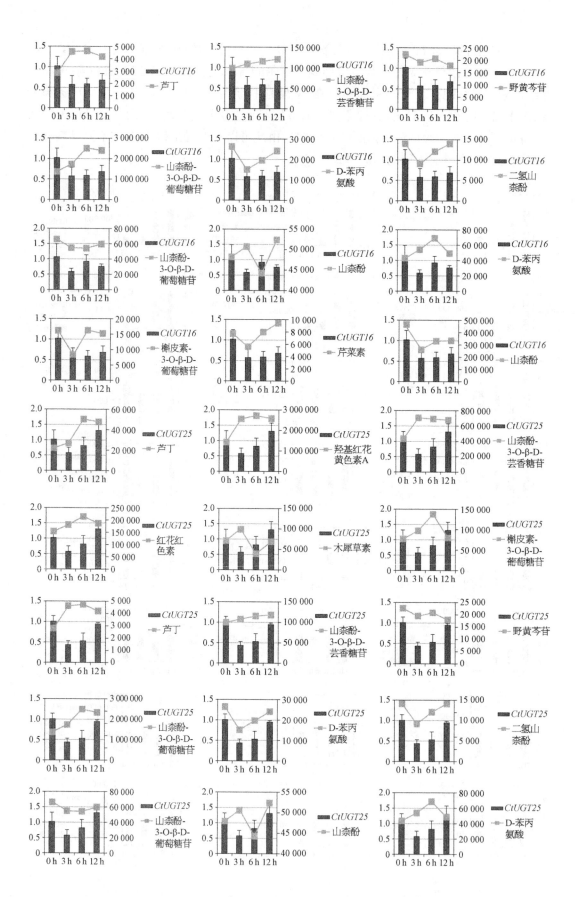

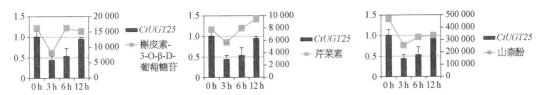

图 5-34 红花 *UGT* 基因和黄酮化合物在 MeJA(0 h、3 h、6 h 和 12 h)诱导下的表达图谱

（柱状图：基因相对表达变化。折线图：化合物相对含量积累变化）

3. MeJA 诱导下 *UGT* 基因和黄酮类组分相关度分析 · 基于在 MeJA 刺激下转录表达水平和代谢产物积累 4 个时间点的变化，通过 Pearson 相关系数建立"基因-化合物"相关网络图（附图 5-26）。在 W 品系中，*CtUGT3*，*CtUGT16* 和 *CtUGT25* 与槲皮素-3-O-β-D-葡萄糖苷、山柰酚、二氢山柰酚以及 D-苯丙氨酸均有 |r|≥0.5 的正相关度，与芦丁具有 |r|≥0.7 的负相关度。在 Y 品系中，*CtUGT3* 和 *CtUGT25* 与山柰酚-3-O-β-D-葡萄糖苷具有高达 0.88 和 0.60 的正相关度，*CtUGT16* 与槲皮素-3-O-β-D-葡萄糖苷具有 0.70 的正相关，与山柰酚有 |r|=0.93 的负相关。由此可以看出，*CtUGT3* 和 *CtUGT25* 在 Y 品系红花中主要正向调控山柰酚-3-O-β-D-葡萄糖苷的积累，在 W 品系红花中调控槲皮素-3-O-β-D-葡萄糖苷的正向生成。*CtUGT16* 则广泛参与两个红花品系中槲皮素-3-O-β-D-葡萄糖苷的正向调控。

三、结论

红花中具体的糖基化过程及分子特征仍罕见报道，目前，只有一个 *UGT* 基因被报道在体外有广泛的底物活性（UGT73AE1）。在本研究中，我们从红花花冠转录组数据库中共筛选出 45 个 *UGT* unigenes，基因芯片表达谱分析发现，3 个 *UGT* 基因，*CtUGT3*、*CtUGT16* 和 *CtUGT25* 在 Y 品系和 W 品系中表现出不同的表达特征，同源进化分析揭示了 *CtUGT3* 和 *CtUGT16* 隶属于广泛参与代谢进程的 UGT71 亚家族，*CtUGT25* 和 *Po*UGT(GenBank accession NO. ACB56926.1 from *Piper officinarum*)具有很高的同源性，隶属于催化黄酮类化合物糖基化的 UGT90 亚家族。和其他物种中的黄酮糖基转移酶基因进行多序列比对，结果显示，这 3 个糖基转移酶均属于黄酮糖基转移酶基因家族。

在植物激素 MeJA 诱导实验中，这 3 个 *UGT* 基因均表现出快速的响应模式，随着 MeJA 诱导时间的延长，*CtUGT3*，*CtUGT16* 和 *CtUGT25* 转录表达均表现出下调趋势。MeJA 诱导的基因转录表达变化和次生代谢化合物含量积累变化的相关分析结果表明，在两个品系的红花中，这 3 个 *UGT* 基因对黄酮苷类化合物表现出差异性的调控模式。*CtUGT3* 和 *CtUGT25* 在两个红花品系中均和山柰酚-3-O-β-D-葡萄糖苷及槲皮素-3-O-β-D-葡萄糖苷的积累正相关。*CtUGT16* 在 Y 品系中与槲皮素-3-O-β-D-葡萄糖苷的积累呈现出较高的正相关。*CtUGT3* 和 *Ct*UGT25 的表达在红花两个品系中随着植物花冠的发育表达上调，HPLC 检测代谢产物积累变化显示山柰酚-3-O-β-D-葡萄糖苷和槲皮素-3-O-β-D-葡萄糖苷的含量也上升，具有正相关性，这个结果和 MeJA 诱导实验一致。因此，我们推测 *CtUGT3*、*CtUGT16*、*CtUGT25* 可以调控黄酮醇的生成,且从目前的实验结果观察,其与查尔酮化合物生成没有相关关系。

总的来说,我们的实验结果表明红花中 *UGT* 基因在参与次生代谢产物糖基化进程中具有差异性的生物学功能,针对不同品系也具有明显的差异。针对红花 *UGT* 基因的研究尚有很多工作,比如挖掘更多具有功能的 UGT 蛋白,实现体外活性检测,鉴于 UGT 底物的非特异性,我们希望能够找到具有活性的碳苷糖基转移酶,促进红花特异性查尔酮组分的体外合成。

R2R3 - MYB 基因功能研究

转录因子又称反式作用因子,它(或与相关蛋白结合形成复合体后)可与靶基因启动子区中的顺式作用元件特异性结合,调控基因的表达。典型的转录因子一般包含 4 个功能结构域:DNA 结合结构域、转录调控区、寡聚化位点区及核定位信号区。其中 DNA 结合结构域保守性较强,根据其结构的不同,转录因子可分为不同的家族,植物中的转录因子主要包括:NAC、WRKY、bHLH、AP2/ERF、bZIP、WDR、MYC 及 MYB 等,其中 MYB 类是植物中最大的转录因子家族之一,包含了至少一个高度保守 MYB 结合结构域,依据所含 MYB 结构域的数目与位置,可分为 4 个亚类即 4R - MYB(含 4 个相连的 MYB 结构域)、3R - MYB(R1R2R3 - MYB)、R2R3 - MYB 和 1R - MYB(含 1 个或 2 个间隔的 MYB 结构域)。植物中 MYB 大部分属于 R2R3 - MYB 类,根据其 C 端含有的保守基序的不同,分为 22 个亚族。R2R3 - MYB 功能多样,有着广泛的生理功能,参与了细胞众多的生命活动,包括初级及次级代谢、叶片等器官的形态建成、激素信号传递、胁迫应答,细胞周期等。

转录因子是在转录水平上控制基因表达的一大类调控子,承担着真核物种发育进程中开关的功能。最早的 *MYB* 基因(v - myb)是 1982 年从鸟类的原癌病毒中发现的。在植物中发现的第一个 MYB 转录因子是 ZINC1。目前,在拟南芥、玉米、葡萄、水稻、矮牵牛、草莓、烟草、日本龙胆等植物中已经发现了大量的 MYB 转录因子,其中 *R2R3 - MYB* 基因的比例较大。在黄酮的生物合成途径中,普遍被认为共有两类结构基因:参与黄酮、黄酮醇合成的黄酮早期生物合成途径基因和参与原花青素和花青素合成的黄酮晚期生物合成途径基因。转录因子或转录因子复合物 R2R3 - MYB 主要通过调控结构基因的表达影响黄酮化合物的积累。在矮牵牛花中,AN2(R2R3 - MYB)与两种 bHLH 互作,JAF13 或 AN1,调控花青素积累。PAP1/PAP2 是拟南芥中与 C1 同源的转录因子,主要参与种皮中原花青素的积累。在龙胆中,*Gt*MYB3 与 *Gt*bHLH1 互作蛋白复合物激活 F3′5′H 和 5,3′AT′ 的表达,但不能激活 *CHS* 基因的表达。研究表明,很多的 R2R3 - MYB 通过与 bHLH 互作调控黄酮的生物合成途径,因为他们在 N 端 R3 重复区有一个共同的 motif。玉米 *Zm*P1(R2R3 - MYB)可以调控果皮等器官中的一系列黄酮早期生物合成途径基因,不需要与 bHLH 结合。瞬时表达实验证明 P1 可以激活黄酮还原酶基因的转录(A1,FNR),但是不能激活黄酮 - 3 - O - 糖基转移酶基因(Bz1,3GT)。拟南芥中,与

ZmP1 同源性较高的转录因子 AtMYB12/PFG2，AtMYB11/PFG1 和 AtMYB111/PFG3 也可以通过激活 CHS、CHI、$F3H$、FLS 和 $F3'H$ 分别调控黄酮醇的积累。在葡萄中，VvMYBF1 与 VvFLS1 的表达和黄酮醇的积累有关。激活早期黄酮生物合成的 R2R3 转录因子分为 7 类，但是目前尚未在开花植物的花种鉴定出这类转录因子。

一、实验方法

（一）红花转录组数据库中 R2R3 - MYB 转录因子的筛选

在红花转录组数据库中，在 Nt/Nr 功能注释中搜索关键词"MYB transcription factor"，将筛选出的 MYB 转录因子 unigene 序列 blastn 检索其各自功能域，保留广泛参与次生代谢产物调控的 R2R3 - MYB 转录因子。

（二）MYB 转录因子在不同品系红花不同发育期的转录丰度比较

1. RNA 提取·总 RNA 利用 TRIzol 试剂盒按照操作说明书提取，RNA 浓度以及纯度利用 NanoDrop 微量分光光度计和琼脂糖凝胶电泳来检测。A260/A280 比值在 1.9～2.1 和 A260/A230 值大于 2.0 的 RNA 样品用符合质量要求。

2. 逆转录 cDNA 制备·取 500 ng RNA 按照 cDNA Synthesis SuperMix 试剂盒说明逆转录成 cDNA 第一链备用，逆转录体系：总 RNA 1 μg，Oligo(dT)引物 1 μL，2×TS Reaction Mix 10 μL，Transcript ® RT/RI Enzyme Mix 1 μL，gRNA Remover 1 μL，双蒸水加至 20 μL。

轻轻混匀，42 ℃孵育 30 min，85 ℃加热 5 min 使酶失活。—20 ℃保存备用。

3. qRT - PCR 分析·运用 Beacon Designer 8 软件设计所有 R2R3 - MYB 转录因子的荧光定量引物，比较在红花不同品系和发育期表达水平差异，并运用开源软件 MeV 构建各结构基因在不同品系和发育期转录丰度热图。PCR 反应体系采用 Transtart™ Top Green qPCR SuperMix kit 试剂盒组成。

PCR 反应体系：cDNA 模板 xμL，10 μmol/L 正向引物 0.4 μL，10 μmol/L 反向引物 0.4 μL，2×Transtart™ Top Green qPCR SuperMix 10 μL，50×Passive Reference dye Ⅱ 0.4 μL，双蒸水加至 20 μL。

PCR 程序设置：95 ℃预变性 3 min；95 ℃变性 10 s，58 ℃退火 20 s，72 ℃延伸 35 s（采集荧光信号），40 个循环；60 ℃ 1 min，95 ℃ 30 s（采集荧光信号），扩增溶解曲线。qRT - PCR 为 25 个循环数，其他程序一致。qRT - PCR 由 Bio - Rad T100 实施，qRT - PCR 由 ABI 7500 detection system 实施，基因相对表达水平用 $2^{-\triangle\triangle Ct}$ 计算，$Ct60s$（KJ634810）作为内参基因。

4. 基因芯片表达分析·基于基因芯片信号值，对其进行 log2 分析，利用 MeV 构建热图，比较不同品系不同发育期红花的转录丰度。

（三）比较红花不同发育期黄酮类组分积累差异

方法同本章第四节 $CtCHS1$ 过表达红花植株中次生代谢产物含量检测。

（四）不同发育期红花 MYB 转录因子与黄酮类组分含量变化的 Pearson 相关分析

计算 MYB 转录因子与黄酮类组分含量变化在 Y 品系红花中不同发育期的 Pearson 相关系数，以 $|r| \geqslant 0.7$ 为阈值，利用 Cytoscape 构建相关网络。

（五）红花 R2R3 - MYB 转录因子与黄酮生物合成途径中结构基因转录丰度的 Pearson 相关分析

计算 R2R3 - MYB 转录因子与黄酮生物合成途径中结构基因转录丰度在 Y 品系红花中不同发育期的 Pearson 相关系数，以 $|r| \geqslant 0.5$ 为阈值，构建相关网络。

（六）R2R3 - MYB 转录因子的 RACE 克隆和全长克隆

1. R2R3 - MYB 的 RACE 克隆

（1）提取 RNA，利用 SMARTer™ RACE cDNA Amplification Kit(Clontech，USA)试剂盒逆转录构建 5′ 和 3′ cDNA 文库，RACE 克隆的具体实验方法参考试剂盒说明书。

（2）以红花 5′ 和 3′ RACE cDNA 文库为模板，利用 UPM 和设计的 GSP 引物，做 PCR 扩增，设计基因特异性引物。

（3）使用 Advantage 2 PCR Kit 试剂盒扩增获得 MYB 的 5′ 端片段和 3′ 端片段，胶纯化回收后测序。

（4）对测序结果使用离线分析软件 SeqMan 进行拼接，预测基因全长序列。

2. R2R3 - MYB 的全长克隆

（1）运用 Oligo 7 软件设计基因全长引物。

（2）PCR 扩增、转化、克隆子菌液 PCR 鉴定、质粒抽提和测序参见本章第四节。

（七）生物信息学分析

基于 R2R3 - MYB 转录因子全长序列，利用在线分析工具 www.ncbi.nlm.nih.gov 和 www.expasy.org 分析 R2R3 - MYB 转录因子的开放阅读框（ORF）以及编码氨基酸情况，同时通运用 ClustalX version 2.0 进行多序列比对，MEGA 构建系统进化树。通过在线分析工具 MEME 分析 MYB 蛋白推导 motifs。借助分析工具 SMART 分析 motif 功能。

（八）酵母双杂实验

1. 酵母双杂文库构建

（1）TRIzol 法提取总 RNA 并分离纯化 mRNA。

（2）参照 CloneMiner 说明书构建 Uncut 型 cDNA 文库，首先以 mRNA 为模板在 SuperScript Ⅲ RT 酶逆转录为 cDNA 第一链，然后在 T4 DNA 聚合酶的反应液中合成 cDNA 第二链。

（3）cDNA 与三框 attB1 重组接头连接（3 种接头各连接 1 份）：$4.5\,\mu L$ attB1 adapter

$(1\,\mu g/\mu L)F$, $4.5\,\mu L$ attB1 adapter$(1\,\mu g/\mu L)R$, $1\,\mu L$ $10\times$NEB Buffer。

95 ℃ 5 min,取出至室温,45 min～1 h 缓慢降温。

反应体系:34 μL cDNA, 5 μL $10\times$Ligation Buffer, 1 μL T4 DNA 连接酶(1U/μL),双蒸水加至 50 μL。

混匀后 16 ℃,连接 16～24 h。

(4) cDNA 分级分离及收集后进行 BP 重组,加入以下成分:13 μL cDNA,2 μL pDONR222(200 ng/μL),5 μL BP Clonase® Ⅱ enzyme mix,双蒸水加至 20 μL。

混匀后置于 25 ℃,16～20 h。

(5) 电转化大肠杆菌 DH10B 后涂布平板用于库容量鉴定;剩余培养物加入甘油至终浓度 20% 存于 −70 ℃,此即为初级文库菌液。鉴定 cDNA 文库(Uncut 型)文库质量(库容量的鉴定,重组率和插入片段长度鉴定)。

(6) 抽提 Uncut 文库质粒并进行 LR 重组,加入以下成分:1 μL Uncut 文库质粒 (300 ng/μL),1 μL pGADT7 - DEST(300 ng/μL),4 μL LR Clonase Ⅱ Mix,双蒸水加至 20 μL。

混匀后置于 25 ℃,重组 16～20 h。

(7) 电转化大肠杆菌 DH10B,同上,涂布平板用于库容量鉴定;剩余培养物加入甘油至终浓度 20% 存于 −70 ℃,此即为次级文库菌液。鉴定酵母双杂交 cDNA 文库质量(库容量的鉴定,重组率和插入片段长度鉴定)。抽提次级文库质粒。

2. 酵母双杂文库筛选

(1) 酵母双杂重组载体构建

1) 利用限制性内切酶 NdeI,SalI 线性化 pGBKT7 载体。反应体系:2 μg 质粒,5 μL $10\times$FlyCut Buffer, 1 μL NdeI, 1 μL SalI,双蒸水加至 50 μL。

37 ℃酶切 10 min,电泳跑胶,纯化回收线性化载体。

2) 目的片段获取。设计引物如下:

Myb13 - CDS - NdeI-正向引物: GAGGAGGACCTGCATATGGAGAAAAGGCCTGTTGC

Myb13 - CDS - SalI-反向引物: GCCGCTGCAGGTCGATTAGACATTGTTTAGTAACTGAAGCGG

Myb13 - N - NdeI-正向引物: GAGGAGGACCTGCATAGAAAAGGGCCATGGACTATG

Myb13 - N - SalI-反向引物: GCCGCTGCAGGTCGACGTTTCTGAATCCTCGTCCTCCA

以 Myb13 全长质粒为模板,PCR 扩增采用 KOD plus Neo 高保真酶,扩增体系和程序同前。

3) 无缝克隆获得阳性重组质粒:具体连接方法参照上文真核载体构建部分。

(2) 诱饵基因自激活检测

1) 酵母活化及感受态制备:将 Y2H Gold 酵母菌种在 YPDA 平板上划线,30 ℃倒置培养 3 日左右,直到克隆大小为 2～3 mm;挑取一个酵母克隆于 3 mL 的 YPDA 培养基中 (15 mL 灭菌的离心管);在 30 ℃摇床振荡培养 8 h;吸取 5 μL 至 50 mL YPDA 中(250 mL 三角瓶),在 30 ℃摇床 230～250 rpm 振荡培养 16～20 h,直至 OD_{600} 达到 0.15～0.3;室温 700$\times$g 离心 5 min 以收集菌体;倒去上清并用 100 mL YPDA 重悬酵母;在 30 ℃摇床

230～250 rpm 振荡培养 3～5 h（OD$_{600}$＝0.4～0.5）；室温、700×g 离心 5 min 以收集菌体，倒去上清并用 60 mL 无菌去离子水重悬酵母；室温、700×g 离心 5 min 以收集菌体，倒去上清并用 3 mL 1.1×TE/LiAc 溶液重悬酵母；将重悬液分装为 3 个 1.5 mL 离心管，高速离心 15 s；倒去上清并将酵母重悬于 600 mL 1.1×TE/LiAc 溶液。

2）感受态酵母转化：取 100 ng 重组质粒置于新的 1.5 mL 离心管中，阳性对照组为 100 ng PGBKT7－53 和 200 ng PGADT7－T，阴性对照组为 PGBKT7－Lam 和 200 ng PGADT7－T；每管反应中加入 5 μL 预变性的 Carrier DNA，500 μL 1×TE/LiAc/PEG4000，混匀；每管反应中加入 50 μL 重悬酵母感受态细胞，轻轻混匀；30 ℃水浴 30 min，每 10 min 混匀一次；每管加入 20 μL DMSO，混匀；42 ℃金属浴热激 15 min，每 5 min 上下颠倒混匀一次；700×g 离心 5 min；弃掉上清，用 1 mL YPD Plus 液体培养基重新悬浮；30 ℃摇床复苏培养 1 h，高速离心 15 s；弃掉上清，用 100 μL 0.9% NaCl 溶液重新悬浮细胞。稀释 100 倍后，涂布在 100 mm 平板。构建的 BD 质粒涂布在 SD－trp 和 SD－trp/X－α－gal 上，对照质粒涂布在 SD－trp－leu/X－α－gal 板上。检测自激活情况。

（3）共转法双杂交文库筛选

1）取新鲜制备的 Y2H 酵母感受态细胞。

2）取 10 μg 酵母次级文库质粒，加入 5 μg BD 质粒，50 ℃预变性的 Carrier DNA，轻轻混匀。

3）加入 2.5 mL 1×TE/LiAc/PEG，混匀。

4）30 ℃水浴，45 min，每 15 min 摇菌一次。

5）加入 160 μL DMSO，轻轻混匀。

6）42 ℃水浴热激 20 min，每 10 min 上下颠倒混匀一次。

7）700 g，离心 5 min。

8）加入 3 mL YPD Plus，30 ℃振荡培养 90 min。

9）700×g，离心 5 min，收集菌体。

10）加入 0.9% NaCl 悬浮菌体，终体积 6 mL 左右。取 1/10、1/100 稀释液 100 μL 涂布 100 mm SD/－Leu－Trp（DO）平板，用于计算转化效率。

11）其余菌液涂布于 SD/－Leu－Trp/X－α－Gal/AbA 平板上，150 μL/块，约 50 块。

12）30 ℃恒温培养箱培养 3～5 日，单克隆长出，大小 1～2 mm，初筛完成。

13）将初筛平板上蓝色阳性克隆转移到四缺筛选培养板 SD/－Ade－His－Leu－Trp/X－α－Gal/AbA（QDO）上，进行高严谨度筛选。

14）30 ℃，恒温培养箱培养 3～5 日，有阳性克隆生长出，颜色蓝色。

15）挑取阳性克隆，菌液 PCR 验证，在 PCR 管中依次加入以下试剂：微量 Yeast，25 μL Matchmaker Insert Check PCR Mix，50 μL H$_2$O。

16）轻拍混匀各组分，稍稍离心后放到 PCR 仪。

17）PCR 程序设置为 94 ℃ 3 min；94 ℃ 10 s、55 ℃ 30 s、72 ℃ 5 min，循环 30 次；72 ℃ 5 min；4 ℃保持。

18）从各管中分别取 5 μL 电泳，检测。

（4）酵母质粒抽提

1）接种待测酵母细胞单菌落于 5 mL 液体培养基 DO 中，30 ℃振荡培养 2 日，利用酵母质粒小抽试剂盒抽提酵母质粒。

2）取 3 mL 酵母培养物，12 000 rpm 离心 1 min，弃上清。

3）向菌体中加入 300 μL 山梨醇 buffer，加入 50 U Lyticase，充分混匀，置于摇床上，200 rpm 振荡，30 ℃处理 1 h。4 000 rpm 离心 10 min，弃上清，收集沉淀。加入 250 μL 溶液 YP1。

4）加入 250 μL 溶液 YP2，温和得上下翻转 6～8 次，充分混匀菌体，切忌剧烈振荡，室温放置 5～10 min，菌液应变得清亮黏稠。

5）加入 350 μL 溶液 YP3，立即温和得上下翻转 6～8 次，充分混匀，出现白色絮状沉淀。

6）12 000 rpm 离心 20 min。

7）小心的将上清液加入吸附柱 CP2 正中间，12 000 rpm 离心 1 min，弃废液，将吸附柱放到收集管中。

8）向吸附柱中间加入 500 μL 的缓冲液 PD，12 000 rpm 离心 1 min，倒掉废液。

9）向吸附柱中间加入 600 μL 漂洗液 PW，12 000 rpm 离心 1 min，倒掉废液，将吸附柱放入收集管中；重复此步骤一次。

10）将吸附柱放入收集管中，12 000 rpm，空管离心 2 min，去除吸附柱中残余的漂洗液，室温放置 3～5 min。

11）将吸附柱 CP2 转移到一个干净的离心管中，向吸附膜的中间部位滴加 50 μL 洗脱缓冲液 EB，室温放置 2 min 充分溶解质粒，12 000 rpm 离心 2 min。

12）得到的质粒用于转化扩增。

（5）酵母质粒的扩增

1）转化：取 5 μL 酵母质粒化学转化至 DH5α 感受态细胞中；涂布到 LB＋Amp 固体培养板；37 ℃培养箱倒置培养过夜，约 16 h。

2）接菌：挑取单菌落接到 LB＋Amp 液体培养基中；37 ℃，200 rpm 恒温摇床培养；待菌液混浊后抽取质粒。

（6）Prey 质粒与 Bait 质粒一对一互作验证

1）取 50 μL 新鲜制备 Y2H Gold 酵母菌株感受态重悬液。

2）在菌液中加入 10 μL 预变性的 Carrier DNA、100 ng Bait 质粒、200 ng Prey 质粒，轻轻混匀。

3）42 ℃水浴热激转化，涂布于 SD/- Ade - His - Leu - Trp/X - α - Gal/AbA 平板上。

4）30 ℃培养箱培养 3～5 日，预计有蓝色阳性克隆长出。

二、实验结果

（一）红花转录组数据库 R2R3‐MYB 转录因子筛选

通过在 Nt/Nr 功能注释表中检索，共发现 MYB 转录因子 28 个，其中 R2R3‐MYB

转录因子共有 21 个(表 5-12),他们编码的氨基酸数目从 100~350 不等,分子量主要集中在 20~30 kD,等电点多数大于 7,呈碱性。为了进一步揭示这些 MYB 转录因子的差异,通过在线分析工具 MEME,我们分析了红花 MYB 蛋白推导的 motifs,10 个保守的 motifs 被作为筛选阈值鉴定并表示了相应的位置,具体见附图 5-27。SMART 分析结果显示 motif 3 和 motif 6 是保守的 MYB DNA 结合域,其他 motif 多为未知功能结构域。

表 5-12　红花转录组数据库中具有 MYB 转录因子功能注释的基因

基因	基因编号	CDS	AA	Type	Mw(kD)	pI
MYB1	Contig114	1 362	307	R1	33.60	8.95
MYB2	Contig389	862	108	R2R3	11.60	8.80
MYB3	Contig908	850	259	R1	28.60	8.66
MYB4	Contig1058	846	197	R2R3	23.20	8.53
MYB5	Contig1231	1 320	273	R2R3	30.80	6.66
MYB6	Contig1242	776	138	R2R3	15.30	6.31
MYB7	Contig1670	861	269	R2R3	29.50	8.08
MYB8	Contig1962	1 326	238	R2R3	28.20	7.94
MYB9	Contig2026	1 568	339	R2R3	38.00	5.21
MYB10	Contig2278	1 067	275	R2R3	30.50	7.97
MYB11	Contig2392	798	388	R2R3	41.80	9.31
MYB12	Contig2559	852	154	R2R3	17.10	4.04
MYB13	Contig3429	788	191	R2R3	22.40	8.44
MYB14	Contig3717	987	190	R2R3	22.00	7.98
MYB15	Contig3894	1 155	—	R2R3	—	—
MYB16	Contig3911	1 035	155	R2R3	17.60	9.54
MYB17	C02.CS090522303_3370.4-81.M13F.ab1	507	168	R2R3	18.20	7.03
MYB18	CS090421304_3415.C7-16.M13F(-20)_G09.ab1	698	190	R1	20.90	5.35
MYB19	CS090519307_3701.L4-2.M13F_H11.ab1	881	—	R2R3	—	—
MYB20	CS090520305_3540.L10-41.M13F_E08.ab1	1 019	144	R1	15.10	6.31
MYB21	CT090708_8510_T023_80_M13F_20_G08.ab1	1 245	333	R2R3	37.50	8.79
MYB22	CT090708_8510_T041_42_M13F_20_D06.ab1	895	177	R1	20.20	9.43
MYB23	D04-CS0909106516-R102-040-M13F(-20).ab1	796	191	R2R3	22.40	8.44
MYB24	E01-CS0907125834-R044-59-M13F(-20).ab1	1 411	124	R2R3	14.40	9.63
MYB25	F07-CS090905-6402-R029-067-M13F(-20).ab1	650	116	R1	13.60	10.01
MYB26	G01.CS090504306_3623.H1-24.M13F.ab1	832	122	R1	13.20	6.34
MYB27	G04-CS090827-6309-R018-076-M13F(-20).ab1	1 347	306	R2R3	33.70	7.24
MYB28	H12.CS090519303_3389.K10-96.M13F.ab1	1 581	359	R2R3	39.80	7.76

红花生药学研究

（二）MYB 在红花不同品系不同发育期的转录丰度比较

对数据库里筛选出的 28 个 MYB 转录因子，提取转录丰度值，log2 标准化后，将数据转化为 txt 文本格式，导入 MeV，选择 HCL 聚类模式，构建不同品系红花在不同发育期的表达热图。因 MYB17 未采集到转录丰度信号值，故此处忽略不计。从热图解析结果可以发现，MYB1、MYB13、MYB14 均呈现出较高的转录丰度值，且在不同发育期呈现出递增的趋势，在 Y 品系中的转录表达水平明显高于 W 品系（附图 5-28）。

（三）红花 Y 品系在不同发育期化合物含量变化

通过标准曲线法对 Y 品系红花中 13 种黄酮类成分进行准确定量，从图 5-35 中可以发现，和花序发育早期比较，山柰酚和芹菜素的含量明显下降，其他 11 种化合物都表现出短暂或持续上升的含量变化。羟基红花黄色素 A、红花红色素、D-苯丙氨酸、山柰酚-3-

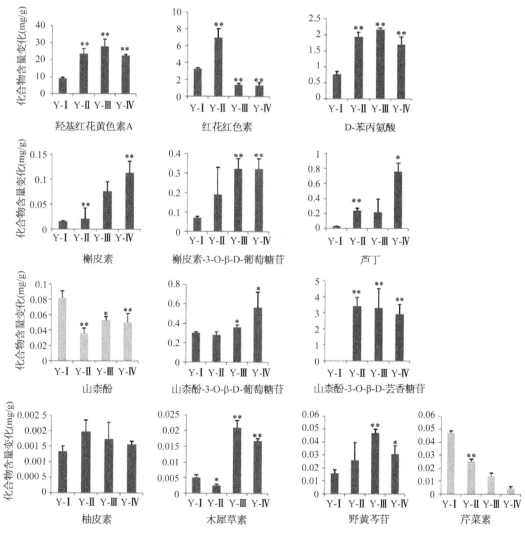

图 5-35　Y 品系红花在不同发育期化合物含量变化（** p≤0.01，* p≤0.05）

O-β-D-芸香糖苷在花序发育中期显著上调($p \leqslant 0.01$),槲皮素、槲皮素-3-O-葡萄糖苷、芦丁、山奈酚-3-O-β-D-葡萄糖苷、木犀草素、野黄芩苷含量在花序发育晚期增长明显($p \leqslant 0.01$)。

(四) MYB 因子转录丰度与黄酮化合物 Pearson 相关分析

将上述数据整合,统计红花不同发育期 MYB 因子转录丰度与黄酮化合物 Pearson 相关,设置相关系数$|r| \geqslant 0.7$为阈值,利用 Cytoscape 建立网络相关图(附图 5-29),结果显示与 HSYA 的积累变化正相关的是 MYB1、MYB3、MYB13、MYB14、MYB15,与 HSYA 的积累变化负相关的是 MYB5、MYB6、MYB18、MYB19。与 kaempferol-3-O-D-glucosides 的含量变化正相关的是 MYB1、MYB2、MYB4、MYB11、MYB13、MYB14、MYB20、MYB21、MYB23、MYB26、MYB27、MYB28,与 kaempferol-3-O-D-glucosides 的含量变化负相关的是 MYB8、MYB9、MYB16、MYB18。

(五) MYB 因子与黄酮通道基因转录丰度 Pearson 相关分析

设置相关系数$|r| \geqslant 0.6$为阈值,转录因子 MYB1、MYB13、MYB14 只与黄酮通道上游基因 PAL、C4H1、4CL、CHS 存在较高相关关系,另外,与下游糖基转移酶基因 UGT 存在相关关系。其中,与 CHS1 的相关系数分别为 0.81、0.92、0.85。PAL2 和 PAL3 与 3 个转录因子均为正相关,且相关系数$|r| \geqslant 0.80$;但是 PAL4、PAL5、C4H1 与转录因子 MYB1、MYB13、MYB14 均为负相关(附图 5-30)。由此可以推测,MYB1、MYB13、MYB14 可能通过转录激活 PAL2 和 PAL3 以及 CHS1 调控红花黄酮类组分的生物合成,另外一方面,可能通过转录抑制 PAL4、PAL5、C4H1 等上游结构基因负调控黄酮类组分的生物合成。

(六) R2R3-MYB 转录因子的克隆及生物信息学分析

设计 MYB13 全长引物:

> *flMYB13*-正向引物:AAAATGGAGAAAAGGCCTGT
> *flMYB13*-反向引物:GTATGCAAAGTTCGTTACCCT

经 PCR 扩增获得约 600 bp 的产物,连接载体,转化大肠杆菌 DH5α,将获得的阳性转化子送测序,将测序结果和预测全长序列进行比对发现序列一致。

*Ct*MYB13 是 R2R3-MYB 转录因子,全长 788 bp,ORF 为 576 bp,编码 191 氨基酸。通过 PSORT 预测可知该蛋白定位于细胞核。我们通过 NCBI 数据库,下载了目前研究有明确功能的 R2R3-MYB,其中 PAP1(NM_104541.4)调控拟南芥中花青素的积累,TT2(NM_122946.3),TT8(NM_117050.3)和 TTG1(NM_180738.3)是种子中原花青素的关键调控因子,另外,TTG1 可以调控二氢黄酮醇 4-还原酶的表达,TT1、PAP1 和 TT8 可以调控黄酮生物合成途径。Myb3(NM_001332554.1)是苯丙烷合成途径抑制子,Myb7(NM_127224.6)是黄酮醇合成途径抑制子,ATMYB90(NM_105310.4)可以调控

花青素的产生，MYB11（NM_116126.3），MYB12（NM_130314.4）和 Myb111（NM_124310.3）可以调控黄酮醇苷的积累，其中 MYB12 可以激活 CHS、F3H FLS 的启动子。通过氨基酸序列进化比对发现（图 5-36），CtMYB13 的序列和 MYB23 一致，且和 MYB14 高度相似，CtMYB13 在进化关系上和 TT2 比较近源，序列相似度为 42.01%。

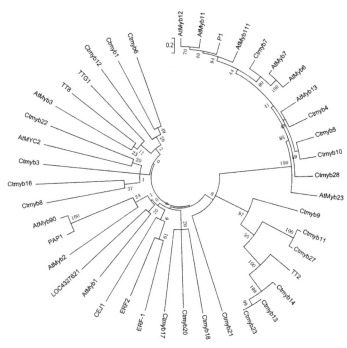

图 5-36 红花与其他物种中 MYB 基因系统进化树

（七）酵母双杂实验

运用无缝克隆的方式构建了 CtMYB13 的 CDS 和 N 端结构域重组载体进行自激活检测，检测结果显示如附图 5-31：PGBKT7-53 Control 载体和 PGADT7-T Control 载体于 SD/-Leu-Trp/X-α-Gal 培养基中有克隆生长且颜色蓝色，说明阳性对照实验成功。PGBKT7-Lam Control 载体和 PGADT7-T Control 载体于 SD/-Leu-Trp/X-α-Gal 培养基中有克隆生长但不变蓝。说明阴性对照实验成功。BD-MYB13 的 N 端结构域重组载体于 SD/-Trp 培养基上生长，于 SD/-Trp/X-α-Gal 培养基上生长且没有变蓝色，BD-MYB13 的 CDS 载体有自激活现象，此处未显示数据。说明 BD-MYB13 的 N 端结构域序列成功转入酵母菌株中，并没有自激活现象发生。

将构建的 CtMYB13 的 N 端结构域嵌入 pGBKT7 载体，与次级文库质粒以共转的方式转化 Y2H 酵母细胞，首先在 DO/ABA/X-Alpha-gal 筛选平板上进行筛选，获得的蓝色克隆转移到 QDO/ABA/X-Alpha-gal 筛选培养基上，通过 Insert PCR 对蓝色克隆进行了初步鉴定分类，共得到 13 个候选互作质粒，质粒抽提后转化 DH5α 进行质粒扩增，每个挑取三个克隆进行测序，去除大小<200 bp 的片断，得到 7 个正确测序质

粒，在 QDO/ABA/X-Alpha-gal 平板上进行一对一验证仍表现出很强的互作活性（附图 5-32）。这 7 个基因分别是：*Ct*SDGL（secoisolariciresinol dehydrogenase-like）、*Ct*EPGL（exopolygalacturonase-like）、*Ct*PHOX1L（PHOX1-like）、*Ct*B2L（B2 protein-like）、*Ct*ASC1（activating signal cointegrator）、*Ct*MPL1（Metallopeptidase-like1）、*Ct*MPL2（Metallopeptidase-like2）。

三、结论

转录因子是在转录水平上控制基因表达的一大类调控子，承担着真核物种发育进程中开关的功能。在黄酮的生物合成途径中，普遍被认为共有两类结构基因：参与黄酮、黄酮醇合成的黄酮早期生物合成途径基因和参与原花青素和花青素合成的黄酮晚期生物合成途径基因。转录因子或转录因子复合物 R2R3-MYB 主要通过调控结构基因的表达影响黄酮化合物的积累。

本研究中，我们从构建的红花花冠转录组文库中共筛选出 28 个 MYB 家族转录因子，其中 R2R3-MYB 共 21 个。基于在两个红花品系中基因芯片的表达数据发现，MYB1、MYB13、MYB14、MYB23 均呈现出较高的转录丰度值，且在不同发育期呈现出递增的趋势，在 Y 品系中的转录表达水平明显高于 W 品系。通过系统进化和序列比对分析发现，MYB13 和 MYB23 序列相似，且和 MYB14 高度同源。通过时序列相关分析发现，MYB1、MYB13、MYB14、MYB23 与 HSYA 和 kaempferol-3-O-D-glucosides 的积累呈正相关关系，且与黄酮上游结构基因 *PAL*、*C4H1*、*4CL*、*CHS* 具有 $|r| \geqslant 0.8$ 的相关关系。我们重点克隆了 *MYB13* 的基因全长，并通过构建红花花冠的酵母双杂文库筛选出和 MYB13 互作的 7 个蛋白，更深入的机制正在通过基因工程技术在研究中。

第十节

CtACO1 基因功能研究

作为气态植物激素，乙烯参与调节植物生长、发育和应激反应等各种生理过程，并在与环境相互作用中充当信号分子。有研究表明，乙烯及其前体 1-氨基环丙烷羧酸（ACC）的外源刺激在一定程度上影响黄酮类化合物的积累，这可能受 ETR1 和 EIN2 蛋白的调节。在乙烯生物合成途径中，1-氨基环丙烷羧酸氧化酶（ACO）参与乙烯生物合成的最后一步，催化 ACC 生成乙烯。作为一种仅参与乙烯生物合成途径的独特酶，ACO 已从许多植物中克隆得到，如番茄、苹果、*Glycine max* 和 *Gossypium hirsutum*。乙酰水杨酸通过抑制 ACO 活性来抑制乙烯的产生。据报道，RNA 干扰 1-氨基环丙烷-1-羧酸氧化酶（*ACO1* 和 *ACO2*）基因表达可延长木瓜果实的保质期。这些研究表明 ACO 与植物的生理生化变化有关。然而，ACO 对类黄酮积累或类黄酮代谢途径的影响仍然是未知的。此外，分子生物技术的进步为改变植物中的含量积累铺平了道路。特别是，转基因方法为过度生产或沉默参与代谢途径的酶提供了新的可能性,这将导致某些化合物在靶器官或组织中优先积累或缺失。*CsF3′5′H* 的过表达导致转基因烟草植物花冠中产生新的花青素衍生物,并增加了转基因植物中花青素衍生物的含量,产生了更深更红的花朵。番茄中 R2R3 - MYB 因子的过度表达会影响花的形态以及类黄酮和萜类化合物的代谢。探索红花中 *CtACOs* 基因对黄酮类化合物积累的调控作用,为进一步利用代谢工程策略以调控红花中类黄酮代谢提出了新的思路。

一、实验方法

(一) *CtACO1* 和 *CtACO2* 的 RACE 克隆

(1) 提取 RNA,利用 SMARTer™ RACE cDNA Amplification Kit 试剂盒逆转录构建 5′ 和 3′ RACE cDNA 文库,RACE 克隆的具体实验方法参考试剂盒说明书。

(2) 以红花 5′ 和 3′ RACE cDNA 文库为模板,利用 UPM 和设计的 GSP 引物,做 PCR 扩增。

(3) 使用 Advantage 2 PCR Kit 试剂盒扩增获得 *CtACO1* 和 *CtACO2* 的 5′ 端片段和 3′ 端片段,胶纯化回收后测序。

(4) 对测序结果使用离线分析软件 SeqMan 进行拼接,预测基因全长序列。

(二) *CtACO1* 和 *CtACO2* 的全长克隆

(1) 运用 Oligo 7 软件设计基因全长引物。

(2) PCR 扩增、转化、克隆子菌液鉴定、质粒抽提和测序参见本章第四节。

(三) *CtACO1* 和 *CtACO2* 的生物信息学特征

CtACO1 和 *CtACO2* mRNA 序列已提交至 GenBank 登记号为 KU291182 和 KU291190。蛋白质理论等电点和分子量大小使用 ExPASyProtParam 工具(http://web. expasy. org/protparam/)预测。为了鉴定 *Ct* ACO1 和 *Ct* ACO2 蛋白的保守基序,使用 DNAMAN 8.0 将推断的氨基酸序列与来自其他植物的 ACO 进行比对。基于序列比对结果,运用软件 MEGA 5.0 构建系统进化树。

(四) *Ct* ACO1 亚细胞定位

(1) 依据目的基因的 cDNA 序列及 pMT39 多克隆位点设计无缝克隆引物。

(2) 目的条带的扩增。

(3) 对表达载体进行双酶切。

(4) 应用用 *Hind* Ⅲ和 *Bam*H Ⅰ对表达载体进行酶切,回收载体片段。

(5) 目的 DNA 片段和线性化载体以摩尔比 2∶1 加到试管中进行重组反应体系。混匀后在 42 ℃孵育 30 min,然后转移到冰上。放置 2~3 min 后取 10 μL 反应液体转化到感受态细胞中。

（6）将感受态细胞涂布在 LB/AMP 平板上培养筛选。挑取阳性克隆子进行菌检，选取特异性的单克隆进行测序验证。

（7）洋葱表皮细胞瞬时表达：将目的基因和空载体对照 PMT39 分别转化 GV1303 农杆菌中，在 LB 液体培养基中（卡那霉素 50 mg/L＋链霉素 100 mg/L）30 ℃摇菌至 OD＝1，5 000 rpm 离心，去上清，液体 MS 重悬，将预培养 5 h 的洋葱表皮细胞取出，进行转染 20 min，置于 MS 固体培养基上，25 ℃，避光放置 48 h。用镊子轻轻取表皮细胞，在生理盐中轻轻冲洗，然后平整得放置于载玻片上，盖上盖玻片，于 Leica TCS - SP5 共聚焦激光扫描显微镜观察。绿色荧光为 GFP 信号，激发波长为 488 nm。

（五）农杆菌介导的植物转化

1. 重组质粒化学转化 GV3101 农杆菌感受态

（1）取－70 ℃保存的农杆菌感受态，室温放置待其部分融化后置于冰浴中。

（2）每 50 μL 感受态加 1 μg 测序正确的真核重组质粒，用手拨打管底轻轻混匀，冰浴 5 min，转移至液氮中冷冻 5 min，37 ℃金属浴 5 min，冰浴 5 min。

（3）加入 700 μL 无抗生素的 LB 液体培养基，28 ℃振荡培养 2～3 h 复苏。

（4）5 000 rpm，离心 1 min 收菌，留取 100 μL 左右上清液，轻轻吹打重悬菌块涂布于含 LB＋50 μg/mL Kana＋20 μg/mL Rif 平板上，倒置于 28 ℃培养箱培养 2～3 日。

（5）挑取圆而大的克隆，置于 5 mL LB 液体培养基中。

（6）菌液 PCR 验证。

2. 农杆菌侵染植物

（1）挑上述步骤中转化成功的农杆菌单菌落到 5 mL 加有 LB＋50 μg/mL Kana＋20 μg/mL Rif 液体培养基中，28 ℃摇 36 h（确保 12 h 的时候检查菌液是否生长，如果有明显生长迹象表明杂菌污染）。

（2）按 2％接种量接种到 300 mL 加入 LB＋50 μg/mL Kana＋20 μg/mL Rif 培养基中 28 ℃扩大培养至菌液 OD_{600} 为 1.0～1.2。

（3）4 000 rpm，离心 3～5 min，室温，收集菌体。

（4）用 5％蔗糖溶液重悬菌体至 OD_{600} 为 0.8 左右（约加入 250 mL 悬浮液），之后轻轻加入 0.02％（200 μL/L）的表面活性剂 Silwet - 77 重悬，缓慢上下颠倒混匀。

（5）准备生长状态良好的红花植株（一般两个月大小），用 50 mL 的注射器吸取新鲜的含有质粒的农杆菌菌液轻轻蘸在尚未关闭的柱头上，一个花序的盛开周期中（约 1 周时间）大约需要经历 3 次浸染，每次侵染后立即用不透光纸带进行黑暗处理 12 h，然后置于光下，约 1 个月后，采集 T_1 代种子。

（6）将采集的 T_1 代种子置于干净的托盘中，撒一层蛭石，倒入含有 20 mg/L 潮霉素的双蒸水，置于组培箱中。组培箱参数设置为黑暗条件下，温度为 25 ℃。

（7）待种子发芽至两子叶展开，转移至装有营养土的培养盆中，置于温室进行培养，温室的条件为 16 h 光照/8 h 黑暗，恒温 25 ℃。每隔 3 日浇一次水。

（8）待小苗长至 2～3 周，取少量叶片提取基因组用于转基因鉴定。

3. 植物组织基因组提取

（1）取新鲜的红花叶片约 100 mg 置于 1.5 mL EP 管中，在每个 EP 管中提前放入 3.2 mm 钢珠，盖紧管盖，立即置于液氮中冷冻 1 min，有序放入研磨机的适配器中。设置研磨机参数为 60 Hz，30 s。

（2）取出粉末状样品，加入 400 μL FGA 缓冲液和 6 μL RNase A（10 mg/mL），涡旋振荡约 1 min，室温放置 10 min。

（3）加入 130 mL LP2 缓冲液，涡旋振荡 1 min 至充分混匀。

（4）12 000 rpm，离心 5 min，转移上清至新的 1.5 mL 离心管中。

（5）向管中加入 1.5 倍体积的 LP3 缓冲液，立刻涡旋振荡 15 s 完全混匀，可见絮状沉淀产生。

（6）将所有的上述液体转移至装有收集管的吸附柱 CB3 中。

（7）12 000 rpm，离心 30 s，弃废液，将吸附柱 CB3 放回收集管中。

（8）向吸附柱中间加入 600 μL 漂洗液 PW。

（9）12 000 rpm，离心 30 s，弃废液，吸附柱 CB3 放回收集管中。

（10）重复操作一次。

（11）将吸附柱 CB3 放回收集管，12 000 rpm，离心 2 min，弃废液，将吸附柱置于室温下挥发残余的漂洗液。

（12）将吸附柱 CB3 转移至新的 1.5 mL 离心管中，向吸附膜中间滴加 50 μL 双蒸水。

（13）室温孵育 3～5 min。

（14）12 000 rpm，离心 2 min。

（15）检测 DNA 浓度及纯度，样品保存在 −20 ℃ 冰箱。

（六）转基因红花植株基因组鉴定

（1）设计鉴定引物。

（2）PCR 混合体系：gDNA 2 μL，10 μmol/L 正向引物 0.5 μL，10 μmol/L 反向引物 0.5 μL，2×EasyTaq® PCR Mix 12.5 μL，双蒸水加至 25 μL。

PCR 程序：95 ℃ 5 min；95 ℃ 30 s，55 ℃ 30 s，72 ℃ 1 min，循环 35 次；72 ℃ 5 min；4 ℃ 保持。

（3）电泳条件设置为横压 100 V，30 min，取 PCR 体系 10 μL 在 1.2% 的琼脂糖胶上上样，置于紫外凝胶成像仪上拍照。

（七）过表达 *CtACO1* 对乙烯/黄酮生物合成途径中其他基因的影响

（1）提取 RNA，并逆转录为 cDNA。

（2）将样品 cDNA 浓度平衡成一致浓度。

（3）设计乙烯及黄酮代谢通道上基因的荧光定量引物。

（4）荧光定量 PCR 混合体系参照上文。

（5）设置 PCR 程序：95 ℃ 3 min，95 ℃ 10 min，58 ℃ 20 s，72 ℃ 35 s。

（6）在 ABI7500 仪器上进行实验。

（7）设置 60S 作为内参基因，采用相对定量法 $2^{-\Delta\Delta Ct}$ 分析转录表达情况。

（八）过表达 *Ct*ACO1 对黄酮代谢产物的影响分析

具体样品处理及检测方法同第四节 *Ct*CHS1 过表达红花植株中次生代谢产物含量检测。

二、实验结果

（一）*Ct*ACOs 基因克隆及生物信息学分析

红花花冠 ESTs 注释信息中两个基因被注释为 ACC 氧化酶（ACO），分别命名为 *Ct*ACO1 和 *Ct*ACO2。*Ct*ACO1 和 *Ct*ACO2 的 cDNA 都包含一个 1 098 bp 的开放阅读框，编码 365 个氨基酸，预测分子量为 40.8 kD，pI 为 5.35。*Ct*ACO1 和 *Ct*ACO2 与其他植物的 ACO 进行系统发育分析，如图 5-37。序列比对表明（附图 5-33），*Ct*ACO1 和 *Ct*ACO2 与其他 ACO 一样，均以 2-酮戊二酸结合域 RxS 和亚铁结合位点 HxDxnH 为特征，暗示它们在乙烯生物合成途径中的生理功能，或至少与 ACO 相关。

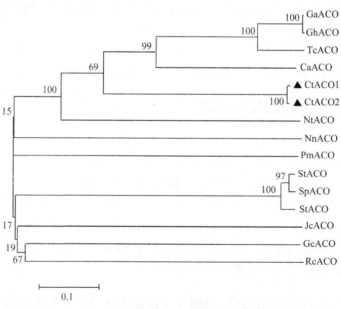

图 5-37　*Ct*ACO1、*Ct*ACO2 与其他物种 ACO 系统进化树分析

（二）表达特征分析

为了检测不同开花时期花中 *Ct*ACO1 和 *Ct*ACO2 的表达模式，采集了Ⅰ期、Ⅱ期、Ⅲ期、Ⅳ期的花。如图 5-38 所示，花中 *Ct*ACO1 和 *Ct*ACO2 的转录水平均随着花粉管的伸长而持续增加。然而，*Ct*ACO1 在四个阶段的转录水平均高于 *Ct*ACO2，尤其是在阶段

Ⅳ。因此,对 *CtACO1* 进行了进一步研究。

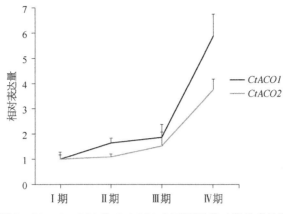

图 5 - 38 *CtACO1* 和 *CtACO2* 在不同开花时期的表达量

(三) 亚细胞定位

使用 WoLF PSORT 预测 *Ct*ACO1 蛋白的亚细胞定位,显示 *Ct*ACO1 蛋白可能定位在细胞质或细胞核中。为了检验这一预测,通过农杆菌菌株 LBA4404 介导将 *CtACO1* 和 PMT - 39 的重组载体导入洋葱表皮细胞。如附图 5 - 34 所示,*Ct*ACO1 - PMT 蛋白定位于细胞质和细胞膜,而 PMT 对照组在细胞质中发出 GFP 信号。综合结果表明 *Ct*ACO1 是一种细胞膜定位蛋白。

(四) *CtACO1* 过表达对乙烯和黄酮类生物合成途径相关基因表达的影响

为了探索 *CtACO1* 的体内功能,培育获得了在 CaMV35S 启动子下 *CtACO1* 过表达的转基因红花。基于基因组 DNAPCR 筛选,16 个独立的转基因植株中有 14 个显示电泳阳性结果。因此,使用 No.5、No.8、No.9、No.17、No.18、No.19 等 6 个植株进一步分析乙烯和黄酮类生物合成途径相关基因的转录水平。如图 5 - 39 所示,与未经处理的红花相比,转基因植株叶、小苞片、花和茎中的 *CtACO1* 转录水平提高了 20 倍以上。研究显示乙烯信号通路中 ETR1 的转录水平在过表达 *CtACO1* 红花中显著上调,可能因此影响植物中类黄酮的积累。除花外,叶、小苞片和茎中 ETR 的靶标基因 ERF 的转录水平也显著增加。MYB12 已被证实可以调控黄酮醇生物合成基因的转录,在过表达植株叶、苞片、花和茎中其 mRNA 积累量也显著提高。同时为了研究 *CtACO1* 过表达对黄酮类生物合成途径的影响,分析了过表达植株叶、小苞片、花和茎中参与黄酮类代谢的酶基因的转录水平。如图 5 - 39 所示,过表达 *CtACO1* 红花植株的 4 个器官中 4CL 和 PAL 的转录水平均显示出 5 倍以上的增加强。然而,其下游基因包括 CHS、CHI、F3H、FNSI、F3′5′H、UDP 糖基转移酶(UGT)的转录水平在不同器官之间存在差异。转基因植株的苞片和茎中 4CL、PAL、CHS、CHI、FNSI、F3′5′H、UGT 的转录水平均升高,而 F3H 的转录水平与对照组苞片和茎中的转录水平相比降低。除 *FNSI* 和 *F3H* 外,转基因植株叶中

的 *4CL*、*PAL*、*CHS*、*F3'5'H* 和两个 *UGT* 均表现出转录水平提高。花作为红花的药用部分,*CtACO1* 过表达后 *CHS*、*FNSI* 和两种 *UGT* 的转录水平降低。而 *4CL*、*PAL*、*CHI*、*F3H* 和 *F3'5'H* 的转录水平受到 *CtACO1* 过表达的正调控,且增加了 5 倍以上。

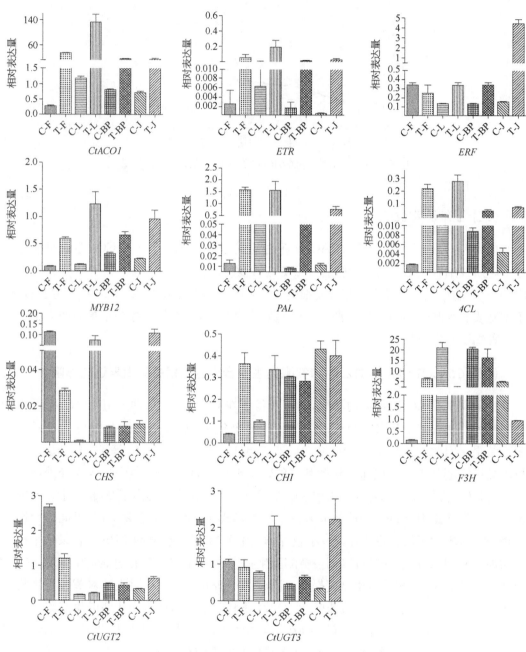

图 5 - 39　过表达 *CtACO1* 对相关基因表达量的影响

(F. 花;L. 叶;BP. 小苞片;J. 茎;C. 对照组;T. CtACO-过表达植物)

（五）CtACO 过表达对黄酮类化合物积累的影响

采用 UPLC‐Q‐TOF/MS 对 8 组 4 个红花器官进行分析，正负模式下代表性总离子流图（TIC）见图 5‐40。为了分析转基因组和对照组红花植株间的代谢差异，进行了PCA 分析转基因组和对照组数据中的趋势和异常值。评分图显示没有异常值，红花不同部位的代谢物很大差异。应用 PLS‐DA 筛选潜在的差异代谢物。如 PLS‐DA 评分图（图 5‐41）所示，转基因组与对照组明显分离。最终鉴定出花中 114 种代谢物、苞片中 192 种代谢物、叶中 245 种代谢物和茎中 113 种代谢物，转基因组与对照组差异显著。

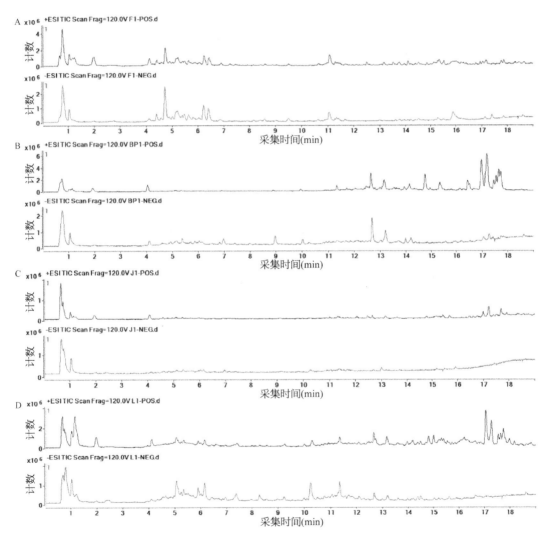

图 5‐40　红花 4 个不同部位在 ESI 正负离子模式下的代表性总离子流色谱图（TIC）

（A：F；B：BP；C：J；D：L）

红花生药学研究

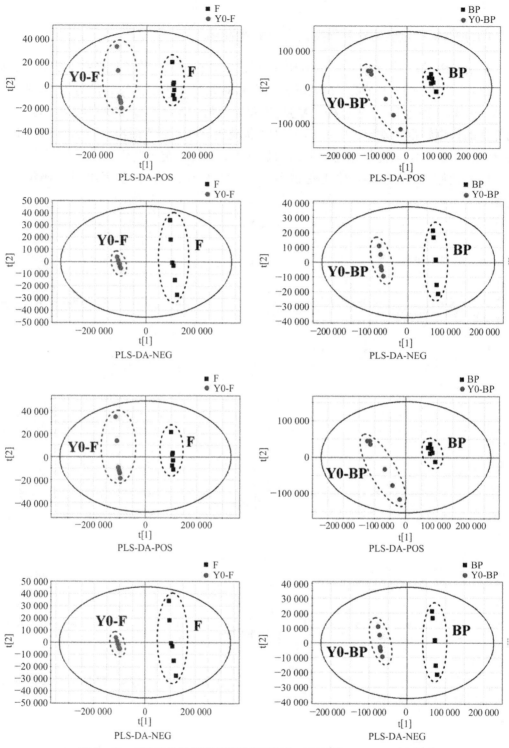

图5-41　ESI正负离子模式下转基因组和对照组的 PLS-DA 评分图

通过与对照品的比较,选定了 12 种目标代谢物。如表 5-13 所示,采用 LC-MS 检测了 8 个组,最终准确检测出 12 种代谢物,花中有 12 种,苞片中有 11 种,茎中有 7 种,叶中有 8 种。

表 5-13 红花 4 种不同部位 12 种代谢物定量测定结果

部位	黄酮成分含量(%)											
	芦丁	山柰酚	槲皮素	羟基红花黄色素 A	柚皮素	山柰酚-3-O-β-D-芸香糖苷	山柰酚-3-O-β-D-葡萄糖苷	红花红色素	芹菜素	槲皮素-3-O-β-D-葡萄糖苷	木犀草素	D-苯丙氨酸
F	0.0707	0.0032	0.0047	1.6579	0.0002	0.3898	0.0217	0.4125	0.0012	0.0151	0.0011	0.1654
YO-F	0.0401	0.0154	0.0024	3.4318	0.0005	0.6276	0.0598	1.301	0.0036	0.0087	0.0013	0.2593
FC	1.76	0.21	1.93	0.48	0.30	0.62	0.36	0.32	0.34	1.72	0.84	0.64
P	9.30×10^{-5}	2.38×10^{-8}	3.73×10^{-3}	5.39×10^{-7}	7.68×10^{-5}	5.50×10^{-6}	3.85×10^{-9}	1.29×10^{-4}	3.69×10^{-6}	8.19×10^{-4}	0.502	2.08×10^{-3}
BP	0.0083	0.0001	0.0094	0.0084	0.003	0.0015	0.0057	—	0.0009	0.0098	0.0137	0.0796
YO-BP	0.0019	0.0007	0.0001	0.0216	0.0032	0.0039	0.01	—	0.0002	0.0003	0.0033	0.1929
FC	4.44	0.18	68.3	0.39	0.93	0.39	0.57	—	4.74	29.38	4.13	0.41
P	5.61×10^{-5}	3.36×10^{-3}	1.27×10^{-3}	9.23×10^{-5}	0.576	2.56×10^{-5}	4.78×10^{-4}	—	1.66×10^{-3}	4.03×10^{-7}	1.26×10^{-4}	2.26×10^{-6}
J	—		0.0038	0.0019		0.0001			0.0002	0.0064	0.0149	0.0435
YO-J	—		0.0083	0.0063		0.0007			0.0001	0.0049	0.0142	0.0565
FC	—		0.46	0.31		0.1			2.26	1.31	1.05	0.77
P	—		4.29×10^{-3}	1.82×10^{-6}		1.57×10^{-5}			0.121	0.034	0.744	0.0847
L	—	—		0.0019	0.0001	0.0003	0.0002		0.002	0.0129	0.0711	0.066
YO-L	—	—		0.006	0.0001	0.0007	0.0002		0.0033	0.0011	0.0051	0.0717
FC	—	—		0.31	0.46	0.42	0.9		0.59	12.06	13.95	0.92
P	—	—		3.52×10^{-9}	0.0166	3.69×10^{-5}	0.46		0.0192	7.77×10^{-4}	2.39×10^{-5}	0.276

三、结论

从红花中克隆并鉴定了 2 个 CtACO,具有保守的 2-酮戊二酸和 Fe(Ⅱ)依赖性加氧酶超家族结构域。CtACO1 在Ⅰ期、Ⅱ期、Ⅲ期、Ⅳ期的花中转录水平均高于 CtACO2。在氨基酸水平上,CtACO1 与 CtACO2 高度相似,具有 99%的同一性。其中 4 个氨基酸不同,CtACO1 的 21 位缬氨酸突变为 CtACO2 的苯丙氨酸,208 位的丝氨酸突变为天冬酰胺,220 位的精氨酸突变为半胱氨酸,362 位的天冬酰胺突变为半胱氨酸天冬酰胺,这可能导致它们在不同花期的表达模式不同。使用电穿孔转化农杆菌介导的瞬时表达,证实来自红花的 CtACO1 定位于洋葱表皮细胞的细胞膜。这与其他物种中的 ACO 蛋白定位有差异,表明来自不同植物的 ACO 可能呈现不同的亚细胞定位。

关于 ACO 基因功能研究,ACO 功能研究的大部分都集中在其对乙烯水平和成熟率的影响。有研究报道编码黄酮类代谢的酶基因可能是乙烯转录网络的最终目标。为了验证 CtACO1 可以影响红花中黄酮类化合物积累的假设,我们培育了转基因 CtACO1 过表达红花。红花过表达 CtACO1 后没有明显的表型变化。但是在这些转基因植物中编码乙烯和黄酮类生物合成相关基因的转录丰度显示出显著的改变。据此构建了一个假想模型,如附图 5-35 所示,该模型概述了乙烯生物合成和类黄酮生物合成之间的关系。

第十一节

CtXTHs 基因功能研究

20 世纪末期,膨胀素和木葡聚糖内转葡糖基酶/水解酶的发现,使得对植物细胞壁产生了新的认识,普遍认为两者是真正参与细胞壁松弛与重构的物质。

膨胀素(EXP)又名扩展蛋白,它是美国科学家 Cosgrove 在研究"酸生长"现象时从黄瓜(Cucumis sativus)下胚轴分离得到的在体外被证明可以使热失活细胞恢复伸展活性的蛋白质。之后在烟草(Nicotiana tabacum)、拟南芥(Arabidopsis thaliana)、毛果杨(Populus trichocarpa)等植物中均有发现。已有研究表明,在黄瓜(Cucumis sativus)中鉴定出 35 个 EXP 基因,拟南芥和测序杨中均鉴定出 36 个 EXP 基因,番茄(Lycopersicon esculentum)中鉴定出 38 个 EXP 基因,水稻(Oryza sativa)基因组数据库中鉴定出 58 个 EXP 基因,而在大豆(Glycine max)中,EXP 基因可能高达 75 个。由此可见 EXP 基因是一个多基因家族,而且不同基因在植物体的功能也不尽相同,它们分别参与植物生长发育的各个过程包括种子萌发,根系建成,植株生长,花以及果实的发育成熟。

木葡聚糖内转葡糖基酶/水解酶基因(XTH)是较早发现在体外具有催化活性的酶基因之一,体外酶促实验表明,该酶具有内转糖基酶(XET;EC:2.4.1.207)活性和内切水解酶(XEH;EC:3.2.151)活性。与 EXP 基因家族一样,XTH 基因同样是一个大的基因家族,已有的研究表明,在拟南芥中存在 33 个 XTH 基因,而毛果杨中 XTH 基因数目高达 41 个。自 XTH 基因被发现以来,其功能研究就一直吸引着各国学者的目光。目前针对 XTH 基因的功能研究主要集中在两方面:其一,通过原核或者真核表达获得重组蛋白,之后针对纯化的蛋白进行体外酶活测试研究;其二,通过 RT-qPCR、转基因、RNAi、原位杂交等技术对 XTH 基因的生理功能进行研究。目前研究表明 XTH 基因在植株体内表现出非常复杂的功能。它参与了种子萌发、植株生长、花瓣形成与开放、果实软化以及某些特殊器官的发育如棉纤维的伸长等,同时 XTH 基因还参与对多种非生物胁迫的响应,甚至在植物病原菌的侵害以及寄生植物入侵宿主体中也扮演非常重要的角色。

EXP 基因和 XTH 基因在种子萌发、根系建成、茎伸长以及花果实的发育中都扮演着非常重要的角色,并且它们发挥的作用也非常相似,几乎是一致的,这使得我们更加确信两者之间是存在某种协同作用的;并且在对进化树的分析中发现,EXP 基因和 XTH 基因所发挥的生理功能与其进化关系具有一定的契合性,据此可以对新克隆 EXP 和 XTH 基因的生理功能进行初步的预测;此外,我们还注意到 $AtXTH14$ 和 $AtXTH26$ 基因抑制根系生长这个反常现象,这似乎是在提示 $XTHs$ 基因可能具有双向调节的功能,而这一点也说明了 XTH 基因功能的复杂性和重要性。

一、研究方法

(一) 与红花花冠伸长相关基因的筛选

基于注释的红花花冠转录组数据库,使用关键词 expansin、xyloglucan endotransglucosylase/hydrolase、exp 以及 xth 进行检索,经人工核验后筛选出其中的 $EXPs$ 和 $XTHs$ 基因。从表达谱芯片数据库中调取相关基因的表达谱数据,并将其与花冠长度及代谢组数据库中筛选的 13 个指标性成分进行 Pearson 相关分析。

(1) 批量提取红花总 RNA:将组织研磨仪模块取下,至 $-20\ ℃$ 预冷。从 $-80\ ℃$ 冰箱取出样品,使用药匙向每个 EP 管中加入 3 颗金属研磨珠,之后置于液氮中速冻。将预冷好的组织研磨仪模块安装于研磨仪,并将液氮中速冻的含有金属研磨珠的样品管依次置于模块中。盖紧模块后,设定 60 Hz, 30 s。工作结束后,重复一次。研磨结束后,向1.5 mL EP 管中加入 1 mL TRIzol,使用涡旋仪使之充分混合。室温静置 5 min 后,12 000 rpm 离心 10 min,吸取上清至一新的 EP 离心管中。加入 200 μL 氯仿,上下颠倒混匀15 s。室温静置 2~3 min, 12 000 rpm 离心 15 min。用黄色枪头(200 μL)取上层 RNA 相液体于新的 1.5 mL EP 离心管中。加入 500 μL 异丙醇,混匀后室温放置 10 min。12 000 rpm离心 10 min,弃去上清,留沉淀。向其中加入 1 mL 75% 的乙醇,短暂涡旋后,9 000 rpm 离心 5 min,弃上清,开盖挥发 10 min。加入 50 μL 双蒸水溶解(可用金属浴 55 ℃加热促进溶解)。

(2) 浓度测定:打开紫外-可见分光光度仪,使机器预热 30 min。取 2 μL 提取的红花总 RNA 至 200 μL EP 管中,加入 198 μL 双蒸水稀释,涡旋仪短暂涡旋混匀。以双蒸水作为空白,使用紫外-可见分光光度仪测定 A230、A260、A280,记录 A260/A280 和核酸浓度。

(3) cDNA 第一链的合成:参阅全式金的 TransScrip One Step gDNA Removal and cDNA Synthesis SuperMix 产品说明书进行。

qRT-PCR 反应体系:正向引物 0.6 μL,反向引物 0.6 μL,2×Transtart™ Top Green qPCR Super Mix 10 μL,50×Passiver Reference dye Ⅱ 0.4 μL,cDNA 2 μL,双蒸水加至 20 μL。

qRT-PCR 反应程序:95 ℃ 32 min;95 ℃ 10 s、58 ℃ 20 s、72 ℃ 35 s 循环 30 次;60 ℃ 1 min。

(4) 在电脑中打开 ABI7500 工作站,进行联机后,新建程序:输入程序名后,选择 7500 Fast(96 wells)模式,选择 ΔCt 的方式计算结果,SYBR Green 作为信号标记,采用标准模式运行。然后,按照 96 孔板的加样顺序,设置样品编号及名称。之后按 qRT-PCR 反应程序设定程序,选择在 72 ℃ 及最后 95 ℃ 采集荧光信号。设定完毕,点击运行即可。

(二) CtXTH 基因全长克隆及生物信息学分析

1. 使用 RACE 技术获得目的基因的全长 cDNA 序列

(1) RACE 5′-端文库构建:参见本章第四节。

(2) RACE 3′-端文库构建:参见本章第四节。

(3) 红花 XTHs 和 EXPs 基因 5′-,3′-cDNA 片段的克隆

RACE 引物的设计:从转录组数据库中调取筛选出来的与红花花冠伸长相关的基因 Contig41、C02、Contig172、ContigA08、Contig3118 和 Contig1255 的序列信息,按照 RACE 引物设计原则分别设计 GSP1 和 GSP2 引物用于 5′-,3′-cDNA 片段的扩增引物。RACE 引物设计原则包含以下 4 点:首先,引物长度在 23~28 个碱基,GC 含量控制在 50%~70% 之间;其次,引物熔解温度设置为在 65~70 ℃ 之间,以 68 ℃±1 ℃ 为佳;此外,设计的引物不能与 UPM 的 3′-端互补;最后,设计的 GSP 引物应该与候选序列特异结合,且尽量在靠近序列 3′-端的保守区设计为宜。

5′-/3′-RACE 反应体系(50 μL):5′-/3′-RACE 2.5 μL,UPM(10×)5.0 μL,GSP1/GSP2 1.0 μL,10× Advantage 2 PCR Buffer 5.0 μL,dNTP 1.0 μL,50× Advantage 2 Polymerase Mix 1.0 μL,双蒸水 34.5 μL。

5′-/3′-RACE 反应程序:98 ℃ 30 s;72 ℃ 2.5 min;98 ℃ 30 s、70 ℃ 30 s、72 ℃ 5 min 循环 5 次;72 ℃ 5 min;98 ℃ 30 s、68 ℃ 30 s、72 ℃ 5 min 循环 30 次;72 ℃ 10 min;4 ℃ 保持。

片段回收与测序:RACE 反应结束后,产物经 1.5% 琼脂糖凝胶电泳后置于凝胶成像系统(注:勿将制胶板一同放入成像板上,会影响成像效果),进行观察并拍照保存(注:进行胶回收时,切勿将胶块长时间暴露在紫外下,以防止紫外线损伤 DNA 结构,影响下游实验)。切取单一条带所在的胶块部分,参照 QIAquickGleExtraction Kit 使用说明进行胶回收,采用 T-A 克隆将胶回收片段重组至 pMD-19T simple 载体上,即在 10 μL 体系中加入 5 μL 2×Ligatron Buffer、1 μL pMD-19T simple 载体、

3 μL胶回收产物和 1 μL T4 DNA 连接酶,使用涡旋仪混匀,点甩离心后置 PCR 仪中 16 ℃反应 2 h。连接反应结束后,使用热激法将重组质粒转入化学感受态大肠杆菌 DH-5α。

转化流程:首先从-80 ℃冰箱取出 DH-5α 感受态细胞,将感受态细胞置于冰盒上,放入超净工作台融化,在刚刚融化时向其中加入上一步骤获得的 10 μL 重组质粒,弹指混匀后置于冰盒中冰浴 5~10 min,然后置于金属浴中 42 ℃热激 45~90 s,之后取出再次置于冰盒中冰浴 5~10 min,向其中加入 800 μL LB0 液体培养基,之后放入摇床中 37 ℃、200 rpm 摇菌 1 h 以复苏细胞,之后使用离心机 5 000 rpm 离心 3 min 使细胞沉淀,在超净工作台中去除多余培养基保留 100~200 μL,使用移液枪吹打混匀后移至 LBA 固体培养基皿内,使用三角涂布棒涂布均匀后将平皿置于 37 ℃培养箱培养(注:1 h 后待菌液被培养基完全吸收后将平皿倒置)。过夜培养后,挑取 5~10 个单克隆置装有 500 μL LBA 液体培养基的 EP 管中,37 ℃、200 rpm 摇菌,摇 4~5 h 待菌液浑浊即可用于菌液 PCR 鉴定。反应程序同 RACE 反应条件。反应结束后,将 PCR 产物经 1.5% 的琼脂糖凝胶电泳后置于凝胶成像系统观察并拍照保存。选择 3 个经菌液 PCR 鉴定为阳性的阳性转化子送金维智测序,测序引物为通用引物 M13F/R。菌液 PCR 反应体系:菌液 2.0 μL,2×EasyTaq® PCR Mix 10.0 μL,GSP 1.0 μL,UPM 1.0 μL,双蒸水 6.0 μL。

全长 cDNA 的拼接与克隆:将通过 RACE 获得的各基因 5′-,3′-片段的测序结果使用 NCBI 数据库中的 VecScreen 工具(http://www.ncbi.nlm.nih.gov/tools/vecscreen)去除载体序列,之后与转录组数据库中相应基因的序列一起在 SeqMan 软件上使用 Assemble 工具进行拼接,得到各基因的全长 cDNA 序列。之后根据拼接的基因全长序列信息设计全长引物用于扩增各基因全长(注:设计引物时上游引物尽量靠近序列 5′-端,下游引物尽量靠近序列 3′-端,但应注意避免介入 3′-端的 Ploy A 尾区)。扩增基因全长时为保证序列的正确性宜选用 KOD 或 pfu 等系列的高保真酶,反应体系:模板 2 μL,10 μmol/L 正向引物 1 μL,10 μmol/L 反向引物 1 μL,KOD-Plus-Neo Buffer 2.5 μL,dNTP 2.5 μL,MgSO₄ 1.5 μL,KOD-Plus-Neo 聚合酶 0.5 μL,双蒸水加至 25 μL。程序设置:94 ℃ 2 min;94 ℃ 10 s,58 ℃ 30 s,72 ℃ 1 min,循环 35 次;72 ℃ 5 min;4 ℃保持。

2. 生物信息学分析・获得可能的与红花花冠伸长相关的 EXPs 以及 XTHs 基因全长后,我们对其进行了系统的生物信息学分析,以对其序列特征及功能进行推测。首先,在 NCBI 上使用 ORF Finder 程序(http://www.ncbi.nlm.nih.gov/gorf/gorf.html)预测各新基因的开放阅读框(ORF);之后使用 ExPASy 服务器上的 ExPASyProtParam 程序(http://web.expasy.org/compute/)预测各新基因的理论等电点(pI),分子量(Mw)和分子式。为了解这些蛋白质的潜在功能,使用 Simple Modμlar Architecture Research Tool 程序(SMART,http://smart.embl-heidelberg.de/)进行蛋白质结构功能域分析。然后使用 ProtScale 程序(http://us.expasy.org/cgi-bin/protscale.pl)和 TMHMM Server v.2.0 程序(http://www.cbs.dtu.dk/services/TMHMM/)分析蛋白质的疏水性和跨膜区域。此外,SignalP 4.1 Serves 程序(http://www.cbs.dtu.dk/services/

SignalP/)用于预测是否含有信号肽序列。并且为了探明它们在 *EXPs* 以及 *XTHs* 基因家族中的进化位置,使用 ClustalX2.1 分别对来自红花和拟南芥的 EXPs 以及 XTHs 的氨基酸序列进行多序列比对,并且使用相邻节点(N-J)方法通过 MEGA5.0 软件构建系统发育树,自展分析法进行 1 000 次重复以检验所构建系统发育树的可靠性。最后,使用 PBIL LYON-GERLAND 数据库,通过霍普菲尔得神经网络(HNN)模型二级结构预测方法(https://npsaprabi.ibcp.fr/cgibin/npsa_automat.pl?page=/NPSA/npsa_hnn)预测各蛋白质二级结构。蛋白质三级结构由 Protein Homology/analogYRecognition Engine V 2.0 程序(http://www.sbg.bio.ic.ac.uk/~phyre2/html/page.cgi?id=index)采用线程建模方法进行建模。

(三)表达模式分析

实验操作步骤同上一节总 RNA 提取及 qRT-PCR 步骤,对于根、茎以及幼嫩种子这种难以研磨的组织部位,使用研钵添加液氮手动研磨,其余操作均相同。

(四) *CtXTH1* 基因植物表达载体的构建及其在红花中的功能验证

1. 真核表达载体的构建·根据目的基因 *CtXTH1* 的 cDNA 全长序列,结合植物真核表达载体 pMT39 多克隆位点的序列信息,按照无缝克隆引物设计原则设计无缝克隆引物。以红花花冠 cDNA 文库为模板,使用高保真酶 KOD 进行 PCR 反应。PCR 产物经琼脂糖凝胶电泳后,切胶回收纯化。使用 In Fusion 无缝克隆试剂盒通过无缝克隆的方法将胶回收产物与 Neo I 酶切线性化的载体进行重组连接。重组载体通过热激法转化感受态大肠杆菌 DH5α,涂布平板后置培养箱,过夜培养后挑取单克隆进行测序,以确认序列的正确性。

根据红花 *CtXTH1* 基因的 cDNA 全长序列,通过 NCBI 数据库中的 ORF Finder 程序,识别出 *CtXTH1* 基因的 CDS 区,在 CDS 区 5′-端选取 20～30 个碱基并根据植物真核表达载体 pMT39 多克隆位点的序列信息添加 5′同源臂序列,作为上游无缝克隆引物,在 CDS 区 3′-端去除终止子后,选择 20～30 个碱基以其互补序列并添加 3′同源臂序列。作为下游无缝克隆引物。具体引物信息如下。

正向引物:GAGCTTTCGCGGATCCGCCACCATGACATATTCGTCGAG
反向引物:TCCTCGCCCTTGCTCACCATGGTGGCGGCCGCAATCCCATCCATAC

采用 PCR 方法获得目的基因 *CtXTH1* 的 CDS 区。以红花花冠 cDNA 文库为模板,使用高保真酶 KOD 进行 PCR 反应。PCR 反应体系:模板 4 μL,10 μmol/L 正向引物 2.5 μL,10 μmol/L 反向引物 2.5 μL,KOD-Plus-Neo Buffer 5 μL,dNTP 5 μL,$MgSO_4$ 3 μL,KOD-Plus-Neo 聚合酶 1 μL,双蒸水加至 50 μL。程序设置:98℃ 3 min;98℃ 30 s、50℃ 30 s、72℃ 1 min 循环 35 次;72℃ 10 min;4℃ 保持。反应结束后,将 PCR 产物经 1.2% 的琼脂糖凝胶电泳分离,在凝胶成像系统观察拍照后,切取目的条带进行回收纯化,回收产物至−20℃备用。

红花生药学研究

载体的线性化:选择 pMT39 载体多克隆位点处的 Nco I 酶切位点,采用 Nco I 内切酶酶切后,将酶切产物在 0.8% 的琼脂糖凝胶电泳分离,切取目的片段回收纯化,获得线性化的 pMT39 载体。酶切体系:pMT39 质粒 1 μg,10×FlyCut Buffer 2 μL,FlyCut Nco I 0.5 μL,双蒸水加至 20 μL。反应程序:PCR 仪控温,37 ℃孵育 15 min,之后加入 loading buffer 终止反应。反应结束后,应尽快使用,且−20 ℃只能短暂保存,否则黏性末端易丢失,造成连接效率下降或引发载体移码突变。

重组载体的连接选择无缝克隆的方式进行,反应体系:纯化的 PCR 片段 4 μL,线性化载体 2 μL,5×In-Fusion HD Enzyme Premix 2 μL,双蒸水 2 μL。反应程序:PCR 仪控温,50 ℃反应 15 min 后,取出置于−20 ℃冰箱保存。

重组载体转化大肠杆菌 DH5α 并测序验证:同上将重组载体转化至 DH5α 中,复苏后涂布平板。过夜培养,挑取 5～10 个单克隆置装有 500 μL LBK 液体培养基的 EP 管中,37 ℃、200 rpm 摇菌,摇 4～5 h 待菌液浑浊即可用于菌液 PCR 鉴定。菌液 PCR 鉴定及测序方法同上。

2. 农杆菌 GV3101 的准备·因感受态农杆菌 GV3101 转化效率较低,且无法直接用于测序验证。故不能使用连接的重组载体直接转化农杆菌 GV3101。因此转化 DH-5α 后选取测序验证无移码、碱基替换的克隆,大摇后按 TIANGEN 高纯度质粒小提试剂盒使用说明抽提质粒,将获得的高质量质粒采用液氮冻融法转化感受态农杆菌 GV3101,涂布平板后置于 30 ℃培养,挑取单克隆后,采用菌液 PCR 方法进行鉴定。PCR 鉴定阳性克隆大摇后分装采用甘油冷冻保存法保存菌株。液氮冻融法转化感受态农杆菌 GV3101 的具体操作如下:

从−80 ℃冰箱中取出化学感受态农杆菌 GV3101,放置在冰盒上然后至超净工作台。待感受态细胞刚刚融化时,向其中加入 1 μL 浓度为 100 ng/μL 的 pMT39-CtXTH1 重组质粒。同时在另一支感受态细胞中加入 1 μL 浓度为 100 ng/μL 的 pMT39 空载体作为对照质粒。弹指混匀后冰上静置 5 min,之后置于液氮中 5 min,取出后 37 ℃金属浴 5 min,之后再冰浴 5 min。分别向其中加入 700 μL LB0 液体培养基,30 ℃ 200 rpm 摇床中震荡培养 2～3 h 以复苏细胞。5 000 rpm 离心 5 min 沉淀菌体,之后弃去培养基,留 100～200 μL 上清重悬菌体后涂布在 LB+K+Rif 平板上,30 ℃培养箱培养 36～48 h。其间待培养基充分吸收菌液后将平皿倒置。

待平板中长出菌落后,挑取 5～10 个单克隆至 500 μL LB+K+Rif 的液体培养基中,30 ℃ 200 rpm 摇菌 8～12 h,待菌液浑浊,按上述菌液 PCR 方法鉴定阳性转化子。挑取 2 个经菌液 PCR 鉴定为阳性的转化子,接种到 10 mL LB+K+Rif 液体培养基中扩大培养,待 OD 为 0.8 左右时分装至 1.5 mL 的 EP 管中,使用甘油冷冻保存法保存菌株。

3. 花粉管通道法转化红花·从−80 ℃冰箱取出保存的 pMT39-CtXTH1 GV3101 农杆菌甘油菌株并置于 4 ℃冰箱冻融。待甘油菌融化后,稀释 100×、1 000×、10 000× 后,涂布 LB+K+Rif 平板,30 ℃恒温培养以活化菌株。过夜培养后,挑取 3～5 个单克隆至 600 μL LB+K+Rif 液体培养基中,200 rpm 30 ℃摇菌 24 h。将菌种接种到 50 mL LB+K+Rif 液体培养基中,200 rpm 30 ℃大摇至菌液 OD 为 0.6～0.8。从摇好的菌液中取出 10 mL,分装到 10 个 1.5 mL EP 管中,4 ℃保存,作为临时菌种保存。剩余的菌液,每

4～5 mL 分装为一管，作为浸染用菌液 4℃保存。浸染前，首先将浸染用的菌液，置于离心机中，5 000 rpm，离心 10 min。倒去培养基，用 4 mL 5% 的蔗糖溶液重悬菌体，之后向每管中加入表面活性剂 Silwet-L 4 μL，混匀后使用。

用 1 mL 的无菌注射器吸取准备好的浸染液，浸染红花花柱，浸染完后立即套袋，在 I 期开始浸染，直至 VI 期花衰败停止，取下袋子，等待种子成熟后，收集种子。将收集的种子干燥后，储存在−80℃冰箱，在下一个种植期，选择颗粒饱满的种子种植于温室中，16 h 光照/8 h 黑暗，25℃培养，常规水肥管理，待开花后，采集实验材料并收集相关数据。

4. **转基因阳性植株的鉴定**·将转化后的种子重新种植于温室中，在苗期，对成活的红花进行编号并采集叶片用于转化植株的鉴定。通过 PCR 结合测序的方式对转化植株进行鉴定，筛选出其中的阳性转化株系。首先按 TIANGEN Hi DNAsecure Plant Kit 操作说明提取各株系叶片 DNA，以此为模板，然后基于构建的重组真核表达载体 pMT39 - *CtXTH1* 序列，在目的基因上游 35 s 启动子区设计正向引物，在目的基因 *CtXTH1* 中设计反向引物，引物信息如下：

> 正向引物：GACAAGCAGAAATCACCAGTCTC
> 反向引物：CCACTGAAAACACGACGTGGTG

将该引物对作为鉴定引物，使用 Taq DNA 聚合酶进行 PCR 反应。反应结束产物经电泳分离后由凝胶成像系统进行观察拍照，观察各样品在目的条带区是否存在条带。如果存在目的条带，将该条带所在胶块切下胶回收后测序确认结果是否可靠。

植株鉴定 PCR 反应体系：植株 DNA 4 μL，正向引物（10 μmol/L）2 μL，反向引物（10 μmol/L）2 μL，2×EasyTaq® PCR Mix 10 μL，双蒸水 4 μL。

植株鉴定 PCR 反应程序：95℃ 3 min；95℃ 30 s，60℃ 30 s，72℃ 1 min，循环 2 次；95℃ 30 s，58℃ 30 s，72℃ 1 min，循环 5 次；95℃ 30 s，56℃ 30 s，72℃ 1 min，循环 5 次；95℃ 30 s，54℃ 30 s，72℃ 1 min，循环 5 次；95℃ 30 s，52℃ 30 s，72℃ 1 min，循环 5 次；72℃ 10 min；4℃保持。

5. **红花农艺性状数据的收集**·在花蕾形成后，植株的高度和子叶节茎粗几乎就不会再发生变化，此时使用卷尺测量子叶节至顶花球的高度作为植株总高度数据，之后使用游标卡尺测定子叶节处的直径作为子叶节茎粗数据。

在开花期，计数花球总数量作为单株花球数数据，并且按其开放顺序依次选择 3 个花球作为花性状的采集对象。按照课题组之前的研究结果，在每日下午 3:00 开始采集花冠并收集相关农艺性状数据。在开花后的第 3 日，使用游标卡尺测定花球的直径，作为衡量花球大小的数据；之后使用镊子去除苞片后，采集小花，从采集的小花中随机选择 30 个小花，使用固定的直尺测量每个小花的花冠长度，并记录数据；测量完毕后，随机选择 5 个小花使用多聚甲醛 FAA 固定液固定，之后将剩余的所有小花收集起来装入 1.5 mL 的 EP 管中，标记后置液氮中速冻，带回实验室称重，并记录数据，之后将所有的样品保存在−80℃冰箱用于后续实验。

待种子成熟后，收集每株植株上的果球后，剥离种子并计数称重。

6. 阳性植株 *CtXTH1* 基因表达水平的测定 · 为评价过表达植株 *CtXTH1* 基因的过表达水平,我们通过 qRT－PCR 的方法检测 *CtXTH1* 基因的转录水平来作为判断过表达水平的指标。从－80 冰箱取出采集的阳性植株花冠以及空载体对照植株的花冠,采用上述的 TRIzol 法提取过表达阳性植株以及空载对照植株的总 RNA,之后按照上述 qRT－PCR 操作以空载对照植株表达水平为基准测定过表达植株 *CtXTH1* 基因的相对表达量。

7. 花冠显微结构观察 · 同时为了理解 *XTHs* 基因如何影响花冠的发育,我们观察了花冠组织的显微结构。具体操作如下。

固定:在开花期从收集的花中随机选择 5 个小花置于样品管中,向样品管中加入 FAA 通用型组织固定液固定 48 h(在此期间更换 2～3 次 FAA 通用型组织固定液)。

脱水:由 30％、50％、75％、95％到无水乙醇进行梯度脱水。

透明:使用二甲苯进行透明,同样也是由无水乙醇变为 25％二甲苯醇溶液、50％二甲苯醇溶液、75％二甲苯醇溶液逐步过渡到纯二甲苯。

浸蜡:使用纯二甲苯透明完毕后,开始进行下一步的浸蜡操作。首先是低温浸蜡,即向透明后的样品中加入适量的二甲苯和碎蜡,然后置于 36 ℃恒温孵育 12～24 h。之后是高温浸蜡,即将低温浸蜡后的样品取出加入纯石蜡然后在 55～60 ℃温度下高温孵育 1 h,使用纯石蜡重复高温孵育 3 次后,即可用于包埋。

包埋:包埋时,将小花的花瓣部分和管状部分分开包埋。首先使用手术刀将小花切为两部分,之后准备好模块,然后使用镊子夹住样品花瓣部分,使其垂直于水平面,然后加入溶解的热蜡液进行包埋,而管状部分平行于水平面进行包埋。

切片:使用手术刀对包埋好的蜡块进行修整后,夹在切片机上进行切片。其中花瓣部分横切,管状部分纵切。

展片:将切好的蜡片使用毛笔移置温水中,利用水的表面张力使其展平。

捞片与烤片:使用干净的载玻片从水中将石蜡切片捞出,在显微镜下初步观察后选择适宜的片子置于烘箱中 60 ℃烘烤 2 h。

脱蜡和复水:将烤好的片子使用纯二甲苯进行 2 h 的脱蜡。之后使用 50％的二甲苯乙醇溶液、无水乙醇溶液梯度置换出二甲苯,之后在使用 95％的乙醇溶液和 85％的乙醇溶液进行梯度复水。其中各级均只停留 5～10 min。

染色:将在 85％的乙醇溶液中复水的切片,浸没在由 85％的乙醇溶液配制的 1％的番红 O 溶液中染色 4 h,之后使用无水乙醇洗去表面染液。

封片:使用显微镜(DM2500,Leica,Germany)观察,挑选出较好的切片,然后使用中性树胶进行封片保存。

8. 代谢组数据的收集 · 红花作为一种药用植物,我们在试图提高其产量的情况下,仍不能忽视其品质。在前期我们进行基因筛选时发现,某些化合物的积累可能与红花中的 *XTHs* 和 *EXPs* 基因的表达具有相关性。对于我们筛选出的基因 *CtXTH1*,在对其进行调控时尚不能确定其对化合物积累的影响。因此,为了更好地利用该基因,将其用于药用植物的育种工作。参照薛英茹的方法,使用 UPLC－Q－TOF/MS 检测了不同株系转基因过表达组和对照组的代谢物,并以其中的 8 种指标性成分为对象,考察了 *CtXTH1*

基因对红花品质的影响。具体检测方法同第四节 CtCHS1 过表达红花植株中次生代谢产物含量检测。

（五）CtXTH1 启动子的克隆与启动活性的初步检验

1. 染色体步移法扩增获得目的基因的启动子区·染色体步移法（Genome Walking）是一种利用已知序列设计序列特异引物,结合随机引物,通过热不对称的巢式 PCR 获得已知序列相邻未知序列的方法,通常被用于基因组测序中空隙的填补、结构基因调控区的获得等。由于红花尚未有完整的基因组数据公布,因此,为了获得 CtXTH1 基因的启动子序列,染色体步移是一种较为经济且容易操作的选择。其简易操作如下。

首先基于 Contig41 基因的 CDS 区,设计 3 条退火温度较高的特异性下游引物依次命名为 SP1、SP2、SP3,这 3 条引物之间间隔 100~200 bp（SP1>SP2>SP3）,且尽量靠近 5′-区域。之后以花冠 DNA 作为模板,SP1 和试剂盒提供的兼并引物为扩增引物对,利用热不对称 PCR 原则以 LATaq DNA 聚合酶进行扩增反应。第二次巢式 PCR 以第一次巢式 PCR 产物为模板,使用 SP2 和简并引物作为扩增引物对进行扩增反应。第三次巢式 PCR 以第二次巢式 PCR 产物为模板,使用 SP3 和简并引物作为扩增引物对进行扩增反应。待所有 PCR 反应结束后,将三次巢式 PCR 反应产物电泳,在第三次巢式 PCR 产物中切取较为单一的条带,胶回收后,使用 SP3 引物进行测序。

第一次 PCR 反应体系:基因组 DNA 4 μL,dNTP 8 μL,10×LA PCR Buffer Ⅱ 5 μL,TaKaRa LA Taq 0.5 μL,AP1/AP2/AP3/AP4 引物 1 μL,SP1 引物 1 μL,双蒸水加至 50 μL。反应程序:98℃ 5 min;95℃ 30 s,65℃ 30 s,72℃ 2 min,循环 5 次;95℃ 30 s,65℃ 30 s,72℃ 2 min,95℃ 30 s,65℃ 30 s,72℃ 2 min,95℃ 30 s,44℃ 30 s,72℃ 2 min,循环 15 次;72℃ 10 min。

第二、第三次反应体系模板使用上一次反应产物 1 μL。PCR 反应程序:95℃ 30 s,65℃ 30 s,72℃ 2 min,95℃ 30 s,65℃ 30 s,72℃ 2 min,95℃ 30 s,44℃ 30 s,72℃ 2 min,循环 15 次;72℃ 10 min。

待所有 PCR 反应结束后,将三次巢式 PCR 反应产物电泳,在第三次巢式 PCR 产物中切取较为单一的条带,胶回收后,使用 SP3 引物进行测序。

2. 启动子区的生物信息学分析·将通过染色体步移获得的 5′-上游序列使用植物顺式作用元件、增强子、抑制子预测程序 TSSP（http://www.softberry.com/cgi-bin/programs/promoter/tssp.pl）预测其中的启动子信息。同时将序列提交至 PlantCare（http://bioinformatics.psb.ugent.be/webtools/plantcare/html/）预测其中包含的顺式作用元件。

3. 启动子启动活性的初步检验·对于启动子区启动活性的初步检验,采用烟草瞬时转化方法。即将启动子区亚克隆至含报告基因的载体中,通过检测报告基因的表达情况来判断预测的启动子区是否具有启动活性。

（1）启动子区的获得:根据染色体步移获得的启动子区序列信息,设计启动子区全长克隆的上下游引物,并且在上游引物中添加 ScaI 酶切位点,在下游引物中添加 XbaI 酶切位点。以红花花冠 DNA 为模板,使用 KOD plus Neo 高保真酶进行 PCR 反应,反应产物经凝胶电泳后回收目的片段,之后采用 ScaI 和 XbaI 进行双酶切反应,酶切产物经凝胶电泳分离后进行胶回收以获得含黏性末端的启动子序列产物。

(2) 启动子活性检测载体的线性化:以植物双元表达载体 PBI121 为入门载体,根据载体图谱,利用 5179 位的 ScaI 和 5815 位的 XbaI 酶切位点,通过双酶切的方法切除入门载体中报告基因 β-葡萄糖苷酸酶基因(GUS)上游的 CaMV35 s 启动子序列,并得到线性化的载体。

(3) 重组载体的构建:将线性化的含黏性末端的载体与含黏性末端的启动子序列产物通过 T4 DNA 连接酶进行连接以获得重组载体 PBI121 - *CtXTH1* Promoter。

(4) 阴性对照载体的构建:为了获得相应的阴性对照载体,将切去 CaMV35 s 启动子序列的线性化 PBI121 载体进行环化。采用引物搭桥的方式进行环化。首先利用在线随机 DNA 序列生成工具 Random(http://www.novopro.cn/tools/random_dna.html)生成一段 30 bp 的随机序列,之后依据 PBI121 载体序列信息,在 5179 位的 ScaI 酶切位点上游选取 20 bp 左右的序列作为 5′同源臂,结合 30 bp 的随机序列作为上游搭桥引物,在 5815 位的 XbaI 酶切位点下游选取 20 bp 左右的序列作为 3′同源臂,结合 30 bp 随机序列的互补序列作为下游搭桥引物。将上下游搭桥引物在 94 ℃高温变性 30 s,40 ℃低温退火后,形成桥接片段,采用 PCR 的方法(无需添加模板),通过高保真的 KOD plus Neo DNA 聚合酶补全桥接片段的同源臂区,反应结束后,PCR 产物经 2.0% 的琼脂糖凝胶电泳分离后切胶回收约 70 bp 区的目的片段,经该桥接片段利用 5′-,3′-端的同源臂采用无缝克隆的方式连接至切去 CaMV 35S 启动子的线性化 PBI121 载体上,从而形成阴性对照载体 PBI121 - No35S。

(5) 转化大肠杆菌 5α,扩大培养后提取高浓度质粒:将阳性对照载体(PBI121)、阴性对照载体(PBI121 - No35S)以及重组的 PBI121 - *CtXTH1* Promoter 载体采用热激法分别转化至 DH - 5α 中,涂布平板后置于 37 ℃培养过夜,挑取单克隆后采用 PCR 和测序的方法进行鉴定验证。测序确认正确的菌株,使用液体培养基扩大培养后,提取质粒,操作同上。

(6) 浸染用菌种的获得:采用液氮冻融法将阳性质粒转化至农杆菌 GV3101 感受态细胞中,涂布平板后置 30 ℃培养 24～36 h,挑取单克隆后采用 PCR 的方法进行鉴定,选取 3 个经 PCR 鉴定为阳性转化子的单克隆使用液体培养基进行扩大培养后,使用甘油冷冻保存法保存菌种。

(7) 烟草瞬时转化:在无菌条件下,从烟草 NC - 89 无菌苗中选择较为幼嫩的叶片剪取下来,在叶片边缘剪去叶缘部分以形成伤痕,将该叶片置于 MS 固体培养基上在 25 ℃恒温箱中暗培养 3 日。将保存的 3 个不同菌种复苏后使用液体培养基进行扩大培养,30 ℃摇菌至菌液 OD 为 0.6 左右,即可用于浸染。将经过预培养的烟草叶片分为四组:空白对照组、阳性对照组、阴性对照组和 PBI121 - *CtXTH1* Promoter 组,将四组烟草叶片分别移至对应的菌液中浸染 10 min,其间不断地上下颠倒混匀或置于 30 ℃摇床震荡以使叶片与菌液得到充分的接触。浸染完毕后,使用无菌镊子将叶片取出,之后使用灭菌的吸水滤纸吸去叶片表面多余菌液后,再分组平铺至 MS 固体培养基,25 ℃培养 3 日。

（8）染色：培养结束后，将叶片按组分别移至 50 mL 已灭菌的离心管中，向每个离心管中加入 30 mL 无菌水后，上下颠倒混匀，之后弃去液体，重复此步骤 3 次以清洗掉叶片表面的菌体。清洗完毕后，即可用于 GUS 染色。使用中科瑞泰 GUS 染色试剂盒对瞬时转化叶片进行染色，具体操作如下：首先使用移液枪将 1 mL X‑gluc 溶解液全部吸出然后注入装有 X‑gluc 粉末的 EP 管中，使用涡旋仪进行充分混匀后，按每管 100 μL 的规格将 X‑gluc 溶液分装至不透明的棕色 1.5EP 管中，−80 ℃ 保存，使用时再取出。之后，按 1∶50 的比例，将 X‑gluc 溶液和 GUS 染色缓冲液进行混合（该混合液需要现用现配，且只能在 −20 ℃ 条件下短暂保存），混合均匀后，将该混合液加入到装有烟草叶片的 50 mL 离心管中，以染液淹没叶片为宜，轻轻混匀使染液充分浸没叶片后，连同离心管一起放置在真空瓶中抽真空以促进染液快速渗入叶片组织中。2 h 后，取出离心管，弃去染色液后，加入无水乙醇在 60 ℃ 温度下脱色，反复脱色直至空白对照组叶片变为无色为止。脱色完毕后，取出各组叶片置于白色打印纸上观察并拍照留存。

二、研究结果

（一）基因筛选

基于红花花冠转录组数据库，我们分离得到 13 个 *XTHs* 基因（编号分别为：Contig41、Contig172、Contig883、Contig1308、Contig1505、Contig2558、Contig2632、Contig3118、Contig3766、Contig3788、A08、C02、CS09052）和 8 个 *EXPs* 基因（编号分别为：CS09070、Contig706、Contig1255、A10、CS09042‑1、Contig279、Contig2253、CS09042‑2）。之后从红花花冠表达谱芯片数据库中调取出这些基因在 4 个不同花期的表达水平数据，对其在 4 个花期的积累模式进行了汇总，见图 5‑42。并且将其与代谢组数据库中 4 个不同花期代谢物积累变化数据以及花冠长度进行了 Pearson 相关分析，见附图 5‑36。基于相关分析结果，发现其中 7 个 *XTHs* 基因和 3 个 *EXPs* 基因与花冠长度具有相关性（Pearson 相关系数 $r \geqslant 0.6$）。

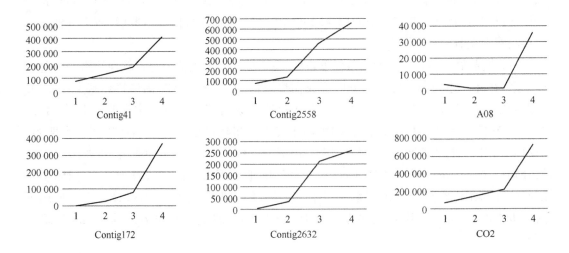

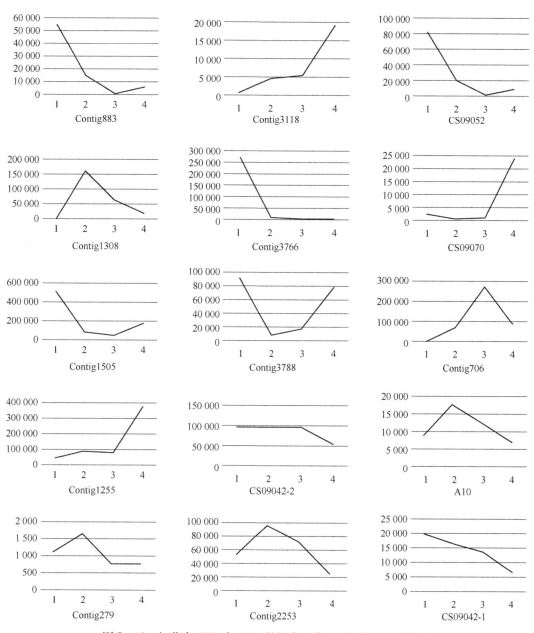

图 5-42　红花中 *EXP* 和 *XTH* 基因在 4 个不同花期的积累模式

　　由于基因芯片数据为高通量数据,在数据采集中可能存在一定的误差,因此我们对筛选出来的可能与红花花冠长度相关的基因通过 qRT-PCR 进行了重新的定量分析,结果见表 5-14。对 6 个不同花期基因表达量与花冠长度进行了 Pearson 相关分析,Pearson相关系数见表 5-14,最终确认与红花花冠长度相关的 *XTHs* 和 *EXPs* 基因,包括 5 个*XTHs* 基因(Contig41、Contig172、Contig3118、A08、C02)和 1 个 *EXPs* 基因(Contig1255)。

表 5-14   6 个不同花期 qRT-PCR 结果及相关分析

基因编号	I	II	III	IV
Contig41	0.954±0.089	2.816±0.790	4.650±0.475	1.061±0.087
Contig172	1.129±0.146	1.275±0.290	4.872±1.753	0.810±0.132
A08	1.143±0.124	0.352±0.047	0.131±0.029	0.916±0.131
Contig3118	1.165±0.145	2.045±0.044	3.488±0.277	0.994±0.009
Contig2558	0.705±0.180	0.657±0.143	0.749±0.124	1.119±0.122
Contig2632	1.055±0.101	0.578±0.049	190.059±82.117	1.115±0.100
C02	0.984±0.018	3.966±0.458	11.247±1.048	2.031±0.111
Contig1255	1.590±0.125	0.907±0.169	1.150±0.119	1.007±0.069
CS09070	0.926±0.198	1.557±0.346	37.761±11.995	0.723±0.268
Contig706	1.157±0.170	1.320±0.205	17.446±1.212	1.134±0.370

基因编号	V	VI	Pearson 相关系数
Contig41	5.691±0.807	7.486±0.593	0.850 6
Contig172	6.741±0.379	6.342±0.945	0.793 3
A08	2.317±0.049	14.305±1.214	0.868 6
Contig3118	36.850±2.717	21.727±1.240	0.791 6
Contig2558	3.520±0.200	1.023±0.339	0.459 5
Contig2632	1.558±0.249	0.471±0.116	−0.245 6
C02	11.765±0.609	14.697±1.006	0.800 6
Contig1255	18.739±2.997	25.491±1.886	0.968 6
CS09070	1.549±0.346	36.593±14.676	0.439 4
Contig706	0.592±0.091	0.132±0.027	−0.306 2

(二) CtXTH 基因全长克隆及生物信息学分析

1. 红花花冠 XTHs 和 EXPs 基因 5′-/3′-未知序列的克隆·引物信息见表 5-15。

表 5-15   RACE 引物信息

基因编号	引　　物	目标
Contig41(CtXTH1)	GSP1：TCTGTCACCCTTTCCGTGGGCATACA	5′和 3′RACE
Contig172(CtXTH2)	GSP1：TCACACATTCCGGTGGAGGAACAGGG	5′和 3′RACE
A08(CtXTH3)	GSP1：GTCGCCCAATCGTCTGCCTCCCATAA GSP2：TTATGGGAGGCAGACGATTGGGCGAC	5′和 3′RACE
Contig3118(CtXTH4)	GSP1：GGTTTCCGGTGGAGTTGCCCAAGAAC GSP2：TGTCCCATTTCCCAAGAGCCAACCCA	5′和 3′RACE
Contig1255(CtEXP1)	GSP1：TTAGGTGGACAGAAGTTGGTCGCGGT	5′和 3′RACE

2. 红花花冠 *XTHs* 和 *EXPs* 基因全长克隆 · 全长序列引物信息见表 5-16。

表 5-16　全长序列扩增引物信息

基因编号	引　物	目标
Contig41(*CtXTH1*)	正向引物：CATGGGATCACACAATATAATACACA 反向引物：AACACAAGTATCAACCATAAAACCC	全长 cDNA 序列 PCR
Contig172(*CtXTH2*)	正向引物：AAGTTGTCCCCAAACAGTAGTTG 反向引物：TTGTAACGAAAGCACTCGTATTAT	全长 cDNA 序列 PCR
A08(*CtXTH3*)	正向引物：TGGGAACACAATCAATCTCA 反向引物：ATGGCCCAGACATGATTTGT	全长 cDNA 序列 PCR
Contig3118(*CtXTH4*)	正向引物：TTCTCTCTATCTCTTGGCAACTC 反向引物：CATCGAGGACAAACAACTTAATG	全长 cDNA 序列 PCR
Contig1255(*CtEXP1*)	正向引物：CCAACCACCTCTTCCCTTATC 反向引物：ATGCGGGTGCTAACTAACC	全长 cDNA 序列 PCR

经测序验证后，Contig41 与 C02 为同一基因序列的两个不同片段，因此下述基因均剔除了 C02 序列。获得各基因的全长序列后，按照 GeneBank 数据提交要求，将获得的 4 个 *XTHs* 基因和 1 个 *EXPs* 基因相关序列信息提交至 GeneBank；Contig41/C02 被命名为 *CtXTH1*（GenBank 接收号：MK103355），Contig172 被命名为 *CtXTH2*（GenBank 接收号：MK103356），A08 被命名为 *CtXTH3*（GenBank 接收号：MK103357），Contig3118 被命名为 *CtXTH4*（GenBank 接收号：MK103358），Contig1255 被命名为 *CtEXP1*（GenBank 接收号：MK103359）。

3. 生物信息学分析 · *XTHs* 和 *EXPs* 基因基本信息统计：通过 RACE 技术扩增获得各基因的末端未知序列，对其进行序列拼接验证后获得全长序列信息。其基本信息见表 5-17 及图 5-43～图 5-47。

表 5-17　*XTHs* 和 *EXP* 基因基本信息统计

基因名	基因全长 （bp）	CDS （bp）	起点	终点	ORF （aa）	分子量 （Da）	等电点 （pI）	分子式
CtXTH1	1 167	888	27	914	295	33 623.91	5.98	$C_{1516}H_{2262}N_{402}O_{441}S_{14}$
CtXTH2	1 250	1 050	43	1 092	349	40 653.21	8.86	$C_{1837}H_{2805}N_{497}O_{526}S_{12}$
CtXTH3	1 107	864	25	888	287	33 033.53	8.18	$C_{1503}H_{2240}N_{400}O_{419}S_{13}$
CtXTH4	1 353	876	252	1 127	291	32 630.27	8.41	$C_{1456}H_{2194}N_{408}O_{439}S_{6}$
CtEXP1	1 136	780	2	781	259	27 792.06	7.56	$C_{1232}H_{1843}N_{337}O_{373}S_{14}$

CtXTH1 基因编码的蛋白具有 3 个结构域：12～31 为跨膜结构区，36～218 为糖苷水解酶家族 16，e 值为 $7.1e^{-60}$，糖苷水解酶家族 16 主要用于水解两种或多种碳水化合物之间或者碳水化合物与非碳水化合物部分之间的糖苷键，其包含多种已知活性的水解酶。如：地衣多糖酶（EC：3.2.1.73）；木葡聚糖木糖葡萄糖转移酶（EC：2.4.1.207）；琼胶酶

红花生药学研究

```
  1 ATGACATATTCGTCGAGAATGTTTCCTGAAAACATTCTCGCCAGT
    M  T  Y  S  S  R  M  F  P  E  N  I  L  A  S
 46 CTTTTCGTAGCTGGGTTTGTTACGGTACTGTTATCTGTGGCAGAC
    L  F  V  A  G  F  V  T  V  L  L  S  V  A  D
 91 GCAAGGCCTGCTACATTCCTTCAGGATTTTCGTACGACGTGGTCG
    A  R  P  A  T  F  L  Q  D  F  R  T  T  W  S
136 GATTCCCACATCAAACAGCTCGACGGAGGGAAGGGGATTCAACTC
    D  S  H  I  K  Q  L  D  G  G  K  G  I  Q  L
181 CTGCTTGACCAGAACTCTGGATGCGGGTTCGCTTCGAAGAGCAAG
    L  L  D  Q  N  S  G  C  G  F  A  S  K  S  K
226 TATCTGTTTGGACGTGTAAGTATGAAGATCAAGCTCATTCCAGGA
    Y  L  F  G  R  V  S  M  K  I  K  L  I  P  G
271 GACTCTGCTGGCACTGTTACTGCCTTTTACATGAATTCGGATACT
    D  S  A  G  T  V  T  A  F  Y  M  N  S  D  T
316 GACCAAGTGCGCGACGAGCTTGACTTTGAATTCTTGGGGAACAGG
    D  Q  V  R  D  E  L  D  F  E  F  L  G  N  R
361 ACTGGTCAACCTTATTCCGTCCAAACTAACGTGTATGCCCACGGA
    T  G  Q  P  Y  S  V  Q  T  N  V  Y  A  H  G
406 AAGGGTGACAGAGAACAAAGGGTTAACCTATGGTTCGACCCTGCG
    K  G  D  R  E  Q  R  V  N  L  W  F  D  P  A
451 GCCGACTTCCACACCTACTCCATCCTCTGGAACCACCACCACGTC
    A  D  F  H  T  Y  S  I  L  W  N  H  H  H  V
496 GTGTTTTCAGTGGATGAAGTGCCCATAAGGTGTACAAAAACAAT
    V  F  S  V  D  E  V  P  I  R  V  Y  K  N  N
541 GAAGCCAAAGGTGTCCCTTTCCCAAAGTTTCAACCAATGGGAATC
    E  A  K  G  V  P  F  P  K  F  Q  P  M  G  I
586 TTCTCCACATTATGGGAGGCAGATGATTGGGCAACAAGAGGTGGG
    F  S  T  L  W  E  A  D  D  W  A  T  R  G  G
631 CTTGAAAAGATAGATTGGAGTAAAGCACCATTTTATGCATATTAT
    L  E  K  I  D  W  S  K  A  P  F  Y  A  Y  Y
676 AAAGATTTTGATATTGAGGGGTGCCCTAAGCCCGGACCAAGTGGT
    K  D  F  D  I  E  G  C  P  K  P  G  P  S  G
721 TGTGAATCGAACCCGAAGAATTTGTGGGAGGGCTCGGGTTACCAA
    C  E  S  N  P  K  N  L  W  E  G  S  G  Y  Q
766 CAACTCGATGCGATGGCATCACGTCGTTACCGGTGGGTGCGGATG
    Q  L  D  A  M  A  S  R  R  Y  R  W  V  R  M
811 AACCATATGGTTTACGATTATTGCACCGATAAGCAGCGATATCCG
    N  H  M  V  Y  D  Y  C  T  D  K  Q  R  Y  P
856 GTTACTCCACCGGAATGTATGGATGGGATTTAA
    V  T  P  P  E  C  M  D  G  I  *
```

图 5-43　*CtXTH1* CDS 区及其编码氨基酸序列

```
   1 ATGAAAGAGCAAGTGCTGAATTCTCTCTCTAAAACCACCACCATCCTCCCTTGT
     M  K  E  Q  V  L  N  S  L  S  K  T  T  T  I  L  P  C
  55 ATATCTTTCTTCATCCTCCTCCTTTTGTTGCAGCCCATCGCCGGCAAATCGCTT
     I  S  F  F  I  L  L  L  L  L  Q  P  I  A  G  K  S  L
 109 CCACAGATAGTTTCATTCGAGAAAGGCTTCACCCAACTCTTTGGCGGAGACTCC
     P  Q  I  V  S  F  E  K  G  F  T  Q  L  F  G  G  D  S
 163 AATCTCCGCCGTACCATCACGACGATAAGACCTGCATCTCACCTCAACAATAAC
     N  L  R  R  R  L  H  H  D  N  T  V  H  L  H  L  N  Q  Y
 217 ACAGGTGCTGGATTTAGATCATCAGACCTCTACAACCATGGATTATTCAGTGCT
     T  G  A  G  F  R  S  S  D  L  Y  N  H  G  L  F  S  A
 271 AGAATCAAATTACCTTCTGAATACACTGCTGGAATTGTTGTAGCATTTTATACT
     R  I  K  L  P  S  E  Y  T  A  G  I  V  V  A  F  Y  T
 325 TCAAATGGAGATGTGTTCGAGAAGAGCCATGACGAATTGGACTTTGAGTTCTTA
     S  N  G  D  V  F  E  K  S  H  D  E  L  D  F  E  F  L
 379 GGGAAATATAAAAGGGAAGCCATGGAGGTTTCAAACCAATTTATACGGCAATGGA
     G  N  I  K  G  K  P  W  R  F  Q  T  N  L  Y  G  N  G
 433 AGCACAAGCAGAGGTAGAGAAGAAAGATACACCTTGTGGTTTAACCCTTCCAAA
     S  T  S  R  G  R  E  E  R  Y  T  L  W  F  N  P  S  K
 487 GCCTACCATCGTTATACCATCTTATGGACCTCTTCAAAATCATATTTTATATA
     A  Y  H  R  Y  T  I  L  W  T  S  S  K  I  I  F  Y  I
 541 GATGAGGTTCCGATACGGGAGATAATAAAGAGCGATGAAATGGGCAGCGACTTC
     D  E  V  P  I  R  E  I  I  K  S  D  E  M  G  S  F
 595 CCTTCAAAACCTATGGCGTTTATACGCGACCATATGGACGCTTCGAATTGGGCT
     P  S  K  P  M  A  L  Y  A  T  I  W  D  A  S  N  W  A
 649 ACCAACGGTGGTAAATATAAGGTGAATTACAAATACGCCCCTTTTGTGACTGAG
     G  K  Y  K  V  N  T  N  G  Y  K  Y  A  P  F  V  T  E
 703 ATGACTGACCTCGTCCTCCATGGCTGTGTCTCGGATCCAATTCAACAACTTGTG
     M  T  D  L  V  L  H  G  C  V  S  D  P  I  Q  Q  L  V
 757 AGTGACGACTGTGTTCAAATGGACAAGCAACTTGAACAGTTCATTACAACAAC
     S  D  D  C  V  Q  M  D  K  Q  L  E  T  V  H  Y  N  N
 811 ATTACACCTAAACAACGTGGAGCCATGAAAAGGTTTAGGGAAAGATACATGTAT
     I  T  P  K  Q  R  G  A  M  K  R  F  R  E  R  Y  M  Y
 865 TATTCGTACTGCTATGATACCTTGAGGTACCCTGTTCCTCCACCGGAATGTGTG
     Y  S  Y  C  Y  D  T  L  R  Y  P  V  P  P  P  E  C  V
 919 ATCGATCCGTTGCTTCGACAGCGACTTAAAGAGACCGGAAGGCCAAAGTTTGAT
     I  D  P  L  L  R  Q  R  L  K  E  T  G  R  P  K  F  D
 973 CGGCGACATCATCGTCACTCGAAGAAACGAAATCAAGTTTTCAGCAATACAGTA
     R  R  H  H  R  H  S  K  K  R  N  Q  V  F  S  N  T  V
1027 TATGAGATTCAAGATGAGGATTGA
     Y  E  I  Q  D  E  D  *
```

图 5-44　*CtXTH2* CDS 区及其编码氨基酸序列

(EC：3.2.1.81)；κ-卡拉胶酶(EC：3.2.1.83)；内切-β-1,3-葡聚糖酶(EC：3.2.1.39)；内切-β-1,3-1,4-葡聚糖酶(EC：3.2.1.6)；内切-β-半乳糖苷酶(EC：3.2.1.103)等。243~291为木葡聚糖内切转糖基酶(XET)的C-末端，e值为 $9.4e^{-18}$。在非置信的结果中包含了 BLUF、FTCD、ARF 以及 PAW 等功能结构域。在已知结构的蛋白数据库中检索发现，其 34~291 与 PDB：1UN1/B 具有较高相似性，e值为 $1e^{-106}$。其 35~228 与 SCOP：d2ayh 具有较高相似性，e值为 $7e^{-55}$。其中 PDB：1UN1/B 为欧洲白杨木葡聚糖内转糖基酶的天然结构。

　　CtXTH2 基因编码的蛋白具有 3 个结构域：13~32 为跨膜结构区，45~228 为糖苷水解酶家族 16，e值为 $4.7e^{-51}$，在 258~305 为木葡聚糖内切转糖基酶(XET)的 C-末端，e值为 $8.3e^{-16}$。在非置信的结果中包含了 DUF663、NUC、SAA、IRF 以及 FKS1_DOM1 等功能结构域。在已知结构的蛋白数据库中检索发现，其 40~305 与 PDB：2UWC_B 具有较高的相似性，e值为 $4e^{-62}$。在 66~232 与 SCOP：d2ayh 具有较高相似性，e值为

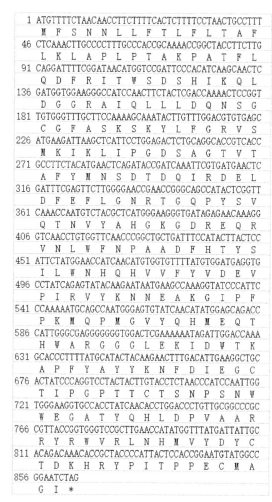

```
  1 ATGTTTTCTAACAACCTTCTTTTCACTCTTTTCCTAACTGCCTTT
    M  F  S  N  N  L  L  F  T  L  F  L  T  A  F
 46 CTCAAACTTGCCCCTTTGCCCACCGCAAAACCGGCTACCTTCTTG
    L  K  L  A  P  L  P  T  A  K  P  A  T  F  L
 91 CAGGATTTTCGGATCACATGGTCCGATTCCGACAGCAAGCAACTC
    Q  D  F  R  I  T  W  S  D  S  H  I  K  Q  L
136 GATGGTGGAAGGGCCATCCAACTTCTACTCGACCAAAACTCCGGT
    D  G  G  R  A  I  Q  L  L  L  D  Q  N  S  G
181 TGTGGGTTTGCTTCCAAAAGCAAATACTTGTTTGGACGTGTGAGC
    C  G  F  A  S  K  S  K  Y  L  F  G  R  V  S
226 ATGAAGATTAAGCTCATTCCTGGAGACTCTGCAGGCACCGTCACC
    M  K  I  K  L  I  P  G  D  S  A  G  T  V  T
271 GCCTTCTACATGAACTCAGATACGGATCAAATTCGTGATGAACTC
    A  F  Y  M  N  S  D  T  D  Q  I  R  D  E  L
316 GATTTCGAGTTCTTGGGGAACCGAACCGGGCAGCCATACTCGGTT
    D  F  E  F  L  G  N  R  T  G  Q  P  Y  S  V
361 CAAACCAATGTCTACGCTCATGGGAAGGGTGATAGAGAACAAAGG
    Q  T  N  V  Y  A  H  G  K  G  D  R  E  Q  R
406 GTCAACCTGTGGTTCAACCCGGCTGCTGATTTCCATACTTACTCC
    V  N  L  W  F  N  P  A  A  D  F  H  T  Y  S
451 ATTCTATGGAACCATCAACATGGTGTTTTATGTGGATGAGGTG
    I  L  W  N  H  Q  H  V  V  F  Y  V  D  E  V
496 CCTATCAGAGTATACAAGAATAATGAAGCCAAAGGTATCCCATTC
    P  I  R  V  Y  K  N  N  E  A  K  G  I  P  F
541 CCAAAAATGCAGCCAATGGGAGTGTATCAACATATGGAGCAGACC
    P  K  M  Q  P  M  G  V  Y  Q  H  M  E  Q  T
586 CATTGGGCGAGGGGGGGGTGGACTCGAAAAAATAGATTGGACCAAA
    H  W  A  R  G  G  G  L  E  K  I  D  W  T  K
631 GCACCCTTTTATGCATACTACAAGAACTTTGACATTGAAGGCTGC
    A  P  F  Y  A  Y  Y  K  N  F  D  I  E  G  C
676 ACTATCCCAGGTCCTACTACTTGTACCTCTAACCCATCCAATTGG
    T  I  P  G  P  T  T  C  T  S  N  P  S  N  W
721 TGGGAAGGTGCCACCTATCAACACTGGACCCTGTTGCGGCCCGC
    W  E  G  A  T  Y  Q  H  L  D  P  V  A  R  P
766 CGTTACCGGTGGGTCCGCTTGAACCATATGGTTTATGATTATTGC
    R  Y  R  W  V  R  L  N  H  M  V  Y  D  Y  C
811 ACAGACAAACACCGCTACCCCATTACTCCACCGGAATGTATGGCC
    T  D  K  H  R  Y  P  I  T  P  P  E  C  M  A
856 GGAATCTAG
    G  I  *
```

```
  1 ATGGGCAACTCAGCCAATTTAAATTCTCAAGCTTCTAAAATTGCT
    M  G  N  S  A  N  L  N  S  Q  A  S  K  I  A
 46 CTAACAATTTCATATCTCATCGTTGTAGCATCTGCTGGAAGTTTT
    L  T  I  S  Y  L  I  V  V  A  S  A  G  S  F
 91 TACGATGATGTTGACATCACTTTTGGAGGCGAACGTGCTAAAATA
    Y  D  D  V  D  I  T  F  G  G  E  R  A  K  I
136 CTTAATGGTGGTCAGGATCTCTCACTTTCGCTCGACCAATACTCG
    L  N  G  G  Q  D  L  S  L  S  L  D  Q  Y  S
181 GGGTCCGGCTTCCAGTCTAAGCATGAGTACCTCTTCGGAAGATTC
    G  S  G  F  Q  S  K  H  E  Y  L  F  G  R  F
226 GACATGCAACTCAAACTAGTACCTGGCAACTCTGCTGGCACAGTC
    D  M  Q  L  K  L  V  P  G  N  S  A  G  T  V
271 ACCACATTCTATTTGTCGTCACAAGGTGCCGGACATGATGAGATA
    T  T  F  Y  L  S  S  Q  G  A  G  H  D  E  I
316 GATTTTGAGTTCTTGGGCAACTCCACCGGAAACCCATACACAATC
    D  F  E  F  L  G  N  S  T  G  N  P  Y  T  I
361 CACACCAATGTGTATTCACAAGGGAAAGGAGATAAAGAACAACAG
    H  T  N  V  Y  S  Q  G  K  G  D  K  E  Q  Q
406 TTCCACCTATGGTTTGACCCCACTGCAGCCTTCCACACATACACC
    F  H  L  W  F  D  P  T  A  A  F  H  T  Y  T
451 ATTGTATGGAATGCTCAGAGAATCATGTTCTTGATAGATAACATC
    I  V  W  N  A  Q  R  I  M  F  L  I  D  N  I
496 GCACGAAGGGTTAACCATATATTTGATACTACTAGGTGGACCATT
    A  R  R  V  N  H  I  F  D  T  T  R  W  T  I
541 TTACAATCTACAACTCATGATCGGGAGTATGCCAGCCTCTGGAAC
    L  Q  S  T  T  H  D  R  E  Y  A  S  L  W  N
586 GCCGATGACTGGGCAACCCAGGTGGGCGTGTCAAGGCAGACTGG
    A  D  D  W  A  T  Q  G  G  R  V  K  A  D  W
631 ACCAAAGCTCCCTTTATTGCCTCCTACAGGAAATTCAACGCCAAT
    T  K  A  P  F  I  A  S  Y  R  K  F  N  A  N
676 GCCAAGATAGTTGGTCCTAATTCCAAGCCAACTAGCTCTGCGTCC
    A  K  I  V  G  P  N  S  K  P  T  S  S  A  S
721 GACAACCAGGCATGGAGTGCTCAAGGACTTGATGCAGCTGGCCAA
    D  N  Q  A  W  S  A  Q  G  L  D  A  A  G  Q
766 AACAGGATCAGTGGTGCAGAACAAGCATATGATCTACAACTAC
    N  R  I  R  W  V  Q  N  K  H  M  I  Y  N  Y
811 TGCAACGACCGCAAACGCTTTCCCAACGGTCTACCAACTGAATGC
    C  N  D  R  K  R  F  P  N  G  L  P  T  E  C
856 AAGAGCTCCAGATTCCTCTAA
    K  S  S  R  F  L  *
```

图 5-45　*CtXTH3* CDS 区及其编码氨基酸序列　　图 5-46　*CtXTH4* CDS 区及其编码氨基酸序列

$1e^{-45}$。其中 PDB:2UWC_B 为旱金莲木葡聚糖内切转糖基酶 Nxg2 的晶体结构,具有木葡聚糖特异性内切-β-1,4-葡聚糖酶和纤维素酶样活性。

CtXTH3 基因编码的蛋白具有 3 个结构域:1~24 为信号肽结构,29~210 为糖苷水解酶家族 16,e 值为 $4.5e^{-53}$,在 235~283 为木葡聚糖内切转糖基酶(XET)的 C-末端,e 值为 $2.7e^{-18}$。在非置信的结果中包含一个低重复区(6~30)、HSF、FTCD、ARF、DUF3635、DysFC 以及 A1cB 结构域。在已知结构的蛋白数据库中检索发现,在 36~283 与 PDB:1UN1_B 具有较高相似性,e 值为 $9e^{-90}$。在 28~220 与 SCOP:d2ayh 具有较高相似性,e 值为 $4e^{-48}$。其中 PDB:1UN1/B 为欧洲白杨木葡聚糖内转糖基酶的天然结构。

CtXTH4 基因编码的蛋白具有 3 个结构域:1~27 为信号肽结构,30~212 为糖苷水解酶家族 16,e 值为 $2.8e^{-51}$。239~285 为木葡聚糖内切转糖基酶(XET)的 C-末端,e 值为 $1.1e^{-19}$。在非置信的结果中包含 Zn_dep_PLPC、PIEN_G 以及 ARF 结构域,并且在 255~288 区预测为糖苷水解酶家族 16 结构。在已知的蛋白数据库中检索发现,其 25~

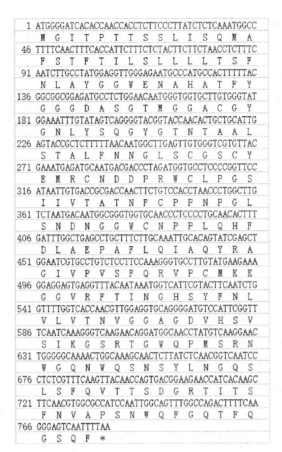

```
1   ATGGGGATCACACCAACCACCTCTTCCCTTATCTCTCAAATGGCC
    M  G  I  T  P  T  T  S  S  L  I  S  Q  M  A
46  TTTTCAACTTTCACCATTCTTTCTCTACTTCTTCTAACCTCTTTC
    F  S  T  F  T  I  L  S  L  L  L  L  T  S  F
91  AATCTTGCCTATGGAGGTTGGGAGAATGCCCATGCCACTTTTTAC
    N  L  A  Y  G  G  W  E  N  A  H  A  T  F  Y
136 GGCGGCGGAGATGCCTCTGGAACAATGGGTGGTGCTTGTGGGTAT
    G  G  G  D  A  S  G  T  M  G  G  A  C  G  Y
181 GGAAATTTGTATAGTCAGGGGTACGGTACCAACACTGCTGCATTG
    G  N  L  Y  S  Q  G  Y  G  T  N  T  A  A  L
226 AGTACCGCTCTTTTTAACAATGGCTTGAGTTGTGGGTCGTGTTAC
    S  T  A  L  F  N  N  G  L  S  C  G  S  C  Y
271 GAAATGAGATGCAATGACGACCCTAGATGGTGCCTCCCCGGTTCC
    E  M  R  C  N  D  D  P  R  W  C  L  P  G  S
316 ATAATTGTGACCGCGACCAACTTCTGTCCACCTAACCCTGGCTTG
    I  I  V  T  A  T  N  F  C  P  P  N  P  G  L
361 TCTAATGACAATGGCGGGTGGTGCAACCCTCCCCTGCAACACTTT
    S  N  D  N  G  G  W  C  N  P  P  L  Q  H  F
406 GATTTGGCTGAGCCTGCTTTCTTGCAAATTGCACAGTATCGAGCT
    D  L  A  E  P  A  F  L  Q  I  A  Q  Y  R  A
451 GGAATCGTGCCTGTCTCCTTCCAAAGGGTGCCTTGTATGAAGAAA
    G  I  V  P  V  S  F  Q  R  V  P  C  M  K  K
496 GGAGGAGTGAGGTTTACAATAAATGGTCATTCGTACTTCAATCTG
    G  G  V  R  F  T  I  N  G  H  S  Y  F  N  L
541 GTTTTGGTCACCAACGTTGGAGGTGCAGGGGATGTCCATTCGGTT
    V  L  V  T  N  V  G  G  A  G  D  V  H  S  V
586 TCAATCAAAGGGTCAAGAACAGGATGGCAACCTATGTCAAGGAAC
    S  I  K  G  S  R  T  G  W  Q  P  M  S  R  N
631 TGGGGGCAAAACTGGCAAAGCAACTCTTATCTCAACGGTCAATCC
    W  G  Q  N  W  Q  S  N  S  Y  L  N  G  Q  S
676 CTCTCGTTTCAAGTTACAACCAGTGACGGAAGAACCATCACAAGC
    L  S  F  Q  V  T  T  S  D  G  R  T  I  T  S
721 TTCAACGTTGGCGCCATCCAATTGGCAGTTTGGCCAGACTTTTCAA
    F  N  V  A  P  S  N  W  Q  F  G  Q  T  F  Q
766 GGGAGTCAATTTTAA
    G  S  Q  F  *
```

图5-47　*CtEXP1* CDS区及其编码氨基酸序列

289与PDB:1UN1_B具有较高相似性,e值为$4e^{-88}$。其24～222与SCOP:d2ayh具有较高相似性,e值为$8e^{-47}$。其中PDB:1UN1/B为欧洲白杨木葡聚糖内转糖基酶的天然结构。

　　*CtEXP1*基因编码的蛋白具有4个结构域:1～35为信号肽结构,46～59为低重复区,72～157为DPBB_1结构域,e值为$5.7e^{-56}$,DPBB_1为稀有脂蛋白A样双psi-β桶结构,稀有脂蛋白A的功能尚不清楚,但该结构通常为酶促结构域,且其也存在于花粉过敏原的N端。在168～245为Plam:Pollen_allerg_.1结构域,e值为$9.3e^{-30}$,该结构为花粉过敏原类结构,且其也存在于膨胀素C-末端的CBD结构区。在非置信的结果中包含跨膜区(15～37)、低重复区(16～32)、2个Pfam:DPBB_1结构(38～67和72～157)、IB以及CADG结构区。在已知的蛋白数据库中检索发现,其35～249与PDB:2HCZ_X具有较高相似性,e值为$3e^{-17}$,在72～157与blast DPBB_1具有较高相似性,e值为$2e^{-53}$,在168～255与SCOP:d1who_具有较高相似性,e值为$7e^{-44}$。其中PDB:2HCZ_X为玉米膨胀素EXPB1 β-扩展蛋白和第1组花粉过敏原的晶体结构。

　　使用ProtScale程序进行的亲疏水性分析发现,4个*Ct*XTHs和*Ct*EXP1在N-端均含有疏水性区域,而在C-端均为亲水性区域,见图5-48。

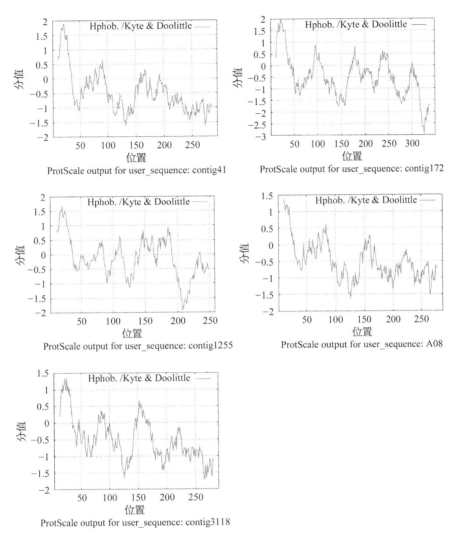

图 5 - 48　ProtScale 亲疏水性分析结果

使用 TMHMM 进行的跨膜区预测结果显示,CtXTH1、CtXTH2 和 CtEXP1 都含有 TMhelix 结构,TMhelix 结构为穿膜结构,它将蛋白序列划分为 inside 区和 outside 区,且该结构的存在说明该蛋白可能为膜蛋白或膜锚定蛋白,而 CtXTH3 和 CtXTH4 只含有 outside 区,见附图 5 - 37。同时,使用 SignalP 进行的分析结果显示,在 N -端 70 bp 范围内,CtXTH3、CtXTH4 和 CtEXP1 含有信号肽区域,而 CtXTH1 和 CtXTH2 未预测出信号肽区域,见附图 5 - 38。该结果与使用 SMART 进行的蛋白质结构功能域分析时给出的预测建议相吻合。

使用 PBIL LYON - GERLAND 数据库利用 HNN 方法对获得的 5 个基因蛋白质二级结构进行分析。结果见附图 5 - 39～附图 5 - 43。预测结果显示,所有的 4 个 CtXTHs 和 CtEXP1 均只含有 3 种二级结构,但 3 种二级结构在各蛋白质中所占比例不同,对于 CtXTH1 而言,α 螺旋、延伸链和无规则卷曲所占比例分别为 23.05%、23.73% 和

53.22%；对于 *Ct*XTH2 来说，比例为 26.65%、23.21% 和 50.14%；对于 *Ct*XTH3 而言，比例为 25.44%、19.51% 和 55.05%；对于 *Ct*XTH4 而言，比例为 23.02%、23.37% 和 53.61%；对于 *Ct*EXP1 而言，比例为 20.16%、17.05% 和 62.79%。无规则卷曲在所有蛋白质中所占的比例均＞50%，而该结构通常被认为是酶蛋白发挥催化功能的活性位点区。

使用 phyre2 程序按照线程建模方式建立的蛋白质三级结构表明，4 个 *Ct*XTHs 具有相对保守的折叠方式，其蛋白质三级结构的骨架是一致的，即典型的三明治结构，并且在 *Ct*EXP1 可以识别出典型的双-psi-β-桶（DPBB）结构，见附图 5-44。而对序列比对分析标识出 *XTHs* 基因家族以及 *EXPs* 基因家族蛋白序列的保守位点和保守区域，见附图 5-45，附图 4-46。系统发育树分析表明，*Ct*XTH4 属于 *XTHs* 基因家族中的 GroupI 亚家族，其与拟南芥 *AtXTH15*，*AtXTH16* 聚为一支，与其具有较高同源性，拟南芥中 *AtXTH15* 和 *AtXTH16* 在根、子叶脉以及心皮中高表达，其可能与拟南芥根系发育有关；*Ct*XTH1 和 *Ct*XTH3 属于 *XTHs* 基因家族中的 Group Ⅱ 亚家族，其与拟南芥 *AtXTH6* 和 *AtXTH7* 聚为一支，与其具有较高的同源性，拟南芥中 *AtXTH6* 和 *AtXTH7* 在花、叶和茎中高表达，其可能与拟南芥的生长以及花的发育有关；*Ct*XTH2 属于 *XTHs* 基因家族中的 Group ⅢB 亚家族，其与拟南芥 *AtXTH29* 和 *AtXTH30* 聚为一支，与其具有较高的同源性，拟南芥中 *AtXTH29* 和 *AtXTH30* 在胚芽、种皮、下胚轴以及花药中高表达，推测其可能在种子萌发中发挥作用，并且有研究认为其在花药开裂以及花粉的释放中也扮演重要的角色。*Ct*EXP1 属于 *EXPA* 亚家族，其与拟南芥中的 *AtEXP2* 和 *AtEXP8* 聚为一支，与其具有较高的同源性，拟南芥中 *AtEXP2* 和 *AtEXP8* 在发芽的种子中高表达，且研究认为其与种子萌发及应对盐胁迫有关，见图 5-49、图 5-50。

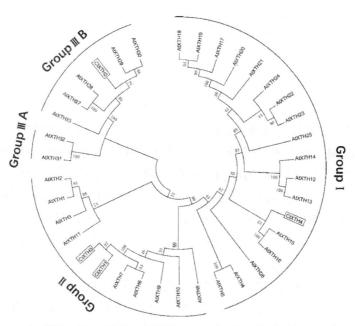

图 5-49　*CtXTHs* 基因和 *AtXTHs* 基因系统发育树

红花生药学研究

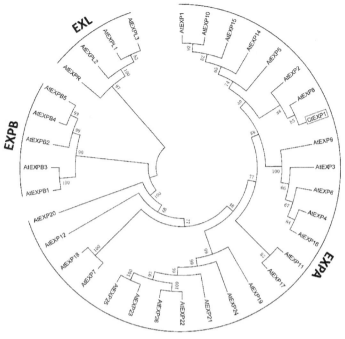

图 5-50　*CtEXP1* 基因和 *AtEXPs* 基因系统发育树

(三) 表达模式分析

　　盛花期时,不同部位红花组织 *XTHs* 和 *EXPs* 基因表达水平采用△△Ct 计算方法计算,其表达水平结果见图 5-51。

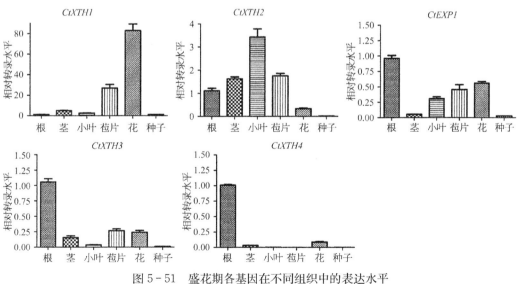

图 5-51　盛花期各基因在不同组织中的表达水平

由图 5-51 可知,我们通过 Pearson 相关分析筛选出来的可能与红花花冠伸长相关的 *CtXTHs* 和 *CtEXP1* 基因,在红花的不同部位差异表达,表现出不同的表达模式。红花 *CtXTH1* 表现出花特异性的表达模式,其在花中具有较高的积累量,约为根中的 73.4 倍,在苞片中的表达量也较高,约为根中的 23.9 倍,在茎、叶以及幼嫩种子中的表达量与根中相近。*CtXTH2* 除在花和幼嫩种子中表达量较低外,在其他部位都具有相对较高的积累,其中在叶中的表达量最高,约为根中的 3.0 倍,茎和苞片中的表达量约为根中的 1.5 倍,在幼嫩种子中的表达量最低,仅为根中的 1/45,花中的表达量约为根中的 1/3。*CtXTH3* 和 *CtXTH4* 具有较为相似的表达模式,这两个基因均在根中具有较高的积累量,在其他部位的积累水平较低,可以推定为根特异性表达的基因,但两者存在一些差异,对于 *CtXTH3* 而言,除在根中具有较高的表达量之外,在茎、苞片以及花中还有少量的积累,为根中的 1/5～1/4,而对于 *CtXTH4* 而言,其在除根外的其他部位几乎没有积累。对于 *CtEXP1* 而言,与 *CtXTH3* 和 *CtXTH4* 一样,均在根中拥有最高的积累量,但与后两者不同的是,*CtEXP1* 在叶、苞片以及花中也具有相对较高的积累量,为根中的 1/3～1/2,在幼嫩种子中的表达量最低,仅为根中的 1/36。

通过对各基因表达模式的分析,可以发现,*CtXTH1* 基因在花和苞片中表达量较高,而苞片为花的营养来源,因此可以推定 *CtXTH1* 基因在花发育中起关键作用。*CtXTH2* 在叶中具有最高的表达量,同时在根、茎以及苞片中具有相对较高的表达量,但在花以及幼嫩种子中表达量最低,因此推定其在植株营养生长阶段发挥重要作用,而在生殖生长阶段作用弱化。*CtXTH3* 与 *CtXTH4* 这两个基因均在根中拥有最高的积累量,推测其在根系建成中发挥重要作用,所不同的是,*CtXTH4* 可能专一性的负责根系的生长发育,而 *CtXTH3* 除负责根系发育外,可能在生殖生长中花蕾的形成中也发挥一些功能。*CtEXP1* 与 *CtXTH3* 和 *CtXTH4* 一样,在根中具有较高的表达量,可能在根系的建成中扮演重要的角色,同时其在叶、苞片以及花中也有一定的表达,且呈上升趋势,但在幼嫩种子中几乎不表达,因此推测其可能也参与植株的生长阶段,包括花的形成与开放过程。

(四) 转基因红花的鉴定及 *CtXTH1* 基因转录水平的测定

1. **pMT39-*CtXTH1* 真核表达载体的构建**·扩增 *CtXTH1* 基因的 CDS 区,线性化 pMT-39 载体,鉴定重组载体阳性转化子,鉴定农杆菌 GV3101 的阳性转化菌。

2. **转基因阳性植株的鉴定**·通过 PCR 鉴定和测序确认后,我们从 19 株潜在转化植株中鉴定出 8 株独立的阳性转化株系,之后通过 qRT-PCR 对其 *CtXTH1* 基因转录水平进行测定,结果发现阳性转化植株中 *CtXTH1* 基因的转录水平得到显著增加,约为空载体对照的 2～3 倍,尤其是在 ovx-13 株系中,*CtXTH1* 基因的表达量为对照的 3 倍左右,说明我们获得了过表达的转化植株。之后,基于 *CtXTH1* 基因的转录水平,我们从中筛选出 5 株转化效率较高的阳性植株收集其农艺性状指标。

3. **农艺性状的收集及显微结构的观察**·红花过表达阳性植株 *CtXTH1* 基因转录水平的测定及红花农艺性状指标的测定结果,见图 5-52。

使用卷尺测量的植株高度结果显示,筛选出来的 5 株 *CtXTH1* 过表达植株平均株高为 95.00±5.307 cm,对照组植株平均高度为 101.5±2.723 cm,*CtXTH1* 过表达组在植

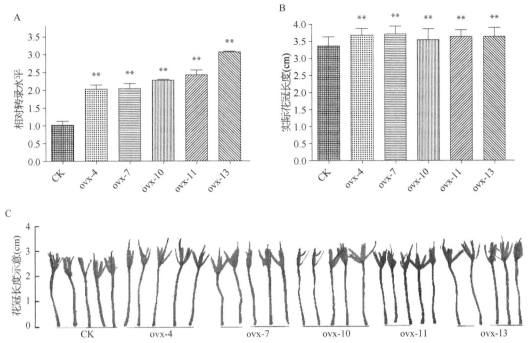

图 5-52　红花过表达阳性植株 *CtXTH1* 基因转录水平的测定及红花农艺性状指标的测定

（A：qRT-PCR 测定过表达红花 *CtXTH1* 基因转录水平；B、C：红花花冠长度统计结果）

株高度上略低于对照组，但两者在 95％ 的置信区间下无显著性差异。*CtXTH1* 过表达组子叶节茎粗为 7.478±0.549 6 mm，相比于对照组的 8.983±0.608 3 mm 也显得略细，但同样两组在 95％ 的置信区间下无显著性差异。对单株花球数的统计结果显示，*CtXTH1* 过表达组平均单株有效花球数为 5.200±0.489 9，而对照组为 5.400±0.400，两者之间在 95％ 的置信区间下无显著性差异。花球直径的测定结果显示，*CtXTH1* 过表达组平均花球直径为 19.44±1.444 4 mm，与对照组的 20.78±0.547 2 mm 基本持平，两组数据在 95％ 置信区间无显著性差异。而对于花冠长度，5 株 *CtXTH1* 过表达植株与对照组相比，均显示出明显的增长现象，增大了 5.34％～10.25％，尤其是在过表达系 ovx-7 中，其平均花冠长度达到 3.70 cm，比对照组的 3.35 cm 长约 10.25％。对于每株花球数以及花球直径，两组之间没有显著性差异（图 5-53A、B）。

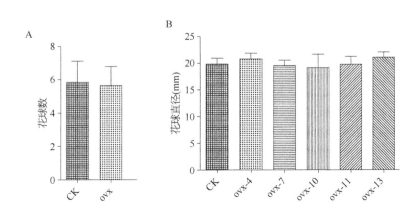

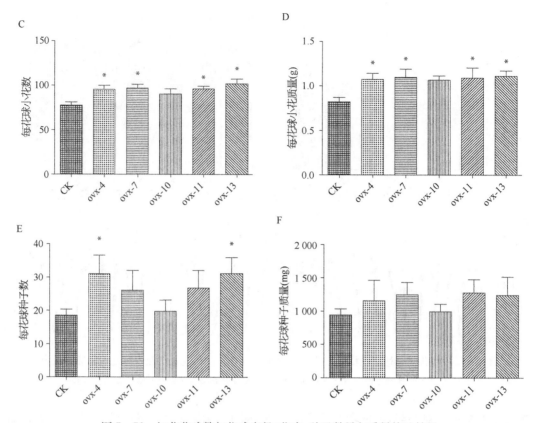

图 5-53　红花花球数与花球直径、花序、种子数量与重量统计结果

并且在使用 SPSS20.0 软件对各株系及对照组花冠长度进行的多重比较结果显示,5个过表达株系在花冠长度上分别与对照组相比,其组间差异均达到了极显著的水平,即 $p<0.01$,见图 5-54。

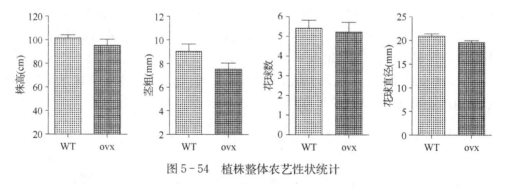

图 5-54　植株整体农艺性状统计

此外,对于花来说,每花球的平均小花数量与重量均比对照组大,分别增加 15.95%～30.60% 和 30%～36%,尤其在 ovx-13 中,平均小花数量 101,比对照多 30.60%,小花重量为 1.1061 g,比对照重 36%,且除 ovx-10 系外其余各株与对照均显示出显著差异(图 5-53C、图 5-53D)。对于种子来说,过表达系在每果球种子数和种子重上均比对照组大,分别为 7.27%～69% 和 6.09%～36.53%,但除了 ovx-4 和 ovx-13 在种子数目上与对照组具有显著差异外,其余均没有显著性差异(图 5-53E、图 5-53F)。

在对转基因植株与对照组植株花冠结构的显微观察结果发现，与对照组相比，过表达植株在花药囊上无明显变化，但在花柱及花瓣上均表现出增大的趋势，花冠管状部分的纵切发现，过表达植株组织表现出不规则的特征，且更为松散。

红花 *CtXTH1* 过表达阳性植株花冠显微结构的观察，见图 5-55、图 5-56。

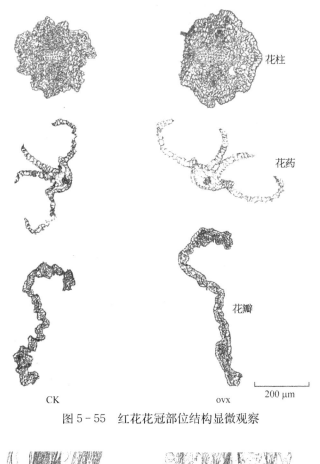

图 5-55　红花花冠部位结构显微观察

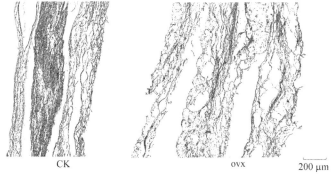

图 5-56　红花花冠筒结构显微观察

4. 红花 *CtXTH1* 过表达阳性植株品质评价·通过 UPLC-Q-TOF/MS 检测了不同株系转基因过表达组和对照组的代谢物，并以其中 8 种指标性成分的对照品为对照，提取离子峰,并对其进行了半定量的分析。包括 7 种红花花冠主要黄酮类化合物及苯丙烷类代谢途径起始化合物,分别为:野黄芩苷、红花红色素、羟基红花黄色素 A、山奈酚、山奈酚-3-O-β-D-葡萄糖苷、山奈酚-3-O-β-D-芸香糖苷、芦丁和 D-苯丙氨酸。其结果如下图 5-57。由图可知,与对照组相比,*CtXTH1* 过表达组除 D-苯丙氨酸发生显著的积累外,其余各组成分均未发现显著性变化。但是红花红色素和羟基红花黄色素 A 这两个查尔酮苷类成分有下降的趋势,并且野黄芩苷也有下降的趋势,并且我们最新的推测认为野黄芩苷的苷元结构可能为红花中查尔酮苷类成分合成的前体物质;芦丁和山奈酚-3-O-β-D-葡萄糖苷有增加的趋势,在前期基因筛选阶段中进行的基因化合物相关分析中,Contig41 即 *CtXTH1* 基因与芦丁,槲皮素以及山奈酚-3-O-β-D-葡萄糖苷具有明显的正相关性,且 Pearson 相关系数均大于 0.9。

总而言之,我们目前的数据认为红花 *CtXTH1* 基因过表达可能并不会引起红花中主要的黄酮类物质的变化。同时苯丙氨酸代谢途径属于植物重要的次生代谢途径,过表达组引起苯丙氨酸的显著积累以及我们关注的这些指标性成分的上升或者下降趋势说明其可能对红花次生代谢物具有一定的影响,但目前我们尚无法判断其通过什么途径以及如何影响次生代谢产物的积累。

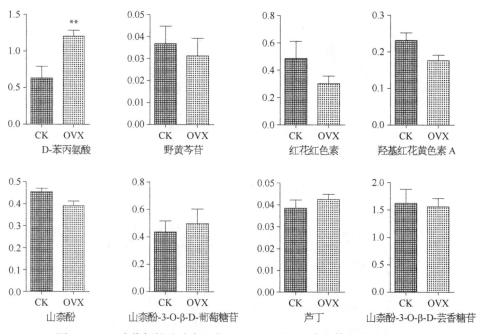

图 5-57　8 个指标性成分在红花 *CtXTH1* 基因过表达转化前后积累变化

(五) *CtXTH1* 基因启动子的生物信息学分析

经过 TSSP 植物启动子预测程序发现,在克隆得到的序列中存在两个启动子/增强子位点。在 1254 位点存在启动子位点,TATA_box 位点为 1221,而在 412 位点存在一个增强子位点。在使用 PlantCare 对顺式作用元件、增强子以及抑制子进行的分析结果显示,该序列存在 24 种不同的模体结构,包括:6 个 motif_sequence、1 个 AT - rish element 结构(位点:120,该结构为富含 AT 的 DNA 结合蛋白 ATBP - 1 的结合位点)、1 个 ATCT - motif(位点:90,该结构为参与光照响应的 DNA 保守模块的一部分)、2 个 AT~TATA_box 结构,2 个 Box_4 结构(位点:809 和 911,该结构同样为参与光照响应的 DNA 保守模块的一部分),42 个 CAAT_box 结构(位点遍布整个序列,为启动子/增强子中常见的顺式作用元件)、1 个 CGTCA - motif(位点:1 095,该结构为参与茉莉酸甲酯响应的顺式调节元件)、1 个 G_box 结构(位点:638,该结构为光响应顺式调节元件)、1 个 GARE - motif(位点:557,该结构为赤霉素响应元件)、2 个 LTR 结构(位点:510 和 744,该结构为低温响应的顺式作用元件)、2 个 MYB 序列位点、1 个 MYB 类似序列位点、1 个 MYB 结合位点和 3 个 MYC 位点(MYB 和 MYC 为植物中常见的转录因子)、2 个 O2_sit(位点:414 和 782,该结构为玉米醇溶蛋白代谢调控的调节元件)、12 个 TATA_box 结构(位点分布于 863~1 266 之间,该结构为核心启动子元件)、1 个 TGA_element 结构(位点:404,该结构为生长素响应元件)、1 个 TGACG - motif(位点:1 095,该结构为参与茉莉酸甲酯响应的顺式调节元件),此外还包括未知功能的 6 个 STRE 结构、1 个 W_box 结构、2 个 WUN_motif、1 个 as_1sit 和 4 个未命名结构元件。结果见附图 5 - 47 所示。

综合上述分析,我们认为通过染色体步移技术扩增获得的 *CtXTH1* 基因上游 1 317 bp 序列中,包含了 *CtXTH1* 的启动子序列,可以用于启动子功能验证实验。并且在对启动子序列顺式作用元件的分析中发现,该启动子序列中包含多个光照、茉莉酸甲酯、激素响应元件以及转录因子调节元件,可以为启动子功能预测以及基因互作研究提供参考。

利用 GUS 报告基因,使用农杆菌介导的烟草叶盘瞬时转化方法,对获得的启动子功能进行初步的验证。GUS 染色结果显示,在空白对照以及阴性对照组中,均未发现有蓝色斑点,而在阳性对照组,发现在叶盘边缘甚至整个叶面均有蓝色斑点或者蓝色区域,说明阳性对照载体 PBI121 上的 CaMV35s 启动子能够强有力的启动报告基因 GUS 的表达,而在 PBI121 - CtXTH1 Promoter 组中,在叶盘边缘发现零星的蓝色斑点,说明克隆到的 *CtXTH1* 基因启动子序列具有启动功能,但启动子启动效率较低,可能需要通过序列优化来提高启动效率。结果如附图 5 - 48 所示。

三、结论

红花是一种传统的活血化瘀类中药,以花入药,其花冠长度是影响产量的一个重要因素。因此,我们试图探究影响红花花冠伸长关键基因的特征和功能。

基于我们前期的红花花冠转录组数据库,筛选出潜在的 *EXPs* 以及 *XTHs* 基因,共包含 13 个 *XTHs* 基因(分别为:Contig41、Contig172、Contig883、Contig1308、Contig1505、Contig2558、Contig2632、Contig3118、Contig3766、Contig3788、A08、C02、CS09052)和 8 个 *EXPs* 基因(分别为:CS09070、Contig706、Contig1255、A10、CS09042 - 1、Contig279、Contig2253、CS09042 - 2);基于 4 个不同花期红花花冠表达谱芯片数据库,

对上述基因在 4 个不同花期的积累模式进行了分析,并将其与花冠长度以及代谢组数据库中指标性化合物积累模式进行了 Pearson 相关分析,筛选出 10 个可能与红花花冠伸长相关的基因,分别为:Contig41、Contig172、Contig2558、Contig2632、Contig3118、A08、C02、CS09070、Contig706 以及 Contig1255。通过 qRT-PCR,对相关基因在 6 个花期的表达量进行测定,并通过与花冠长度的 Pearson 相关分析,进一步筛选与红花花冠伸长相关的 *EXPs* 以及 *XTHs* 基因。结果表明,只有 Contig41、Contig172、Contig3118、A08、C02 以及 Contig1255 与花冠长度存在明显的正相关关系。因此对其进行进一步的分析。

通过 RACE 技术获得了上述基因的全长信息(注:全长序列表明,Contig41 与 C02 为同一基因的两个片段),依次命名为 *CtXTH1*(Contig41/C02,GenBank 登录号 MK103355),*CtXTH2*(Contig172,GenBank 登录号 MK103356),*CtXTH3*(A08,GenBank 登录号 MK103357),*CtXTH4*(Contig3118,GenBank 登录号 MK103358),*CtEXP1*(Contig1255,GenBank 登录号 MK103359)。并对这些基因进行生物信息学分析。生物信息学分析结果表明,红花花冠中与花冠伸长相关的 4 个 *CtXTHs* 全长为 1 107~1 353 bp,预测的编码序列 CDS 区长度为 864~1 050 bp,编码 287~349 个氨基酸,蛋白质分子量范围为 32.6~40.6 kD,pI 为 8.18~8.86,只有 CtXTH1 的 pI 为 5.98。*CtEXP1* 全长 1 158 bp,预测的 CDS 区为 780 bp,编码 259 个氨基酸,蛋白质分子量为 27.8 kD,pI 为 7.56。蛋白质结构功能域分析显示所有的 *CtXTHs* 基因都含有 Glyco_hydro_16 功能域和 XET_C 功能域,表明筛选出的 *CtXTHs* 基因属于 XET 型基因,CtXTH1 和 CtXTH2 都含有跨膜区,表明它们属于膜蛋白,CtXTH3 和 CtXTH4 含有信号肽,说明它们属于分泌蛋白。CtEXP1 含有 DPBB_1 和 Pfam 功能域,表明它属于花粉过敏原类,禾本科植物的 I 组花粉过敏原与膨胀素有序列同源性,已被归为 α-膨胀素,因此 CtEXP1 属于 α-膨胀素基因亚家族。CtEXP1 同样含有信号肽,因此其也被归为分泌蛋白。根据 SMART 的结果,我们对其信号肽,疏水性和跨膜区进行了独立预测。结果显示 CtXTH3、CtXTH4 和 CtEXP1 具有信号肽,CtXTH1 和 CtXTH2 无信号肽。且所有基因均在 N-末端具有疏水区域,在 C-末端具有亲水区域。跨膜区域分析显示 CtXTH1,CtXTH2 和 CtEXP1 均具有 TMhelix 结构,CtXTH3 和 CtXTH4 仅具有外部结构。二级结构预测显示它们均只包含 3 种二级结构:α 螺旋,无规卷曲和延伸链,并且无规卷曲的占比>50%,该结构通常被认为是蛋白分子活性位点的重要构象。通过 DNAMAN 多序列比对显示了 *XTHs* 和 *EXPs* 基因家族的保守位点和保守区,并使用 Phyre2.0 预测了蛋白质三级结构。基于三级结构发现 *CtXTHs* 基因具有相对保守的折叠方法,其蛋白质三级结构的骨架是一致的,同时从三级结构中可以识别出典型的双-psi-β-桶(DPBB)结构。系统发育树结果显示 *CtXTH1* 和 *CtXTH3* 属于亚家族 I,与拟南芥 *AtXTH6* 和 *AtXTH7* 具有高度同源性,而 *AtXTH6* 和 *AtXTH7* 在拟南芥的花、茎和叶中高表达,并被认为参与植物生长的多个阶段,特别是在花发育中。*CtXTH4* 属于亚家族 II,与拟南芥 *AtXTH15* 和 *AtXTH16* 具有高度同源性,*AtXTH15* 和 *AtXTH16* 在拟南芥的根、子叶脉和心皮中高表达,可能与根系发育有关。*CtXTH2* 属于亚家族 III,与拟南芥 *AtXTH29* 和 *AtXTH30* 具有高度同源性,*AtXTH29* 和 *AtXTH30* 在拟南芥胚芽、种皮、下胚轴和花药中具有高表达，可能在花药开裂和花粉释放中起作用。$CtEXP1$ 属于 $EXPA$ 亚家族，与拟南芥 $AtEXP2$ 和 $AtXTH8$ 具有高度同源性，$AtEXP2$ 和 $AtXTH8$ 在发芽的种子中高表达，可能与种子萌发以及应对盐胁迫有关。

基于生物信息学分析结果，发现红花中的 $XTHs$ 以及 $EXPs$ 功能存在分化。表达模式分析表明，红花中的 $CtXTHs$ 和 $CtEXP1$ 在不同的组织中具有差异表达，表现出不同的表达模式。$CtXTH1$ 在花中表达量最高，约为根中的 73.4 倍，其次在苞片中表达量较高，约为根中的 23.86 倍，而在茎、叶和幼嫩种子中的表达水平与根中相似。$CtXTH2$ 在除花和幼嫩种子外的其他部位均有较高表达，在叶片中表达量最高为根中表达量的 3.01 倍，在幼嫩种子中表达量最低，约为根中的 1/45，花中的表达量约为根中的 1/3。对于 $CtXTH3.4$ 以及 $CtEXP1$，它们在根中均具有较高的表达水平，$CtXTH4$ 在花中的表达水平次之，但仅为根中表达量的 1/11。苞片中的表达最低。对于 $CtXTH3$，苞片和花中的表达小于根，约为 1/4。在幼嫩种子中，表达水平最低，约为根中的 1/82。对于 $CtEXP1$，除了在根中具有最高表达外，在叶、苞片和花瓣中具有相对高的表达，为根中表达的 1/3～1/2，在幼嫩种子中的表达水平最低，约为根的 1/36。因此，推测 $CtXTH1$ 可能在花发育中发挥关键作用，同样 $CtXTH4$ 可能在根系发育中起重要作用，$CtXTH2$ 可能在营养生长阶段发挥作用，尤其是在叶片发育过程中，$CtXTH3$ 可能在根系发育中起主要作用，并且在花发育中也具有一定的价值，而对于 $CtEXP1$，其功能可能与 $CtXTH3$ 类似。

基于上述的生物信息学分析以及表达模式分析，我们认为 $CtXTH1$ 可能在红花花冠伸长中扮演关键角色。因此，后续工作中主要对其进行功能验证。

首先构建了植物表达载体 pMT39-$CtXTH1$，并采用农杆菌介导的花粉管通道法转化红花。通过 PCR 以及测序从 19 株 T0 代红花中鉴定得到 8 株独立的阳性转化植株。通过 qRT-PCR 分析了红花过表达植株中 $CtXTH1$ 基因的表达水平，并对其农艺性状进行了分析。结果表明，红花过表达株系中 $CtXTH1$ 基因表达量显著上升，为对照组的 2～3 倍，且花冠长度显著增加，为对照组的 5.34%～10.25%，而每花球的平均小花数与重量均比对照组增加，分别增加 15.95%～30.60% 和 30%～36%，且除 ovx-10 株外其余各株与对照均显示出显著差异。在种子性状方面，每果球种子数和种子重均比对照组大，分别大 7.27%～69% 和 6.09%～36.53%，但除了 ovx-4、ovx-13 在种子数目上与对照组具有显著差异外，其余均没有显著性差异。而对于植株总高度、每株花球数以及花球直径性状上，两组之间没有显著性差异。花冠显微结构观察发现 $CtXTH1$ 过表达的红花植株的花瓣部分，其花粉囊没有明显变化，但花柱及花瓣均表现出增大的趋势，花冠管纵切面的组织结构过表达植株表现出更加不规则且更松散的特征。对红花中的主要代谢物分析结果显示，$CtXTH1$ 基因的过表达对红花中主要活性成分的积累无显著影响。

通过染色体步移技术克隆获得了 $CtXTH1$ 基因的启动子序列，通过生物信息学分析结合烟草瞬时转染实验，初步证明其具有启动活性。

总而言之，$CtXTH1$ 基因是影响红花花冠伸长的关键基因，本研究药用红花的高产育种提供了新的可能，也为其他药用植物产量调控基因的发掘提供了新的思路。

下一步，我们将从以下 3 个方面开展工作：①基于已获得的 pMT39 - *CtXTH1* 红花遗传转化植株，通过干旱、盐胁迫等，测试其是否在植物抗逆中发挥作用。②利用已有的红花酵母双杂交文库，钓取 *CtXTH1* 基因的上游调控基因，以阐明其调控网络。③通过叶盘转化法和花粉管通道法获得 PBI121 - *CtXTH1* Promoter 在烟草和红花中的阳性转化植株，通过对不同器官组织的 GUS 染色观察和 qRT - PCR 定量分析，对 *CtXTH1* 基因启动子组织特异性进行分析，以期对红花过表达载体 pMT39 的启动子进行优化。上述工作将为系统验证红花 *CtXTH1* 基因的功能以及红花其他功能基因的研究提供重要的帮助。

第十二节

红花黄酮类成分生物合成途径阐释

红花中存在的特异性醌式查尔酮化合物，如羟基红花黄色素 A、红花红色素、cartormin、cartormone 是重要的药用成分，但是由于其结构的特殊性，他们生物合成途径一直未被解析。迄今为止，查尔酮公认的生物合成途径是 *CHS* 以 4 - 香豆酰基辅酶 A 和丙二酰基辅酶 A 为底物催化缩合反应生成柚皮苷查尔酮，然后对其进行进一步修饰。然而，红花中特有的醌式查尔酮类使查尔酮苷的生物合成更为复杂，$2'$-羟基查尔酮与二氢黄酮醇之间的相互异构化为醌式查尔酮苷的生物合成途径提出了多种可能。这也在本章第四节红花中 *CtCHI* 的过表达提高了 HSYA 的积累实验结果中部分被证明。通过茉莉酸甲酯外源刺激及不同开花时期差异转录组分析，鉴定得到红花黄酮基本骨架合成酶基因，并在红花的体内验证了 *CtCHS1*、*CtCHS4*、*CtCHI1* 和 *CtF3H* 在羟基红花黄色素 A 积累中的功能。通过上一节关于红花黄酮类成分生物合成结构酶基因及调控因子的研究，对于红花黄酮类成分生物合成途径阐释取得了一定的进展。*CtCHS1* 可以上调上游基因的表达并促进查尔酮化合物的生成，与 CtCHS4 相同，均可以在体外催化 *p*-coumaroyl-CoA 和 malonyl-CoA，生成柚皮素，由此说明，*Ct*CHS1 和 *Ct*CHS4 是查尔酮苷元生物合成途径重要的限速酶。*CtCHI1* 基因过表达可以促进黄酮合成途径上游基因（*CtPAL3*、*CtC4H1* 和 *CtCHS1*）的转录表达，并提高查尔酮化合物的积累，在体外催化 $2',4',4,6'$-tetrahydroxychalcone 生成柚皮素。进一步通过氧化还原酶（细胞色素 P450 等羟化酶），生成红花中醌式查尔酮化合物的母核，对于氧化还原酶等的研究正在进行中。同时关于后修饰酶糖基转移酶，目前在红花中发现了多个糖基转移酶，但其催化活性还未有进一步验证，特别是对于 HSYA 生物合成很重要的 C - 糖基转移酶仍未发现。转录调控因子 R2R3 - MYB 家族中 MYB1、MYB13、MYB14 与黄酮通道上游基因 *PAL*、*C4H1*、*4CL*、*CHS* 存在较高相关关系，可能通过转录激活 PAL2 和 PAL3 以及 CHS1 调控红花黄酮类组分的生物合成；*CtACO1* 可能通过抑制 *CHS*、*FNSI* 和两种 *UGT* 的转录从而抑制查尔酮终端代谢产物的生成。其生物合成，假想模式图如图 5 - 58，但其具体的催化机制有待进一步证实及探索。

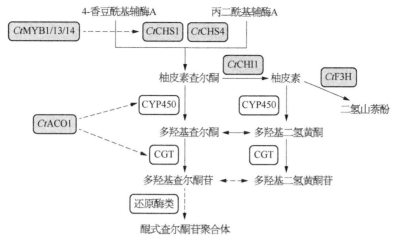

图5-58 红花醌式查尔酮化合物生物合成途径模拟图

（实线箭头表示已获得验证；虚线表示有待进一步验证；灰色框为本章研究功能基因；白色框为有待进一步研究基因）

参考文献

［1］ A. J. van Tunen, R. E. Koes, C. E. Spelt, et al. Cloning of the two chalcone flavanone isomerase genes from Petunia hybrida: coordinate, light-regulated and differential expression of flavonoid genes ［J］. The EMBO journal, 1988,7(5): 1257 - 1263.

［2］ Aaron P Smith, Saeid D Nourizadeh, Wendy A Peer, et al. Arabidopsis AtGSTF2 is regulated by ethylene and auxin, and encodes a glutathione S-transferase that interacts with flavonoids ［J］. Plant J, 2003,36(4): 433 - 442.

［3］ Adams DO, Yang SF. Ethylene biosynthesis: identification of 1-aminocyclopropane-l-carboxylic acid as an intermediate in the conversion of methionine to ethylene ［J］. Proc Nat, 1979(1): 170 - 174.

［4］ Ali Mahjoub, Michel Hernould, Jérôme Joubès, et al. Overexpression of a grapevine R2R3 – MYB factor in tomato affects vegetative development, flower morphology and flavonoid and terpenoid metabolism ［J］. Plant Physiol Biochem, 2009,47(7): 551 - 561.

［5］ Almudena Trapero, Oussama Ahrazem, Angela Rubio-Moraga, et al. Characterization of a glucosyltransferase enzyme involved in the formation of kaempferol and quercetin sophorosides in *Crocus sativus* ［J］. Plant Physiol, 2012,159(4): 1335 - 1354.

［6］ Andrew J. Wood, Eric Davies. cDNA encoding chalcone isomerase from aged pea epicotyls ［J］. Plant physiology, 1994,104(4): 1465 - 1466.

［7］ Anne E Osbourn. Saponins in cereals ［J］. Phytochemistry, 2003(62): 1 - 4.

［8］ Antonio Gonzalez, Mingzhe Zhao, John M Leavitt, et al. Regulation of the anthocyanin biosynthetic pathway by the TTG1/bHLH/Myb transcriptional complex in Arabidopsis seedlings ［J］. The Plant Journal, 2008,53(5): 814 - 827.

［9］ Aqeel Ahmed, Noël R Peters, Megan K Fitzgerald, et al. Colchicine glycorandomization influences cytotoxicity and mechanism of action ［J］. J Am Chem Soc, 2006,128(44): 14224 - 14225.

［10］ Ban Zhaonan, Qin Hao, Andrew J Mitchell, et al. Noncatalytic chalcone isomerase-fold proteins in *Humulus lupulus* are auxiliary components in prenylated flavonoid biosynthesis ［J］. Proceedings of the National Academy of Sciences, 2018,115(22): 5223 - 5232.

［11］ Brenda Winkel-Shirley. Flavonoid biosynthesis: a colorful model for genetics, biochemistry, cell biology and biotechnology ［J］. Plant Physiol, 2001,2(126): 485 - 493.

[12] Campbell JA, Davies GJ, Bulone V, et al. A classification of nucleotide-diphospho-sugar glycosyltransferases based on amino acid sequence similarities [J]. Biochem J, 1997,326(3): 929 – 939.

[13] Chen Jiang, Tang Xiaohui, Ren Chaoxiang, et al. Full-length transcriptome sequences and the identification of putative genes for flavonoid biosynthesis in safflower [J]. BMC Genomics, 2018(19): 548.

[14] Chen Yanhui, Yang Xiaoyuan, He Kun, et al. The MYB transcription factor superfamily of *Arabidopsis*: expression analysis and phylogenetic comparison with the rice MYB family [J]. Plant Molecular Biology, 2006, 60(1): 107 – 124.

[15] Christian Dubos, Ralf Stracke, Erich Grotewold, et al. MYB transcription factors in *Arabidopsis* [J]. Trends in Plant Science, 2010,15(10): 573 – 581.

[16] Cizhong Jiang, Jianying Gu, Surinder Chopra, et al. Ordered origin of the typical two and three repeat Mybgenes [J]. Gene, 2004(326): 13 – 22.

[17] Daniel J Cosgrove. New genes and new biological roles for expansins [J]. Current Opinion in Plant Biology, 2000,3(1): 73 – 78.

[18] Daniel K Owens, Kevin C Crosby, Justin Runac, et al. Biochemical and genetic characterization of Arabidopsis flavanone 3β-hydroxylase [J]. Plant Physiol Bioch, 2008,46(10): 833 – 843.

[19] Dianna Bowles, Judith Isayenkova, Eng-Kiat Lim, et al. Glycosyltransferases: managers of small molecules. Curr Opin Plant Biol, 2005,8(3): 254 – 263.

[20] Dun Fang, Fan Junmiao, Ting Wang, et al. Identification of differentially expressed genes in flower, leaf and bulb scale of Lilium oriental hybrid 'Sorbonne' and putative control network for scent genes [J]. Bmc Genomics, 2017,18(1): 899.

[21] Dupille E, Rombaldi C, Lelièvre JM, et al. Purification, properties and partial amino-acid sequence of 1-aminocyclopropane-1-carboxylic acid oxidase from apple fruits [J]. Plant, 1993(1): 65 – 70.

[22] Eiichiro Ono, Yu Homma, Manabu Horikawa, et al. Functional differentiation of the glycosyltransferases that contribute to the chemical diversity of bioactive flavonol glycosides in grapevines(*Vitis vinifera*)[J]. Plant Cell, 2010,22(8): 2856 – 2871.

[23] Elizabeth R Lyden, P W Doerner, Christopher J. Lamb, et al. Sequence analysis of a chalcone isomerase cDNA of *Phaseolus vulgaris* L.[J]. Plant molecular biology, 1991,16(1): 167 – 169.

[24] Eric E Schadt, Eric E Schadt, Andrew Kasarskis. A window into third-generation sequencing [J]. Hum Mol Genet, 2010,19(R2): 227 – 240.

[25] Erich Grotewold, Bruce J. Drummond, Ben Bowen, et al. Themyb-homologous P gene controls phlobaphene pigmentation in maize floral organs by directly activating a flavonoid biosynthetic gene subset [J]. Cell, 1994,3 (76): 543 – 553.

[26] Erich Grotewold, Thomas Peterson. Isolation and characterization of a maize gene encoding chalcone flavonone isomerase [J]. Molecular and General Genetics MGG, 1994,242(1): 1 – 8.

[27] Ernst J Woltering, Dianne Somhorst. Regulation of anthocyanin synthesis in cymbidium flowers: effects of emasculation and ethylene [J]. J Plant Physiol, 1990(136): 295 – 299.

[28] F. Sparvoli, C. Martin, Alfredo Simone Negri, et al. Cloning and molecular analysis of structural genes involved in flavonoid and stilbene biosynthesis in grape(*Vitis vinifera* L.)[J]. Plant molecular biology, 1994,24(5): 743 – 755.

[29] Fan L, Guo M. Progress of safflower(*Carthamus tinctorius* L.)regeneration through tissue culture [J]. Journal of Medical Colleges of PLA, 2013(28): 289 – 301.

[30] Fan L, Guo M. Regeneration of *Carthamus tinctorius* from Jimsar [J]. Chinese Herbal Medicines, 2014(6): 237 – 241.

[31] Fan Xuetong, James P. Mattheis, John K. Fellman. Inhibition of apple fruit 1-aminocyclopropane-1-carboxylic acid oxidase activity and respiration by acetylsalicylic acid [J]. J Plant Physiol, 1996(149): 469 – 471.

[32] Fernando Gandia-Herrero, Astrid Lorenz, Tony Larson, et al. Detoxification of the explosive 2, 4, 6-trinitrotoluene in *Arabidopsis*: discovery of bifunctional O- and C-glucosyltransferases [J]. The Plant Journal, 2008,56(6): 963 – 974.

[33] Frank Mehrtens, Harald Kranz, Pawel Bednarek, et al. The Arabidopsis thaliana transcription factor MYB12 is a flavonol-specific regulator of phenylpropanoid biosynthesis [J]. Plant Physiolin press, 2005,138(2): 1083 –

1096.

[34] Fry Stephen C. Polysaccharide-modifying enzymes in the plant cell wall [J]. Annual Review of Plant Physiology and Plant Molecular Biology, 1995,46(1): 497 – 520.

[35] Gabriela Toledo-Ortiz, Enamul Huq, Peter H Quail. The Arabidopsis basic/helix-loop-helix transcription factor family [J]. Plant Cell, 2003,15(8): 1749 – 1770.

[36] Glénard, A. Recherches sur la matière colorante du vin [J]. Ann Chim Phys(Paris),1858: 366 – 376.

[37] Gregor Johann Mendel. Versuche uber Pflanzen-Hybriden [J]. Verhnatur for schenden Vereines Brunn, 1865(4): 3 – 47.

[38] Grotewold E, Athma P, Peterson T. Alternatively spliced products of the maize P gene encode proteins with homology to the DNA-binding domain of myb-like transcription factors [J]. Proc Natl Acad Sci USA, 1991, (88911): 4587 – 4591.

[39] Grotewold E, Sainz MB, Tagliani L, et al. Identification of the residues in the Myb domain of maize C1 that specify the interaction with the bHLH co-factor R [J]. Proceedings of the National Academy of Sciences, USA, 2008,97(25): 13579 – 13584.

[40] Guo Dandan, Gao Yue, Liu Fei, et al. Integrating molecular characterization and metabolites profile revealed CtCHI1's significant role in *Carthamus tinctorius* L. [J]. BMC Plant Biology, 2019,19(1): 376.

[41] Guo Dandan, Xue Yingru, Li Dongqiao, et al. Overexpression of CtCHS1 increasesaccumulation of quinochalcone in safflower [J]. Front Plant Sci, 2017(8): 1409.

[42] Guo Tao, Chen Ke, Dong Naiqian, et al. GRAIN SIZE AND NUMBER1 Negatively Regulates the OsMKKK10 – OsMKK4 – OsMPK6 Cascade to Coordinate the Trade-off between Grain Number per Panicle and Grain Size in Rice [J]. The Plant Cell, 2018,30(4): 871 – 888.

[43] Hai Du, Li Zhang, Lei Liu, et al. Biochemical and molecular characterization of plant MYB transcription factor family [J]. Biochemistry(Mosccow),2009,74(1): 1.

[44] Helen A. Stafford. Flavonoid Metabolism [M]. Boca Raton: CRC Press, 1990.

[45] Huang Lulin, Yang Xiao, Sun Pei, et al. The first illumina-based de novo transcriptome sequencing and analysis of safflower flowers [J]. PLosone, 2012,7(6): e38653.

[46] J M Jez, Marianne E Bowman, Richard A. Dixon, et al. Structure and mechanism of the evolutionarily unique plant enzyme chalcone isomerase [J]. Nature structural biology, 2000,7(9): 786.

[47] Jae Hyung Ko, Bong Gyu Kim, Hor-Gil Hur, et al. Molecular cloning, expression, and characterization of a flavonoid glycosyltransferase from *Arabidopsis thaliana* [J]. Plant science, 2006(170): 897 – 903.

[48] Jae Hyung Ko, Bong Gyu Kim, Hor-Gil Hur, et al. Molecular cloning, expression and characterization of a glycosyltransferase from rice [J]. Plant cell reports, 2006,25(7): 741 – 746.

[49] James A. Rosinski, William R. Atchley. Molecular evolution of the Myb family of transcription factors: evidence for polyphyletic origin [J]. Journal of Molecular Evolution, 1998,46(1): 74 – 93.

[50] Jan E Binnie, Michael T McManus. Characterization of the 1-aminocyclopropane-1-carboxylic acid(ACC) oxidase multigene family of Malus domestica Borkh [J]. Phytochemistry. 2009,70(3): 348 – 360.

[51] Jeffrey B Harborne, Christine A Williams. Advances in flavonoid research since 1992[J]. Phytochem, 2000,55 (6): 481 – 504.

[52] Jiang Jianshuang, He Jun, Feng Ziming, et al. Two new quinochalcones from the florets of *Carthamus tinctorius* [J]. Org Lett, 2010,12(6): 1196 – 1199.

[53] Jin H, Martin C. Multifunctionality and diversity within the plant MYB-gene family [J]. Plant Molecular Biology, 1999,41(5): 577 – 585.

[54] Joel Piquemal, Simon Chamayou, Isabelle Nadaud, et al. Down-regulation of caffeic acid o-methyltransferase in maize revisited using a transgenic approach [J]. Plant Physiol. 2003,130(4): 1675 – 1685.

[55] John E Bowers, Stephanie A Pearl, John M Burke. Genetic Mapping of Millions of SNPs in Safflower (*Carthamustinctorius* L.)via Whole-Genome Resequencing [J]. G3(Bethesda). 2016,6(7): 2203 – 2211.

[56] Jose M Alonso, Anna N Stepanova. The ethylene signaling pathway [J]. Science. 2004,306(5701): 1513 – 1515.

[57] Joseph M. Jez, Marianne E. Bowman, Richard A Dixon, et al. Structure and mechanism of the evolutionarily unique plant enzyme chalcone isomerase [J]. Nature structural biology, 2000,7(9): 786 – 791.

[58] Junichi Shinozaki, Hiromichi Kenmoku, Kenichi Nihei, et al. Cloning and functional analysis of three chalcone synthases from the flowers of safflowers *Carthamus tinctorius* [J]. Nat Prod Commun, 2016,11(6): 787 – 790.

[59] Justin O. Borevitz, Xia Yiji, Jack Blount, et al. Activation tagging identifies a conserved MYB regulator of phenylpropanoid biosynthesis [J]. The Plant Cell, 2000,12(12): 2383 – 2394.

[60] Justyna Mierziak, Kamil Kostyn, Anna Kulma. Flavonoids as Important Molecules of Plant Interactions with the Environment [J]. Molecules, 2014,19(10): 16240 – 16265.

[61] Kadam PD, Chuan HH. Erratum to: Rectocutaneous fistula with transmigration of the suture: a rare delayed complication of vault fixation with the sacrospinous ligament [J]. Int Urogynecol J, 2016,27(3): 505.

[62] Karin Springob, Jun-ichiro Nakajima, Mami Yamazaki, et al. Recent advances in the biosynthesis and accumulation of anthocyanins [J]. Nat Prod Rep, 2003,20(3): 288 – 303.

[63] Karl Walter Bock. The UDP-glycosyltransferase(UGT) superfamily expressed in humans, insects and plants: Animal-plant arms-race and co-evolution [J]. Biochem Pharmacol, 2015(8): 653 – 655.

[64] Kazuma K, Takahashi T, Sato K, et al. Quinochalcones and flavonoids from fresh florets in different cultivars of *Carthamus tinctorius* L. [J]. Biosci Biotechnol Biochem, 2000,64(8): 1588 – 1599.

[65] Keiko Yonekura-Sakakibara, Takayuki Tohge, Rie Niida, et al. Identification of a flavonol 7-O-rhamnosyltransferase gene determining flavonoid pattern in *Arabidopsis* by transcriptome coexpression analysis and reverse genetics [J]. Journal of Biological Chemistry, 2007,282(20): 14932 – 14941.

[66] Kevin L. -C. Wang, Hai Li, Joseph R. Ecker. Ethylene biosynthesis and signaling networks [J]. Plant Cell, 2002 (14): S131.

[67] Khlestkina EK, Dobrovolskaya OB, Leonova IN, et al. Diversification of the duplicated F3h genes in Triticeae [J]. J Mol Evol, 2013,76(4): 261 – 266.

[68] Klem Pnauer KH, Gonda TJ, Bishop JM. Nucleotide sequence of the retroviral leukemia gene v-myb and its cellular progenitor c-myb: the architecture of a transduced oneogene [J]. Cell, 1982,31(2): 453 – 463.

[69] Kumar Avneesh, Singh Baljinder, Singh Kashmir. Functional characterization of flavanone 3-hydroxylase gene from *Phyllanthus emblica* L. [J]. J Plant BiochemBiot, 2015,24(4): 453 – 460.

[70] Lairson LL, Henrissat B, Davies GJ, et al. Glycosyltransferases: structures, functions, and mechanisms [J]. Annu Rev Biochem, 2008(77): 521 – 555.

[71] Lei Wei, Tang Shaohu, Luo Keming, et al. Molecular cloning and expression profiling of a chalcone synthase gene from hairy root cultures of Scutellariaviscidula Bunge [J]. Genet Mol Biol, 2010,33(2): 285 – 291.

[72] Li Haiyan, Dong Yuanyuan, Yang Jing, et al. De novo transcriptome of safflower and the identification of putative genes for oleosin and the biosynthesis of flavonoids [J]. PLosone, 2012,7(2): e30987.

[73] Li Xiaojing, Zhang Jieqiong, Wu Zichen, et al. Functional characterization of a glucosyltransferase gene, LcUFGT1, involved in the formation of cyanidin glucoside in the pericarp of Litchi chinensis [J]. Physiologia plantarum, 2016,156(2): 139 – 149.

[74] Liu Liansen, Michael J. White, Thomas H. MacRae. Transcription factors and theirgenes in higher plants functional domains, evolution and regulation [J]. Eur J Biochem, 1999(262): 247 – 257.

[75] Liu Meiling, Li Xinrong, Liu Yubing, et al. Regulation of flavanone 3-hydroxylase gene involved in the flavonoid biosynthesis pathway in response to UV-B radiation and drought stress in the desert plant, Reaumuriasoongorica [J]. Plant PhysiolBioch, 2013(73): 161 – 167.

[76] Liu Xiuming, Dong Yuanyuan, Yao Na, et al. De Novo Sequencing and Analysis of the Safflower Transcriptome to Discover Putative Genes Associated with Safflor Yellow in *Carthamus tinctorius* L. [J]. Int. J. Mol. Sci, 2015,16(10): 25657 – 25677.

[77] Lloyd AM, Walbot V, Davis RW. *Arabidopsis* and *Nicotiana* anthocyanin production activated by maize regulators R and Cl[J]. Science, 1992,258(5089): 1773 – 1775.

[78] Loverine P Taylor, Erich Grote wold. Flavonoids as developmental regulators [J]. CurrOpin Plant Biol, 2005, 8(3): 317 – 323.

[79] Mackenzie PI, Bock KW, Burchell B, et al. Nomenclature update for the mammalian UDP glycosyltransferase (UGT) gene superfamily [J]. Pharmacogenet Genomics, 2005,15(10): 677 – 685.

[80] Mackenzie PI, Owens IS, Burchell B, et al. The UDP glycosyltransferase gene superfamily: recommended nomenclature update based on evolutionary divergence [J]. Pharmacogenetics, 1997,7(4): 255 – 269.

红花生药学研究

[81] Marc A Heim, Marc Jakoby, Martin Werber, et al. The basic helix-loop-helix transcription factor family in plants: a genome-wide study of protein structure and functional diversity [J]. Mol Biol Evol, 2003,20(5): 735 – 747.

[82] Mary L. Durbin, Bonnie McCaig, Michael T. Clegg. Molecular evolution of the chalcone synthase multigene family in the morning glory genome [J]. Plant Mol Biol, 2000,42(1): 79 – 92.

[83] Masaki Ito, Yukito Ichinose, Harubumi Kato, et al. Molecular evolution and functional relevance of the chalcone synthase genes of pea [J]. Mol Gen Genet, 1997,255(1): 28 – 37.

[84] Masako Fukuchi-Mizutani, Hiroaki Okuhara, Yuko Fukui, et al. Biochemical and molecular characterization of a novel UDP-glucose: anthocyanin 3'-O-glucosyltransferase, a key enzyme for blue anthocyanin biosynthesis from gentian [J]. Plant physiology, 2003,132(3): 1652 – 1663.

[85] Medina-Puche L, Cumplido-Laso G, Amil-Ruiz F, et al. MYB10 plays a major role in the regulation of flavonoid/phenylpropanoid metabolism during ripening of Fragaria x ananassa fruits [J]. J Exp Bot, 2014, 65(2): 401 – 417.

[86] Melissa Brazier-Hicks, Kathryn M. Evans, Markus C. Gershater, et al. The C-Glycosylation of Flavonoids in *Cereals* [J]. Journal of Biological Chemistry, 2009,284(27): 17926 – 17934.

[87] Melissa Brazier-Hicks, Wendy A Offen, Markus C Gershater, et al. Characterization and engineering of the bifunctional N-and O-glucosyltransferase involved in xenobiotic metabolism in plants [J]. Proceedings of the National Academy of Sciences, 2007,104(51): 20238 – 20243.

[88] Michael Gensheimer, Arcady Mushegian. Chalcone isomerase family and fold: No longer unique to plants [J]. Protein Science, 2004,13(2): 540 – 544.

[89] Michael J Buck, William R Atchley. Phylogenetic analysis of plant basic helix-loop-helix proteins [J]. J Mol Evol, 2003,56(6): 742 – 750.

[90] Micheline N Ngaki, Gordon V Louie, Ryan N Philippe, et al. Evolution of the chalcone-isomerase fold from fatty-acid binding to stereospecific catalysis. Nature, 2012,485(7399): 530 – 533.

[91] Miller KD, Guyon V, Evans JN, et al. Purification, cloning, and heterologous expression of a catalytically efficient flavonol 3-O-galactosyltransferase expressed in the male gametophyte of Petunia hybrida [J]. Journal of Biological Chemistry, 1999,274(48): 34011 – 34019.

[92] Mona C. Mehdy, Christopher J. Lamb. Chalcone isomerase cDNA cloning and mRNA induction by fungal elicitor, wounding and infection [J]. The EMBO journal, 1987,6(6): 1527 – 1533.

[93] Monika Mahajan, Sudesh Kumar Yadav. Overexpression of a tea flavanone 3-hydroxylase gene confers tolerance to salt stress and Alternaria solani in transgenic tobacco [J]. Plant Mol Biol, 2014,85(6): 551 – 573.

[94] N. Mariz-Ponte, R. J. Mendes, S. Sario, et al. Santos. Tomato plants use non-enzymatic antioxidant pathways to cope with moderate UV-A/B irradiation: A contribution to the use of UV-A/B in horticulture [J]. J Plant Physiol, 2017(221): 32 – 42.

[95] Nick de Vetten, Francesca Quattrocchio, Joseph Mol, et al. The an11 locus controlling flower pigmentation in petunia encodes a novel WD-repeat protein conserved in yeast, plants, and animals [J]. Genes Dev, 1997(11): 1422 – 1434.

[96] Norimoto Shimada, Toshio Aoki, Shusei Sato, et al. A cluster of genes encodes the two types of chalcone isomerase involved in the biosynthesis of general flavonoids and legume-specific 5-deoxy(iso)flavonoids in *Lotus japonicus* [J]. Plant physiology, 2003,131(3): 941.

[97] Pablo D Rabinowicz, Edward L Braun, Adam D Wolfe, et al. Maize R2R3 Mybgenes: Sequence analysis reveals amplification in higher plants [J]. Genetics, 1999,153(1): 427 – 444.

[98] Patrik Jones, Burkhard Messner, Jun-Ichiro Nakajima, et al. UGT73C6 and UGT78D1, glycosyltransferases involved in flavonol glycoside biosynthesis in *Arabidopsis thaliana* [J]. J Biol Chem, 2003,278(45): 43910 – 43918.

[99] Paz-Ares J, Ghosal D, Wienand U, et al. The regulatory c1 locus of Zea mays encodes a protein with homology to myb proto-oncogene products and with structural similarities to transcriptional activators [J]. EMBO Journal, 1987,6(12): 3553 – 3558.

[100] Philippa J. English, Crantley W. Lycett, Jeremy A. Roberts, et al. Increased 1-Aminocyclopropane-1-Carboxylic Acid Oxidase Activity in Shoots of Flooded Tomato Plants Raises Ethylene Production to

Physiologically Active Levels [J]. Plant Physiol. 1996,109(4): 1435-1440.

[101] Pierre Broun. Transcriptional control of flavonoid biosynthesis: a complex network of conserved regulators involved in multiple aspects of differentiation in *Arabidopsis* [J]. Current Opinion in Plant Biology, 2005, 8(3): 272-279.

[102] Quan Ruidang, HuShoujing, Zhang Zhili, et al. Overexpression of an ERF transcription factor TSRF1 improves ricedrought tolerance [J]. Plant Biotechnol Journal, 2010,8(41): 476-488.

[103] Quattrocchio F, Baudry A, Lepiniec L, et al. The regulation of flavonoid biosynthesis//E. Grotewold. The science of flavonoids [M]. New York: Springer, 2006.

[104] Rabinowicz PD, Braun EL, Wolfe AD, et al. Maize R2R3 MYB genes: sequence analysis reveals amplification in the higherplants [J]. Genetics, 1999,153(1): 427-444.

[105] Ralf Stracke, Hirofumi Ishihara, Gunnar Huep, et al. Differential regulation of closely related R2R3-MYB transcription factors controls flavonol accumulation in different parts of the Arabidopsis thaliana seedling [J]. The Plant Journal, 2007,50(4): 660-677.

[106] Ralf Stracke, Martin Werber, Bernd Weisshaar. The R2R3 MYB gene family in Arabidopsis thaliana [J]. CurrOpin Plant Biol, 2001,5(4): 447-456.

[107] Riccardo Velasco, Andrey Zharkikh, Michela Troggio, et al. A high quality draft consensus sequence of the genome of a heterozygous grapevinevariety [J]. PLos one, 2007,2(12): e1326.

[108] Richard A Dixon, Christopher L Steele. Flavonoids and isoflavonoids-a gold mine for metabolic engineering [J]. Trends Plant Sci, 1999,10(4): 394-500.

[109] Richard A Dixon, E. Richard Blyden, Mark P. Robbinsa, et al. Comparative biochemistry of chalcone isomerases. Phytochemistry, 1988,27(9): 2801-2808.

[110] Rogayah Sekeli, Janna Ong Abdullah, Parameswari Namasivayam, et al. RNA Interference of 1-Aminocyclopropane-1-carboxylic Acid Oxidase(ACO1 and ACO2)Genes Expression Prolongs the Shelf Life of Eksotika(*Carica papaya* L.)Papaya Fruit [J]. Molecules, 2014,19(6): 8350-8362.

[111] Ronald E. Koes, Cornelis E. Spelt, Peter J. M. van den Elzen, et al. Cloning and molecular characterization of the chalcone synthase multigene family of Petunia hybrida [J]. Gene, 1989,81(2): 245-257.

[112] Ronald Koes, Walter Verweij, Francesca Quattrocchio. Flavonoids: a colorful model for the regulation and evolution of biochemical pathways [J]. Trends in Plant Science, 2005,10(5): 236-242.

[113] Ross Aiken Gortner. The Anthocyanin Pigments of Plants [J]. Cambridge: Cambridge University Press, 1925,47(1217): 418-419.

[114] Sayaka Masadasup, Kazuyoshi Terasakasup, Yukie Oguchisup, et al. Functional and structural characterization of a flavonoid glucoside 1,6-glucosyltransferase from *Catharanthus roseus* [J]. Plant Cell Physiol, 2009,50(8): 1401-1415.

[115] Shen Guoan, Pang Yongzhen, Wu Weisheng, et al. Cloning and characterization of a flavanone 3-hydroxylase gene from Ginkgo biloba [J]. Bioscience Rep. 2006,26(1): 19-29.

[116] Shi Yonghui, Zhu Shengwei, MaoXizeng, et al. Transcriptome profiling, molecular biological, and physiological studies reveal a major role for ethylene in cotton fiber cell Elongation [J]. Plant Cell. 2006,18(3): 651-664.

[117] Shin'ya Sawada, Hirokazu Suzuki, Fumiko Ichimaida, et al. UDP-glucuronic acid: Anthocyanin glucuronosyltransferase from red daisy(*Bellis perennis*) flowers enzymology and phylogenetics of a novel glucuronosyltransferase involved in flower pigment biosynthesis [J]. Journal of Biological Chemistry, 2005, 280(2): 899-906.

[118] Shuncang Zhang, Pengda Ma, Dongfeng Yang, et al. Cloning and characterization of a putativeR2R3-MYB transcriptional repressor of the rosmarinic acid biosynthetic pathway from *Salvia miltiorrhiza* [J]. PLos one, 2013(8): e732599.

[119] Spelt C, Quattrocchio F, Mol JN, et al. Anthocyanin1 of petunia encodes a basichelix-loop-helix protein that directly activatestranscription of structural anthocyanin genes [J]. Plant Cell, 2000,12(9): 1619-1632.

[120] Stefan Czemmel, Ralf Stracke, Bernd Weisshaar, et al. The grapevine R2R3-MYB transcription factor VvMYBF1 regulates flavonol synthesis in developing grape berries [J]. Plant Physiology, 2009,151(3): 1513-1530.

[121] Stephen A. Goff, Karen C. Cone, Vicki L. Chandler. Functional analysis of the transcriptional activator encoded by the maize Bgene: evidence for a direct functional interaction between two classes of regulatory

proteins [J]. Genes Dev, 1992,6(5): 864 – 875.

[122] Supriya Ambawat, Poonam Sharma, Neelam R Yadav, et al. MYB transcription factor genes as regulators for plant responses: an overview [J]. Physiology and Molecular Biology Plants, 2013,19(3): 307 – 321.

[123] Takashi Nakatsuka, Katia Sanae Haruta, Chetsadaporn Pitaksutheepong, et al. Identification and characterization of R2R3 – MYB and bHLH transcription factors regulating anthocyanin biosynthesis in gentian flowers [J]. Plant and Cell Physiology, 2008,49(12): 1818 – 1829.

[124] Takayuki Tohge, Yasutaka Nishiyama, Masami Yokota Hirai, et al. Functional genomics by integrated analysis of metabolome and transcriptome of Arabidopsis plants over-expressing an MYB transcription factor [J]. Plant J, 2005,42(2): 218 – 235.

[125] Thomas Merkle, Hanns Frohnmeyer, P Schulze-Lefert, et al. Analysis of the parsley chalcone-synthase promoter in response to different light qualities [J]. Planta, 1994,193(2): 275 – 282.

[126] Tri J Raharjo, Wente Chang, Marianne C Verberne, et al. Cloning and over-expression of a cDNA encoding a polyketide synthase from Cannabis sativa [J]. Plant Physiol Biochem, 2004,42(4): 291 – 297.

[127] Tu Yanhua, He Beixuan, GaoSongyan, et al. CtACO1 overexpression resulted in the alteration of the flavonoids profile of safflower [J]. Molecules, 2019,24(6): 1128.

[128] Vogt T, Jones P. Glycosyltransferases in plant natural product synthesis: characterization of a supergene family [J]. Trends Plant Sci, 2000,5(9): 380 – 386.

[129] Wang Yunsheng, Xu Yujiao, Gao Liping, et al. Functional analysis of Flavonoid 3′,5′-hydroxylase from Tea plant(*Camellia sinensis*): critical role in the accumulation of catechins [J]. BMC Plant Biol. 2014,14(10): 1 – 14.

[130] Weymouth-Wilson AC. The role of carbohydrates in biologically active natural products [J]. Natural Product Reports, 1997,14(2): 99 – 110.

[131] William R. Atchley, Kurt R. Wollenberg, Walter M. Fitch, et al. Correlations among amino acid sites in bHLH protein domains: an information theoretic analysis [J]. Mol Biol Evol, 2000,1(17): 164 – 178.

[132] Xie Kebo, Chen Ridao, Li Jianhua, et al. Exploring the catalytic promiscuity of a new glycosyltransferase from *Carthamus tinctorius* [J]. Org Lett, 2014,16(18): 4874 – 4877.

[133] Yi Sun, Larry W. Oberley. Regulation of transcriptional activators [J]. Free Radical Biol Med, 1996(21): 335 – 348.

[134] Yuuki Kimura, Toshio Aoki, Shin-ichiAyabe. Chalcone isomerase isozymes with different substrate specificities towards 6′-hydroxy-and 6′-deoxychalcones in cultured cells of glycyrrhiza echinata, a leguminous plant producing 5-deoxyflavonoids [J]. Plant and Cell Physiology, 2001,42(10): 1169 – 1173.

[135] Zhang Huirong, Zhao Lixia, Wang Jia, et al. Cloning and functional analysis of two flavanone-3-hydroxylase genes from Reaumuriatrigyna [J]. Acta Physiol Plant. 2014,36(5): 1221 – 1229.

[136] Zhang Yanjie, Liang Wanqi, Shi Jianxin, et al. MYB56 encoding a R2R3 MYB transcription factor regulates seed size in *Arabidopsis thaliana* [J]. J Integr Plant Biol, 2013,55(11): 1166 – 1178.

[137] 范莉姣. 红花离体再生体系的建立及黄酮类生物合成途径关键酶基因的克隆与鉴定[D]. 上海：第二军医大学,2013.

[138] 郭丹丹,刘飞,涂燕华,等. 红花悬浮细胞体系的建立及其化学成分的 UPLC – Q – TOF/MS 分析[J]. 中草药, 2016(47): 4439 – 4444.

[139] 何贝轩,薛英茹,涂燕华. CtCHS4 响应茉莉酸甲酯诱导促进了红花醌式查尔酮类化合物的积累[J]. 药学学报,2018,53(4): 636 – 645.

[140] 李爱新,王晓东,汪莉,等. 红花细胞和组织培养研究进展[J]. 过程工程学报,2006,6(1): 156 – 160.

[141] 李东巧. 红花组织培养及黄酮生物合成途径关键酶基因克隆[D]. 上海：第二军医大学,2012.

[142] 徐倩. 草坪草耐热及叶片伸长相关扩展蛋白基因的克隆和功能研究[D]. 北京：北京林业大学,2016.

[143] 薛英茹,李东巧,高越,等. 基于植物生长调节剂 NAA 和 6 – BA 组合的红花组织培养体系的优化[J]. 药学服务与研究,2015(15): 91 – 94.

[144] 杨晶,李天航,熊立东,等. 外界条件的改变对红花离体培养的影响[J]. 时珍国医国药,2010(21): 708 – 710.

[145] 杨捷威,吴婷婷,郭美丽. 红花组织培养的研究进展[J]. 药学服务与研究,2012(12): 58 – 62.

[146] 诸姮,胡宏友,卢昌义. 植物体内的黄酮类化合物代谢及其调控研究进展[J]. 厦门大学学报,2007,46(S1): 136 – 143.

第五章 红花的功能基因研究

附　图

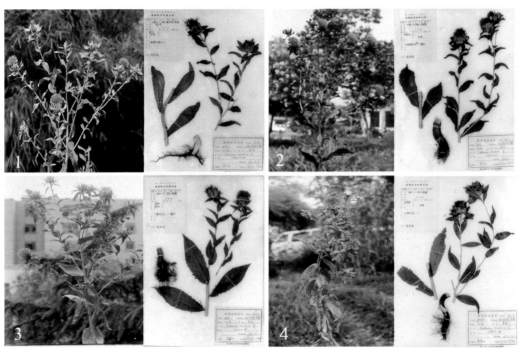

附图1-1　红花的原植物形态

（1.新疆；2.河南；3.四川；4.云南）

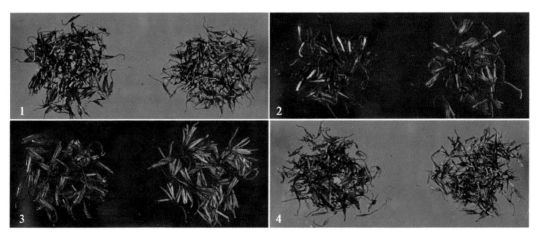

附图1-2　红花药材性状

（1.新疆；2.河南；3.四川；4.云南）

```
                            1                                                              66
GPY-2            (1)  MVTIQADEISNIIRERIEQYNREVKIVNTGTVLQVGDGIARIHGLDEVMAGELVEFEEGTIGIALN
Lactuca sativa   (1)  MVTIQADEISNIIRERIEQYNREVKIVNTGTVLQVGDGIARIHGLDEVMAGELVEFEEGTIGIALN
Panax ginseng    (1)  MVTIRADEISNIIRERIEQYNREVKIVNTGTVLQVGDGIARIHGLDEVMAGELVEFEEGTVGIALN
Daucus carota    (1)  MVTIRADEISKIIRERIEEYNREVKIVNTGTVLQVGDGIARIHGLDEVMAGELVEFQEGTVGIALN
Helianthus annuus (1) MVTIQADEISNIIRERIEQYNREVKIVNTGTVLQVGDGIARIHGLDEVMAGELVEFQEGTIGIALN
Consensus        (1)  MVTIQADEISNIIRERIEQYNREVKIVNTGTVLQVGDGIARIHGLDEVMAGELVEFEEGTIGIALN

                            67                                                             132
GPY-2            (67) LESTNVGVVLMGDGLLIQEGSSVKATGRIAQIPVSEAYLGRVINALAKPIDGRGEISSSEYRLIES
Lactuca sativa   (67) LESTNVGVVLMGDGLLIQEGSSVKATGRIAQIPVSEAYLGRVINALAKPIDGRGEISSSEYRLIES
Panax ginseng    (67) LESNNVGVVLMGDGLLIQEGSSVKATGRIAQIPVSEAYLGRVVNALAKPIDGRGEISASEYRLIES
Daucus carota    (67) LESTNVGVVLMGDGLLIQEGSSVKATGRIAQIPVSEAYLGRVVNALAKPIDGRGEISASEYRLIES
Helianthus annuus (67) LESTNVGVVLMGDGLLIQEGSSVKATGKIAQIPVSEAYLGRVINALAKPIDGRGEISSSEYRLIES
Consensus        (67) LESTNVGVVLMGDGLLIQEGSSVKATGRIAQIPVSEAYLGRVINALAKPIDGRGEISSSEYRLIES

                            133                                                            198
GPY-2            (133) AAPGIISRRSVYEPLQTGLIAIDSMIPIGRGQRELIIGDRQTGKTAVATDTILNQQGQNVICVYVA
Lactuca sativa   (133) PAPGIISRRSVYEPLQTGLIAIDSMIPIGRGQRELIIGDRQTGKTAVATDTILNQQGQNVICVYVA
Panax ginseng    (133) PAPGIISRRSVYEPLQTGLIAIDSMIPIGRGQRELIIGDRQTGKTAVATDTILNQQGQNVICVYVA
Daucus carota    (133) PAPGIISRRSVYEPLQTGLIAIDSMIPIGRGQRELIIGDRQTGKTAVATDTILNQQGQNVICVYVA
Helianthus annuus (133) PAPGIISRRSVYEPLQTGLIAIDSMIPIGRGQRELIIGDRQTGKTAVATDTILNQQGQNVICVYVA
Consensus        (133) PAPGIISRRSVYEPLQTGLIAIDSMIPIGRGQRELIIGDRQTGKTAVATDTILNQQGQNVICVYVA

                            199                                                            264
GPY-2            (199) IGQKASSVAQVVTNFQERGAMEYTIVVAETADSPATLQYLAPYTGAALAEYFMYRERHTLIIYDDL
Lactuca sativa   (199) IGQKASSVAQVVTNFQERGAMEYTIVVAETADSPATLQYLAPYTGAALAEYFMYRERHTSIIYDDP
Panax ginseng    (199) IGQKASSVAQVVTTFQERGAMEYTIVVAEMADSPATLQYLAPYTGAALAEYFMYRERHTSIIYDDP
Daucus carota    (199) IGQKASSVAQVVTNFQERGAMEYTIVVAETADSPATLQYLAPYTGAALAEFFMYRKRHTLIIYDDL
Helianthus annuus (199) IGQKASSVAQVVTTFQEKGAMEYTIVVAETADSPATLQYLAPYTGAALAEYFMYRERHTLIIYDDL
Consensus        (199) IGQKASSVAQVVTNFQERGAMEYTIVVAETADSPATLQYLAPYTGAALAEYFMYRERHTLIIYDDP

                            265                                                            330
GPY-2            (265) SKQAQAYRQMSLLLRRPPEREAYPGDVFYLHSRLLERAAKLSSSLGEGSMTALPIVETQSGDVSAY
Lactuca sativa   (265) SKQAQAYRQMSLLLRRPPGREAYPGDVFYLHSRLLERAAKLSSLLGEGSMTALPIVETQSGDVSAY
Panax ginseng    (265) SKQAQAYRQMSLLLRRPPGREAYPGDVFYLHSRLLERAAKLSSRLGEGSMTALPIVETQSGDVSAY
Daucus carota    (265) SKQAQAYRQMSLLLRRPPGREAYPGDVFYLHSRLLERAAKLGSLLGEGSMTALPIVETQSGDVSAY
Helianthus annuus (265) SKQAQAYRQMSLLLRRPPGREAYPGDVFYLHSRLLERAAKLSSLLGEGSMTALPIVETQSGDVSAY
Consensus        (265) SKQAQAYRQMSLLLRRPPGREAYPGDVFYLHSRLLERAAKLSSLLGEGSMTALPIVETQSGDVSAY

                            331                                                            396
GPY-2            (331) IPTNVISITDGQIFLSADLFNAGIRPAINVGISVSRVGSAAQIKAMKQVAGKLKLELAQFAELEAF
Lactuca sativa   (331) IPTNVISITDGQIFLSADLFNAGIRPAINVGISVSRVGSAAQIKAMKQVAGKLKLELAQFAELEAF
Panax ginseng    (331) IPTNVISITDGQIFLSADLFNAGIRPAINVGISVSRVGSAAQIKAMKQVAGKLKLELAQFAELEAF
Daucus carota    (331) IPTNVISITDGQIFLSADLFNAGIRPAINVGISVSRVGSAAQIKAMKQVAGKLKLELAQFAELEAF
Helianthus annuus (331) IPTNVISITDGQIFLSADLFNAGIRPAINVGISVSRVGSAAQIKAMKQVAGKLKLELAQFAELEAF
Consensus        (331) IPTNVISITDGQIFLSADLFNAGIRPAINVGISVSRVGSAAQIKAMKQVAGKLKLELAQFAELEAF

                            397                                                            462
GPY-2            (397) AQFSSDLDKATQNQLARGQRLRELLKQSQSAPLAVEEQILTIYTGTNGYLDSLEIGQVRKFLVELR
Lactuca sativa   (397) AQFASDLDKATQNQLARGQRLRELLKQSQSAPLGVEEQVLTIYTGTNGYLDSLEIGQVRKFLVELR
Panax ginseng    (397) AQFASDLDKATQNQLARGQRLRELLKQSQSAPLTVEEQIMTIYTGTNGYLDLLEIGQVRKFLVELR
Daucus carota    (397) AQFASDLDKATQNQLARGQRLRELLKQSQSAPLAVEEQIMTIYTGTNGYLDSLEIGQVRKFLVELR
Helianthus annuus (397) AQFSSDLDKATQNQLARGQRLRELLKQSQSAPLAVEEQILTIYTGTNGYLDSLEVGQVRKFLVELR
Consensus        (397) AQFASDLDKATQNQLARGQRLRELLKQSQSAPLAVEEQILTIYTGTNGYLDSLEIGQVRKFLVELR

                            463                                           508
GPY-2            (463) TYLKTNKPQFQEIISSTKTFTEEAEAILKEAVQEQKDRFILQEQAA
Lactuca sativa   (463) TYLKTNKPQFQEIISSTKTFTEEAEAILKEAIQEQRERFILQEQAA
Panax ginseng    (463) TYLKTNKPKFQEIISSTKTFTEEAEAILKEAIQEQTDRFILQEQA-
Daucus carota    (463) TYLKTNKPQFQEIISSTKIFTEEAEAILKEAIQEQMERFILQEQV-
Helianthus annuus (463) TYLKTNKPQFQEIISSTKTFTEEAEAILKEAIQEQRERFILQEQAA
Consensus        (463) TYLKTNKPQFQEIISSTKTFTEEAEAILKEAIQEQRERFILQEQAA
```

附图 2-1　红花的 *GPY-2* 基因与来自 *Lactuca sativa*、*Panax ginseng*、*Daucus carota* 和 *Helianthus annuus* 的叶绿体基因组 ATP 合酶 CF1 亚单位的多重比对

（相同的氨基酸用黄色标出）

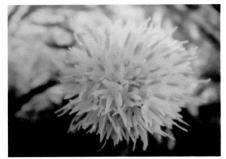
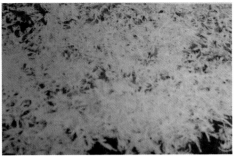

附图 2-2　新红花 7 号花冠

A

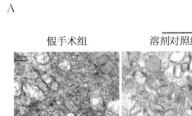
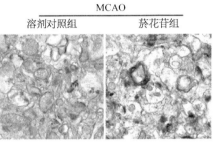
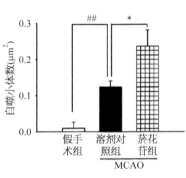

MCAO

假手术组　　　　溶剂对照组　　　　荭花苷组

B

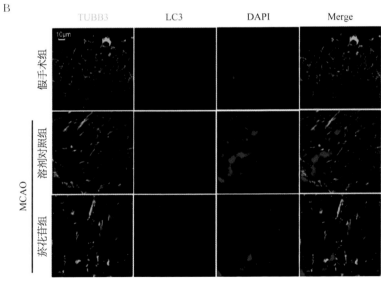

TUBB3　　　　LC3　　　　DAPI　　　　Merge

C

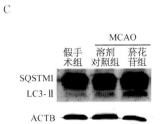
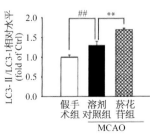
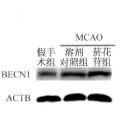
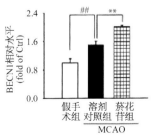

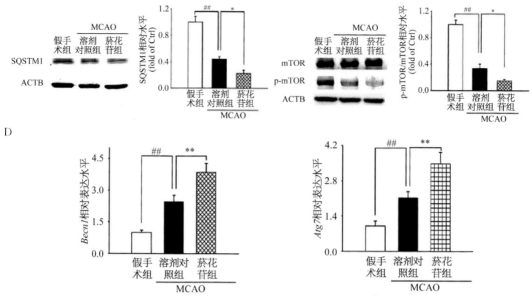

附图3-1　莶花苷对脑缺血再灌注损伤自噬的促进作用

〔A. 各组缺血半暗带神经元细胞内的透射电镜图,N 代表细胞核,黄色箭头标示的自噬小体,各组观察得到的自噬小体相对量统计图($n=3$);B. 缺血 24 h 后大鼠半暗带的 LC3、TUBB3 的免疫荧光染色结果;C. 缺血 24 h 后大鼠半暗带 LC3 - Ⅰ、LC3 - Ⅱ、SQSTM1、BECN1、mTORandPhospho - mTOR 的蛋白质印迹结果,LC3 - Ⅱ/LC3 - Ⅰ、SQSTM1、BECN1、mTOR/Phospho - mTOR 的相对定量结果($n=3$);D. 缺血 24 h 后 Becn1 和 Atg7 基因在半暗带的相对表达量($n=3$)。## $p<0.01$ 与假手术组相比;* $p<0.05$,** $p<0.01$ 与溶剂对照组相比〕

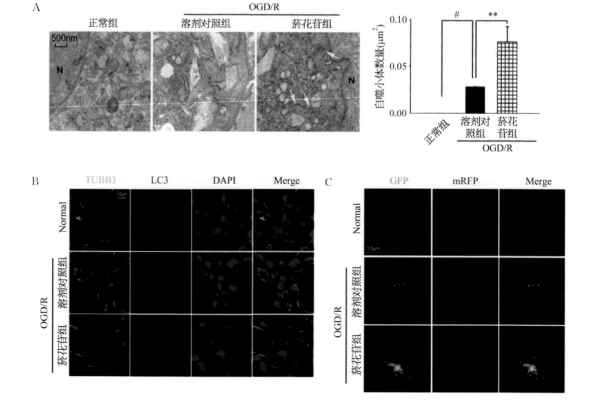

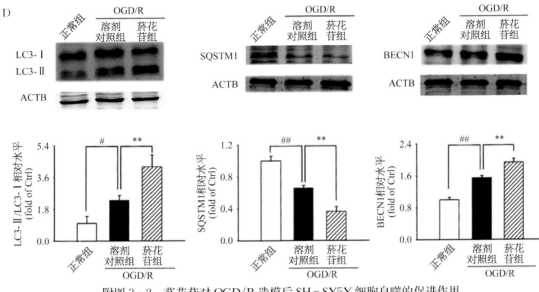

D

附图 3-2　藟花苷对 OGD/R 造模后 SH-SY5Y 细胞自噬的促进作用

　　［A. 各组 SH-SY5Y 细胞内的透射电镜图，N 代表细胞核，图中的黄色箭头标示的具有双层膜或多层膜结构的类圆体即为自噬小体，各组观察得到的自噬小体相对量统计图（$n=3$）；B. 藟花苷对 OGD/R 损伤 SH-SY5H 细胞 LC3 的影响；C. mRFP-GFP-LC3 双荧光自噬指示体系检测自噬流；D. 藟花苷对 OGD/R 损伤 SH-SY5H 细胞后自噬相关蛋白 LC3-Ⅰ、LC3-Ⅱ、SQSTM1 和 BECN1 的影响，LC3-Ⅱ/LC3-Ⅰ比率，BECN1、SQSTM1 的相对表达量（$n=3$）。$^{\#}p<0.05$，$^{\#\#}p<0.01$ 与对照组相比；$^{*}p<0.05$，$^{**}p<0.01$ 与 OGD/R 组相比］

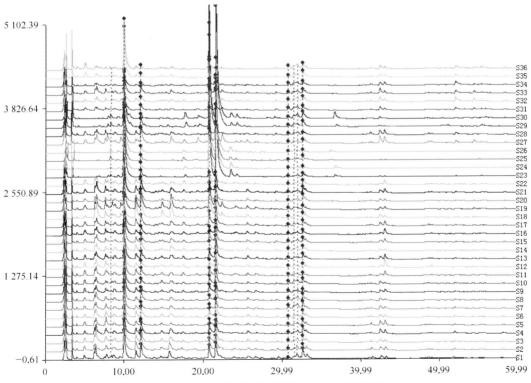

附图 3-3　红花不同品种药材 HPLC 指纹图谱

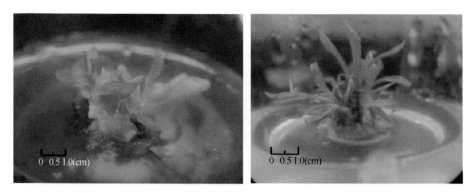

附图 5-1　培养基中添加活性炭或 AgNO₃ 后的再生芽生长情况

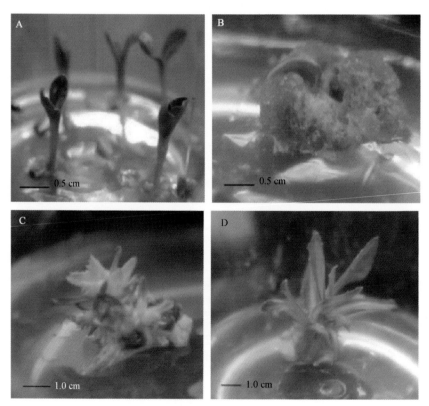

附图 5-2　红花的组织培养过程

（A. 红花无菌苗；B. 子叶外植体；C. 再生芽；D. 再生芽伸长）

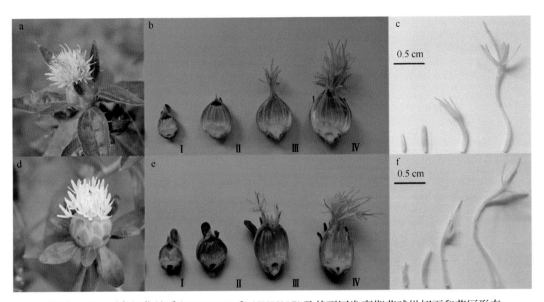

附图 5-3　两个红花品系(ZHH0119 和 XHH007)及其不同发育期花球纵切面和花冠形态

（a～c：红花 ZHH0119 品系特征图；d～f：红花 XHH007 品系特征图；a、d：花球；b、e：2 个品系花球 4 个发育期纵切面；c、f：2 个品系 4 个发育期花冠形态）

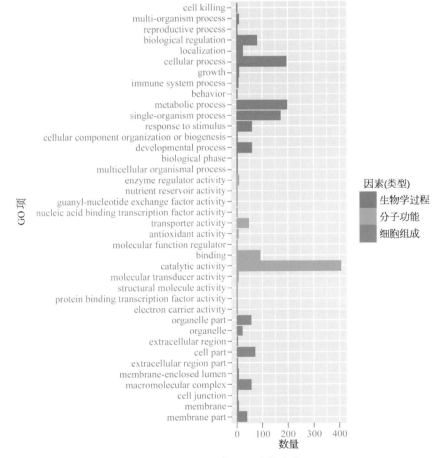

附图 5-4　红花 GO 功能分类

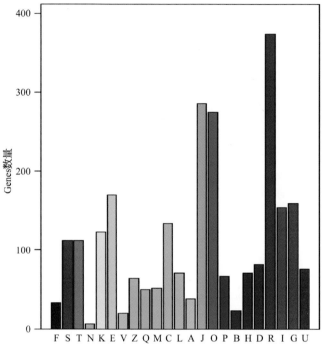

F: Nucleotide transport and metabolism
S: Function unknown
T: Signal transduction mechanisms
N: Cell motility
K: Transcription
E: Amino acid transport and metabolism
V: Defense mechanisms
Z: Cytoskeleton
Q: Secondary metabolites biosynthesis, transport and catabolism
M: Cell wall/membrane/envelope biogenesis
C: Energy production and conversion
L: Replication, recombination and repair
A: RNA processing and modification
J: Translation, ribosomal structure and biogenesis
O: Posttranslational modification, protein turnover, chaperones
P: Inorganic ion transport and metabolism
B: Chromatin structure and dynamics
H: Coenzyme transport and metabolism
D: Cell cycle control, cell division, chromosome partitioning
R: General function prediction only
I: Lipid transport and metabolism
G: Carbohydrate transport and metabolism
U: Intracellular trafficking, secretion, and vesicular transport

附图 5-5　红花 COG 分类统计图

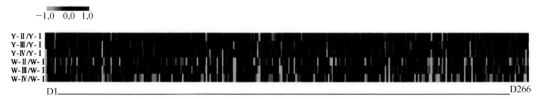

附图 5-6　两个红花品系中差异基因时序性表达热图

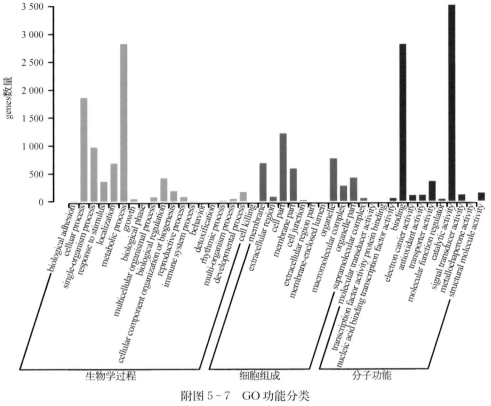

附图 5-7　GO 功能分类

（纵坐标为基因本体论的二级分类；横坐标为注释到 GO 二级分类名称；纵坐标为注释到 GO 二级分类的转录本个数；不同颜色用来区分基因本体论的一级分类）

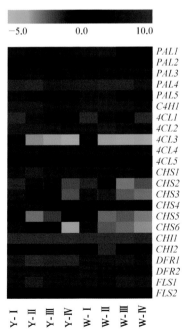

附图 5-8　红花黄酮通道上结构基因的基因芯片 HCL 比较结果

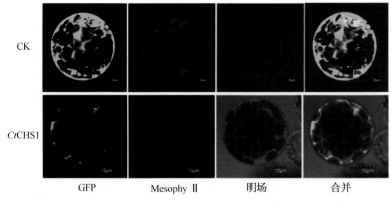

红花生药学研究

CK

CtCHS1

| GFP | Mesophy Ⅱ | 明场 | 合并 |

附图 5-9　CtCHS1-GFP 融合蛋白亚细胞定位图

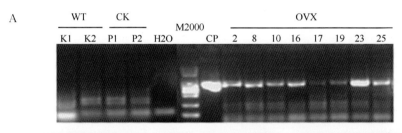

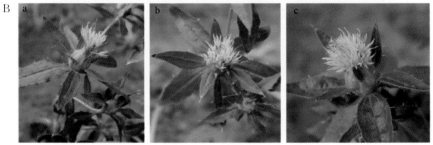

附图 5-10　红花 CtCHS1 转基因植株基因组 PCR 鉴定和表型比较

（a：野生型 WT；b：空载体对照 CK；c：过表达组 ovx）

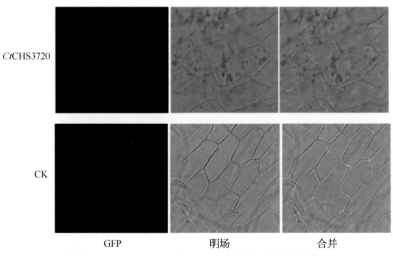

CtCHS3720

CK

| GFP | 明场 | 合并 |

附图 5-11　CtCHS4-GFP 融合蛋白亚细胞定位图

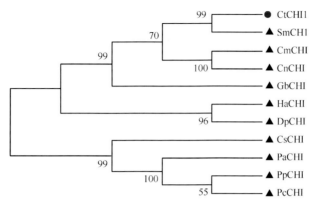

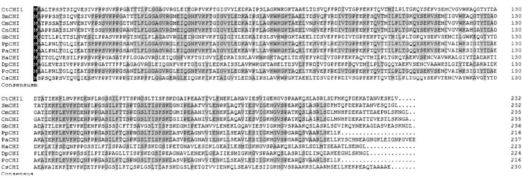

附图 5-12 *Ct*CHI1 氨基酸序列与其他物种中同源序列比对及无根进化树分析结果

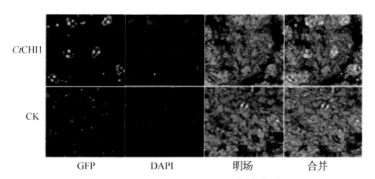

附图 5-13 *Ct*CHI1-GFP 蛋白亚细胞定位($n = 3$)

A

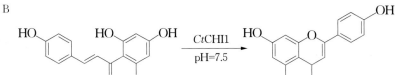

B

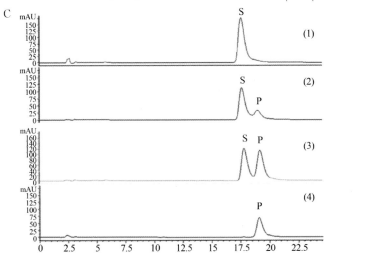

C

附图 5 - 14　推导的 *Ct*CHI1 同源蛋白模型与小分子 2′,4′,4,6′-tetrahydroxychalcone 结合模式及催化查尔酮异构反应

[A. 绘制了底物(2′,4′,4′,6′-四羟基查尔酮)和产物(柚皮素) 化合物；B. HPLC 图谱显示有酶和无酶的反应过程；S. 底物化合物； P. 产物化合物；1. 反应缓冲液中的底物化合物；2. 无酶自发催化反 应；3. 酶催化反应；4. 反应缓冲液中的产物化合物]

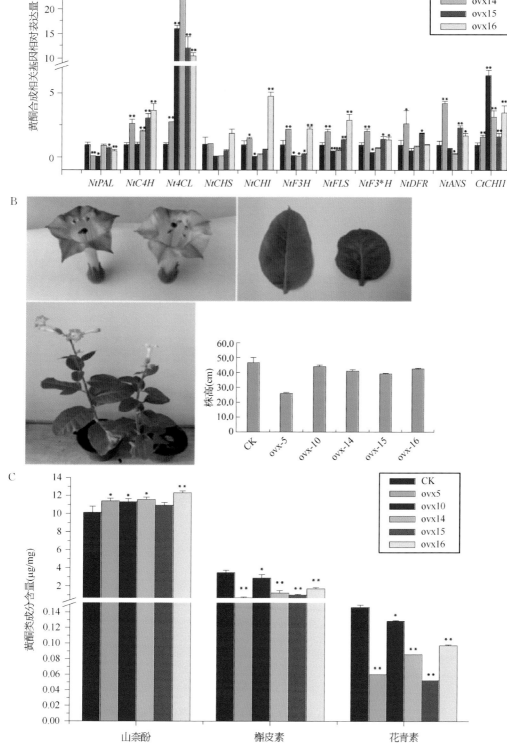

附图 5-15　过表达 *CtCHI1* 在转基因烟草中代谢产物含量变化情况

（A. 烟草中黄酮生物合成途径结构基因 mRNA 相对表达水平；B. *Ct*CHI1 过表达在烟草中的表型差异，左边为空载对照组，右边为代表性过表达植株 ovx-5；C. *Ct*CHI1 过表达引起的烟草中山奈酚、槲皮素和花青苷的积累变化。* $p \leqslant 0.05$，** $p \leqslant 0.01$）

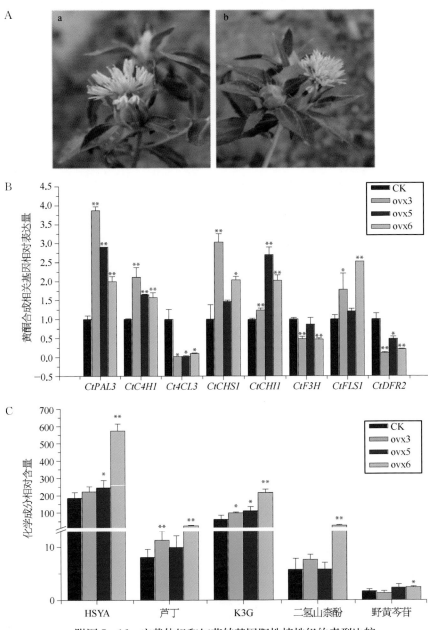

附图 5-16　空载体组和红花转基因阳性植株组的表型比较

[A. *CtCHI1* 过表达表型差异,a:空载体组,b:过表达组。(B)*CtCHI1* 过表达对红花黄酮通道上结构基因转录表达的影响。(C)*CtCHI1* 过表达对黄酮通道代谢产物的影响。CK 为空载体对照组;ovx-3、ovx-5、ovx-6 为代表性转基因植株;* $p \leqslant 0.05$,** $p \leqslant$ 0.01;HSYA:羟基红花黄色素 A;K3R:山奈酚-3-O-β-D-芸香糖苷]

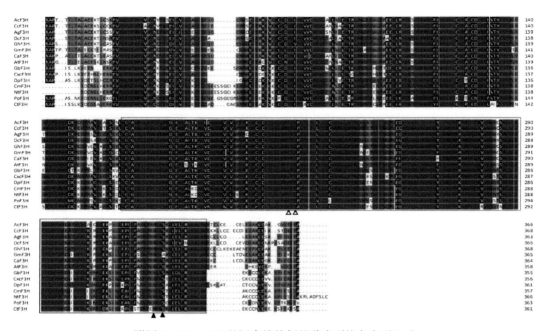

附图 5-17 *F3H* 基因家族的氨基酸序列的多序列比对

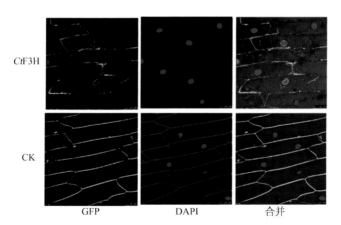

附图 5-18 洋葱表皮细胞 GFP-CtF3H 融合蛋白的亚细胞定位

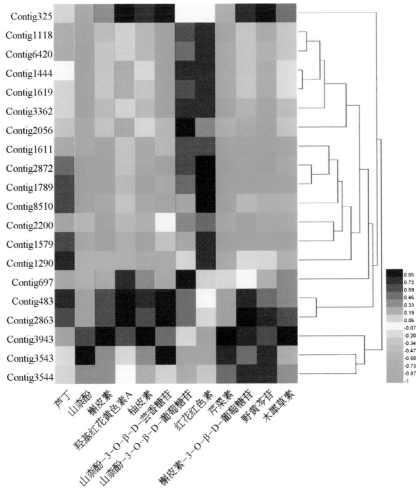

附图5-19 不同花期红花还原酶基因表达量与黄酮类化合物积累量相关性分析热图

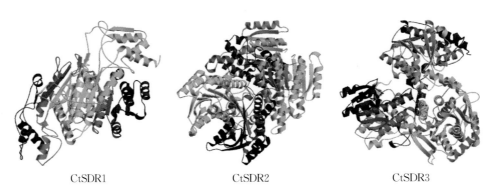

附图5-20 CtSDRs 蛋白质三级结构预测

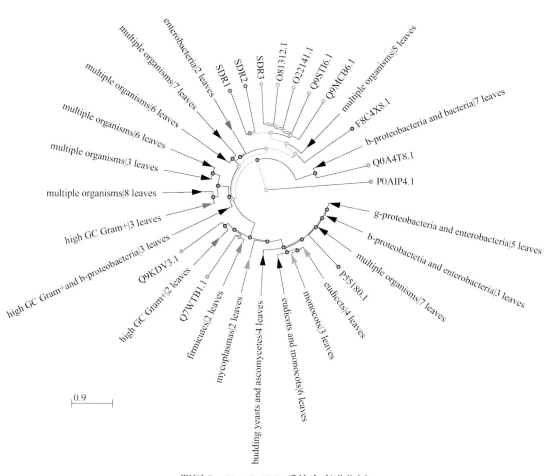

附图 5-21 CtSDR 系统发育进化树

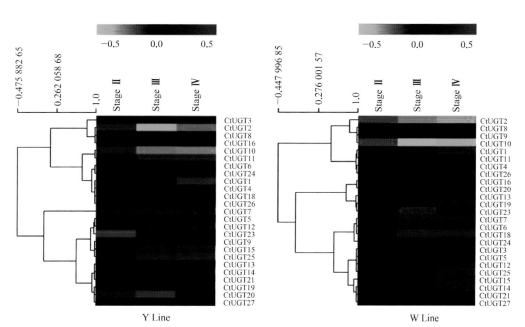

附图 5-22 红花 Y 和 W 品系不同发育期的转录表达谱

红花生药学研究

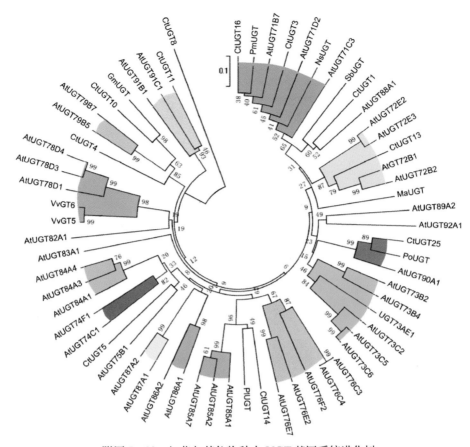

附图 5-23　红花与其他物种中 UGT 基因系统进化树

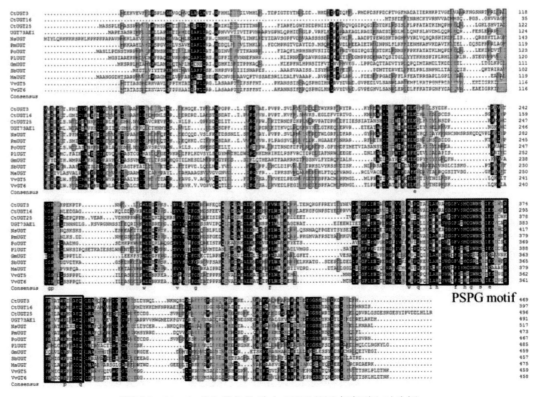

附图 5-24　红花和其他物种中 *UGT* 基因多序列比对分析

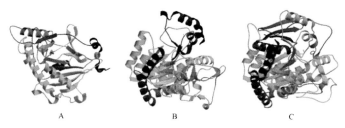

附图 5 - 25　红花 UGT 的蛋白质三维结构预测

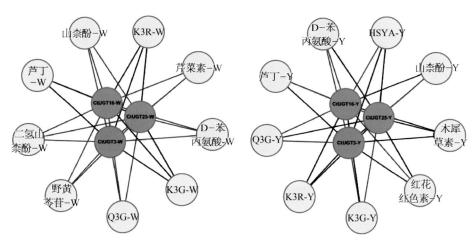

附图 5 - 26　红花两个品系中 *UGT* 基因和黄酮苷的皮尔森相关分析

（红色线条是正相关，黑色线条是负相关。K3G：山奈酚 - 3 - O - β - D - 葡萄糖苷；K3R：山奈酚 - 3 - O - β - D - 芸香糖苷；Q3G：槲皮素 - 3 - O - β - D - 葡萄糖苷；HSYA：羟基红花黄色素）

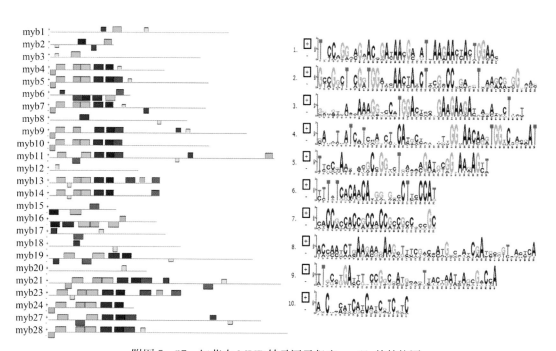

附图 5 - 27　红花中 MYB 转录因子保守 motifs 的结构图

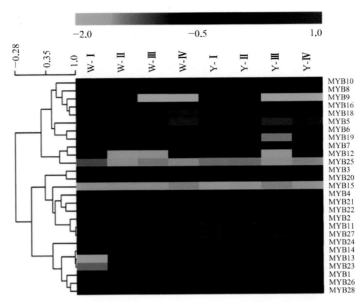

附图 5 - 28　红花 MYB 转录因子在不同品系红花不同发育期的基因芯片 HCL 比较结果

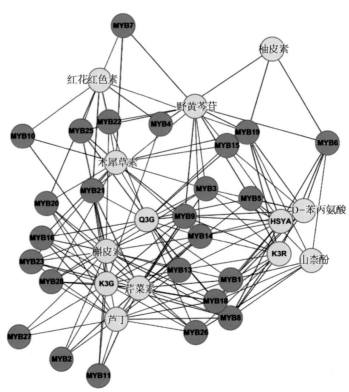

附图 5 - 29　红花不同发育期 MYB 因子转录丰度与黄酮化合物 Pearson 相关网络

（黄色圆圈代表化合物，绿色圆圈代表基因，红色连线是正相关，黑色连线是负相关。K3G：山奈酚- 3 - O - β - D - 葡萄糖苷；Q3G：槲皮素- 3 - O - β - D - 葡萄糖苷；K3R：山奈酚- 3 - O - β - D - 芸香糖苷；HSYA：羟基红花黄色素）

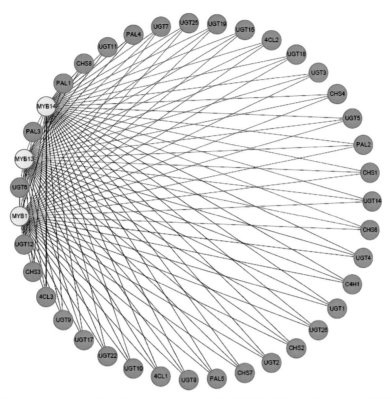

附图 5-30　红花不同发育期 MYB 因子与黄酮通道基因转录丰度 Pearson 相关网络

（红色连线是正相关，黑色连线是负相关）

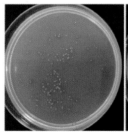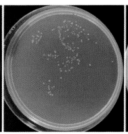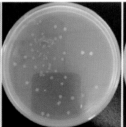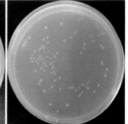

SD/-Trp/-Lem/X-α-Gal　　SD/-Trp/-Lem/X-α-Gal　　SD/-Trp　　　　SD/-Trp/X-α-Gal
PGBKT7-53+PGADT7-T　　PGBKT7-Lem+PGADT7-T　　BD-MYB13　　　BD-MYB13

附图 5-31　自激活检测图

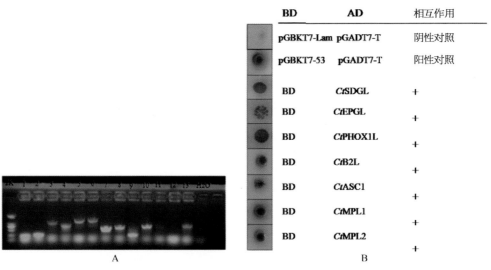

附图 5-32 （A）与 CtMYB13 互作的候选基因 Insert PCR 鉴定结果（B）CtMYB13 互作蛋白

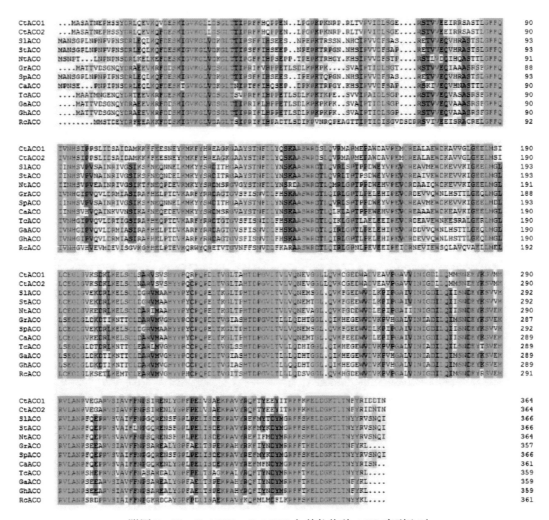

附图 5-33 CtACO1、CtACO2 与其他物种 ACO 序列比对

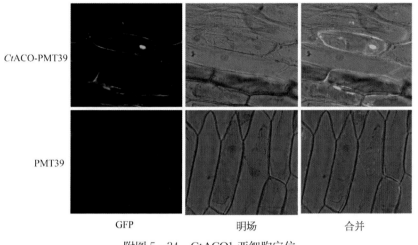

附图 5-34　CtACO1 亚细胞定位

GFP　　　明场　　　合并

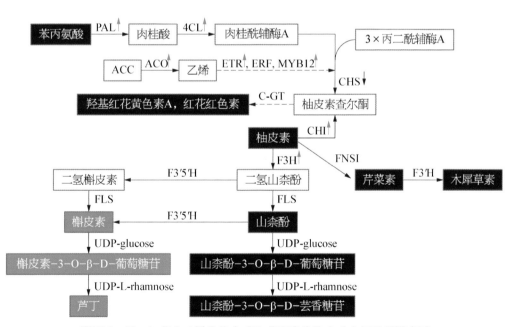

附图 5-35　红花中乙烯生物合成和黄酮类生物合成之间关系模式图

（中间化合物在框中表示，涉及的酶以粗体显示。图中绿色部分表示化合物含量提高，红色部分表示化合物含量降低。用绿色向上箭头表示基因上调，红色向下箭头表示基因下调用）

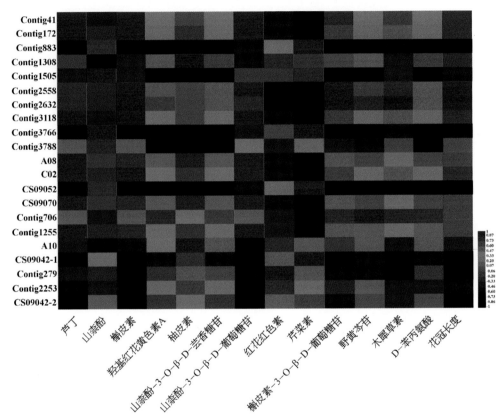

附图 5-36　基于四个不同花期 *EXP* 和 *XTH* 基因表达谱芯片数据与
化合物积累及花冠长度的相关分析热图

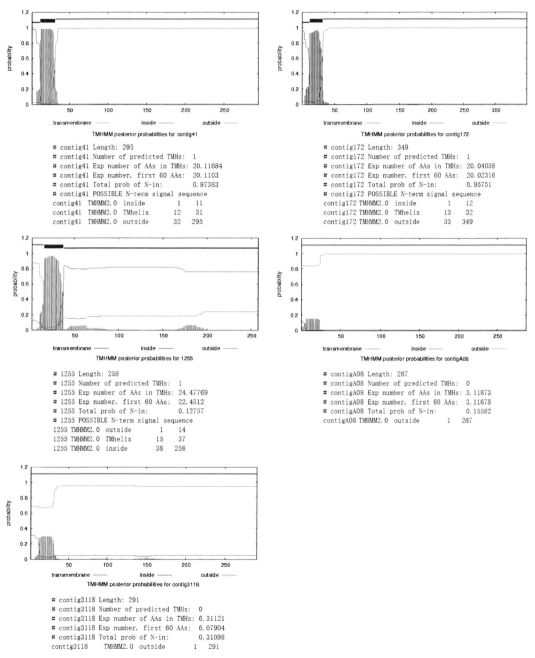

附图 5 - 37　TMHHM 跨膜区分析结果

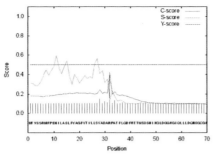

SignalP-4.1 prediction (euk networks): **CtXTH1**

```
# Measure  Position  Value    Cutoff    signal peptide?
  max. C    32        0.422
  max. Y    32        0.408
  max. S    11        0.595
  mean S    1-31      0.399
  D         1-31      0.405    0.500    NO
Name=contig41 SP='NO' D=0.405 D-cutoff=0.500 Networks=SignalP-TM
```

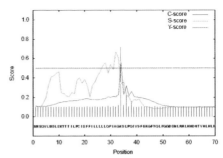

SignalP-4.1 prediction (euk networks): **CtXTH2**

```
# Measure  Position  Value    Cutoff    signal peptide?
  max. C    34        0.715
  max. Y    34        0.568
  max. S    32        0.670
  mean S    1-33      0.350
  D         1-33      0.481    0.500    NO
Name=contig172    SP='NO' D=0.481 D-cutoff=0.500 Networks=SignalP-TM
```

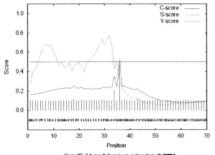

SignalP-4.1 prediction (euk networks): **CtEXP1**

```
# Measure  Position  Value    Cutoff    signal peptide?
  max. C    36        0.464
  max. Y    36        0.526
  max. S    32        0.769
  mean S    1-35      0.542
  D         1-35      0.532    0.500    YES
Name=1255    SP='YES' Cleavage site between pos. 35 and 36: AYG-GW
D=0.532 D-cutoff=0.500 Networks=SignalP-TM
```

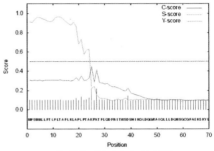

SignalP-4.1 prediction (euk networks): **CtXTH3**

```
# Measure  Position  Value    Cutoff    signal peptide?
  max. C    25        0.235
  max. Y    25        0.451
  max. S    13        0.963
  mean S    1-24      0.868
  D         1-24      0.676    0.450    YES
Name=contigA08    SP='YES' Cleavage site between pos. 24 and 25:
PTA-KP D=0.676 D-cutoff=0.450 Networks=SignalP-noTM
```

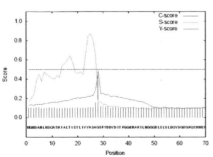

SignalP-4.1 prediction (euk networks): **CtXTH4**

```
# Measure  Position  Value    Cutoff    signal peptide?
  max. C    28        0.440
  max. Y    28        0.490
  max. S    25        0.871
  mean S    1-27      0.498
  D         1-27      0.494    0.450    YES
Name=contig3118    SP='YES' Cleavage site between pos. 27 and 28:
ASA-GS D=0.494 D-cutoff=0.450 Networks=SignalP-noTM
```

附图 5 - 38　SignalP 信号肽分析结果

A

```
        10        20        30        40        50        60
        |         |         |         |         |         |

MTYSSRMFPENILASLFVAGFVTVLLSVADARPATFLQDFRTTWSDSHIKQLDGGKGIQLLLD
ccccchhhhhhhhhhhhhhhhhhhhhhheheccccccchhhcccccchhhheecccccceeeee

ASKSKYLFGRVSMKIKLIPGDSAGTVTAFYMNSDTDQVRDELDFEFLGNRTGQPYSVQTNVYA
chhhhhhhccceeeeeeeccccceeeeeeeeccchhhhhcheecccccccceeeeeee

QRVNLWFDPAADFHTYSILWNHHHVVFSVDEVPIRVYKNNEAKGVPFPKFQPMGIFSTLWEAD
ceeeeccchcceeeeeeccceeeeecceeeeeccccccccceheeecch

LEKIDWSKAPFYAYYKDFDIEGCPKPGPSGCESNPKNLWEGSGYQQLDAMASRRYRWVRMNHV
cceeeccccceeeecccccccccccccccccchhhhhhhhhhhhhhhhhcce

KQRYPVTPPECMDGI
ccccccccccccccc
```

B Sequence length :   295

   HNN :

   Alpha helix   (Hh) :   68 is 23.05%

   310 helix   (Gg) :   0 is   0.00%

   Pi helix   (Ii) :   0 is   0.00%

   Beta bridge   (Bb) :   0 is   0.00%

   Extended strand (Ee) :   70 is 23.73%

   Beta turn   (Tt) :   0 is   0.00%

   Bend region   (Ss) :   0 is   0.00%

   Random coil   (Cc) :   157 is 53.22%

   Ambiguous states (?) :   0 is   0.00%

   Other states   :   0 is   0.00%

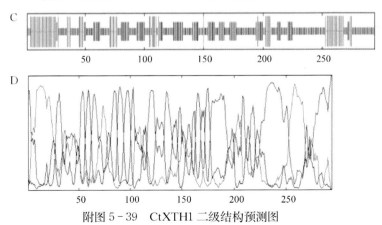

附图 5-39　CtXTH1 二级结构预测图

(A.二级结构序列图;B.二级结构占比统计图;C.二级结构分布图;D.二级结构峰图)

A 10   20   30   40   50   60   70
    | | | | | | |

MKEQVLNSLSKTTTILPCISFFILLLLLQPIAGKSLPQIVSFEKGFTQLFGGDSNLRRLHHDN
cchhhhhcccccchhhhhhhhhhhhhhhccccccceeeeeccccceeeecccccchhhccccc

QYTGAGFRSSDLYNHGLFSARIKLPSEYTAGIVVAFYTSNGDVFEKSHDELDFEFLGNIKGKP
cccccccccchcccceeeeeccccccceeeeeeeeecccchhhcchhhchhhehhcccccc

YGNGSTSRGREERYTLWFNPSKAYHRYTILWTSSKIIFYIDEVPIREIIKSDEMGSDFPSKPV
cccccccccceeeeeccccceeeeeecccceeeeecccceeeeccccccccchhh

DASNWATNGGKYKVNYKYAPFVTEMTDLVLHGCVSDPIQQLVSDDCVQMDKQLETVHYNNITP
hhcchccccceeeeccccchhhhhheecccccchhhhccccchcchchhhheccccc

RFRERYMYYSYCYDTLRYPVPPPECVIDPLLRQRLKETGRPKFDRRHHRHSKKRNQVFSNTVY
hhhhhheeeeehcccccccccchhhhhhhhhhhhcccccchcccccccccceeeeeee

B Sequence length :   349
   HNN :

        Alpha helix   (Hh) :   93 is 26.65%

        310 helix   (Gg) :   0 is   0.00%

        Pi helix   (Ii) :   0 is   0.00%

        Beta bridge   (Bb) :   0 is   0.00%

        Extended strand (Ee) :   81 is 23.21%

        Beta turn   (Tt) :   0 is   0.00%

        Bend region   (Ss) :   0 is   0.00%

        Random coil   (Cc) :   175 is 50.14%

        Ambiguous states (?) :   0 is   0.00%

        Other states   :   0 is   0.00%

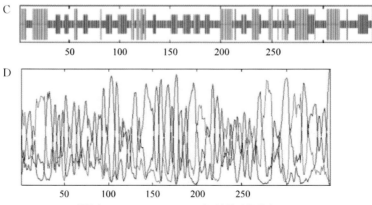

附图 5-40 CtXTH2 二级结构预测图

(A. 二级结构序列图；B. 二级结构占比统计图；C. 二级结构分布图；D. 二级结构峰图)

A   10   20   30   40   50   60   70
     | | | | | | |

MFSNNLLFTLFLTAFLKLAPLPTAKPATFLQDFRITWSDSHIKQLDGGRAIQLLLDQNSGCGF
ccchhhhhhhhhhhhhhhcccccccchhhhcceeeccccccccccchhhhhehhccccccccc

FGRVSMKIKLIPGDSAGTVTAFYMNSDTDQIRDELDFEFLGNRTGQPYSVQTNVYAHGKGDRE
hcccceeeeeeeccccceeeeeecccchhhhhhcheeeccccccccceeeeeeeeccccccc

NPAADFHTYSILWNHQHVVFYVDEVPIRVYKNNEAKGIPFPKMQPMGVYQHMEQTHWARGGGL
ccchcccceeeeecccceeeeeeccceeeeccccccccccccccccccchhhhhhhhhhhhccccc

APFYAYYKNFDIEGCTIPGPTTCTSNPSNWWEGATYQHLDPVAARRYRWVRLNHMVYDYCTDK
cchhhhhcccccccccccccccccccccccccccchhccchhhhhhhhhhhhccceehhhcccc

PECMAGI

ccccccc

B Sequence length :   287

   HNN :

       Alpha helix   (Hh) :   73 is 25.44%

       310 helix   (Gg) :   0 is   0.00%

       Pi helix   (Ii) :   0 is   0.00%

       Beta bridge   (Bb) :   0 is   0.00%

       Extended strand (Ee) :   56 is 19.51%

       Beta turn   (Tt) :   0 is   0.00%

       Bend region   (Ss) :   0 is   0.00%

       Random coil   (Cc) :   158 is 55.05%

       Ambiguous states (?) :   0 is   0.00%

       Other states   :   0 is   0.00%

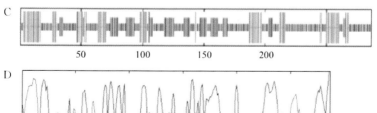

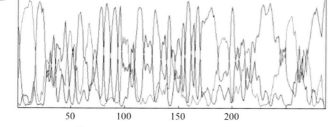

附图 5-41 CtXTH3 二级结构预测图

(A. 二级结构序列图;B. 二级结构占比统计图;C. 二级结构分布图;D. 二级结构峰图)

A　10　　　20　　　30　　　40　　　50　　　60　　　70

　　　　|　　　　|　　　　|　　　　|　　　　|　　　　|

MGNSANLNSQASKIALTISYLIVVASAGSFYDDVDITFGGERAKILNGGQDLSLSLDQYSGSG

ccccccchhhhhhhhhheeeeeccccccccceecccceeecccccceeecccccccc

LFGRFDMQLKLVPGNSAGTVTTFYLSSQGAGHDEIDFEFLGNSTGNPYTIHTNVYSQGKGDKE

hhcccceeeeeccccccceeeeeeeecccccccceeeeeeccccccceeeeeecccccccc

DPTAAFHTYTIVWNAQRIMFLIDNIARRVNHIFDTTRWTILQSTTHDREYASLWNADDWATQG

ccccchhhheehhhhhhhhhhhhhhhhhhhhhhhcccceeeeecccchhhhhhccchhhhcc

TKAPFIASYRKFNANAKIVGPNSKPTSSASDNQAWSAQGLDAAGQNRIRWVQNKHMIYNYCND

cccchhhhhhhccccceecccccccccccchhhhhccccccchhheeeecccceeeecc

LPTECKSSRFL

ccccccccccc

B　Sequence length :　291

　HNN :

　　Alpha helix　　(Hh) :　67 is　23.02%

　　310　helix　　(Gg) :　　0 is　　0.00%

　　Pi helix　　　(Ii) :　　0 is　　0.00%

　　Beta bridge　　(Bb) :　　0 is　　0.00%

　　Extended strand (Ee) :　68 is　23.37%

　　Beta turn　　　(Tt) :　　0 is　　0.00%

　　Bend region　　(Ss) :　　0 is　　0.00%

　　Random coil　　(Cc) :　156 is　53.61%

　　Ambiguous states (?) :　　0 is　　0.00%

　　Other states　　　:　　0 is　　0.00%

C

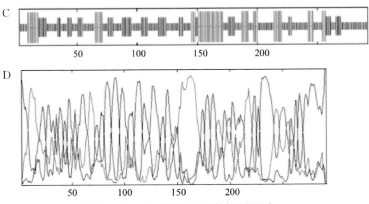

附图 5－42　CtXTH4 二级结构预测图

(A. 二级结构序列图;B. 二级结构占比统计图;C. 二级结构分布图;D. 二级结构峰图)

A

| 10 | 20 | 30 | 40 | 50 | 60 | 70 |

MGITPTTSSLISQMAFSTFTILSLLLLTSFNLAYGGWENAHATFYGGGDASGTMGGACGYGNLY!

cccccchhhhhhhhhhhhhhhhhhhhhhhhhhhhhhhhccccccceeeecccccccccccccccccccc

NTAALSTALFNNGLSCGSCYEMRCNDDPRWCLPGSIIVTATNFCPPNPGLSNDNGGWCNPPLQHI

chhhhhhhhhhcccccccccecccccccccccceeeeeeccccccccccccccccccccccccccc

AFLQIAQYRAGIVPVSFQRVPCMKGGVRFTINGHSYFNLVLVTNVGGAGDVHSVSIKGSRTGWQI

hhhhhhhhhhcccccecccccccccceeeeccccceeeeeeeccccccceeeeeeecccccccc

GQNWQSNSYLNGQSLSFQVTTSDGRTITSFNVAPSNWQFGQTFQGSQF

ccccccccccccceeeeeeccccceeeeeeeccccccccccccccccc

B Sequence length :   258

HNN :

    Alpha helix   (Hh) :   52 is 20.16%

    310 helix   (Gg) :   0 is   0.00%

    Pi helix   (Ii) :   0 is   0.00%

    Beta bridge   (Bb) :   0 is   0.00%

    Extended strand (Ee) :   44 is 17.05%

    Beta turn   (Tt) :   0 is   0.00%

    Bend region   (Ss) :   0 is   0.00%

    Random coil   (Cc) :   162 is 62.79%

    Ambiguous states (?) :   0 is   0.00%

    Other states   :   0 is   0.00%

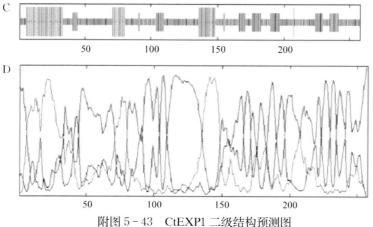

附图 5-43　CtEXP1 二级结构预测图

(A. 二级结构序列图;B. 二级结构占比统计图;C. 二级结构分布图;D. 二级结构峰图)

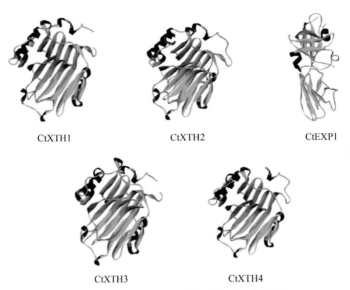

CtXTH1 CtXTH2 CtEXP1

CtXTH3 CtXTH4

附图 5-44 phyre2 构建的蛋白质三维结构

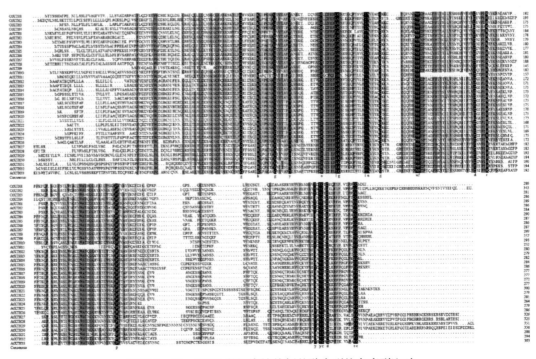

附图 5-45 *XTHs* 基因家族的氨基酸序列的多序列比对

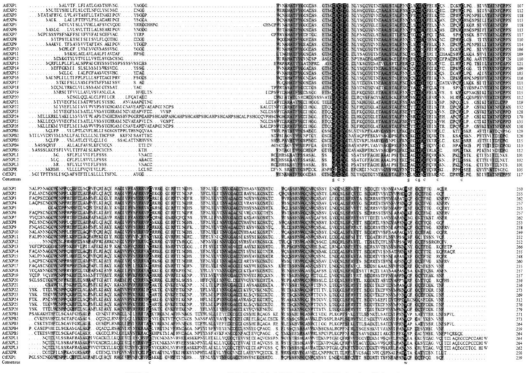

附图 5-46　*EXPs* 基因家族氨基酸序列的多序列比对

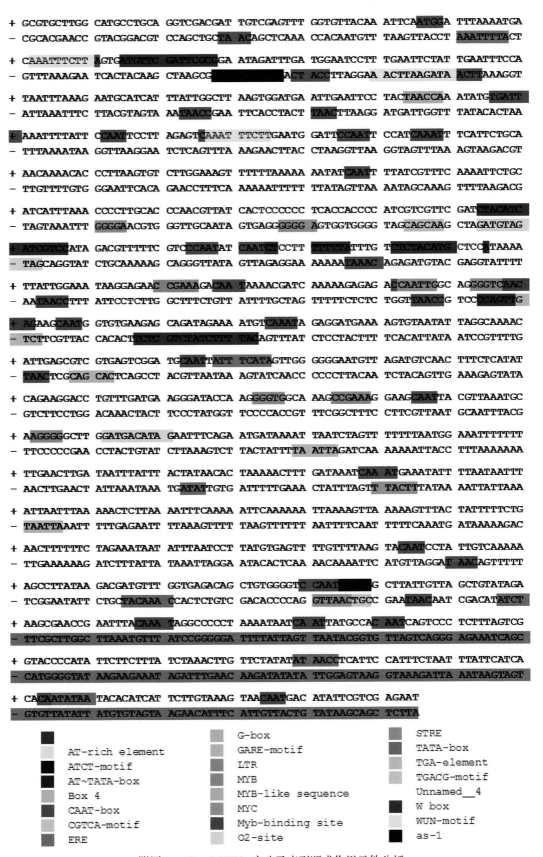

附图 5-47　*CtXTH1* 启动子序列顺式作用元件分析

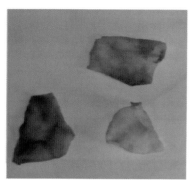
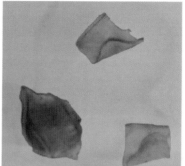

CK   PBI 121 - No355

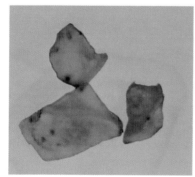
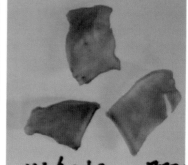

PBI 121   PBI 121 - CtXTH1 Promoter

附图 5 - 48　烟草瞬时转化的 GUS 染色结果